GEHIRNKRANKHEITEN

GEHIRNKRANKHEITEN

VON

A. O. PROFESSOR DR. RICHARD GEIGEL
IN WÜRZBURG

MIT 41, ZUM TEIL FARBIGEN ABBILDUNGEN

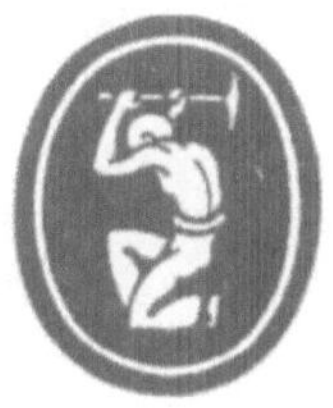

MÜNCHEN · VERLAG VON J. F. BERGMANN · 1925

ISBN-13: 978-3-642-89736-8 e-ISBN-13: 978-3-642-91593-2
DOI: 10.1007/978-3-642-91593-2

Softcover reprint of the hardcover 1st edition 1925

Vorwort.

Dem Buch muß ich eine kleine Bitte vorausschicken: Es möchten die, denen auch die Elemente der Differentialrechnung fremd sind, nicht an den paar Formeln erschrecken, die sich darin finden und finden müssen; denn ohne sie kann man eben einfach den Fragen des Kreislaufs nicht beikommen. Leicht genug sind die Entwicklungen wahrhaftig. Wer ihnen nicht folgen kann oder will, der wird, denke ich, die aus der Analyse gezogenen Schlüsse im Text doch nicht ohne Nutzen lesen.

Erfahrungsgemäß bröckeln anatomische Kenntnisse beim Nichtgebrauch allmählich ab. Deswegen habe ich dem Buch eine Anzahl von Abbildungen beigegeben, die mit gütiger Erlaubnis der Herren Herxheimer, Reichardt, Sobotta fast alle deren ausgezeichneten Lehrbüchern entnommen sind. Dem Herrn Verleger spreche ich für diese mir hochwillkommene Ausstattung des Buches auch hier den wärmsten Dank aus.

Würzburg, Herbst – Tag- und Nachtgleiche 1925.

R. Geigel.

Inhalt.

I. Allgemeiner Teil.

Das Gehirn.

Das Gehirn entwickelt sich aus dem Kopfende des Medullarrohrs und erfährt zunächst eine Gliederung, wodurch es drei hintereinanderliegende Teile aufweist. Der vorderste ist der größte und heißt das Vorderhirnbläschen (Prosenkephalon), das mittlere Hirnbläschen heißt Mesenkephalon, das hinterste Rautenhirnbläschen (Rhombenkephalon). Das ist das Dreibläschenstadium. Das Prosenkephalon und das Rhombenkephalon erleiden dann noch eine weitere Gliederung in je zwei Abschnitte und so entsteht das Fünfbläschenstadium. Das Prosenkephalon liefert das Zwischenhirn (Dienkephalon) und das Telenkephalon, das zwei große Auswüchse, die Hemisphärenbläschen, treibt, bald die bei weitem größten Teile des ganzen Gehirns. Das Rautenhirn teilt sich in einen vorderen Abschnitt, das Hinterhirnbläschen, und einen hinteren, das Nachhirnbläschen (Myelenkephalon).

Im vollentwickelten Gehirn entsprechen dem Telenkephalon: Die Pars optica hypothalami und die beiden Hemisphären des Großhirns, dem Dienkephalon entsprechen die Pars hypothalami und das Thalamenkephalon. Dem Mesenkephalon entsprechen: Die Corpora quadrigemina und die Pedunculi cerebri. Dann kommt der Isthmus rhombencephali, dem die Brachia conjunctiva entsprechen. Dem Metenkephalon entsprechen die Pons und das Zerebellum, und das Myelenkephalon wird zur Medulla oblongata.

Außerdem sollen noch folgende, auch vielfach gebrauchte Bezeichnungen erwähnt werden:

Das Thalamenkephalon besteht aus dem Thalamus opticus, dem Epithalamus (Zirbel und Zirbelstiel) und vom Metathalamus den Corpora quadrigemina.

Der Hypothalamus ist durch den Sulcus hypothalamicus vom Thalamus getrennt. Der vordere Teil (Pars optica, zum Telenkephalon gehörig) besteht aus Lamina terminalis, Chiasma opticum, Tuber cinereum und Hypophysis, der hintere Teil (Pars mamillaris, zum Mesenkephalon gehörend) besteht aus den Corpora mamillaria (candicantia), der Pars tecta columnae fornicis, dem Nucleus hypothalamicus (Corpus Luysi), dem Vicq d'Azyr'schen Bündel und noch mehreren, oberflächlich nicht sichtbaren Teilen.

Der Epithalamus enthält das Corpus pineale (Epiphysis, Zirbel). Die Verbindung mit dem Zwischenhirn besorgen die Habenulae (Zirbelstiele).

Den Metathalamus bilden die Corpora geniculata. Der Tractus opticus entspringt mit einer schwächeren Wurzel vom Corpus geniculatum mediale und mit einer breiteren vom Corpus geniculatum laterale, sowie vom Pulvinar thalami.

Das Gehirn ist ein Organ, dessen Tätigkeit sich nach zwei Richtungen hin geltend macht. Erstens ist es ohne Zweifel der Schauplatz, auf dem sich die psychischen Vorgänge abspielen. Welcher Art sie sind, das lehren die Psychologie und Philosophie, und die krankhaften Störungen auf diesem Gebiet lehrt die Psychiatrie kennen. Zweitens aber dient das Gehirn auch vielfachem Geschehen auf körperlichem Gebiet, inwieweit es eben aus Nervensubstanz besteht und mit dem ganzen übrigen Nervensystem gewisse grundlegende Eigenschaften gemeinsam hat. Dahin gehört vor allem die Reizbarkeit. Die Fähigkeit, durch bestimmte Einflüsse von seiten der Außenwelt den Zustand der nervösen Substanz in einer Weise zu verändern, daß auch andere Teile von hier aus zur gleichen oder ähnlichen Umstimmung ihres Daseinszustandes angeregt werden, heißt man die Leitungsfähigkeit der Nervensubstanz.

Das wäre die rein körperliche Seite der Gehirntätigkeit; viel davon ist ganz so, wie es sich auch an anderen Organen außer dem Gehirn während des Lebens abspielt, und bildet den Lehrgegenstand der Neurologie. Nur daß Neurologie und Psychologie sich nimmermehr ganz reinlich scheiden lassen. Es ist eine grundsätzliche, fast ausnahmslose Tatsache, daß im Gehirn des Gesunden und im wachen Zustande die neurologischen Erscheinungen sich nicht abspielen, ohne wenigstens einzelne Gebiete des psychischen Geschehens mit in Tätigkeit zu setzen, und umgekehrt ist es eine grundlegende Wirkung psychischen Geschehens, wenn auch nicht unmittelbar, dann doch nach Ablauf einer bestimmten kürzeren oder längeren Frist auch auf neurologischem Gebiet ein Geschehen auszulösen, das wieder neue Erregungsvorgänge im Gehirn nach den beiden erwähnten Richtungen hin haben, aber auch gelegentlich sich auf rein körperlichem Leben, vielleicht auch räumlich gar nicht im Gehirn, sondern an einem ganz anderen Organ des Körpers ausleben kann. Bei der engen Verbindung psychischer und körperlicher Erscheinungen und Vorgänge, bei der Verknüpftheit vollends auch der krankhaften Störungen auf den beiden Gebieten muß die Kenntnis nur neurologischer Krankheitsvorgänge ebenso lückenhaft bleiben wie die psychologischen und psychiatrischen Kenntnisse ohne Neurologie. Und bezüglich der Pathologie gilt das nicht allein, sondern ganz besonders auch bezüglich der Therapie.

Da ich mir aber einmal vorgenommen habe, hier über Gehirnkrankheiten vorzutragen, Psychologie und Psychiatrie mir zwar nicht fremd sind, aber meinem Wirkungskreis doch ferner liegen, muß ich den Leser in seinem eigenen Interesse bitten, zur Vervollständigung seiner Kenntnisse die Psychologie und Psychiatrie ja nicht zu vernachlässigen, sondern am besten nachher an der Hand eines der vortrefflichen Lehrbücher, die die neuere Zeit gebracht hat, zu ergänzen oder aufzufrischen, auch wenn er nicht ganz rudis in diesen Dingen sein sollte. Sonst ist dies die richtige Reihenfolge: Erst Neurologie, dann Psychiatrie mit psychologischer Einleitung.

Wem dient denn nun das Organ, das Gehirn, dessen Tätigkeit, wie gesagt, in zwei Richtungen sich geltend macht? Den Zwecken des menschlichen Organismus in geistiger und körperlicher Beziehung — damit ist eigentlich gar nichts gesagt. In erster Linie der Seele — damit ist die Existenz einer solchen vorweggenommen —, oder dem Gehirn selber mit seiner verwickelten und rätselhaften Organisation — der reinste Monismus. Und doch, darüber kommt keiner, welche Weltanschauung er sich auch gebildet haben mag, darüber kommt auch der vollendete Skeptiker, weil es jeder zwangsmäßig und mit unumstößlicher Sicherheit empfindet, nicht hinaus: dem dient das Organ, das sich bei jedem „Ich" nennt. Und deswegen wollen wir auch nicht von Seele, verschämter auch nicht mit dem Fremdwort Psyche sprechen, auch nicht um den Materialisten hervorzukehren von Zentrum, sondern nur ganz einfach vom „Ich", womit jeder weiß, was gemeint ist, was jeder ganz gut kennt, wenngleich keiner etwas weiteres damit anzufangen weiß, als daß es eben da ist. Ob man damit das Rechte trifft, mag manchem zweifelhaft erscheinen, aber es erleichtert das Verständnis dessen, was man bis jetzt herausgebracht hat, doch wesentlich, wenn man annimmt, daß das Gehirn in allen seinen Teilen und nach allen Richtungen dem „Ich" dient, sein Organ ist und wenn man die nähere Untersuchung des Ich der Psychologie, die seiner krankhaften Veränderungen der Psychiatrie zuweist; und der Neurologie fallen dann die Eigenschaften und Vorgänge jenes Organs zu und die krankhaften Erscheinungen und Vorgänge bilden den eigentlichen Stoff für dieses Buch, das über die Gehirnkrankheiten handeln soll.

Bewußtsein.

An die Spitze muß man unzweifelhaft die Tatsache setzen, daß das Gehirn schon für das Bewußtsein ein Organ darstellt, insoferne zum Teil verborgene, zum Teil wohl nachweisbare Eingriffe von seiten der Außenwelt erfahrungsgemäß das Bewußtsein stören oder selbst vernichten können. Man kann darüber streiten, ob ein vom Körper getrennter Kopf mit seinem Gehirn noch wenigstens für äußerst kurze Zeit sein Bewußtsein behält, aber daß der von seinem Kopf getrennte Rumpf augenblicklich keines mehr hat, darüber ist wohl keine Meinungsverschiedenheit möglich. Welcher Teil des Gehirns aber den Vorgang des Bewußtseins ermöglicht, welche es sind, deren Unversehrtheit dazu gehört, daß Bewußtsein überhaupt bestehen kann, das weiß man nicht. Man weiß nicht einmal, ob das Bewußtsein sich überhaupt an eine bestimmte Gehirngegend verlegen läßt, ob man das Bewußtsein überhaupt lokalisieren kann. Bis jetzt glaubt man das keineswegs und ist geneigt, anzunehmen, es stelle eine allgemeine Eigenschaft des Hirns dar, daß das Ich seiner selbst und anderer Dinge bewußt sein könne. Am ehesten, so lautet die allgemeine Meinung weiter, muß die graue Rinde der Großhirnhemisphären als Sitz des Bewußtseins angesprochen werden. Fast möchte es scheinen — aber ich will mich darüber sehr vorsichtig und mit allem Vorbehalt ausdrücken — fast will es scheinen, daß man dem Sitz des Bewußtseins schon auf der Spur ist und die Zeit nicht mehr lange währen dürfte, so kann man auch rein seelische Eigenschaften, Qualitäten des Ich lokalisieren, wie man in zunehmendem Maße gelernt hat, körperlichen Funktionen im Gehirn Ort und Stelle anzuweisen, wo der zu ihrer Erzeugung notwendige, noch so schleierhafte Vorgang sich abspielt. Unter dem Kapitel Encephalitis epidemica werden wir auf diesen Punkt noch in aller Kürze zurückkommen. Genug, wenn man einmal soweit ist, ein Schlafzentrum festzusetzen, dann ist der Ort für das Bewußtsein auch nicht mehr lang vor der Entdeckung sicher. Ist ja doch der Schlaf auch nichts anderes als ein Zustand von Bewußtlosigkeit, eigentümlicher Art, meist ganz leicht in den Zustand des Bewußtseins übergehend, der leichteste Grad von Bewußtlosigkeit, wenn man so will, wie der Tod auch eine Bewußtlosigkeit darstellt, die sich nur dadurch von allen leichteren Formen unterscheidet, daß sie nicht reversibel ist, wie ein Chemiker sagen würde, daß in keiner Weise das Bewußtsein je wiederkehren kann und wird.

Eine Schwierigkeit stellt sich meines Erachtens jedem Versuch, das Bewußtsein zu lokalisieren, entgegen, das ist die ausgesprochene Zweiteilung des Gehirns in eine linke und in eine rechte Hälfte. Diese beiden Hälften sind, soviel man weiß, ganz gleich gebaut, wenn auch die linke Hälfte in bezug auf die Sprache bemerkenswerterweise der rechten bei weitem überlegen und im Fall einer Störung auf der linken Seite keinesfalls von der rechten ersetzt werden kann. Und bei Linkshändern ist es umgekehrt die rechte Gehirnhälfte, die in ihren Funktionen und Fähigkeiten überwiegt. Wie dem auch sei, ob beide Hirnhälften von Haus aus die gleichen Anlagen besitzen, aber nur die eine gewisse Ausbildungen erfährt, zufällig die linke weit öfter, oder ob wirklich schon in der Anlage die linke Gehirnhälfte überwiegende Fähigkeit zur Ausbildung mitbekommen hat, immer ist der Umstand höchst bemerkenswert, daß es eben doch nur ein einziges Ich gibt, das sich seiner selbst bewußt wird und bleibt. Ein einziges und nicht teilbares Ich mit zwei Gehirnhälften, die im ganzen das gleiche, die Vermittlung mit der Außenwelt, dem Ich leisten! Das heißt diese Einigkeit des Bewußtseins hat ihre Ausnahmen. Im Stand der vollen Gesundheit nicht, wohl auch nicht im Schlaf des Gesunden. Aber schon bei verhältnismäßig geringfügigen Störungen der Gesundheit zeitweilig wenigstens, wenn im Alter das Gehirn zu ermüden beginnt, kommen doch solche höchstmerkwürdigen Zustände vor: Die Verdoppelung des Bewußtseins. In der Regel mit ziemlich wirren und unangenehmen Träumen empfindet man sich als gespalten. Man ist er selbst, aber ein anderer ist auch noch da, einer, der man aber auch selber ist. Dabei besteht der Drang, alles Unangenehme, das man fühlt oder im Traum erlebt, dem „Anderen“ zuzuschreiben, er soll es haben und hat es wirklich, womit eine recht dürftige Beruhigung des Ichs eintritt, ein Zeichen, daß die reine Spaltung des Bewußtseins schon nachgelassen hat. Der „Andere“, d. h. der „Zweite“ bin ich zwar auch, aber es ist mir lieber, ihm das Unangenehme zuzuerkennen, als mir selber. Die ganze Spaltung des Bewußtseins ist entschieden Unlust betont nur nicht entschieden, was von der Unlust auf die Ursache, die leichtere oder auch schwerere Gesundheitsstörung, und was auf den Erfolg, die Spaltung, zu beziehen ist. Höchstbemerkenswerterweise tritt, soviel ich weiß, eine noch weitere Spaltung oder Vermehrung in drei oder mehr Teile nie ein, immer handelt es sich nur um Zweiteilung und die Frage ist vielleicht nicht müßig, ob das Phänomen der Verdoppelung nicht vielleicht mit der symmetrischen Zweiteilung des Gehirns irgendwie zusammenhängt. Man könnte sich z. B. vorstellen, daß das sonst im Hintergrund stehende rechte Gehirn sich selbstständig machen und für kurze Zeit die gleiche Fähigkeit, den gleichen Rang für sich beanspruchen wollte und könnte, die dem linken sonst allein zukommen. Merkwürdig ist es immerhin, daß im Doppelbewußtsein der „Andere“ zwar empfindet und begreift, aber niemals spricht oder auch nur in Worten denkt.

Nicht nur quantitativ kann aber das Bewußtsein sich in krankhaften Zuständen ändern, es handelt sich nicht nur um die Frage, ist ein Kranker bei Bewußtsein, voll und ganz, oder ist das Bewußtsein verloren gegangen, ganz oder zum Teil: Nein, es gibt auch qualitative Veränderungen des Bewußtseins, aber diese Veränderungen gehören schon nicht mehr ins Gebiet der Neurologie, sondern in das der Psychiatrie.

Ob aber ein Kranker überhaupt bei Bewußtsein ist oder bewußtlos, mehr oder weniger bewußtlos, diese Frage muß am Krankenbett allemal schon entschieden sein, bevor die weitere Untersuchung nur angehen kann. Gewöhnlich ist sie auch schon im ersten Augenblick entschieden, ganz unbewußt vom Arzt getroffen worden. Der denkt doch keinen Moment darüber nach, wenn ihn der Kranke anblickt, wenn er ihn begrüßt, wenn er spricht, kurz in einer der tausendfältigen Weisen mit der Außenwelt verkehrt, die von der Umgebung nie verkannt werden kann. Auf der anderen Seite kann es sogar manchmal recht schwer sein, eine Bewußtlosigkeit zu erkennen und namentlich die leichteste Form, den durchaus normalen Schlaf, nicht mit einer ernsteren Form der Bewußtlosigkeit zu verwechseln. Freilich der erste Versuch, den Kranken zu wecken und zum Bewußtsein zu bringen, kann sofort die Frage entscheiden. Man ruft den Kranken an, man berührt, man schüttelt ihn, und wenn er nicht darauf reagiert, so ist entweder der Schlaf ganz ungewöhnlich tief (bei schwerer Erschöpfung auch bei jugendlichen Einzelwesen unter ganz gewöhnlichen Bedingungen gerade in Tagen oder Nächten vollständiger Gesundheit kommt das vor) oder — auch das pflegt man noch kaum als krankhaft zu bezeichnen, wenigstens noch nicht als für die Zukunft bedenklich — es liegt eine Betäubung des Gehirns (des Großhirns sagt man allgemein, ohne irgend etwas Genaueres davon überhaupt zu wissen) vor, wie beim Rausch oder in der Narkose. Was es auch sei, bei so tief schlafenden Personen hilft nur Geduld, bis endlich doch Erwachen erfolgt und man dann mit dem Untersuchen beginnen kann. Eine Person, die man nicht durch lautes Anschreien, durch Rütteln und Schütteln wecken kann, die läßt man einfach in Ruhe, nicht ohne noch einiges mit ihr vorgenommen zu haben, was den Grad der Bewußtlosigkeit mit engeren Grenzen umschließt und vor allem den höchsten Grad ausschließt, den Tod. Ich möchte einen Tiefschlafenden nicht verlassen, ohne Atmung und Puls darauf geprüft zu haben, ob der anscheinend nur Schlafende überhaupt noch am Leben ist. Ich habe es im Krieg erlebt, wie auf einer Station in der Heimat die braven Sanitäter sich am Kartenspiel erfreuten, stundenlang, denn der ihnen anvertraute Kranke oder Verwundete war ganz still und brav, verlangte und wollte nichts, weil er — wie sich nachher herausstellte — tot war. In den allermeisten Fällen ist der Entscheid ja leicht, es gibt aber auch andere, in denen ein sog. Scheintod alle Hilfsmittel und die größte Sorgfalt auffordert, um schwerwiegende Irrtümer zu vermeiden. Der Puls ist nicht zu fühlen, der Herzschlag auch nicht, kein Herzton zu hören, ein vor den Mund des anscheinend nicht mehr Atmenden gehaltener Spiegel beschlägt sich nicht mit Wassertröpfchen und dennoch kann der Kranke wieder zum Leben erwachen. Das ist freilich selten, kommt aber doch vor. Niemals fast besteht diese Gefahr des Irrtums, wenn es sich um den Ausgang eines schon beobachteten Leidens handelt. Bei Schwerverwundeten kann es schon eher vorkommen, daß der Verletzte plötzlich „weg ist" und dann doch noch einmal „kommt", und man hat behauptet und die Literatur bringt Beispiele davon, daß erst nach vielen Stunden ein Wiedererwachen zum Leben erfolgte. Die Mittel, die man da anwendet, künstliche Atmung, Riechenlassen an Salmiakgeist, an eine verbrannte Feder, Bürsten der Fußsohle, Stechen und Kneifen einer Hautfalte, Anspritzen mit kaltem Wasser sind die gewöhnlichen, die man bei Wiederbelebungsversuchen heranzieht. Man kann auch von einer angezündeten Siegellackstange einen brennenden Tropfen auf die Herzgrube fallen lassen, all dieses dient zugleich als Diagnostikum, ob der Tod bereits eingetreten ist, oder ob es sich noch lohnt, die Wiederbelebungsversuche weiter fortzusetzen.

Als das sicherste Zeichen des eingetretenen Todes muß die Fäulnis gelten; wo darauf nicht gewartet werden kann, mag man eine Arterie öffnen, sie muß bluten, wenn das Leben noch nicht ganz und gar erloschen ist. Die anderen, oft angeführten Zeichen: (anscheinender) Stillstand der Atmung, gebrochene, reaktionslose Augen usw. sind unter Umständen alle trügerisch. Sogar die lichtstarren Pupillen, die sich nicht mehr auf Lichteinfall verengern, können trügen, wenn die Bewußtlosigkeit, wie nicht so gar selten, im epileptischen Anfall eingetreten ist.

Man unterscheidet verschiedene Grade der Bewußtlosigkeit. Der höchste ist das Koma. Hier erfolgt keinerlei Reaktion auf äußere Reize, nicht auf Anschreien, nicht auf Schmerz, auch für keinen Augenblick. Die Reflexe sind dabei gewöhnlich allesamt erloschen. Der etwas leichtere Grad, immer noch schwer genug, der Sopor, läßt doch ab und zu, freilich immer nur auf Augenblicke, den Kranken auf einen Reiz hin reagieren, sei es auch nur durch ein schmerzhaftes Stöhnen, ein Verziehen des Gesichtes, ein unverständliches Gemurmel. In den leichteren Graden schläft der Kranke auch tief, es gelingt aber, für kurze Zeit das Bewußtsein zurückzurufen, dann kann der Kranke vielleicht einem Befehl gehorchen oder versuchen, sich verständlich zu machen. Gleichviel, inwieweit das gelingt, alsbald fällt der Kranke wieder in seinen tiefen Schlaf, aus dem ihn zu erwecken nicht immer gleich wieder gelingen will. Man sieht, daß hier eine anscheinend schwer überwindbare geistige Ermüdung vorliegt, und man heißt diesen Zustand die Schlafsucht, die Somnolenz.

In der Lehre vom Gehirnschlag werden wir Gelegenheit finden, auf diese Dinge zurückzukommen, und dabei auch besprechen, mit was für diagnostisch nicht unwichtigen Dingen man die Zeit der Bewußtlosigkeit ausfüllen kann, während der größte und wichtigste Teil der Krankenuntersuchung ein wenigstens für kürzere Dauer klares Bewußtsein voraussetzt.

Eine zweite Leistung des Gehirns besteht in der Übermittlung von Empfindungen. Das Ich nimmt durch die Tätigkeit des Gehirns Kenntnis von Veränderungen von seiten der Außenwelt. Aber auch Veränderungen des Ich kommen hier in Frage und können die Stelle der von außen angeregten Empfindungsqualitäten vertreten und so zu den sog. Sinnestäuschungen, den Halluzinationen und zu den Illusionen Veranlassung geben. Von Halluzinationen spricht man da, wo das Ich von sich aus eine Sinneswahrnehmung, mit aller Sicherheit vom Ich wahrgenommen, vortäuscht, der gar kein Vorgang in der Umwelt entspricht. Eine Illusion liegt vor, wenn durch irgendeinen Vorgang in der Außenwelt wirklich ein Sinneseindruck entsteht, aber durch falsche Deutung vom Ich verwechselt wird. An Sicherheit steht Halluzination, etwas weniger vielleicht Illusion, für die Überzeugung dem Ich gegenüber zum mindesten auf der gleichen Stufe wie ein wirklich von den Sinnen übermittelter und ganz unverfälschter Eindruck. Das erkrankte Ich vermag keine Überredungskunst jemals von der Unrichtigkeit seiner Sinnestäuschungen zu überzeugen. Solang die Krankheit, durch die die Halluzinationen hervorgerufen und unterhalten werden, andauert, solang glaubt auch der Kranke felsenfest an seine Trugbilder und erst mit der psychischen Wiedergenesung und kommendem Krankheitsgefühl wird das allmählich anders. Im allerersten Beginn des Leidens wird die Halluzination auch wohl als etwas dem Ich Fremdes, das sich aufdrängt, und zwar aufs unangenehmste empfunden. Die erste Halluzination wirkt psychisch wie ein Schlag, ist ein psychisches Trauma, auf der Höhe einer sich daran anspinnenden Krankheit verliert sich das, wenn auch die späteren Sinnestäuschungen oft genug durch ihren Inhalt eine starke Betonung von Unlust erhalten.

Auf das nächste verwandt den Sinnestäuschungen sind die Träume, nur daß sie bloß im Schlaf den Gesunden täuschen, übrigens mit der nämlichen Überzeugungskraft wie die Halluzination im Wachen. Es kommt vor, daß Träume mit ungewöhnlicher Eindringlichkeit sich abspielen, so daß sie, mit Lust oder Unlust betont, den Kranken auch zu Handlungen veranlassen, für die er nicht verantwortlich zu machen ist, weil sie im Schlaf- oder Dämmerzustand erfolgen. Es ist bekannt, daß Schlaf und Wachen nur selten unvermittelt ineinander übergehen, daß es auch einen Halbschlaf gibt mit unmerklichen Abstufungen nach beiden Seiten hin. Ganz besonders in solchen Perioden des Seelenlebens ist durch die verschiedensten Krankheiten das Ich geneigt und befähigt, einer Reihe von Erregungen zu unterliegen, die mit Sinnestäuschungen nach Art der Halluzinationen und Illusionen die nächste Verwandtschaft haben. Man heißt diesen Vorgang Delirien. Wo sie eine stärkere motorische Tätigkeit hervorbringen, bis zu Graden, die der Manie, der Tobsucht eigen sind, spricht man von furibunden Delirien, von stillen oder musitierenden Delirien, wenn die Affekte des Kranken eher abgeschwächt erscheinen und eine Ruhe der Glieder beobachtet wird, die eher als zu groß als zu gering angesehen werden muß angesichts des augenscheinlich in unausgesetzter Erregung befindlichen Ich. In den höchsten Graden tritt eine Regungslosigkeit ein infolge von inneren Hemmungen, die an die katatonische Starre erinnert, während in den höchsten Graden der furibunden Erregung ungezügelter Bewegungsdrang, Fluchtversuche, Verlassen des Bettes, des Zimmers vorkommen und die Gefahr besteht, daß der Kranke sich selber oder der Umgebung ein Leid antut. Die mechanische Leistung, die dabei ein von schwerer Krankheit arg heruntergekommener Kranker aufweisen kann, ist mitunter erstaunlich. Welcher Art die Delirien sind, welcher Art die ihnen beigemischten Halluzinationen, darüber geben die Reden des Kranken verworren, abgebrochen, unzusammenhängend, wie sie meist sind, doch häufig Aufschluß. Und wo dies nicht der Fall ist, kann man gelegentlich aus dem Mienenspiel einen Schluß wenigstens darauf ziehen, ob sie lust- oder unlustbetont sind.

Mit solchen Sachen hat der innere Mediziner, der also, von dem wir voraussetzen, daß er dieses Buch lesen wird, vor allem dann zu tun, wenn es sich um eine Vergiftung des Gehirns handelt. Das Gift kann z. B. eine Infektionskrankheit liefern. „Mich dünkt, die Alte spricht im Fieber,“ sagt Faust, wie er das „Hexeneinmaleins“ zu hören bekommt. Fieberdelirien sind ja etwas ganz allgemein Bekanntes. Der eine ist dazu mehr geneigt als der andere und manche fangen schon bei der leichtesten Infektion an, irre zu reden. Ein anderes Mal spielt die Vergiftung mit harnfähigen Stoffen, bei der Urämie, eine ursächliche Rolle. Von den Narkosen ist nicht viel zu sagen, so selbstverständlich ist die Sachlage, wenn einer unter dem Einfluß von Chloroform oder Äther steht, so wird ihn niemand für vollbewußt ansehen. Anders ist es schon mit dem Alkohol. Da kann einer anscheinend in voller Gesundheit und Herr seiner selbst scheinen, und er steht doch schon in erheblichem Maß unter dem Einfluß und in der Gewalt dieses Giftes. Es kann sich um eine akute Vergiftung, einen Rausch handeln, der wohl in der Regel rasch erkannt wird, andere Male aber, ganz besonders bei chronischen Säufern, ist das Delirium schon im Gang, aber zunächst verrät es sich noch nicht und erst zufällig kommt man darauf und vielleicht recht spät, wie sehr die Herrschaft des Ich bereits Not gelitten hat und wie es schon unter dem Einfluß von wirklichen Sinnestäuschungen steht.

Sensibilität.

Solang aber alles in Ordnung und der Mensch in jeder Hinsicht gesund ist, vollzieht sich die Kenntnis des Ich bezüglich der Außenwelt auf die Empfindungen, die ihm zugeleitet werden und in ihm entstehen, durch die Wirksamkeit der sensiblen Neuronen, und zwar im Gehirn. Hier finden nicht nur die sog. höheren Sinne ihre Endstation, wo der auf ihrem Wege hergeflossene Reiz seine Wirksamkeit entfaltet und dem Ich zum Bewußtsein kommt, sondern auch von allen anderen Körperstellen, vom Rumpf, von den Extremitäten aus werden die Empfindungen durch die sensiblen Nerven, hintere Rückenmarkswurzeln, Rückenmark dem Gehirn und so dem Bewußtsein zugetragen. In diesen Empfindungen unterscheidet man verschiedene Qualitäten und spricht demgemäß von Druckgefühl, vom Tastsinn, vom Temperatursinn, vom Schmerzgefühl. Während die besondere Unterscheidung von diesen Formen und auch die genaue Kenntnis der Bahnen, auf denen sie fortgeleitet werden, auf dem Gebiet der Rückenmarkskrankheiten, auch der peripheren Nerven eine gewisse und wichtige Rolle spielt, treten diese Unterscheidungen auf dem Gebiet der Gehirnkrankheiten mehr in den Hintergrund. Da ist man froh, wenn es gelingt, die Stellen zu bezeichnen, die der Empfindung überhaupt dienen, die „Fühlsphären“, ohne daß man die Möglichkeit oder vorderhand auch nur das Bedürfnis hätte, die einzelnen Arten auseinanderzuhalten und an gesonderte Stellen des Zentralnervensystems zu verlegen. Anders ist es mit den Leistungen der fünf höheren Sinne, des Gesichts, Gehörs, Geruchs, Geschmacks und auch des Gefühls insoweit der V. Gehirnnerv, der Trigeminus, dieser Sinneswahrnehmung dient. Eine gesonderte Stelle nehmen Empfindungen ein, die nicht von Schleimhäuten der äußeren Haut, sondern von tieferen Teilen, den Muskeln, dem Gelenkapparat kommend das Ich von der Lage der Teile, vom Grad der Spannung, des Tonus unterrichten. Wieder andere vermitteln von den Eingeweiden her kommende

Sensationen, zum größten Teil unlustbetonte oder geradezu mit Schmerzempfindung, zum Teil von den Sexualorganen ausgehend auch mit Lust betonte. Man pflegt, wenn man einen allgemeinen Ausdruck dafür wählt, das die Allgemeinempfindungen zu heißen. Das Seelenleben, das Verhalten des Ich ist gerade von diesen Allgemeingefühlen im hervorragendsten Grade abhängig.

Man nimmt an, daß die zentripetal leitenden Fasern ihr Ende im Gehirn in der III. und IV. Schicht der Rinde finden, während der Ursprung der zentrifugal leitenden Elemente in der V. und VI. Schicht der Rinde sitzt, so ganz im allgemeinen gesprochen, was die Architektur der Gehirnrinde überhaupt anlangt.

Wille und Bewegung.

Ein anderer Teil des Gehirnes ist der Schauplatz, auf dem der Wille des Ich einsetzt, um an Dingen der Außenwelt Veränderungen hervorzurufen oder auch am eigenen Körper. Es sind ganz bestimmte Teile des Gehirns, deren das Ich zur Verwirklichung dieser seiner Zwecke bedarf. Hier handelt es sich nun nicht um zentripetale wie bisher, sondern um zentrifugal leitende Nerven. Aber nicht nur die Motilität bedarf ihrer, es gibt auch noch andere ebenfalls zentrifugal leitende Nerven und Systeme davon, wie die Innervation der Vasomotoren, der Drüsen u. dgl., lauter Dinge von der größten Bedeutung für den Bestand des Körpers und das Befinden des Ich, aber unscheinbar für die gewöhnlichen Untersuchungsmethoden, schwer zu fassen und für die meisten Krankheitsbilder auch in der Tat nicht von allzu großer Bedeutung. Erst in der allerneuesten Zeit ist man in der Lage wenigstens für einzelne Vorgänge dieser Art auch die Stelle mit größerer oder geringerer Sicherheit anzugeben, wo der Ausgangspunkt für ihre Erregung wohl angenommen werden muß. Dabei ist noch ein großer Unterschied zu machen, indem nur ein Teil, ein recht wichtiger, der Motilität angeregt wird durch den Willen des Ich und ein anderer anscheinend an Wichtigkeit weit zurückstehender, in Wirklichkeit für Fortdauer des Lebens nicht nur und für Stimmung und Verhalten des Ich noch viel wichtigerer, von der Einwirkung des Willens unabhängig ist oder seinem Einfluß nur in ganz untergeordneter Weise zugänglich. Die aktive Motilität spielt sich auf dem Weg der Pyramidenbahn ab. Die anderen Vorgänge nicht, und einen sehr erheblichen Schritt weiter auf dem Gebiet der extrapyramidalen Bahn haben wir durch das Studium der Enzephalitis erst neuerdings gemacht, während die Pyramidenbahn und ihre Leistung schon viel länger bekannt sind. Irgendwo muß angefangen werden, und so wollen wir mit der großen kortikomuskulären Bahn beginnen, was ein anderer Ausdruck für die Pyramidenbahn ist, weil hier die übersichtlichsten Verhältnisse gegeben sind und wir uns hier auch auf dem sichersten Boden der Erfahrung bewegen.

In den Zentralwindungen beiderseits, in den vorderen mehr als in den hinteren, finden sich Gruppen von Ganglienzellen, deren sich das Ich bedient, wenn es seinen Willen zur Bewegung von Arm und Bein, auch des Rumpfes, des Gesichts und der Zungenmuskeln wirksam machen will. Hier liegen die motorischen Zentren, wie man sich ausdrückt, für Arm, Bein, auch für die unteren Teile der Gesichtsmuskulatur, die von den unteren zwei Ästen den Fazialis versorgt werden, und für die Zungenmuskeln. Ohne Zweifel ist die motorische Region nicht ganz streng auf die Zentralwindungen, vor und hinter der Rolandoschen Furche beschränkt, ein Teil des Lobulus paracentralis

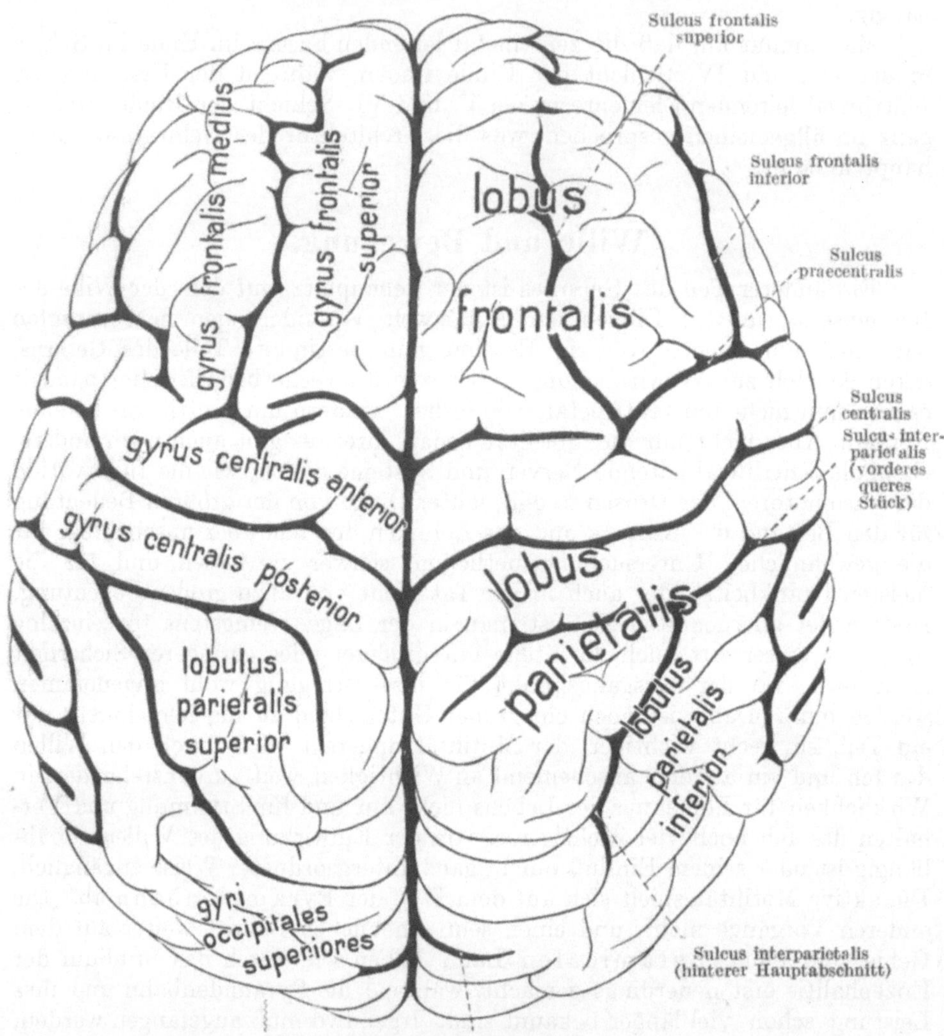

Abb. 1. Die Furchen und Windungen des Großhirnmantels in der Ansicht von oben. (Aus Sobotta.)

(motorische Region für das Bein) kommt auch noch hinzu und auch auf Teile des Stirnlappens greift das motorische Rindenfeld wohl noch etwas über, vielleicht auch nach hinten auf den Gyr. angularis.

Verletzung oder Störung im Bereich der Zentralwindungen führen zu kontralateraler Hemiplegie und weil hier der Ursprung der Pyramidenbahn verhältnismäßig weit auseinandergezogen ist, oft in Form einer Monoplegie. Die Stärke der eingetretenen Lähmung ist größer, wenn auch das Mark des Hirns mitergriffen ist. Verletzungen der oberflächlichen Rindenschicht in

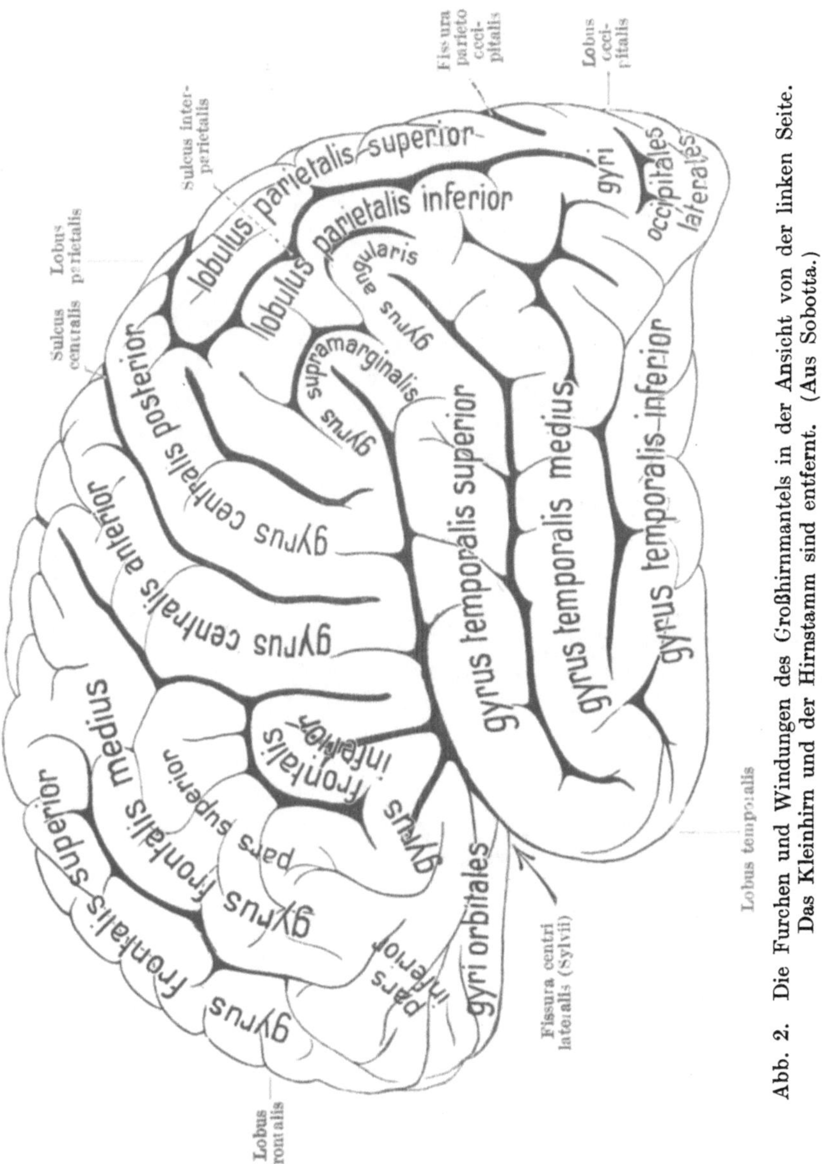

Abb. 2. Die Furchen und Windungen des Großhirnmantels in der Ansicht von der linken Seite. Das Kleinhirn und der Hirnstamm sind entfernt. (Aus Sobotta.)

der Gegend der Zentralwindungen lassen die sog. Primitivbewegungen, z. B. die Greifbewegung, oftmals ungestört und bewirken nur die Erschwerung oder Verhinderung jener Bewegungen, die an sich schwieriger auszuführen sind und, möchte man sagen, zu ihrer Ausführung der Überlegung bedürfen. Eine Verletzung, die nur die Rinde der Zentralwindungen betrifft und nicht auch noch einen Teil des Markes, pflegt auch der Heilung und baldigem Ausgleich der Lähmung mehr zugänglich zu sein.

Gewisse Regelmäßigkeiten in der Verteilung der Lähmungserscheinungen werden berichtet, obwohl wir in dieser Beziehung noch eine sehr unvollkommene

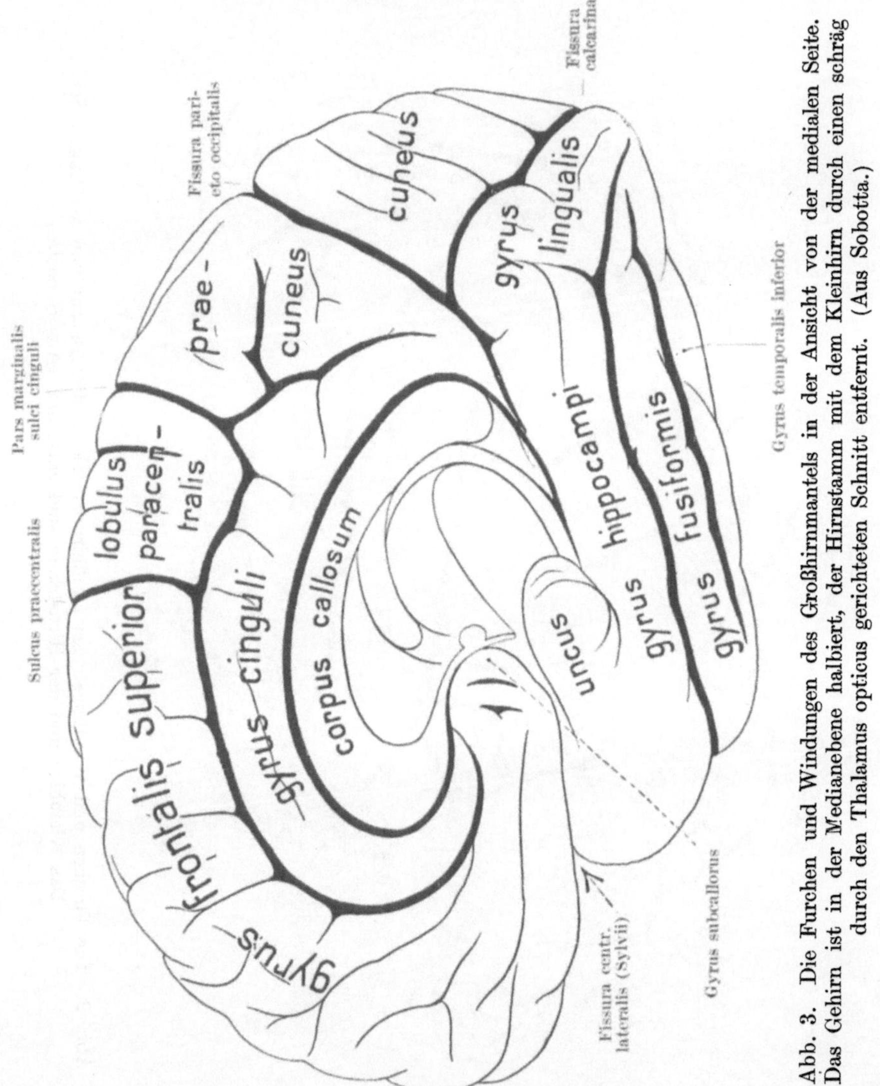

Abb. 3. Die Furchen und Windungen des Großhirnmantels in der Ansicht von der medialen Seite. Das Gehirn ist in der Medianebene halbiert, der Hirnstamm mit dem Kleinhirn durch einen schräg durch den Thalamus opticus gerichteten Schnitt entfernt. (Aus Sobotta.)

Kenntnis besitzen. Die genaueste Lokalisation läßt sich natürlich im Tierversuch machen, aber es ist doch sehr zweifelhaft, ob beim Menschen die Innervation der peripheren Muskeln für vordere und hintere Extremität, für Mimik, für Haltung des Kopfes, des Rumpfes auch nur annähernd der Verteilung der betreffenden Zentren bei Tieren entspricht. Im allgemeinen liegen die Zentren fürs Bein oben, weiter unten die für den Arm, dann die für

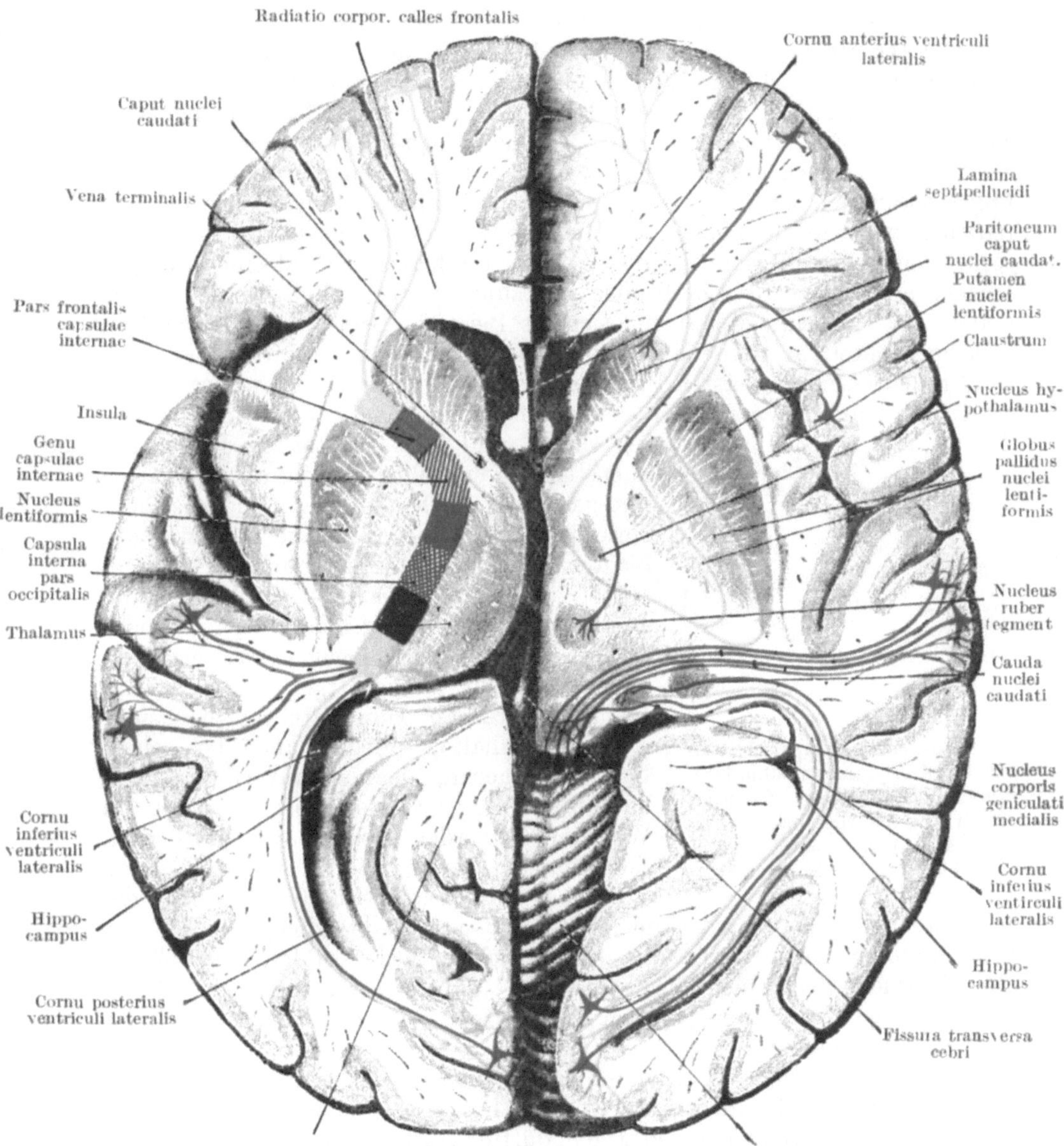

Abb. 4. Schematische Darstellung des Verhaltens einer Reihe von Faserbahnen des Gehirns. Links geht der Schnitt durch den Thalamus, rechts etwa 1 cm tiefer durch den Vierhügel und den Nucleus hypothalamicus. Links ist die Anordnung der die innere Kapsel durchsetzenden Bahnen dargestellt und zwar: Im vorderen Schenkel der Kapsel durch gelb: der vordere Thalamusstiel, durch blau: die frontale Großhirnbrückenbahn, durch rot: (gestrichelt) die kortikobulbäre Bahn (Knie der Kapsel), im hinteren Kapselschenkel durch rot: Pyramidenbahn (Arm) und (rotgekreuzt) Bein, durch violett: Haubenbahn und temperookzipitale Großhirnbrückenbahn, durch gelb: zentrale Seh- und Hörbahn. Außerdem gelb: Fasern von der Rinde zum Thalamus (links) und umgekehrt (rechts). Zentrale Sehstrahlung vom vorderen Vierhügel und Thalamus zur Rinde des Hinterhauptlappens. Blau: Fasern von den hinteren Vierhügeln und dem medialen Kniehöcker zur Rinde des Schläfenlappens (zentrale Hörbahn). Rot: Fasern von der Sehrinde zu den primären Optikuszentren und von der Hörrinde zu den Akustikuszentren des Mittelhirns; ferner Fasern von der Hirnrinde zu den Nuclei caudatus und ruber. (Aus Sobotta.)

die Gesichts- und Zungenmuskeln. Die Zentren für Hüft- und Kniemuskeln sollen unterhalb der Fußzentren, mehr gegen die des Armes hin liegen, und die Lähmung von Hüftmuskeln ist fast immer mit einer Parese der Armmuskeln verknüpft. Ganz oberflächliche Verletzung in Scheitelhöhe führt zu Beinlähmung. Eine Lähmung der Finger folgt nicht immer zusammen, sondern nach einzelnen Gruppen, wonach z. B. der Daumen und der Kleinfinger zusammen gelähmt sind oder die zwei ulnaren Finger oder die drei radialen, während die anderen frei bleiben. Daß dem nicht immer so ist, daß sogar eine Lähmung isoliert wie bei einer peripheren sich auf einen einzigen Muskel erstreckend durch Rindenverletzung hervorgerufen werden kann, dafür kenne ich ein seltenes und sicheres Beispiel. Leider wurde es vor der Zeit beobachtet, da man auf die topische Diagnose im Gehirn Wert legte. Ein Student erhielt im ersten Viertel des vorigen Jahrhunderts auf der Mensur — damals war in Würzburg der Pariser die Kommentwaffe — einen Stich ins Gehirn und blieb für tot am Platz. Am nächsten Tag erwachte er wider alles Erwarten und genas. Es blieb aber außer einer leichten einseitigen Schwäche auch eine Lähmung des rechten M. extensor digit. communis zurück, Mittel- und Goldfinger der rechten Hand gerieten, wie das zu gehen pflegt, in Kontraktur und blieben gebeugt, was der Verletzte geschickt zu verbergen wußte, indem er mit der rechten Hand stets einen Handschuh festzuhalten pflegte, auch bei seinen Krankenbesuchen, denn er war einer der beliebtesten und ausgezeichnetsten Ärzte in Würzburg geworden, dessen auch jetzt noch sich manche mit großer Dankbarkeit und Verehrung erinnern. Etwa 40 Jahre nach der erwähnten Mensur erlag er einem Herzleiden ganz plötzlich, und bei der Sektion konnte mein Vater, wie er mir gelegentlich erzählte, außer einem alten Blutherd den feinen Stichkanal im Gehirn noch wahrnehmen, den die dreischneidige Degenklinge gezogen hatte. Heutzutage wäre das ein Fall für einen Gehirntopiker!

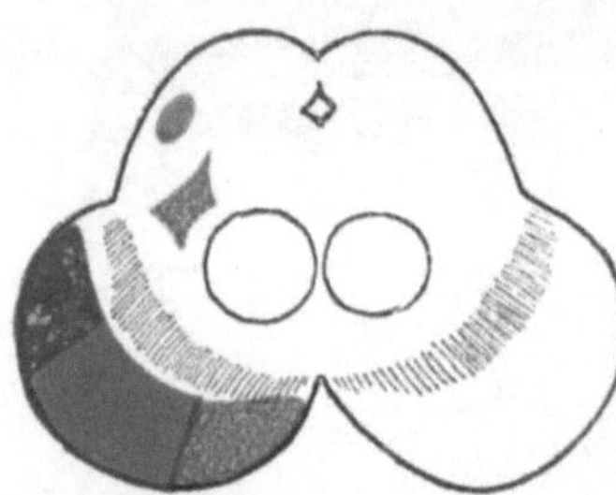

Abb. 5. Schema der Lagerung der Hauptfaserbahnen im Mittelhirn. Rot: Pyramidenbahn, laterale Schleife, blau: frontale, violett: occipitotemporale Großhirnbrückenbahn, blau: mediale Schleife. (Aus Sobotta.)

Man bemerke wohl: In der motorischen Hirnrindenregion, in den Zentralwindungen usw. findet nicht etwa eine Fortleitung von einem Reiz, vielleicht dem Willensreiz, wenn man so sagen dürfte, statt, vielmehr wird hier der Willensakt des Ich gebildet und gelangt dann erst von hier aus durch Leitung weiter, erst durch die Stabkranzfasern, die sich im Centrum semiovale immer mehr zusammenschließen und dann im Faserbündel der Capsula interna die Stammganglien durchbrechen. Von hier aus gelangen die Fasern durch den Hirnschenkelfuß ins Rückenmark, wo sich der größte Teil von ihnen in der Pyramidenkreuzung auf die andere Seite des Marks begibt, um in den Seitensträngen, der Pyramidenseitenstrangbahn, weiter unten einen Einfluß auf die großen multipolaren Ganglienzellen in den Vordersäulen auszuüben, von denen dann der Reiz durch die Vorderwurzeln zu der Muskulatur der Extremitäten, auch des Rumpfes gelangt. Je nach der Höhe des Rückenmarks-

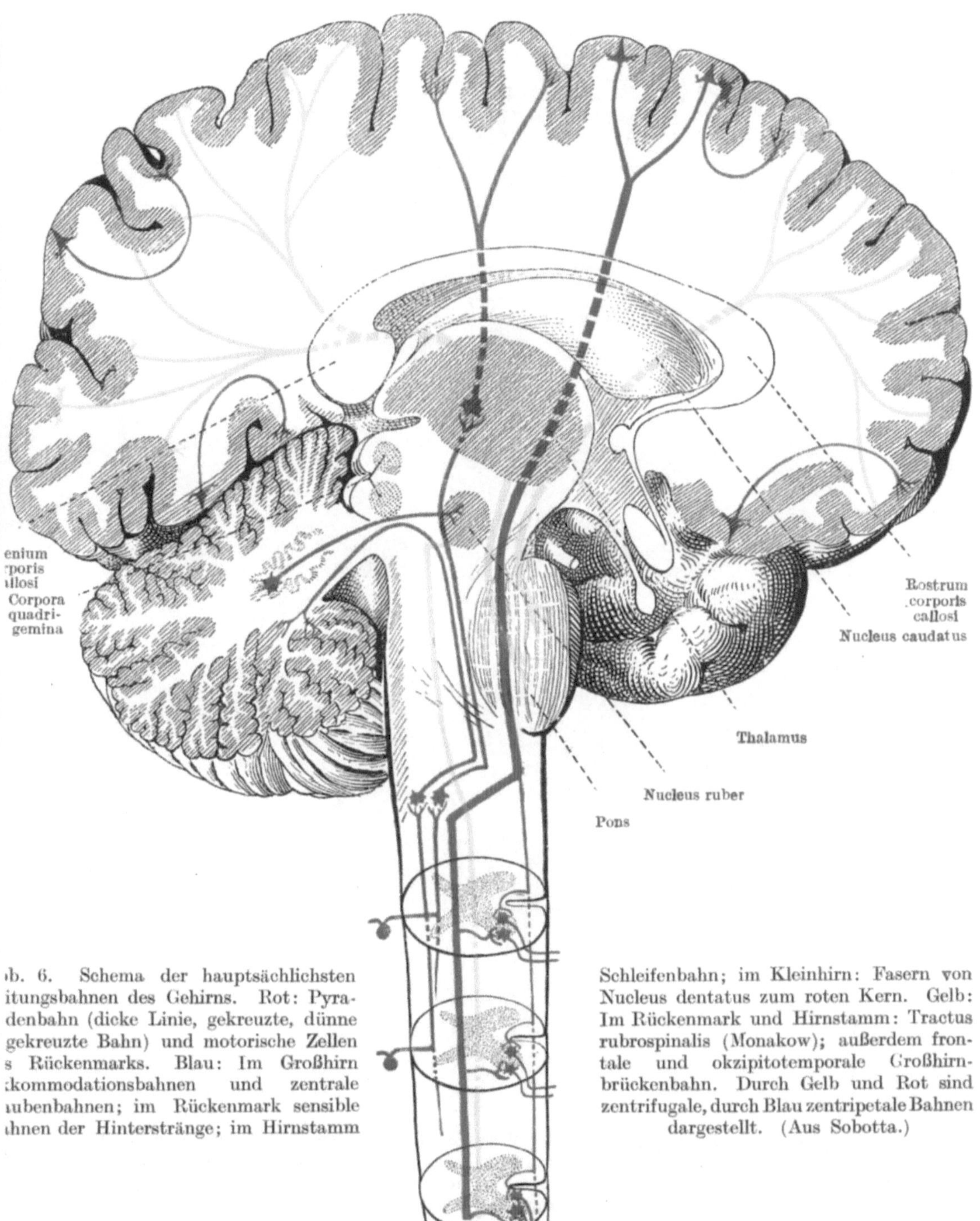

ıb. 6. Schema der hauptsächlichsten itungsbahnen des Gehirns. Rot: Pyradenbahn (dicke Linie, gekreuzte, dünne gekreuzte Bahn) und motorische Zellen s Rückenmarks. Blau: Im Großhirn :kommodationsbahnen und zentrale ıubenbahnen; im Rückenmark sensible ıhnen der Hinterstränge; im Hirnstamm Schleifenbahn; im Kleinhirn: Fasern von Nucleus dentatus zum roten Kern. Gelb: Im Rückenmark und Hirnstamm: Tractus rubrospinalis (Monakow); außerdem frontale und okzipitotemporale Großhirnbrückenbahn. Durch Gelb und Rot sind zentrifugale, durch Blau zentripetale Bahnen dargestellt. (Aus Sobotta.)

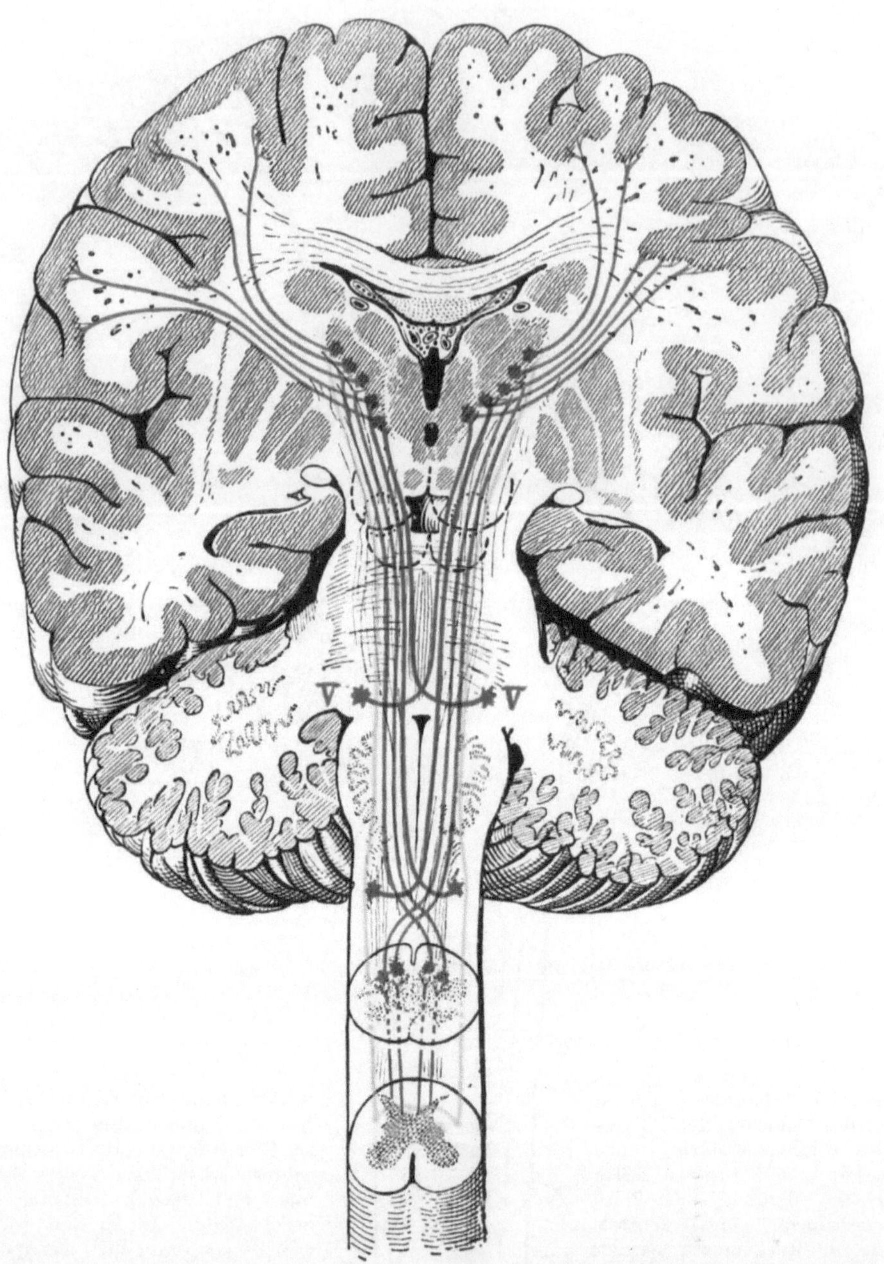

Abb. 7. Schema der Bildung und des Verlaufes der medialen Schleife und ihrer Fortsetzung zur Großhirnrinde (zentrale Haubenbahn) V = nervus trigeminus. Blau: Hinterstrangfasern des Rückenmarks, Zellen der Hinterstrangkerne und ihre zum Thalamus laufenden Fasern; ferner die Fortsetzung der medialen Schleife zur Hirnrinde (zentrale Haubenbahn). Roth: Sensible Zellen des Glossopharyngeus-Vagus und Trigeminus und der Verlauf ihrer Neuriten in der medialen Schleife zum Thalamus. Gelb: Zellen und Fasern des tractus spinothalamicus. (Aus Sobotta.)

abschnittes, der gerade in Frage steht (Halsanschwellung, Lendenanschwellung), zum Arm oder Bein, und zwar, ohne daß vorher eine zweite Kreuzung stattgefunden hätte, also der Seite gegenüber, wo in den Zentralwindungen der Willensakt zur Bewegung sich ausgebildet hatte. Der kleinere Teil der motori-

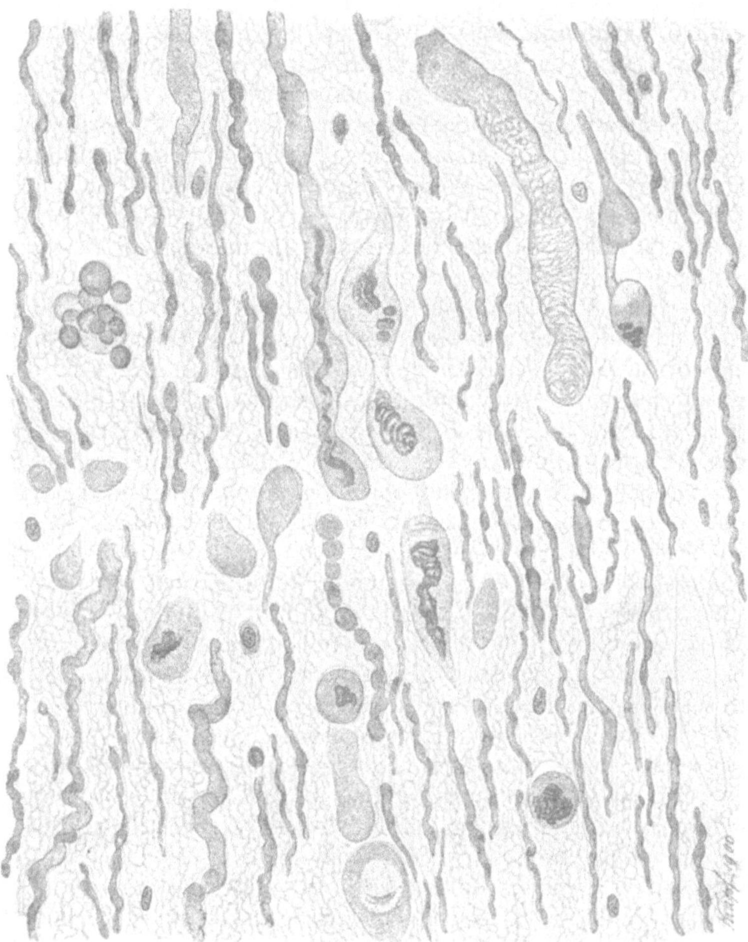

Abb. 8. Waller'sche Degeneration aus dem Rückenmark eines Kaninchens, 6 Tage nach Durchschneidung des Rückenmarks. Längsschnitt aus dem Hinterstrang 350:1 (Färbung nach van Gießen). Die Nervenfasern sind zum Teil stark gequollen; an manchen Orten der Achsenzylinder zerrissen, die Teilstücke spiralig gewunden, zum Teil aufgerollt; in der (gelbgefärbten) Glia freie Meyelinkugeln. (Aus Herxheimer.)

schen Hauptbahn hat mit den Pyramiden anatomisch zunächst nichts zu tun. Seine Fasern gehen ungekreuzt ins Rückenmark, verlaufen in den Vordersträngen, kreuzen sich aber in der vorderen Kommissur, kurz bevor sie dann auf der gekreuzten Seite ebenfalls an die multipolaren Zellen der Vordersäulen herantreten, diese in Reizzustand versetzen, worauf der Reiz zu den Muskeln, je nach der Höhe im Mark, des Armes oder des Beines usw. gelangt.

Der Enderfolg davon, daß das Ichsein den Willen in den Zentralwindungen zur Geltung bringt, ist eine Zusammenziehung von Muskeln auf der entgegengesetzten Seite, und obwohl nur der größte Teil der Bahnen, wie wir soeben gesehen haben, wirklich eine Kreuzung in den Pyramiden erleidet, der andere kleinere aber nicht, ist es doch üblich, von Pyramidenbahn, von Pyramidensystem zu sprechen, wenn man damit die große kortikomuskuläre Bahn für die den Zentralwindungen entgegengesetzte Seite meint.

Die ganze Bahn von den Zentralwindungen an bis zur Endstation, dem Muskel, besteht aus zwei Neuronen. Das erste Neuron hat seine Ganglienzelle in einer Zentralwindung, das zweite in den grauen Vordersäulen der entgegengesetzten Seite. Ohne auf den Streit einzugehen, ob die Neurone wirklich voneinander geschiedene Wesenseinheiten seien oder nicht, so viel ist sicher, daß mit einer Einschaltung einer Ganglienzelle allemal auch ein Ernährungszentrum eingeschaltet ist, dessen Wirksamkeit sich bis zur nächsten Ganglienzelle erstreckt. Jede ernstliche Verletzung der Nervenbahn an irgendeiner Stelle hat zur Folge, daß alle Teile, die nicht mehr oder nicht mehr gut genug in Verbindung mit der Ganglienzelle stehen, einer ganz bestimmten Ernährungsstörung und Entartung verfallen. Anatomisch läßt sich dieser Vorgang nach dem Tode gut verfolgen, er besteht der Hauptsache nach darin, daß die Nervenfasern ihre Markscheide verlieren, weil sie fettig verfällt, aber bei schwerer Degeneration bleibt auch der Achsenzylinder schließlich nicht verschont. Diese von Türk gefundene und „die sekundäre absteigende Degeneration" benannte Veränderung der Fasern, die des „natritiven" Einflusses von seiten ihres Zentrums beraubt sind, ist der anatomischen Erforschung der Nervenbahnen in den Zentralorganen außerordentlich förderlich gewesen. Gleich einer Durchbrechung der Bahn wirkt natürlich auch eine Vernichtung oder schwere Schädigung der motorischen Ganglienzelle selbst. Die absteigende Degeneration macht an der Ganglienzelle des nächsten Neurons halt, von da an setzt der nutritive Vorgang erneut ein, die Ganglienzelle des zweiten Neurons sorgt für die Ernährung ihres Achsenzylinderfortsatzes, ihrer Nervenfaser und, wenn es eine motorische Faser ist, auch der vom Nerv versorgten Muskelfaser; für sie ist es gleichgültig, was sich am ersten Neuron ereignet hat.

Das durchaus gesetzmäßige Verhalten, wie es soeben geschildert wurde, erleidet wohl seltene Ausnahmen, ich weiß es wohl.

Die rechte Gehirnseite bildet also die Willensimpulse aus, die dann auf der linken Seite des Körpers zur Wirksamkeit werden, und die linke solche, die rechts wirksam werden. Auf dem Weg vom Ich zu den Vollzugsorganen oder von den Empfangsstationen unterscheidet man drei Teile; der eine liegt dem Ich ferner, jenseits der grauen Hirnrinde, der zweite in dieser selbst und der dritte dem Ich näher. Man benennt diese Teile als subkortikale, kortikale und transkortikale.

Die Fasern, welche die Empfindungen von der Haut des Rumpfes und der Extremitäten dem Ich übermitteln, gelangen über das Spinalganglion in die hinteren Wurzeln. Ein Teil der sensiblen Bahnen steigt in den Hintersträngen nach oben und endigt zunächst im Nukleus des Gollschen und des Burdachschen Strangs. Andere Fasern kreuzen sich schon im Rückenmark und gehen in den Vorderseitensträngen nach oben. Aus den Hinterstrangkernen entspringen Fasern, die Fibrae arciformes internae. Sie verlaufen gegen die Raphe, kreuzen sich (obere oder Schleifenkreuzung sowie sensible Kreuzung), gelangen in die Olivenzwischenschicht und als mediale sive Hauptschleife ins Gehirn. Diese Fasern vermitteln wahrscheinlich Lageempfindungen und taktile Reize. Der andere Teil, schon im Rückenmark gekreuzt, schließt sich der Schleife an, während manche annehmen, daß sie als Fibrae spinothalamicae und spinotectale zumeist in den ventrolateralen Teil der Formatio reticularis gelangen. Sie dienen vornehmlich der Leitung für Schmerz- und Temperaturempfindung. Die Schleifenfasern durchziehen die innere Kapsel, den hinteren Schenkel derselben im hinteren Drittel, hinter der motorischen Bahn. Doch nehmen andere an, daß vorher wenigstens ein Teil in den Thalamus opticus eintritt und besonders zu ventralen Kernen hier gelangt.

Von da an kommen die sensiblen Bahnen zur hinteren Zentralwindung und der Umgebung, des Scheitellappens und dem Gyrus supramarginalis. Nach Munk befindet sich die Fühlsphäre im Bereich der motorischen Zentren der hinteren und der vorderen Zentralwindung.

Bei der Hemianästhesie ist die Abstumpfung der Sensibilität an den Seiten des Körpers am stärksten, in der Mittellinie scheinen die sensiblen Fasern etwas auf die andere Seite überzustrahlen, denn hier ist nicht nur keine scharfe Abgrenzung festzustellen, sondern neben der Mittellinie ist der Grad der Hypästhesie auch geringer. An Hand und Fuß pflegt die Anästhesie deutlicher zu sein als an Arm und Bein (distaler Typus) oder die Anästhesie beschränkt sich auf eine Seite der Extremität, die ulnare oder die radiale, auch bei Störungen an der Gehirnrinde. Das sind dann Verhältnisse, die bei der ersten Untersuchung leicht zu einer Verwechslung mit Störungen der peripheren Nerven führen können. Die Sensibilität für Berührung, Schmerz und Temperatur ist bei Rindenverletzung meist weniger stark gestört und geht auch eher vorüber als die Sensibilität der tiefen Teile und der Muskelsinn. Verletzungen des G. supramarginalis führen zu Störung der Tiefensensibilität und des Lokalisationsvermögens, die hintere Zentralwindung steht mehr mit der Empfindlichkeit für Berührung in Verbindung. Astereognosie spricht also mehr für den G. supramarginalis, Tastagnosie mehr für hintere Zentralwindung als Krankheitsherd, falls überhaupt eine kortikale Störung angenommen werden muß.

Auch die Kleinhirnseitenstrangbahn und das Gowersche Bündel führen sensorische Fasern nach oben. Der Kleinhirnseitenstrang gelangt ungekreuzt in das Corpus restiforme und von da zum Oberwurm. Die Erregungen, die er bringt, dienen der Erhaltung des Gleichgewichts und Störungen dieser Bahn bedingen Inkoordination (gleichseitige zerebellare Ataxie).

Auch für die Gehörnerven trifft es im allgemeinen zu, daß die rechte Seite des Gehirns mit der linken der Außenwelt in Verbindung steht, daß die Einwirkungen, die von der linken Seite herkommen, rechts und umgekehrt zur Empfindung gelangen.

Die subkortikalen und die kortikalen Teile auch noch, sind im Gehirn symmetrisch angeordnet, die transkortikalen aber nicht mehr. Hier überwiegt die linke Seite im ganzen bedeutend, und namentlich ist es die Sprache, bei der dieses einseitige Verhältnis ganz auffallend in die Erscheinung tritt. Auch bezüglich einiger Gehirnnerven, z. B. des Optikus, sind die transkortikalen Teile vorzüglich links anzutreffen.

Sensationen von Seiten der Eingeweide

vermittelt wohl der N. vagus. Seine sensiblen Fasern gehen vom Ganglion jugulare und nodosum aus zum Nucleus alae cinereae, als Traktus absteigend zum Nucleus tractus solitarii, als Tractus solitarius und weiter in der medialen Schleife zum Thalamus opticus. Der mit dem N. glossopharyngeus gemeinsame motorische Kern und der Nucleus ambiguus liegen am Boden der Rautengrube. Ob der Vagus Sensationen von seiten der Eingeweide zum Hirn leitet, oder ob es die ihm vielfach beigesellten sympathischen Fasern allein tun, ist noch nicht in allen Teilen klargestellt, für einzelne Fälle bildet der Sympathikus entschieden den sensiblen Nerv. Sensibel sind offenbar die Fasern, die der Vagus von den Gehirnhäuten bezieht, außerdem vermittelt er wohl auch die Allgemeingefühle des Übelseins und Brechreizes vom Magen, von den Gehirnhäuten und auch vom inneren Ohr aus. Zentrifugal leiten die Äste, die wohl den Stoffwechsel und die Drüsentätigkeit in den Eingeweiden regeln, auch ist der Vagus für die Bewegung des Magens und Darms ein motorischer Nerv im engeren Sinn, ein Hemmungsnerv wie auch für die Schlagfolge des Herzens.

Blutverteilung, Ausscheidung und Ernährung.

Es ist männiglich bekannt, in wie hohem Grade die Blutverteilung im Körper von Gemütsbewegungen, Stimmungen, kurz von Vorgängen abhängig ist, die sich im Gehirn abspielen. Die Röte des Gesichts bei Scham und Verlegenheit, die Blässe der Furcht und des Schreckens sind allbekannte Dinge. Wahrscheinlich sind die Einflüsse auf die Verdauungsorgane nur sekundäre Folgen geänderter Blutverteilung. Sie wird der Hauptsache nach vom N. splanchnicus beherrscht und der Splanchnikus ist zugleich der Hemmungsnerv für die Peristaltik. Daß junge Truppen vor der ersten Schlacht alle die Hosen voll haben, ist früher von erfahrenen Offizieren oft berichtet worden. „Seit dem blinden Lärmen gestern abends ist mir's in die Gedärme geschlagen, daß ich alle Augenblicke vom Pferd muß,“ klagt der zweite Reichsknecht in Goethes Götz von Berlichingen.

Im letzten Krieg habe ich während des ganzen Bewegungskrieges keine solche Beobachtung machen können, vielleicht ein Zeichen der guten Friedenszucht, die zur Beherrschung der Affekte geführt hatte. Zuzugeben ist aber außerdem, daß sich der Krieg anfangs in der heißen Jahreszeit abspielte und der Einfluß äußerer Kälte ausblieb, durch die rasche Darmentleerungen ebenfalls, wie die Erfahrung lehrt, begünstigt werden. Wenn sich bei vielen Gehirnkranken im Verlauf der Zeit Verstopfung einstellt, nach einem Schlaganfall oder bei einem Hirntumor zum Beispiel, so liegt der Grund meistens in mangelnder Körperbewegung, zum Teil auch wohl in der Diät, die solchen Kranken oft vorgeschrieben wird, leicht verdaulich, mit wenig Zellulose, so daß auch wenig Kot gebildet wird.

Die Lehre von den Drüsen mit innerer Sekretion hat gezeigt, daß solche Drüsen auch im Gehirn vorkommen. In erster Reihe ist die Zirbeldrüse zu nennen. In höchstmerkwürdiger Weise ist das Knochenwachstum von der Tätigkeit dieser Drüse abhängig und jene Formen von ungebührlich starkem Wachstum des ganzen Körpers, wie auch von einzelnen Teilen desselben, die man nur als Kuriositäten betrachtete und unter dem Namen des Riesenwuchses und der Akromegalie zusammenfaßte, führt man jetzt mit gutem Recht auf Störungen in der Tätigkeit dieser Drüse zurück. Das Nähere hierüber gehört eigentlich nicht zu unserer Aufgabe, doch kann gelegentlich eine solche Störung im Zusammentreffen mit anderen Erscheinungen auch in der Gehirnpathologie und bei der topischen Diagnose von Bedeutung werden.

Die Ausscheidung übermäßiger Harnmengen, ohne daß der Harn Eiweiß oder Zucker enthielte, Fälle von Diabetes insipidus können auch bei Erkrankungen der Hypophysis vorkommen, ferner bei Erkrankungen des basalen Zwischenhirns, selbst Basisfraktur oder nur einfache Hirnerschütterung kann solches nach sich ziehen.

Albuminurie kommt ganz ohne Erkrankung der Nieren und der harnabführenden Wege gelegentlich zur Beobachtung nach rein zerebralen Störungen wie beim paralytischen Anfall, bei psychischen Erkrankungen, z. B. dem katatonischen Stupor. Bekanntlich zerfällt die Hypophysis in zwei Teile, von denen nur der eine Teil, die Neurohypophysis, eigentlich mit dem Nervensystem etwas zu tun hat, und gerade dieser Teil wird mit vielen Fällen (nicht mit allen) von Diabetes insipidus in Verbindung gebracht. Der hemmende Einfluß, den die Hypophysis unbedingt haben muß, teilt sie mit der Zirbeldrüse, auch noch mit anderen Drüsen mit innerer Sekretion außerhalb des Schädels, wie mit der Schilddrüse und der Thymus. Nach dem lang bekannten Versuch von Claude Bernard bewirkt die Verletzung einer bestimmten Gegend am Calamus scriptorius, daß Zucker in den Urin kommt. In neuerer Zeit ist man aber auch Fällen von Glykosurie begegnet bei Verletzungen im Striatum oder Pallidum.

Die Körpertemperatur wird wahrscheinlich von verschiedenen Stellen aus, dem Halsmark, der Oblongata, dem basalen Zwischenhirn beeinflußt.

Die Beweglichkeit der Gefäße, der Tonus der Muskeln, die ganze Trophik der Gewebe wird wahrscheinlich von „Zentren" beherrscht, die an der Basis des Gehirns liegen, im Hypothalamus, in der Haube des Mittelhirns, in der Oblongata. Die Nachbarschaft des III. Ventrikels kommt hier vorwiegend in Betracht. Nach der Auffassung von Reichardt ist besonders das zentrale Höhlengrau für die lebenswichtigen Funktionen von entschiedener Bedeutung.

Nach allem, was wir wissen, enthält das Gehirn sog. Zentralapparate, die dem Stoffwechsel und den vegetativen Funktionen des Körpers vorstehen, und in manchen Fällen ist mit der Erkrankung des Gehirns, auch indirekt bei Erkrankung seiner Häute, ein körperlicher Verfall von so großer Schnelligkeit und Furchtbarkeit des Verlaufs verknüpft, wie bei der epidemischen Nackenstarre, daß man nicht um die Annahme einer Störung der Trophik auf nervösem Weg herumkommt.

Was den Schlaf anlangt, so ist er nach den neueren Erfahrungen mit der Haube des Mittelhirns, auch mit Thalamus und vielleicht auch der Brücke in Beziehung zu bringen.

Bei vielen Geisteskrankheiten steigt oder fällt, auch bei ganz gleichbleibender Ernährung, das Körpergewicht der Kranken in den verschiedenen Stadien der Krankheit, woraus sich meist wichtige prognostische Schlüsse ergeben. Aber es ist hier nicht der Ort, näher auf dieses mehr psychiatrische Gebiet einzugehen. Wir werden es bei der progressiven Paralyse noch einmal streifen.

Die zwölf Hirnnervenpaare.

Was für die Nerven, die zu den Muskeln der Extremitäten und des Rumpfes gehen, die großen multipolaren Ganglienzellen in den Vordersäulen der grauen Substanz im Rückenmark, das sind für die motorischen Gehirnnerven die Ganglienzellen, die sich in ihren Kernen finden. Diese Kerne, Anhäufungen von grauer Substanz, finden sich sowohl im Gehirn selbst, als auch im verlängerten Mark. Fürs erste ist der Okulomotorius, fürs zweite die meisten andern Hirnnerven Beispiele. Die Bahnen, die von der grauen Rinde zu diesen Kernen ziehen, stellen das erste Neuron dar, vom Kern an ist die Bahn vom zweiten Neuron gebildet.

Auch diezentripetal leitenden Nerven haben Kerne da, wo das erste, hier periphere Neuron in das zweite übergeht, das dann zur grauen Hirnrinde gelangt und dort die spezifische Empfindung auslöst. Am Empfangsorgan kennt man zum Teil wenigstens die Anhäufung von Ganglienzellen, die für die richtige Ernährung des ersten Neurons haften. Vom Kern an geht neuerdings eine Ernährung des zweiten, des zentralen Neurons an.

Der Geruch. Das I. Hirnnervenpaar (Olfactorius).

Die Regio olfactoria der Nase ist von einem Neuroepithel ausgekleidet, in dem sich zwischen den eigentlichen Epithelzellen die „Riechzellen“ befinden. Diese spielen die Rolle von Ganglienzellen, die unmittelbar in die marklosen Nervenfasern des Olfaktorius übergehen. Hier liegt wie bei allen sensiblen Nervenbahnen die nutritive Ganglienzelle am peripheren Ende des Neurons. Die Gesamtheit der nervösen Gebilde, die der Geruchsempfindung dienen, bezeichnet man als das Riechhirn, Rhinenkephalon, das bei vielen Tieren eine viel gewaltigere Ausdehnung und auch Bedeutung hat als beim Menschen, wo es schon mehr oder weniger der Rückbildung anheimgefallen ist. Der Lobus olfactorius, an der Unterseite des Stirnlappens gelegen, bestehend aus Bulbus olfactorius, Tractus olfactorius, Trigonum olfactorium, die Striae olfactoriae, die Substantia perforata anterior, die Area parolfactoria und der Gyrus subcallosus gehören dazu. Die im Rhinenkephalon gelegenen primären Zentren werden durch Faserzüge mit den sekundären im Gyrus hippocampi verbunden. Zu diesen Faserzügen gehören der laterale Teil der schon genannten Stria olfactoria, die Stria longitudinalis des Balkens und das Riechbündel des Ammonshorns, das zum Teil in der Fornixbahn verläuft. Was der Stabkranz für das Pyramidenbündel, das ist der Fornix für die Bahn des Olfaktorius. Das Riechzentrum findet sich im Ammonshorn und die Riechzentren beider Seiten sind durch die Commissura hippocampi, oder auch Fornix transversus genannt, miteinander verbunden. (Näheres hierüber siehe in Sobottas Anatomie!)

Die Nervenfasern von der Regio olfactoria aus treten durch die Löcher des Siebbeins in die Schädelhöhle, um zum Riechkolben zu gelangen. Hier liegt auch ein Weg, der von Infektionskeimen nicht gar zu selten beschritten wird und auf dem Entzündungen der Nasenschleimhaut sich auf die Hüllen des Gehirns und weiter fortpflanzen können. Man hat früher angenommen, daß durch die Schneider'sche Membran hindurch auch physiologisch ein Austausch von Lymphe stattfinde und auch neuere Autoren kommen darauf zurück und man kann schon Gründe dafür anführen.

Der Gesichtssinn.

Die Fasern des N. opticus entspringen in den Ganglienzellen der Netzhaut, von außen gezählt der dritten Schicht, die auch das Ganglion n. optici heißt. Die Nervenfasern bilden die Nervi optici, die im Chiasma eine unvollständige Kreuzung erfahren. Das geschieht so, daß der Hauptteil, der von dem inneren Abschnitt jedes Auges kommt, auf die andere Seite in den Tractus opticus übertritt, während ein kleinerer Teil von der äußeren Seite der Retina kommend, ungekreuzt sich dem gekreuzten Teil der anderen Seite im Tractus opticus einfach anlegt. Die äußeren Teile der Retina, also die linken im linken, die rechten im rechten Auge, werden von Lichtstrahlen getroffen, die von der entgegengesetzten Seite her ins Auge gelangen. Die linken Teile beider Augen erhalten Strahlen von rechts, die rechten von links her. Die inneren Teile werden von außen her belichtet, die von äußeren Teilen kommenden Fasern vermitteln also Empfindungen, wenn eine Lichtquelle von der dem Auge entgegengesetzten Seite her scheint; mit diesen Teilen erblickt das linke Auge Gegenstände, die rechts liegen, das rechte Auge die von links her scheinenden. Diese Fasern brauchen nicht gekreuzt zu werden, wenn das linke Auge allgemein zum Erblicken von Gegenständen dienen soll, die rechts vom Menschen gelegen sind, die anderen Fasern aber, die von der Innenseite des Auges entspringen, erhalten Eindrücke von der dem Auge gleichen Seite, das linke Auge von links, das rechte von rechts her. Diese Fasern erfahren aber im Chiasma eine Kreuzung und so sind dann im linken Tractus opticus (nicht Nervus opticus) nur Fasern vereinigt, die Eindrücke von der rechten Seite den Menschen und seine beiden Augen treffen, und im rechten Tractus opticus sind nur Fasern vereinigt, die den Lichtreiz von der linken Seite her vermitteln. Der Tractus opticus geht weiter bis zu den sog. primären Optikuszentren, die im Pulvinar, vorderem Vierhügel, äußerem Kniehöcker liegen.

Die Fasern, die vom Auge daherkommen, wirken zumeist im Kniehöcker auf Nervenzellen, von denen aus ein neues Neuron entspringt. Diese Neuronen zweiter Ordnung gehen weiter und finden ihr Ende in der Hirnrinde um die Gegend der Fissura calcarina, Kuneus usw. Ob die Gratiolettsche Sehstrahlung diese zweiten Neuronen umfaßt, ist neuerdings zweifelhaft geworden, sie sollen ihren Weg durch den Fasciculus longitudinalis inf. gehen und die Gratiolettsche Sehstrahlung soll im Gegenteil Fasern in umgekehrter Richtung von der Fissura calcarinea zum Auge enthalten. Der optische Eindruck wird von der Hirnrinde der Gegend der Fissura calcarina aufgenommen. Das ist also die Gegend, wo eigentlich gesehen wird und eine doppelseitige Erkrankung dieser Stelle führt zur Blindheit, so gut wie eine Zerstörung der Zentralwindungen Lähmung zur Folge hat. Einseitige Zerstörung erzeugt halbseitige Erblindung — auf der gegenüberliegenden Seite Hemianopsie. Diese Art der „Rindenblindheit“ ist nicht zu verwechseln mit der Seelenblindheit.

Auch für die optischen Eindrücke entsteht allmählich die Anhäufung von Erinnerungsbildern, die das psychische Erkennen dessen ermöglicht, was gesehen wird. Wahrscheinlich sammeln sich diese Erinnerungsbilder beiderseits, wenn auch vielleicht auf der linken Seite mehr als auf der rechten und zwar im lateralen Okzipitalhirn. Ein doppelseitiger Krankheitsherd in dieser Gegend führt zur Seelenblindheit: der Kranke sieht zwar noch, er kann z. B. einem Hindernis ausweichen, aber was sich ihm entgegenstellt, das vermag er nicht zu erkennen. Die optischen Eindrücke werden so wenig vom Ich verwertet wie von einem neugeborenen Kind. Gewöhnlich gehen aber solche Zustände bald wieder vorüber.

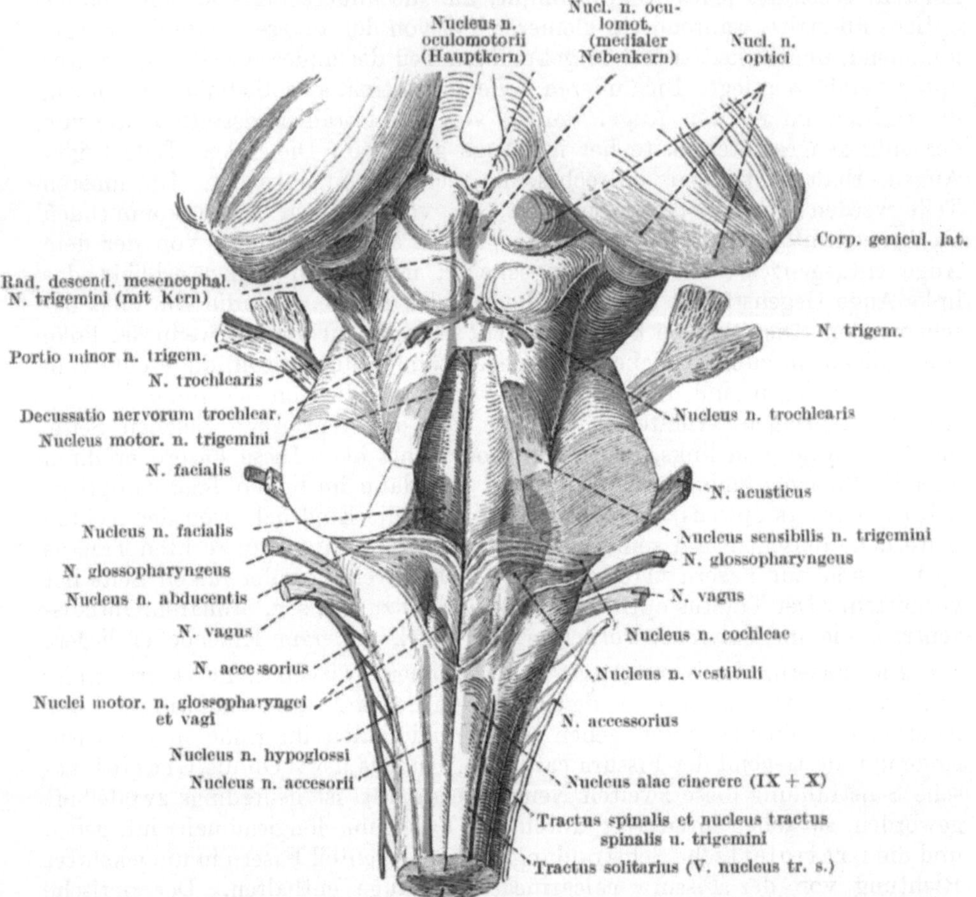

Abb. 9. Die Kerne des 2. bis 12. Hirnnerven schematisch eingetragen; sensible Kerne blau, von den sensorischen ist der des N. opticus und N. vestibularis violett, der des N. cochlea blau dargestellt. Die motorischen Kerne links, die sensiblen und sensorischen rechts. (Aus Sobotta.)

Die Gegenstände, die uns der Gesichtssinn zeigt, erregen zum Teil unser Interesse und die Folgen für unsere Blickrichtung bleiben nicht aus, da wir alles das, was wir genauer sehen, was wir betrachten wollen, baldigst in den Bereich des schärfsten Sehens, sein Bild auf die Makula fallen lassen. So kann es uns nicht wundern, wenn Änderung der Blickrichtung und anormale Tätigkeit der Augenmuskeln auch zu den Folgen einer Störung im Sehfeld werden können. Erschwerung im Gesichtsfeld ein gewünschtes Objekt zu finden, abnorme Stellung der Sehachsen, Schielen sind beobachtet worden, bei Hemianopsie eine Ablenkung der Sehachsen nach der dem Gesichtsausfall gegenüberliegenden Seite und Schwierigkeit, den Blick nach der Seite zu wenden, wo nichts gesehen wird.

Nach den Untersuchungen von Best (zitiert nach Reichardt) soll es

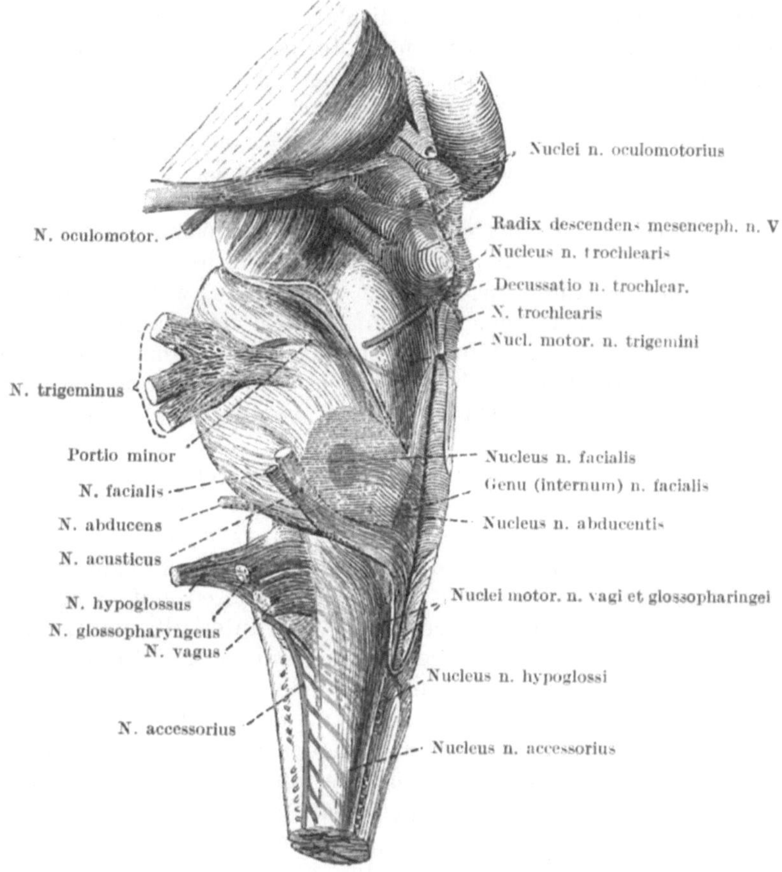

Abb. 10 und 11. Darstellung der Kerne des 2. bis 12. Hirnnerven in der Ansicht von links bezw. rechts. In Abb. 10 sind die motorischen Kerne und Wurzeln dargestellt (durch rote Farbe, rot punktiert die Wurzelfasern des N. hypoglossus), in Abb. 11 mit blauer Farbe die sensiblen, mit violetter, die sensorischen (n. cochleae) dagegen ebenfalls mit blauer Farbe. (Aus Sobotta.)

möglich sein, die Kalkarinarinde nach den Gegenden des Gesichtsfeldes aufzuteilen. Die Makula soll einer Gegend entsprechen, die am meisten okzipitalwärts liegt, der obere Quadrant soll der unteren, der untere Quadrant der oberen Kalkarinalippe entsprechen. Da aber die ganze Gegend, die Area striata, individuell große Unterschiede zeigt, wird man eine derartige Lokalisation nur mit wenig Vertrauen darauf unternehmen können, daß sich wirklich der Herd an der diagnostizierten Stelle finden wird.

Das III. Hirnnervenpaar (Okulomotorius).

Der Kern des Okulomotorius besteht aus zwei Teilen. Der Mediankern ist kleiner und besteht auch aus kleineren Zellen, der Lateralkern hat größere Zellen aufzuweisen. Die Zellgruppen liegen am Boden des Aquaeductus Sylvii. Bis dahin haben sich die Fasern, die von der Gehirnrinde entspringen, schon gekreuzt. Vom Kern aus verlaufen sie durch die Haube zum Sulcus nervi oculomotorii. Die Filaria radicularia treten hier zu einem Stamm derart zusammen, daß jeder Nervus oculomotorius Fasern von beiden Lateralkernen und vom Mediankern erhält. Zu bemerken ist hier, daß die Wirkung des Okulomotorius an den Augenmuskeln sich auf die Wendung des Blicks fast nach allen Richtungen erstreckt und daß es uns nicht wundern darf, wenn makroskopisch nicht die reinliche Kreuzung der Ursprungsfasern und der Stämme erfolgt.

Der Mediankern gibt nur Fasern für die gleiche (jetzt schon gekreuzte) Seite ab, der Lateralkern aber gibt Fasern nach beiden Seiten ab, also solche, welche von der Rinde aus gekreuzt und solche, welche von der Rinde aus ungekreuzt zum Endorgan, zu den Muskeln des Auges gelangen. Die Annahme ist vielleicht nicht ungereimt, daß der Okulomotorius auch ursprünglich Fasern enthält, die sich später dem Fazialis beimischen oder besser gesagt, ein Teil der Fazialisfasern stammt von der Okulomotoriusgegend in der grauen Hirnrinde.

Der Okulomotorius verläuft zwischen Arteria cerebri posterior, u. a. cerebelli superior, durchbohrt die Dura mater an der medialen Seite des Processus clinoideus post., tritt in den Sinus cavernosus ein und verläuft in diesem lateral von der Carotis interna durch die Fissura orbitalis superior. Der Sympathikus bildet hier feine Anastomosen mit ihm. Beim Eintritt in die Fissura orbitalis liegt er medial und unterhalb vom N. ophthalmicus, lateral vom N. opticus und medial vom N. abducens. In der Fissura orbitalis gibt der Nerv einen Zweig zum Ganglion ciliare, die kurze Wurzel dieses Ganglion, ab und spaltet sich in zwei Zweige. Der obere Ast kommt zum Rectus superior und zum Levator palpeprae superioris, der untere zum Rectus inferior, Rectus medialis und Obliquus inferior. Das Ganglion ciliare erhält Zweige vom Okulomotorius, vom ersten Ast des Trigeminus und vom Sympathikus. Das Ganglion ciliare liegt im Fettgewebe der Orbita und hat drei Wurzeln. Die motorische Wurzel stammt, wie erwähnt, vom Okulomotorius und geht zu den inneren Augenmuskeln, dem Sphincter iridis und zum M. ciliaris. Die zweite Wurzel ist sensitiv, die Radix longa stammt vom Trigeminus I, dem N. nasociliaris. Und dazu gesellen sich noch sympathische Fasern aus dem Geflecht der Carotis interna. Die vom vorderen Umfang des Ganglion ausgehenden Wurzeln und Zweige heißen die nervi ciliares breves; sie sind gemischter Natur im Gegensatz zu den rein sensiblen nervi ciliares longi.

Der Nervus trochlearis

hat seinen Kern im hinteren Vierhügel. Die Wurzeln kreuzen sich in der Decussatio nervorum trochlearum. Der Nerv tritt seitlich vom Frenulum veli medullaris aus dem Gehirn aus, tritt hinter dem Processus clinoideus post.

durch die Dura, verläuft oberhalb der Spitze des Felsenbeins zur Seite des Türkensattels an der Grenze der äußeren und oberen Wand des Sinus cavernosus durch die Fissura orbitalis superior und gelangt zum Musc. orbitalis superior.

Das V. Hirnnervenpaar (Trigeminus).

Es ist ein gemischter Nerv. Der größte Teil (Portio maior) ist sensibel und zwar fürchterlich. Die Schmerzen, die ein gereizter Trigeminus erregt, übertreffen wohl an Heftigkeit alle anderen Nerven des Körpers und auch die Tastempfindung, z. B. an den Lippen, ist ungemein scharf. Der andere Teil (Portio minor) ist aber motorisch und für die Kaumuskeln bestimmt.

Zur motorischen Portio minor sind die Fasern von der grauen Hirnrinde aus schon gekreuzt gekommen. Der Hauptkern liegt in der Pars dorsalis pontis, woraus die motorische Wurzel des N. trigeminus entspringt. Dazu kommt aber noch aus dem Nucleus radicis descendentis und aus Zellen des Locus coeruleus eine zweite Wurzel, die Radix descendens sive mesencephalica.

Die sensible Portio maior läuft vom Corpus restiforme aus, in die Höhe zum Crus cerebelli ad pontem und durch dieses hindurch. Die Portio minor kommt mit mehreren Fasern aus der Brücke und dem Corpus pyramidale und legt sich im Winkel an die große Portion an. Im gemeinsamen Stamm tritt eine Verflechtung der beiden Portionen nicht ein. Beide gelangen am vorderen Ende des Tentoriums unter dem Sinus petrosus sup. in eine Scheide der Dura und indem sich hier die Fasern des Nerven aufzuteilen beginnen, bilden sie das Ganglion semilunare sive Gasseri. Das Ganglion liegt nahe an der Spitze der Pars petrosa an der vorderen Fläche. Nur die Portio maior nimmt an dieser Bildung teil, die motorische Abteilung geht unter dem Knoten hinweg und verläuft von da an mit dem III. Ast des Ganglion weiter. Aus dem Ganglion entspringen der Reihe nach drei Äste: der erste, Ramus ophthalmicus, geht durch die Fissura orbitalis superior, der zweite, Ramus maxillaris superior, durch das Foramen rotundum, der dritte mitsamt der motorischen Portion durch das Foramen ovale.

Der I. Ast versorgt das Auge, die Tränenorgane, die Bindehaut, die Schleimhaut der Nase und der Stirnhöhle, das Periost der Orbita, zum Teil die Haut der Stirn, Nase, Wange und des oberen Augenlids mit Fasern. Ein Zweig des N. nasociliaris, der N. ciliaris, ist der Blendungsnerv, führt zum Ganglion ciliare und bildet den sensiblen Teil des Reflexes, der die Verengerung der Pupille bei Lichteinfall besorgt. Der II. Ast ist für die Nasenhöhle, Gaumen, Mund, Pharynx, Tuba Eustachi, Zähne und Zahnfleisch des Oberkiefers bestimmt, auch für die Haut der Nase, Wange und des unteren Augenlides.

Des II. Astes zweiter Zweig, der N. sphenopalatinus, schwillt an der äußeren Seite des Foramen sphenopalatinum hinter der Art. sphenopalatina zum Ganglion sphenopalatinum an. Dieses enthält Ganglienzellen, sensible Nervenfasern (N. sphenopalatinus), motorische durch den N. superficialis vom Facialis her und sympathische (N. vidianus profundus). Vom Ganglion Gasseri gehen dann Zweige zu den oben genannten Bestimmungsorten.

Der III. Ast versorgt sensibel die Haut des Kinnes und der Schläfe, die Zähne und das Zahnfleisch des Unterkiefers motorisch die Kaumuskeln; zentrifugal sind ferner die Zweige, die zu den Speicheldrüsen gelangen.

Die aus der Paukenhöhle durch die Fissura Gasseri herabkommende Chorda tympani dient auch Geschmacksempfindungen.

Dicht unterhalb des Foramen ovale liegt das Ganglion oticum. Auch dieses Ganglion enthält Ganglienzellen, außerdem Fasern vom N. maxillaris inferior, vom N. petrosus superf. minor und vom N. sympathicus. Vom Ganglion entspringen hauptsächlich Äste für die Muskeln des inneren Ohrs (vom Fazialis beigemischte) und Gefäßästchen.

Noch innerhalb der Schädelhöhle gibt der I. Ast den N. tentorii, der II. den Ramus meningeus, der III. den Ramus spinosus zu den Gehirnhäuten ab.

Das VI. Hirnnervenpaar (Abduzens).

Ursprung und zentraler Verlauf sind unbekannt. Der Kern liegt in der Haubengegend der Brücke, dicht unter der Oberfläche der Rautengrube. Von hier aus gehen die Wurzeln ventralwärts und bilden den N. abducens. Dieser kommt zwischen der Brücke und dem Corpus pyramidale hervor, geht gegen die Sattellehne und durchbohrt die hintere Wand des Sinus cavernosus. Dicht oberhalb der Einmündung der Vena ophthalmica durchbricht er die Wand des Sinus wieder und tritt durch die Fissura orbitalis superior in die Augenhöhle, um zum M. rectus lateralis zu gelangen.

Das VII. Hirnnervenpaar (Fazialis).

Das Rindenzentrum ist nur für die Fasern bekannt, die später zu den Muskeln der Wange und des Kinns gehen. Der obere Ast des Fazialis, der die Muskeln des Augenlids und der Stirne versorgt, hat seinen Ursprung an unbekannter Stelle, ist auch nach meiner Auffassung ein Zweig des Okulomotorius, der sich nur dem Fazialisstamm zugesellt hat. Das Rindenzentrum für die unteren zwei Äste des Fazialis liegt im untersten Drittel der vorderen Zentralwindung. Die Fasern streben durch das Centrum semiovale, gehen als geschlossenes Bündel durch die innere Kapsel und gelangen, schon gekreuzt, zum Kern des Fazialis. Der Kern des Fazialis ist etwa 4 mm lang und liegt in der Brücke, medianwärts vom Nucleus trigemini. Man unterscheidet von den Wurzeln des Fazialis einen aufsteigenden Teil, die Pars prima, die sich dorsal und medianwärts wendet und die Biegung dicht unter der Oberfläche der Rautengrube, das Knie des Fazialis und einen Teil, der sich ventralwärts begibt, die Pars secunda radicis. Letztere tritt zwischen hinterem Rand der Brücke und dem oberen Rand der Olive aus. Beachtenswert ist, daß der Kern des Abduzens mitten in der Biegung liegt, die hier vom Fazialis gebildet wird. Der Stamm des Fazialis entspringt dicht am Akustikus zwischen dem oberen Ende des Seitenstrangs und dem Brückenarm. Ein dünner Faden, der den Akustikus anfangs begleitet, der N. intermedius, schließt sich dann dem Fazialisstamm an und verschmilzt mit ihm. Der Nervus intermedius ist sensibler Natur, seine Fortsetzung ist die Chorda tympani. Der Fazialis tritt durch den meatus acusticus in das Felsenbein ein, hier verläuft er im Canalus Fallopiae, bildet an der ersten rechtwinkligen Biegung des Kanals das erste Ganglion geniculi. Dieses spielt für den N. intermedius die Rolle des Spinalganglions; die Gegend, in der es liegt, heißt das Genu n. facialis. Von hier aus geht der N. petrosus superficialis maior zum

Ganglion sphenopalatinum, wahrscheinlich eine Anastomose zum und vom Trigeminus. Im Felsenbein wird der kleine Ast zum M. stapedius abgegeben und gegen das Ende des Kanals die Chorda. Durch das Foramen stilomastoideum tritt der Fazialis aus dem Felsenbein aus, durchbohrt die Parotis und geht hauptsächlich zu der mimischen Muskulatur des Gesichts, zu allen Teilen, auch zur Stirne, da er hier schon die Fasern für den oberen Ast beigemischt enthält. Die Nervi palatini descendentes, die vom Ganglion geniculatum

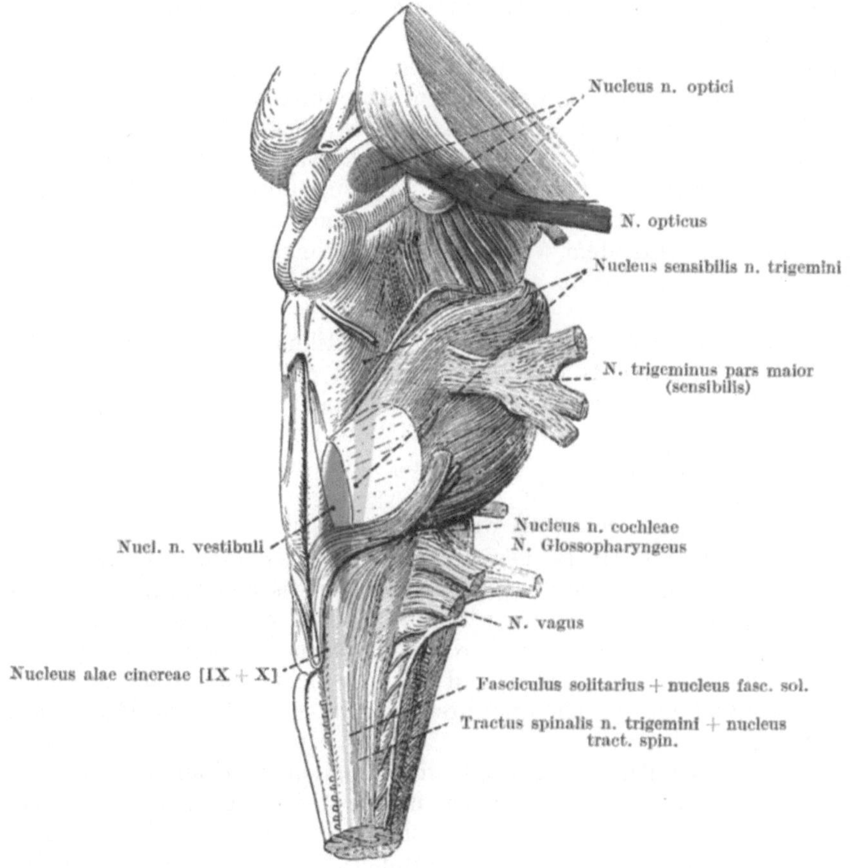

Abb. 11.

kommen und zu den Muskeln des Gaumenbogens gehen, sind schon weiter oben im Felsenbein vom Ganglion sphenopalatinum abgegangen.

Hinter dem Ohr, entsprechend dem Foramen stilomastoideum oder auch auf dem Tragus des Ohrs setzt man mit kräftigem Druck die Reizelektrode auf, wenn man den Stamm des Fazialis elektrisch reizen will. Die Folge der gelungenen Reizung ist die Zusammenziehung der gesamten Gesichtsmuskulatur einer Gesichtshälfte. Auch den M. occipitalis maior, die kleinen äußeren Muskeln des Ohrs, den N. digastricus und Stilohyoideus, sowie das Platysma versorgt der Fazialis. Die Chorda führt Geschmacksfasern und beherrscht die Speichelabsonderung.

Das VIII. Hirnnervenpaar (Akustikus).

Die Gehörsempfindungen werden durch den Nervus acusticus dem Ich übermittelt. Der N. acusticus leistet aber noch mehr, neben den Gehörsempfindungen auch solche, die dem Gleichgewichtssinne dienen, bringt er zum Bewußtsein. Demnach sind zwei Teile des Akustikus zu unterscheiden, die sich auch bezüglich ihrer Ursprungsstellen trennen. Obwohl im Nervus acusticus verlaufend, und auch im inneren Ohr entspringend, geht der Nervus cochleae vom Ganglion cochleae aus und der N. vestibuli vom Ganglion vestibulare.

Die Ganglienzellen des Kochleariskerns treten dicht neben der Austrittsstelle des 7. Hirnnerven in den oberen Abschnitt des verlängerten Markes ein, ziehen zum ventralen Kochleariskern (Nucleus ventralis nervi acustici) und zum Tuberculum acusticum (dorsaler Akustikuskern). Von da aus geht die Gehörbahn weiter als Lemniscus lateralis zum Corpus geniculatum mediale und zum hinteren Vierhügelpaar. Jetzt kommt eine Kreuzung der Kochlearisfasern. Die aus dem ventralen Kern kommenden Fasern treten im Corpus trapezoideum auf die andere Seite: die Striae medullares, auch andere Fasern.

Die zentrale Endstation findet der Akustikus im Schläfenlappen. Die Trennung zwischen rechts und links ist nicht mit der gleichen Strenge getroffen wie beim Gesichtssinn. Es scheint vielmehr, als ob beide Hemisphären mit beiden Ohren in Verbindung wären. Wohl kommt es vor, daß bei einem Herd im Temporallappen (der 1. Windung oder auch der Querwindung) eine Schwerhörigkeit auf dem Ohr der entgegengesetzten Seite eintritt, allein dieser Zustand pflegt sich bald wieder auszugleichen.

In einer besonderen Beziehung steht der Gehörapparat zur Sprache. Nur im linken Temporallappen werden die akustischen Erinnerungen, wird der so oft empfangene Wortschatz aufbewahrt, nicht auf der rechten. Tritt dort eine Störung auf, so kann der Kranke wohl noch hören, aber er versteht die vorgesagten Worte nicht mehr und weiß gar nichts mehr damit anzufangen. In der Lehre von der Sprache und ihren Störungen werden wir darauf zurückkommen.

Der N. vestibularis entspringt im Ganglion vestibulare. Die Fasern treten mit dem Kochlearis zusammen in die Medulla oblongata und hier in die vier Kerne, die den Nucleus n. acustici dorsalis bilden: der Nucleus medialis n. vestibuli (in der Area acustica der Rautengrube), der Nucleus nervi vestibuli superior (Bechterewscher Kern), der Nucleus n. vestibuli lateralis und der Nucleus n. vestibuli spinalis, der bis zum Ende der Oblongata reicht (spinale Wurzel, Akustikuswurzel). Zum Teil ziehen die Fasern des Vestibularis auch direkt zum Kleinhirn.

Der N. vestibularis hat mit der Schallempfindung nichts zu tun. Mit ihm nimmt das Ich den Druck wahr, den die Konkremente im Vorhof auf die Wand desselben ausüben. Diese Tastwahrnehmung dient offenbar dazu, dem Ich das Bewußtsein seiner Lage im Raum kenntlich zu machen. Eine Störung in diesem Apparat bringt das Gefühl von Schwindel hervor, oft mit der Folge von Übelsein und Erbrechen. Mit dem Augenmuskelapparat ist das System des Vestibularis in eigener noch zu erwähnenden Beziehung.

Das IX. Hirnnervenpaar (Glossopharyngeus).

Der Nervus glossopharyngeus entspringt jederseits mit drei bis sechs Fäden in einer Reihe und kommt in der Furche zwischen Olive und Corpus restiforme zum Vorschein. Durch das Foramen jugulare tritt er aus dem Schädel aus, bildet aber bis dahin zwei Ganglien, das Ganglion jugulare superius sive Mülleri und das Ganglion petrosum. Dieses Ganglion ist durch den N. petrosus superficialis minor mit dem Ganglion oticum verbunden. Aus dem Ganglion entspringt der N. tympanicus. Dieser Nerv gelangt durch die Apertura inferior canalis tympanici in das gleichlautende Kanälchen und verästelt sich in der Paukenhöhle. Nachdem der Stamm des Nerven das Foramen jugulare verlassen hat, teilt er sich in einen Ast, der die Schlundkopfmuskeln und einen, der als Geschmacksempfindung vermittelnder Nerv die Zunge versorgt.

Das neunte Gehirnnervenpaar, der Glossopharyngeus, ist ein gemischter Nerv. Seine sensiblen Fasern verbreiten sich in der Paukenhöhle, der Tuba Eustachii, dem vorderen Gaumenbogen mit den Mandeln, dem Schlundkopf. Doch muß es zweifelhaft erscheinen, ob nicht auch hier Fasern des Trigeminus eigentlich die Tastempfindungen vermitteln. Jedenfalls ist der Glossopharyngeus in seinem sensiblen Teil (sein motorischer versorgt die Muskeln des Schlundkopfes) der eigentliche Geschmacksnerv. Es sind freilich noch nicht alle Verhältnisse ganz klar, man weiß noch nichts Sicheres über den Verlauf, den die Fasern im Nerven und seinen Anastomosen einschlagen, nichts über seine Zentralstation in der Gehirnrinde. Als zentripetal leitender Nerv muß das erste Neuron eigentlich das Ernährungszentrum, eine Ganglienzelle an der Peripherie, haben, allein von einer solchen ist noch nichts bekannt geworden. Man weiß nur, daß die Endigung der geschmacksempfindenden Nervenfasern bloß an einem Teil der Zungen- und der Mundschleimhaut verbreitet sind, am Zungengrund, dem Arcus palatinoglossus, einem schmalen Streifen des weichen Gaumens, dicht hinter dem harten Gaumen. Zweitens verästelt sich die Chorda tympani, die, sich dem N. lingualis trigemini anschließend, ebenfalls Fasern enthält, die sicher zum Glossopharyngeus gehören. Sie verästeln sich an den Seitenrändern der Zunge in einer Weise, die von Person zu Person wechselt. Die Fasern der Chorda gehen durch die Chorda zum Fazialis, dem Ganglion geniculatum, zum Verbindungsast, dem Plexus tympanicus und zum Glossopharyngeus. Es scheint aber, daß es auch andere Fasern in der Chorda gibt, die von dem Seitenrand der Zunge ausgehend durch den Lingualis zum Ganglion oticum gelangen, von da durch den Petrosus superficialis minor, Jacobsonsche Anastomose zum Glossopharyngeus. Auf diesen Einfluß der Chorda auf die Speichelbildung sei nur nebenbei aufmerksam gemacht.

Der Kern des motorischen Teils entspringt zusammen mit dem Vagus vom Nucleus motorius glossopharyngei et vagi am Boden der Rautengrube, sowie vom Nucleus ambiguus. Im Foramen jugulare bildet der Glossopharyngeus die Ganglia superius und petrosum. Zentripetal gehen Fasern von hier aus zum Nucleus alae cinereae, absteigend bildet sich der Tractus solitarius, der zum gleichnamigen Kern geht.

Unstreitig der wichtigste Nervenast, der vom sensiblen Teil (vom Ganglion petrosum) entspringt, ist der N. tympanicus. Er tritt aus der Fossula petrosa durch den Canaliculus tympanicus in die Paukenhöhle und bildet auf dem Promontorium den Plexus Jacobsoni. Hier findet eine Anastomose mit dem Fazialis (Ramus anastomoticus cum plexu tympanico) und mit dem Sympathikus statt — die schon erwähnte Jacobson'sche Anastomose.

Die Empfindungen des Geschmacks beschränken sich auf die vier Qualitäten: Sauer, süß, salzig und bitter. Alle schier unübersehbaren anderen Arten des „Geschmacks" sind entweder reine Tastempfindungen, die der Trigeminus, oder Geruchsempfindungen, die der Olfaktorius weiterleitet.

Der Nervus vagus

entsteht durch die Vereinigung von 5—12 Bündeln in der Furche zwischen Olive und Corpus restiforme unterhalb des Glossopharyngeus. Erst unterhalb des Foramen jugulare bilden diese Bündel einen eigentlichen Stamm. Im For. jugul. schließt sich ihm der N. accessorius an. Hier bildet der Vagus das Ganglion jugulare. Der Akzessorius nimmt an der Bildung des Ganglion jugulare nicht teil. Aus dem Ganglion jugulare entspringt ein Ast für das Ohr, der Ramus auricularis. Er ist für uns insoweit von Wichtigkeit, als er wahrscheinlich bei Krankheiten des inneren Ohres, das Gefühl vom Übelsein und Brechreiz, vermittelt. Sein weiterer Verlauf bietet für die Analyse von Gehirnkrankheiten nur wenig Wichtiges.

Ein Ast, der als N. recurrens die Muskeln des Kehlkopfs fast alle versorgt, besteht eigentlich aus Fasern, die aus dem Akzessorius stammen. Wahrscheinlich führt der Vagus nur sensorische Fasern und alles, was an ihm motorisch ist, ist von Haus aus Akzessorius. Den zentralen Ursprungslauf kennt man beim Glossopharyngeus und beim Vagus und Akzessorius nicht.

Das XI. Hirnnervenpaar (Accessorius Willisii).

Ursprung und Verlauf des ersten Neurons ist nicht bekannt. Das zweite Neuron entspringt aus einem langgestreckten Kern, im Halsmark bis zum 5.—7. Zervikalsegment hinab und bis in den mittleren Teil des verlängerten Marks hinaufreichend, hier im lateralen Teil der Formatio reticularis. Aus der Gegend des Seitenstrangs brechen die Bündel der Wurzeln hervor und bilden einen Stamm, der parallel dem Rückenmark nach oben verläuft und im Foramen magnum in die Schädelhöhle eintritt. Rückläufig (recurrens) verläßt er das Schädelinnere durch das Foramen jugulare, teilt sich in zwei Teile, den Ramus internus, dem Vagus innig anliegend und mit ihm verschmelzend, und den Ramus externus, der zu den Muskeln sternocleidomastoideus und cucullaris geht. Ein Ast des Internus schlingt sich um den Arcus aortae links und um die Subklavia rechts herum und versorgt die Muskeln des Kehlkopfs beinahe alle, mit Ausnahme des Cricothyreoideus med. und des Epiglottikus.

Das XII. Hirnnervenpaar (Hypoglossus).

Hier ist die motorische Ursprungsstelle und der Verlauf des ersten Neurons so ziemlich bekannt. Das motorische Zentrum liegt im untersten Viertel der vorderen Zentralwindungen in der Nähe der Stelle, wo auch die Fasern für den unteren Fazialis entspringen. Von da aus gehen die Fasern durch Stabkranz, innere Kapsel, Hirnschenkelfuß wie die Pyramidenbahn, dann zum Kern, gekreuzt im Trigonum nervi hypoglossi der Rautengrube. Eine Reihe von Wurzelfäden, die an der ventralen Fläche der Medulla oblongata zwischen Pyramiden und Oliven das Mark verlassen, bilden dann jederseits den Stamm des N. hypoglossus. Durch den Canalis hypoglossi verläßt er die Schädelhöhle, medial und hinter dem Vagus, hinter der Vena jugularis herabsteigend. Hier anastomosiert der Nerv mit dem Ganglion nodosum vagi, mit dem Ganglion cervicale superius sympathici und den oberen Zweigen des Halsnervengeflechtes. Die Fasern, die er so erhält, versorgen die unteren Zungenbeinmuskeln, die eingeborenen Fasern des Hypoglossus sind nur für die eigentlichen Zungenmuskeln bestimmt.

Die Oberfläche der Gehirnhemisphären

wird bekanntlich von gewulsteten Teilen zusammengesetzt, den Gyri, die durch Furchen — sulci — geschieden sind. Nur ein Teil der Wandungen und der Furchen findet sich bei jedem normalgebildeten und entwickelten Menschen vor, so daß man sie an jeder Leiche finden können muß. Sonst sind aber die Verteilung der Windungen, ihre Verbindungen untereinander und sogar ihre Zahl einem großen Wechsel unterworfen. Man hat angenommen, daß die Bildung der Windungen dem einen großen Zweck entsprechen soll, daß bei gegebenem Raum die Oberfläche und demgemäß auch die Zahl der hier untergebrachten nervösen Elemente, besonders der Nervenzellen, eine größere sein kann als in einem Gehirn, dessen Mark von einem sehr einfachen und glatten Mantel umzogen wird. Daraus ergab sich der Schluß, ein Gehirn von einem geistig besonders hervorragenden Menschen müßte eine sehr windungsreiche Oberfläche darbieten. Und wie man früher deswegen die Gehirne gewogen hat, weil man glaubte, ein schwereres müßte auch in seiner Tätigkeit dem leichteren überlegen sein, pflegt man jetzt die Zahl der Windungen bei der Autopsie als Maßstab für die Beurteilung geistiger Größe anzulegen. Ich möchte mich nicht schlankwegs zu dieser Meinung bekennen, doch muß ich sagen, daß die Gehirne von ganz hervorragenden Leuten, deren Obduktion ich beiwohnte, wirklich einen dem Auge ohne weiteres auffallenden Reichtum von Windungen darboten. Jedenfalls ist soviel sicher, daß in der aufsteigenden Reihe der Wirbeltiere der Mensch nicht nur das verhältnismäßig größte Großhirn, sondern auch die meisten Windungen an seiner Oberfläche zur Schau trägt. Von den Vögeln haben nur wenige Arten, darunter die, die sprechen lernen, einige Windungen und der Mensch ist doch, rein naturwissenschaftlich betrachtet und ohne Rücksicht auf unsere Zeit und auf unser Volk, als das geistig höchststehende Wirbeltier anzusehen.

Sei dem wie ihm wolle, soviel ist sicher, daß es oft sehr schwer ist, sich in der Topographie des Großhirns auszukennen, und stets sicher zu sagen, was man mit dem Messer oder der Pinzette an der Leiche berührt. Besser als eine umständliche Beschreibung werden die Abbildungen die Lage der Teile kenntlich machen, die man als annähernd konstant ansehen darf. Die Lage der Rindenzentren könnte nach bestem Wissen eingezeichnet sein, aber die meisten sind nur nach den Erfahrungen an Tieren (Primaten) eingetragen, und nur wenige auch nach Obduktionsbefunden nach sicherer klinischer Beobachtung beim Menschen.

Die Hüllen des Gehirns.

Die Pia mater des Gehirns ist mit der Hirnsubstanz an der Basis ziemlich fest verwachsen, von den Hemisphären des großen und kleinen Gehirns aber leicht abziehbar. Sie folgt allen Windungen und Furchen durchaus. Sie enthält die mittleren und größeren Blutgefäße, auch die Lymphgefäße des Gehirns. In den Ventrikeln bildet sie durch Faltung strahlenförmige Vor-

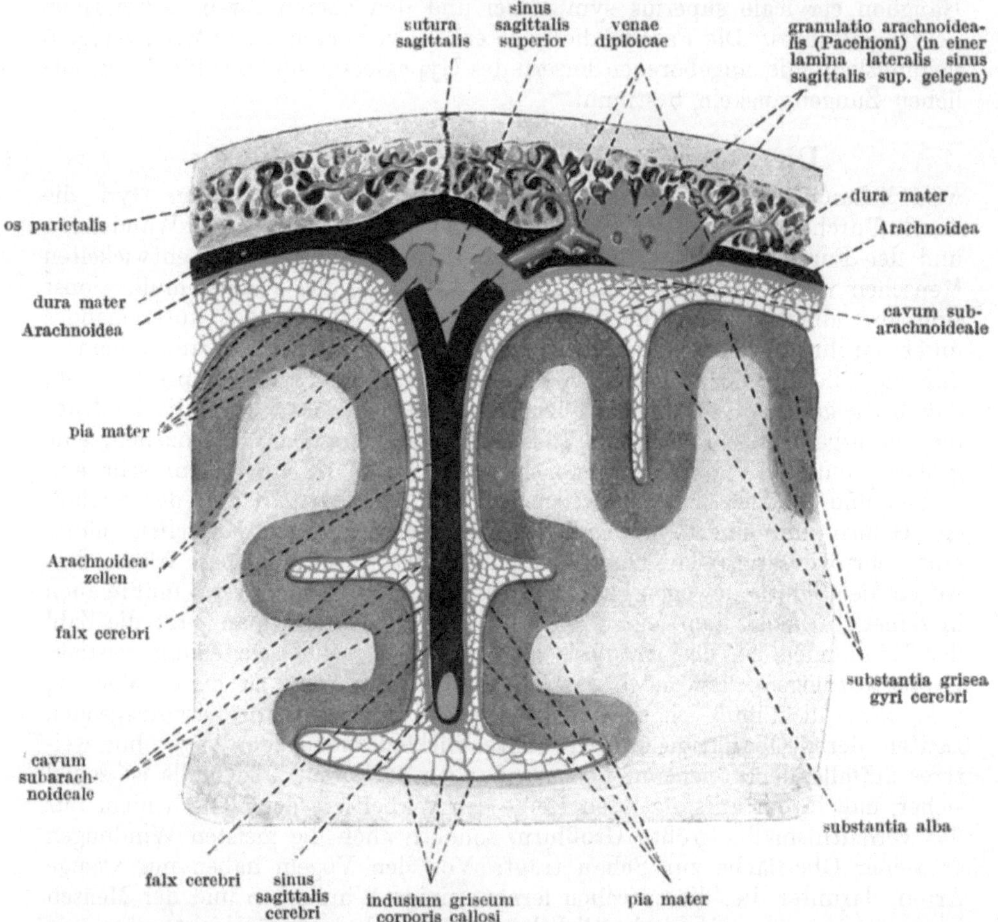

Abb. 12. Schema der Hirnhäute, harte Hirnhaut schwarz, weiche rot, und zwar sind deren Grenzblätter, die Arachnoidea und Pia mater durch stärkere ununterbrochene rote Linien dargestellt. Die Lichtung der Venen ist blau. (Aus Sobotta.)

wölbungen, die Plexus chorioidei. Die Lamina chorioidea epithelialis scheidet die Plexus vom Hohlraum der Ventrikel. Ebenso ist es mit den Telae chorioideae, auch die Duplikaturen der Pia mater sind durch eine Lamina epithelialis vom Hohlraum getrennt.

Die zarte Arachnoidea überbrückt die Furchen des kleinen und großen Gehirns, so daß ein Raum unter der Arachnoidea ausgespart bleibt, der mit Flüssigkeit gefüllt ist. Das Cavum subarachnoideale hängt mit dem Subarachnoidealraum des Rückenmarks und mit dem Hohlraum der Ventrikel zusammen. Mit ersterem direkt im Foramen magnum, mit den Ventrikeln durch feine Öffnungen, von denen sich im IV. der Ventrikel drei, eine hinten (Foramen Magendi), die anderen seitlich finden, und eine weitere Verbindung besteht beiderseits am Ende des Unterhorns der Seitenventrikel. Die mediale Verbindung am Boden der Rautengrube, das Formaen Magendi, führt zum Canalis centralis des Marks, sofern ein solcher freier Kanal überhaupt besteht.

Die Flüssigkeit, mit der diese Hohlräume gefüllt sind, die im Ventrikel sowohl als auch die in dem Subarachnoidealraum, ist eine und die nämliche, der Liquor cerebrospinalis. Wahrscheinlich wird er fortdauernd von der Plexus chorioidei abgesondert und kann je nachdem die Resorption oder die Sekretion überwiegen, in vermehrter oder verminderter Menge vorhanden sein. Über diese Verhältnisse muß später noch viel gesagt werden. Der Liquor findet seinen Abfluß in die Venen, hauptsächlich durch die Pacchioni'schen „Drüsen".

Die äußerste Hirnhaut, die Dura mater, geht im Foramen magnum direkt in die Dura mater spinalis über. Ihr äußeres Blatt ist das Periost der Schädelknochen. Die Dura bildet Vorsprünge in das Cavum cranii hinein, so das Diaphragma sellae, die Falx cerebri, die Falx cerebelli; an einzelnen Stellen trennen sich die sonst fest verwachsenen zwei Blätter voneinander und bilden so Kanäle, die Sinus, die, mit venösem Blut gefüllt, den untersten Teil des Kreislaufs im Gehirn vor Druck schützen. Durch die Falx cerebri und die Falx cerebelli wird das Hirn in eine rechte und linke Hälfte geteilt, die aber beide wegen der Form der Sicheln miteinander in Verbindung stehen.

Die Hüllen des Gehirns sind vom Trigeminus und auch vom Vagus reichlich mit Nerven versehen und während das Hirn selbst nicht schmerzempfindlich ist, sind es die Hüllen und namentlich die Dura mater im höchsten Grad. Auch die Gefäßversorgung muß als reichlich angesehen werden. Die Dura begleitet die ein- und austretenden Nerven, dünner geworden, durch das Schädeldach eine kurze Strecke weit, indem sie Scheiden um Gefäße und Nerven bildet.

Über die Maße des Schädels sind von Rieger und seinen Schülern, neuerdings von Reichardt, die besten und sorgfältigsten Messungen vorgenommen worden. Besonderes Gewicht ist auf das Volumen der Schädelhöhle zu legen, um es mit dem Volumen des beherbergten Gehirns vergleichen zu können, da ein Mißverhältnis unter Umständen bestimmte Schlüsse auf Hirndruck, Hirnschwellung usw. gestattet. Wir werden auf diesen Punkt später noch eingehen. Überall, wo Gefäße und Nerven die Schädelkapsel durchbohren, nicht nur an den aus der Anatomie wohlbekannten und konstanten Foramina und Kanälen, auch durch die an Zahl und Lage wechselnden Foramina emissaria, ist unter Umständen die Möglichkeit einer Infektion der Hirnhäute gegeben.

Die knöcherne Schädelkapsel stellt den wichtigsten Schutz des Gehirns gegen äußere Gewalteinwirkung dar. Aber der Umstand, daß das Hirn eine starre, für gewöhnlich mögliche Kräfte unnachgiebige, Kapsel darstellt, gibt auch den Kreislaufverhältnissen in der Schädelhöhle eine ganz bestimmte Art, die sie von anderen Stellen mit nachgiebiger Wand wesentlich unterscheidet.

Die Gefäßversorgung des Gehirns.

Das Gehirn wird von vier Arterien mit Blut versorgt, von den beiden Carotiden internae und von den beiden Arteriae vertebrales. Letztere vereinigen sich an der Basis des Gehirns zur unpaaren A. basilaris. Nicht nur die Karotiden anastomosieren durch ihre Äste gegenseitig miteinander, sondern auch mit den Ästen der Basilaris, mittelbar also auch mit den beiden Vertebrales. So stehen die hinteren Teile des Gehirns mit den vorderen und die beiden Seiten rechts und links miteinander in Verbindung. Diese Verbindung geschieht durch einen arteriellen Ring an der Gehirnbasis, den Circulus arteriosus Willisii.

Die Arteria Carotis interna, die Verlängerung der Carotis communis, tritt durch das Foramen caroticum in den gleichnamigen Kanal des Felsenbeins, verläßt dieses im Foramen lacerum wieder, verläuft dann im Sulcus caroticus des Türkensattels gegen das Gehirn. Zu diesem gibt sie drei Äste ab, die Art. cerebri anter. sive corporis callosi, die A. cerebri media sive, A. fossae Sylvii und die A. communicans posterior, die die Verbindung mit der A. cerebri post. herstellt, die ihrerseits der A. basilaris entstammt. Die beiden Arteriae cerebri anteriores verbinden sich durch einen Querast, die A. communicans anterior, ebenso wie es die beiden Ae. cerebri post. durch die Communicans post. tun. Bei weitem die stärkste Arterie ist die A. cerebri media.

Von der sehr gefäßreichen Hirnhaut (nur die Arachnoidea ist gefäßlos) dringen viele feine Gefäßstämmchen in die Oberfläche des Gehirns ein. Sie sind aber alle Endarterien im Cohnheimschen Sinn, wie es die großen Gefäße an der Hirnbasis auch sind, sobald sie den Circulus arteriosus überschritten haben.

Man bemerke den Unterschied, den die Gefäßverteilung gegenüber allen anderen Gegenden des Körpers darbietet. Sonst überall verlaufen Arterien und Venen miteinander, gewöhnlich begleiten zwei Venen eine Schlagader, im Gehirn aber treten die Arterien an der Basis zu und die Venen leiten das Blut an der Konvexität ab. Nur ein Teil, wie manche Äste der A. fossae Sylvii und die Venae cerebri inferiores, verhalten sich annähernd wie gewöhnlich. Der letzte Abschnitt des venösen Systems verläuft in den Sinus der Dura mater, wo er durch die starre Wand vor Einwirkungen des intrazerebralen Drucks geschützt ist. In diese Sinus ergießen sich die Venen und zwar die Venae cerebri superiores in den Sinus sagittalis superior, die Vena cerebri media in den Sinus cavernosus, die Venae cerebri inferiores in die Sinus petrosi superiores und den Sinus transversus, die Venae cerebelli in den Sinus rectus oder auch in den Transversus, die Venae cerebri magna ergießt sich in den Sinus rectus. Sie entsteht aus den Venae cerebri internae, die im dritten Ventrikel gelegen ihr Blut aus den V. chorioideae, den V. terminales und den V. septi pellucidi beziehen.

Von den Venensinus sei folgendes gesagt. Sie leiten das Blut entweder durch das Foramen jugulare in die Vena jugularis interna (durch die V. cephalica posterior) oder durch die Fissura orbitalis superior in die V. ophthalmica und V. facialis, oder durch das Foramen magnum in die V. vertebralis.

In die Vena jugularis interna ergießen sich die Sinus transversi. In sie fließen der Sinus sagittalis superior, der Sinus rectus. In diesen ergießt sich wieder der Sinus longitudinalis inferior, dann die Sinus petrosi superiores und inferiores.

Die Stelle, wo der Sinus rectus sich mit dem Transversus vereinigt, wird Confluens sinuum, auch Kelter, Torcular Herophili genannt.

In die V. vertebralis ergießen ihr Blut der Sinus occipitalis posterior und der Sinus occipitalis anterior. Die Übergangsstelle des ersteren in die Venae vertebrales wird auch als eigener Sinus circularis foraminis magni beschrieben. Übrigens sind alle diese Sinus inkonstant.

In die Vena ophthalmica treten ein: Die Sinus cavernosi, der Sinus intercavernosus, die Sinus petrosi anteriores, die Sinus sphenoparietales.

Mit den Venen der Kopfhaut stehen die Sinus durch die Emmissaria Santorini in Verbindung. Solche konstante Verbindungen, auf denen auch eine Entzündung sich auf das Cavum crani fortleiten kann, sind: Aus dem Sinus transversus durch das Foramen mastoideum, durch das Foramen parietale aus dem Sinus sagittalis zu den Hinterhauptsvenen, durch das Foramen condylideum ant. aus dem Sinus transversus zu den Venae vertebrales, durch das Foramen spinosum, ovale und rotundum aus dem Sinus cavernosus zu dem Plexus pterygoideus und, wie schon erwähnt, durch die Lamina cribrosa und durch das Foramen coecum zu den Venen der Nase.

Der intrazerebrale Druck.

Druck ist die auf die Flächeneinheit wirkende Kraft. Druck ist Kraft, dividiert durch die Fläche. Druck mal Fläche ist Kraft usw., lauter Definitionen, die alle dasselbe bedeuten, was die Gleichung sagt:

$$D = P/F \text{ oder } P = FD.$$

(worin D der Druck, P die Kraft und F. die Fläche bedeuten soll).

Druck ist also etwas ganz anderes als Kraft. Wo auf der einen Seite einer Gleichung eine Kraft steht oder nur Kräfte stehen und auf der anderen nur Werte von Druck, da ist die Gleichung in den Dimensionen ungleich, also sicher falsch. Denn die Kraft ist eine Größe von der ersten, der Druck eine von der zweiten Dimension. Daraus folgt, daß man auch nie Druckwerte mit Kräften durch ein Plus- oder Minuszeichen verbinden darf, also auch keine Gleichung aufstellen, die etwa links Kraft, rechts Druck enthält und sonst nichts. Wäre dies statthaft, dann könnte man ja allerdings die Größen von der einen Seite auf die andere schaffen, was an sich die Gleichung nicht ändert, wenn man die Vorzeichen vertauscht. Das ist aber ebensowenig statthaft, wie es bei ungleich benannten Größen statthaft ist.

Im Cavum cranii herrscht normalerweise jederzeit ein bestimmter Druck. Man kann diesen Druck messen, indem man die Flüssigkeit, die die Ventrikel und den Subarachnoidealraum füllt, mit einem Manometer verbindet. Weil sie überall durch Kanäle zusammenhängt, so muß sie überall den gleichen Druck anzeigen und man braucht nur irgendwo durch ein Trepanloch im Schädel und Einführen einer Hohlnadel in einen Ventrikel oder einfacher durch Punktion des Subarachnoidealraums in der Lendenwirbelsäule mittels einer Kanüle die Verbindung mit dem Manometer herzustellen. Dann kann man am Stande des Wassers in den beiden Schenkeln des Manometers den Druck direkt ablesen, unter dem die Flüssigkeit steht. Das ist auch der Druck, unter dem die Gewebsspalten und der Hohlraum des Ventrikels stehen. Durch Änderung der Lage im Raum und der Körperstellung kommt wohl ein kleiner Unterschied heraus, je nachdem man bei aufrechter Stellung das eine Mal den Druck unten zwischen 1. und 2. Lendenwirbel, das andere Mal oben im Kopf oder auch in der großen Zisterne unter dem Okziput bestimmt. Es ist auch denkbar, daß der Druck durch irgendeine Einwirkung an einer Stelle erhöht oder vermindert wird und sich ein Unterschied gegen die anderen Regionen ergibt. An der Stelle, wo die Punktion vorgenommen wird, sinkt ohne Zweifel der Druck und wird niedriger und erst mit der Zeit fließt als Ersatz für die ergossene Menge Flüssigkeit von den anderen Stellen aus nach und damit gleicht sich der Druckunterschied gegenüber den anderen von der Punktion nicht direkt getroffenen Stellen aus und nach nicht gar langer Frist herrscht wieder an allen Stellen der gleiche Druck, wie es vorher gewesen war, natürlich auch die Abhängigkeit des hydrostatischen Drucks von der Lage nicht zu vergessen. Es ist klar, daß die Schnelligkeit, mit der ein künstlich herbeigeführter Druckunterschied sich wieder ausgleicht, abhängig ist von der Geschwindigkeit, mit der sich die Flüssigkeit bewegen kann. Diese Geschwindigkeit ist wieder abhängig vom Reibungskoeffizienten, von der Zähigkeit der Flüssigkeit. Der Liquor cerebrospinalis ist dünnflüssig. Dann ist der Querschnitt der Öffnungen und Spalten, durch die sich der Lauf des Liquor erstrecken muß, von Einfluß auf die Schnelligkeit, mit der dies geschieht. Und da muß man sagen: Die Spalten, die drei am Boden des vierten Ventrikels und die zwei an der Spitze des Unterhorns sind ziemlich eng und so wird bei Druckschwankungen im Gehirn ein Ausgleich durch den Liquor doch ziemlich viel Zeit brauchen. Bei steigendem Druck kann der Liquor zum Teil in den subarachnoidealen Raum ausweichen, denn das Rückenmark ist nicht wie das Gehirn allenthalben von starren und völlig unnachgiebigen Wänden umgeben, sondern zum Teil auch vom elastischen Apparatus ligamentosus. Die Spannung dieses Apparats ist nichts anderes als der Ausdruck des intrazerebralen Drucks; gerade so groß wie der Druck, unter dem der Liquor cerebrospinalis steht, gerade so groß ist die Spannung des ligamentösen Apparats. Auf jede Flächeneinheit muß von außen und innen die gleiche Kraft wirken, das ist die notwendige Bedingung des Gleichgewichts. Steigt der Innendruck, so steigt die Spannung bis zu dem Grad, daß sie dem gestiegenen Druck wieder das Gleichgewicht hält und umgekehrt: sinkt der Druck, unter dem der Liquor steht, unter die bisherige Höhe, so sinkt der Apparat ein und vermindert seine Spannung, bis wieder völliges Gleichgewicht außen und innen eingetreten ist. Verfließt nur Zeit genug, so ist der Druck im Rückgratskanal so groß wie im Cavum cranii, sehr schnellen Schwankungen kann aber der Druck in der Rückgratshöhle nicht sofort folgen aus den angeführten Gründen, wegen der engen Verbindungswege. Durchbohrt z. B. ein Körper, dessen Volumen ein paar Kubikzentimeter betragen mag, die Schädelkapsel, so muß im Innern der Druck steigen, aber diese Erhöhung des Drucks könnte vom Gehirn sehr wohl ertragen werden und bald würde ein Ausgleich gegen die Rückgratshöhle stattgefunden haben und durch vermehrte Resorption und verminderte Sekretion wäre der Organismus recht gut in der Lage, sogar den jetzt im ganzen gestiegenen intrazerebralen Druck auf den alten Stand zurückzuführen. Bei einem Projektil, das mit ungeheurer

Geschwindigkeit die Schädelkapsel durchdringt, bleibt aber erfahrungsgemäß dazu keine Zeit, bei einer bestimmten Geschwindigkeit steigt der Druck im Cavum cranii derart, daß der Schädel nicht sowohl auf der andern Seite vom Geschoß gleichfalls durchsetzt wird und so Gelegenheit gegeben zur Druckentlastung, vielmehr wird der Schädel einfach gesprengt.

Nun ist der Liquor cerebralis nicht die einzige Flüssigkeit in der Schädelkapsel, die ausweichen kann, es kommt noch eine in Betracht, das ist das Blut in den Gefäßen. Das wird sich sogar im allgemeinen leichter verschieben lassen als der Liquor mit seinen engen Verbindungswegen, ja man kann sogar sagen, daß nicht ganz, aber fast augenblicklich eine Änderung in der Blutverteilung stattfinden wird. Nun findet bei Drucksteigerungen in der Schädelhöhle nicht gleich eine Verdrängung des Blutes aus den Teilen nach außen statt, in denen der niederste Druck angenommen werden muß, in den Endstücken der Venen. Die sind ja in recht unnachgiebige Sinus eingeschlossen und es hält für den erhöhten intrazerebralen Druck schwer, sie nach außen zu entleeren und überhaupt sie zusammenzupressen. Die Venenstämme, auch die Kapillaren, mit denen ist es etwas anderes. Auch sie stehen unter einem verhältnismäßig geringen Innendruck und an denen muß sich jede Druckerhöhung von vornherein durch Verengerung bemerkbar machen. Und zu solchen Drucksteigerungen kann schon ein Nachlaß der arteriellen Spannung führen, wobei sich die Arterien erweitern, die Venen und Kapillaren aber im gleichen Maß verengern müssen.

Würde eine Arterie frei ins Cavum cranii münden, so müßte der volle arterielle Druck auch in diesem herrschen. So setzt sich aber dieser einfachen Fortleitung des arteriellen Drucks aufs Cavum cranii die Spannung der Arterienwand entgegen und um die Kraft, die diese Spannung ausübt, wird der arterielle Druck offenbar bei seiner Übertragung aufs Schädelinnere vermindert und es besteht die Gleichung, wonach der intrazerebrale Druck D immer gleich der Differenz zwischen arteriellem Druck A und der Spannung der Gefäßwand S ist

$$D = A - S$$

und immer sein muß. An den Stellen, wo der Druck höher ist, in den Arterien, oben höher als weiter unten, da ist auch die Gefäßspannung größer und wo der Druck niedriger ist, weiter unten in den Kapillaren und den Venen, ist die Gefäßspannung dementsprechend niedriger. Die Differenz zwischen Gefäßdruck und Gefäßspannung ist sogar an allen Stücken der Gefäßbahn gleich, weil ja der Druck, den sie erzeugt, wie wir gesehen haben, immer überall der gleiche ist. An den Arterien ist die Spannung der Wand ganz entsprechend höher als an den Kapillaren und Venen. Das gilt ganz streng freilich nur für freiliegende Gefäße, während bei eingebetteten auch noch der Widerstand in Betracht kommt, den die Umgebung einer Erweiterung des Gefäßes entgegensetzt.

Aus der obigen Gleichung ergibt sich unmittelbar, daß ceteris paribus der intrazerebrale Druck erhöht werden muß, wenn die Spannung der Arterienwand nachläßt, etwa durch Lähmung der Vasokonstriktoren und umgekehrt sinkt der Druck im Cavum cranii, wenn sich die Arterien spastisch verengern. Man kann noch manche andere Schlüsse aus der einfachen Gleichung ziehen, so z. B. was geschieht, wenn der venöse Druck etwa durch Senken des Kopfs erhöht wird. Da die Venen mit ihren wenig gespannten Wänden dem Innendruck nur geringe Spannung entgegensetzen können, wird vermutlich der intrazerebrale Druck steigen und demgemäß muß die Spannung der erschlaffenden Arterienwand sinken.

Mechanik des Kreislaufs im Gehirn.

Die ganze Lehre vom Kreislauf in der Schädelhöhle wird man in 20 — vielleicht 10 Jahren — auf einer halben Seite, meinetwegen einer ganzen, behandeln können, wenn das heranwachsende Geschlecht der Ärzte dazu erzogen ist, die ärztliche Kunst nach Art einer exakten Naturwissenschaft zu behandeln und wenn ihm die Formensprache der höheren Analysis nicht mehr fremd ist. Dann wird auch die Zeit gekommen sein, in der alle unsere Arbeiten, soweit sie auf dieses Hilfsmittel verzichten, zum Plunder geworfen werden. Daher vielleicht die Angst vor dem, was kommen wird und kommen muß!

Ich will versuchen, auseinanderzusetzen, wie sich der Kreislauf im Gehirn bei wechselndem Querschnitt der Arterien gestalten muß. Diese Frage ist von grundsätzlicher Bedeutung, denn der Querschnitt der Arterien schwankt ohne Zweifel unter physiologischen und unter pathologischen Bedingungen. Er ist abhängig vom arteriellen Druck und außerdem vom Tonus der Gefäßwand. Durch die schönen Untersuchungen von Philipp Stöhr jun. ist gezeigt worden, wie die Wände der Gehirngefäße, genauer, die Gefäße der Hirnhäute von einem sehr reichen Nervensystem umsponnen werden. Auf diesem Wege werden die Gefäßwände vom Centrum vasomotoricum aus unter Vermittlung von sympathischen Nerven in Spannung versetzt; ganz unabhängig vom arteriellen Druck kann der Tonus der Gefäße nachlassen oder sich erhöhen. Natürlich muß dann sofort ein Ausgleich derart sich vollziehen, daß die oben aufgestellte Gleichung $D = A - S$ immer richtig bleibt. Ob und wie der Widerstand für den Blutlauf im Gefäßsystem sich ändert, wenn der Querschnitt der arteriellen Bahn wechselt, soll die nachfolgende Untersuchung ergeben. Der erste Teil nimmt auf die Anwesenheit des Liquor cerebralis keine Rücksicht, wie wenn das Volumen der Schädelkapsel als konstantes, der Raum, der für die Gesamtblutmenge verfügbar bleibt, immer als konstant angesehen werden dürfte. Im zweiten Teil aber wird wohl auf die Anwesenheit des Liquor Rücksicht genommen und darauf, daß dessen Menge schwanken kann und oft wirklich schwankt. Das Volumen der Gehirnsubstanz wird dagegen immer gleich konstant gesetzt und jedenfalls mit Recht, denn es gibt im Körper keine wirksame Kraft, die imstande wäre, eine merkliche Verkleinerung der fest-weichen Gehirnmasse zu ermöglichen. Die Frage der Hirnschwellung, die, von Reichardt behandelt, eine wichtige Rolle in der Gehirnpathologie zu spielen berufen ist, ändert, wie am richtigen Ort ausgeführt werden soll, an diesem Satz nicht das geringste. Denn der intrazerebrale Druck kann die allergrößten Schwankungen erleiden bei sehr geringer Volumsveränderung des Inhalts. Eben weil der Inhalt so außerordentlich wenig durch eine äußere Kraft zusammengedrückt werden kann.

Der Gang der folgenden Untersuchung ist ein sehr einfacher; gehören ja doch Maximum- und Minimumaufgaben bekanntlich zu den allerersten, die man dem Schüler zu geben pflegt, sobald er nur einmal derivieren kann. Weil aber auch dem, der das gelernt hat, vielleicht die Übung fehlt, bin ich etwas ausführlich in den Umwandlungen gewesen, was ich von denen zu entschuldigen bitte, für die eine derartige Untersuchung eine Kleinigkeit ist.

Die Poisseulle'sche Formel gibt für die Ausflußmenge in feinen Röhren an, wie die Volumina (V) in einer bestimmten Zeit (t) abhängig sind vom Gefälle (p), dem Radius (r) des lichten Durchmessers, der Länge (l) des Rohres und einer Konstanten (k). Diese Konstante ist nichts anderes als der reziproke Wert des Zähigkeitskoeffizienten, des Koeffizienten der inneren Reibung. Die Poisseuille'sche Gleichung lautet:

$$V = \frac{k p r^4 t \pi}{8 l}.$$

Für unsere Fragestellung handelt es sich nur um eine einzige variable Größe, nämlich den Radius des Querschnitts und alles andere sind Konstante, für die wir die Größe k einführen wollen. Statt der veränderlichen r wollen wir den veränderlichen Querschnitt q einführen. In der Tat könnte die Poisseuille'sche Formel auch geschrieben werden:

$$V = \frac{k p q^2 t \pi}{8 l}.$$

Aber diese Formel ist zwar die einzige, über die wir verfügen, wenn wir die Ausflußmenge aus Röhren genau berechnen wollen, doch gilt sie nur bis zu Röhren von höchstens 1 mm Durchmesser im Lichten und die für größere Abmessungen annähernd gültigen, wie die Gerstner'sche Formel, haben nur einen bedingten Wert. Wir können also auch keine gültige Formel für die Arterien, z. B. die Arteria fossae Sylvii angeben, die einen Durchmesser von etwa 5 mm haben mag.

Eines aber kann man wohl behaupten, wenn auch die Poisseuille'sche Formel für Röhren von mehr als 1 mm Durchmesser keine Gültigkeit hat und haben kann, schon deswegen, weil in ihnen die Strömung turbulent wird, so ist der Widerstand für den Strom ganz gewiß in engen Röhren größer als in weiten und wenn wir auch das Verhältnis, indem sich der Widerstand zum abnehmenden Querschnitt verhält, nicht zahlenmäßig genau angeben können, so wird man keiner Einwendung begegnen, wenn man annimmt, daß die Ausflußmenge eine exponentiale Funktion des Querschnittes sein wird. Wenn wir also in nachstehendem eine Formel für alle möglichen Querschnitte der Arterien aufstellen wollen, so dürfen wir nicht den Exponenten 2 für den Querschnitt, entsprechend 4 für den Radius in der Poisseuille'schen Formel, einsetzen, sondern ganz allgemein n. Da aber gar nicht feststeht, daß das Kaliber auf der venösen Seite durchschnittlich gleich dem auf der arteriellen Seite ist, so wollen wir auf der venösen Seite einen anderen Exponenten ν einsetzen. Wir wollen nämlich den Kreislauf in zwei Teile teilen, in den arteriellen und den venösen.

Die nachfolgende Untersuchung hat sich folgendes hydrodynamisches Problem gestellt. Durch eine starre, mit inkompressiblem Inhalt gefüllte Kapsel geht eine Strombahn, die durch dehnbare, elastische Wandungen gegen den konstanten Inhalt abgegrenzt ist. Diese Strombahn hat demnach ein konstantes Volumen (V). Der Widerstand, den die Flüssigkeit in diesem gesamten Strombeet erfährt, heiße W, die Strombahn sei an irgendeiner Stelle durch einen gedachten Querschnitt in zwei Abschnitte (I und II) zerlegt. Der Widerstand im Abschnitt I betrage w_1, der in Abschnitt II w_2.

Dann ist selbstverständlich $W = w_1 + w_2$.

Gefragt wird: Wann wird der Gesamtwiderstand am geringsten, wenn der Querschnitt von Abschnitt I und damit w_1 sich ändert?

Diese Frage ist in den mir zugänglichen Werken über Physik und denen über Hydromechanik (Rühlmann, Föppl, M. Wien) nicht behandelt, offenbar, weil in der Technik noch kein Bedürfnis danach war. Die Lösung läßt sich aber ganz allgemein geben, wobei gar keine willkürlichen Annahmen gemacht zu werden brauchen.

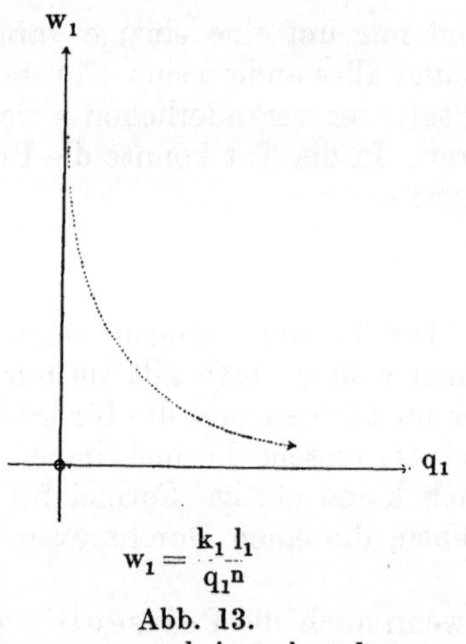

$$w_1 = \frac{k_1 l_1}{q_1^n}$$

Abb. 13.
Kurve von w_1 bei wachsendem q_1.

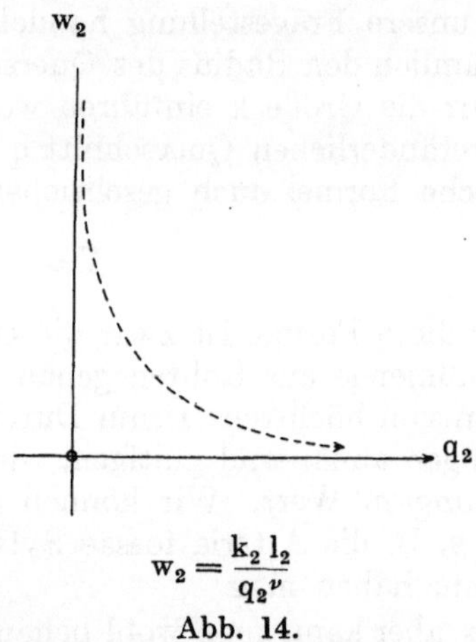

$$w_2 = \frac{k_2 l_2}{q_2^\nu}$$

Abb. 14.
Kurve von w_2 bei wachsendem q_2.

Es sei l_1 die Länge von Abschnitt I.
l_2 die Länge von Abschnitt II.
q_1 der mittlere Querschnitt von Abschnitt I.
q_2 der mittlere Querschnitt von Abschnitt II.

Ferner seien k_1 und k_2 konstante Faktoren, deren Größe von der Zähigkeit der Flüssigkeit, der Temperatur, der Gestaltung der Bahn und Wand, kurz, von allem dem abhängig sind, was sich bei Änderung von q_1 nicht ändert. Es ist sicher, daß der Widerstand in einem Rohre direkt der Länge desselben proportional zunimmt und mit Vergrößerung des Querschnitts abnimmt. Ein allgemeingültiges Maß aber für die Abhängigkeit vom Querschnitt gibt es nicht. Das Poisseuille'sche Gesetz gilt nur für sehr enge Röhren, andere empirisch gefundene Formeln nur für weite. Sicher aber ist, daß beim Querschnitt $q_1 = 0$ der Widerstand $= \infty$ werden muß, und daß mit wachsendem Querschnitt der Widerstand gegen Null konvergiert. Beifolgende Abb. 13 kann das veranschaulichen. Die Kurve für w_1 geht ins unendliche für $q_1 = 0$ und nähert sich mit wachsendem q_1 immer mehr der Nullinie (Abszisse). Einen hierfür adäquaten algebraischen Ausdruck haben wir, wenn wir annehmen, daß der Widerstand umgekehrt dem Querschnitt in irgendeiner

Potenz wächst, das stimmt auch mit allem, was bisher über den Stromlauf in Röhren erforscht wurde. Wenn wir also jetzt schreiben

$$w_1 = \frac{k_1 l_1}{q_1^n},$$

so ist n eine ganz beliebige Größe, nur muß sie naturgemäß positiv sein, denn sonst würde die Gleichung aussagen, daß der Widerstand mit zunehmendem Querschnitt wächst und umgekehrt, was jeder Erfahrung widerstreitet.

Ebenso setzen wir jetzt

$$w_2 = \frac{k_2 l_2}{q_2^\nu},$$

worin wieder ν eine positive, sonst ganz beliebige, namentlich auch von n verschiedene Zahl bedeuten kann. Hiermit ist jeder Willkür ein Riegel vorgeschoben, die Lösung erfolgt ganz allgemein und ohne Rücksicht darauf, ob nur in einem Abschnitt oder im anderen, oder in beiden das Poisseuille'sche Gesetz oder sonst irgendeines Geltung hat. Auch dann gilt die Lösung, wenn etwa in Abschnitt II in einem Teil das Poisseuille'sche Gesetz, in einem zweiten Teil dieses aber nicht, sondern ein anderes gelten sollte, z. B. $\nu = 2$, $\nu = 1{,}5$ oder irgend etwas Derartiges. Immer muß es möglich sein, für den ganzen Abschnitt einen Durchschnittswert für den Exponenten von q_2 zu finden, der eben dann mit ν bezeichnet wird.

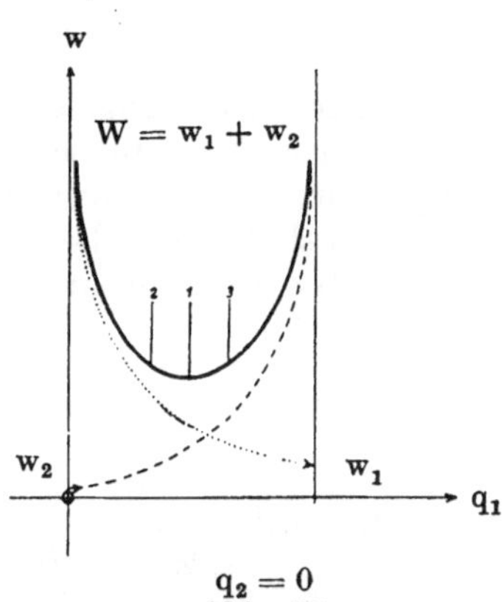

Abb. 15.
Kurve von W bei wachsendem q_1.

Abb. 13 zeigt, wie ungefähr der Widerstand w_1 bei veränderlichem Querschnitt q_1 sich verhalten mag. Abb. 14 zeigt das nämliche für w_2 und q_2. Nun aber ist q_2 so abhängig von q_1, daß mit wachsendem q_1 der Querschnitt in Abschnitt II, also q_2, abnehmen muß und umgekehrt. Auch im Abschnitt II wird der Widerstand unendlich groß für den Querschnitt $q_2 = 0$. Der Gesamtwiderstand W muß also unendlich groß werden, sowohl wenn q_1 als auch wenn q_2, jedes für sich = Null wird. Berücksichtigt man die Gleichung 1, so kann man für den Gesamtwiderstand W eine neue Kurve konstruieren (Abb. 15), worin die Kurve für w_2 natürlich umgeklappt ist, denn mit wachsendem q_1 nimmt q_2 an Größe ab und für den Wert q_2 = Null, geht die Kurve für w_2 ins Unendliche; das ist dort der Fall, wo das Volumen des Abschnittes I ($q_1 l_1$) gleich dem Volumen des ganzen Strombettes (V) geworden ist. Diese Kurve für w, die überall die Summe von $w_1 + w_2$ darstellt (in Abb. 15 ausgezeichnet), zeigt zunächst, daß sie wohl an irgendeiner Stelle einen tiefsten Stand, dort also der Gesamtwiderstand ein Minimum haben muß. Daß dem so ist und wo das Minimum für das w liegt, kann durch folgende mathematische Entwicklung leicht gefunden werden.

Man beachte zunächst, daß für die Widerstände

$$w_1 = \frac{k_1 l_1}{q_1^n} \quad \ldots\ldots\ldots\ldots \quad (2)$$

$$\text{und } w_2 = \frac{k_2 l_2}{q_2^\nu} \quad \ldots\ldots\ldots\ldots \quad (3)$$

aufgestellt wurde, also nach Gleichung 1

$$W = \frac{k_1 l_1}{q_1^n} + \frac{k_2 l_2}{q_2^\nu} \quad \ldots\ldots\ldots\ldots \quad (4)$$

ist.

Das Gesamtvolumen der Strombahn ist aber gleich der Summe der Volumina von I und II, also

$$V = l_1 q_1 + l_2 q_2.$$

woraus folgt

$$q_2 = \frac{V - l_1 q_1}{l_2} \quad \ldots\ldots\ldots\ldots \quad (5)$$

Setzt man diesen Wert in Gleichung 4 ein, so kommt

$$W = \frac{k_1 l_1}{q_1^n} + \frac{k_2 l_2^{\nu+1}}{(V - l_1 q_1)^\nu} \quad \ldots\ldots\ldots \quad (6)$$

In dieser Gleichung ist rechts nur eine einzige veränderliche Größe q_1, alle anderen sind konstante. W ist also eine Funktion von q_1; zu jedem Werte von q_1 gehört ein und nur ein Wert von W. Bildet man nun von dieser Funktion die „erste“, dann die „zweite Derivierte“, und ist die erste = Null, die zweite positiv, so hat an dieser Stelle die Funktion nach den Lehren der Mathematik ein Minimum.

Die erste, deriviert nach q_1, gestaltet sich

$$\frac{dW}{dq_1} = \frac{n k_1 l_1}{q_1^{n+1}} + \frac{\nu k_2 l_3^{\nu+1}}{(V - q_1 l_1)^{\nu+1}} = 0 \quad \ldots\ldots \quad (7)$$

die zweite wird

$$\frac{d_2 W}{d q_1^2} = \frac{n(n+1) k_1 l_1}{q_1^{n+2}} + \frac{\nu(\nu+1) k_1 l_2^{\nu+1} l_1^2}{(V - q_1 l_1)^{\nu+2}}$$

und diese ist, wie man leicht sieht, stets positiv, da das Volumen des Abschnitts I ($q_1 l_1$) niemals größer sein kann als die Summe der Volumina der Abschnitte I und II (V).

Es gibt also wirklich bei gegebenem konstantem Gesamtvolumen V einen Querschnitt q_1, für den der Gesamtwiderstand W ein Minimum hat. Dies trifft dann zu, wenn die Gleichung 7 erfüllt ist. Mit dieser wollen wir noch einige Umformungen vornehmen, die, wie jeder sehen kann, erlaubt sind.

$$-\frac{n k_1 l_1}{q_1^{n+1}} + \frac{\nu k_2 l_2^{\nu+1} l_1}{(V - q_1 l_1)^{\nu+1}} = 0$$

$$\frac{n k_1 l_1}{q_1^{n+1}} = \frac{\nu k_2 l_2^{\nu+1} \cdot l_1}{(V - q_1 l_1)^{\nu+1}}$$

$$\frac{k_1 l_1}{q_1^{n+1}} \cdot q_1 = \frac{k_2 l_2^{\nu+1}}{(V - q_1 l_1)^{\nu+1}} \cdot \frac{\nu l_1 q_1}{n} \cdot \frac{l_2 (V - q_1 l_1)}{l_2 (V - q_1 l_1)}$$

$$\frac{k_1 l_1}{q_1^n} = \frac{k_2 l_2^{\nu+1}}{(V - q_1 l_1)^\nu} \cdot \frac{\nu l_1 q_1}{n \cdot l_2} \frac{l_2}{(V - q_1 l_1)}$$

Nach Gleichung 5 kommt dafür $\dfrac{k_1 l_1}{q_1^n} = \dfrac{k_2 l_2^{\nu+1}}{(V - q_1 l_1)^\nu} \cdot \dfrac{\nu l_1 q_1}{n l_2 q_2}$

und jetzt nach den Gleichungen 2, 3 und 5

$$w_1 = w_2 \frac{\nu l_1 q_1}{n l_2 q_2},$$

was man auch so schreiben kann

$$w_1 : w_2 = \frac{\nu l_1 q_1}{n l_2 q_2}$$

d. h. mit Worten:

Ist der Widerstand im Abschnitt I so groß wie der Widerstand im Abschnitt II, letzterer multipliziert mit dem Volumen der Strombahn I mal dem Exponenten, der das Wachsen des Widerstandes mit abnehmendem Querschnitt im Abschnitt II angibt, und dividiert durch das Produkt aus den Volumen des Abschnittes II mal dem bezüglichen Exponenten für den Abschnitt I, so ist der Gesamtwiderstand W in der ganzen Strombahn am geringsten und ceteris paribus, d. h. bei gleichem Gefälle die Durchströmung am besten.

Auch so kann man den Satz fassen: Der Gesamtwiderstand in einem Strom von konstantem Volumen wird am geringsten, wenn der Widerstand in einem Abschnitt sich zu dem im übrigbleibenden Abschnitt verhält, wie die Volumina der beiden Abschnitte direkt, und umgekehrt wie die Exponenten in der oben angeführten Bedeutung.

In der obigen Entwicklung sind l_1 und l_2 ganz beliebige Größen, nur muß ihre Summe gleich der Länge der gesamten Strombahn sein. Nichts hindert mich in der Strombahn des Gehirns, die Teilung gerade an der Stelle vorzunehmen, wo die Aufteilung in die Kapillaren beginnt, dem Abschnitt I die Arterien, dem Abschnitt II die Kapillaren und Venen zuzuweisen.

Soweit ist nicht zu streiten. Nun kommt die Frage, ob die normalen Zirkulationsverhältnisse in der Schädelhöhle diesem Minimum von Widerstand entsprechen, oder nach welcher Seite hin sie davon abweichen. Leider kennen wir die hier nötigen Konstanten nicht, so daß wir eine zuverlässige Rechnung nicht anstellen können. Aber mit einer recht großen Wahrscheinlichkeit können wir schätzen. Wir wollen einmal annehmen, daß n zweimal so groß sei wie ν und sind damit an die Grenze dessen gegangen, was man sich hier noch als wirklich vorstellen kann. Es würde dies ungefähr bedeuten, daß im Bereich der Arterien nur das Poisseuille'sche Gesetz, im Bereich der Kapillaren und Venen nur eines für sehr weite Röhren gelte. Ich will diese, für meine früher entwickelten Ansichten möglichst ungünstige, Annahme einmal machen, obwohl die Annahme $n = \nu$ viel wahrscheinlicher wäre. Nun bleiben noch das Volumen der Arterien und der Venen plus Kapillaren, die Produkte $l_1 q_1$ und $l_2 q_2$. Im allgemeinen kann man annehmen, daß Kapillaren und Venen einen $1^1/_2$—2 mal größeren mittleren Querschnitt haben als die Arterien. Im Gehirn liegt die Sache insofern anders, als nicht eine Arterie, so wie sonst regelmäßig, von zwei Venen begleitet wird, sondern daß die Arterien an der Basis, die Venen getrennt davon einzeln an der Konvexität des Gehirns verlaufen. Annähernd mag hier der mittlere Querschnitt beider der gleiche sein und ebenso schätzungsweise auch die Länge der arteriellen und der venösen Strombahn: denn für letztere kommt hier die Strecke nicht mehr in Betracht, auf welcher die Venen starre Umkleidung der Wände haben, als Hirnsinus oder eingeschaltet in die Schichten der Dura mater. Bekanntlich werden die Gehirnvenen nach verhältnismäßig kurzem Verlauf von Blättern der harten Hirnhaut eingescheidet, von da an sind sie einer Volumsänderung nicht mehr fähig und also im physikalischen und physiologischen Sinn nicht mehr intrakraniell. Nebenbei bemerkt scheint mir diese Verkürzung der physiologisch-intrakraniellen venösen Bahn die physiologische Bedeutung der Hirnsinus darzustellen.

Mit den obigen Annahmen kämen wir zu dem Resultat, daß der Widerstand in den Kapillaren und Venen etwa zweimal so groß sein mag wie in den Arterien, für den Fall, daß der Gesamtwiderstand sein Minimum hat. Nun trifft dies ohne Zweifel für die Norm bei Gesunden nicht zu. Man darf nach allem, was wir wissen, ruhig annehmen, daß der Widerstand in den Kapillaren und Venen etwa 7—8 mal so groß ist wie in den Arterien, also daß das Minimum des Gesamtwiderstandes in der Schädelhöhle de norma nicht verwirklicht ist. Vielmehr ist hier der Widerstand auf der arteriellen Seite zu klein, auf der venösen zu groß. Es muß sich der Gesamtwiderstand seinem Minimum, die Durchflutung ceteris paribus ihrem Maximum nähern, wenn der Widerstand in den Arterien wächst unter gleichzeitigem Sinken des Widerstandes auf der venösen Seite. Es kann dies, da die sonstigen Konstanten ein für allemal gegeben sind, nur erreicht werden durch Veränderung der Querschnitte. Und zwar muß, damit die Durchflutung besser wird, der Querschnitt der Arterien kleiner, die Arterien müssen enger werden. Verbessert wird hierdurch der Kreislauf ceteris paribus bis zu dem Punkt, wo

$$w_1 = w_2 \frac{\nu\, q_1 l_1}{n\, q_2 l_2}$$

geworden ist, das unter den gegebenen Verhältnissen überhaupt mögliche Minimum des Widerstandes wirklich erreicht ist. Von diesem Punkt an muß eine noch weiter getriebene Verengerung der Arterien den Gesamtwiderstand notwendigerweise wieder vergrößern, evtl. bis zur früheren Höhe oder gar über dieselbe hinaus.

Jetzt will ich diese Betrachtungen dahin erweitern, daß ich das Volumen des Liquor cerebralis = v nicht mehr als konstant, sondern als unabhängige Variable in die Gleichung einführe. Denn das entspricht der Wirklichkeit und es kann mehr oder weniger Liquor in der Schädelhöhle, in den Ventrikeln und im Subarachnoidealraum vorhanden sein. Es ist durchaus notwendig, auch das zu berücksichtigen, wenn man die Verhältnisse des Kreislaufs in der Schädelhöhle klar überblicken will. W ist dann zugleich eine Funktion von q_1 und von v. Damit erstreckt sich die Deduktion auf alle überhaupt möglichen Fälle, denn außer Blut und Liquor handelt es sich im Schädel nur um praktisch konstante Größen, die durch Druck, Temperatur usw. nur eine völlig zu vernachlässigende Volumschwankung erfahren können. Daran ändert auch die Lehre von der Hirnschwellung Reichardt's durchaus nichts.

Das Volumen des Liquor cerebralis v kann für sich nur schwanken zwischen den Werten 0 und V. Wir drücken das aus, indem wir setzen

$$v = \frac{V}{x} \quad \ldots\ldots\ldots \quad (1)$$

worin x eine veränderliche Größe ist, die aber nur von 1 bis ∞ schwanken kann.

Es ist dann

$$W = \frac{k_1 l_1}{q_1^n} + \frac{k_2 l_2^{\nu+1}}{\left(V - \frac{V}{x} - q_1 l_1\right)^{\nu}}$$

Durch partielles Derivieren erhalten wir

$$\frac{\partial W}{\partial q_1} = -n \frac{k_1 l_1}{q_1^{n+1}} + \nu \frac{k_2 l_2^{\nu+1} l_1}{\left(V - \frac{V}{x} = q_1 l_1\right)^{\nu+1}}$$

$$\frac{\partial_2 W}{\partial q_1^2} = n(n+1) \frac{k_1 l_1}{q_1^{n+2}} + \nu(\nu+1) \frac{k_2 l_2^{\nu+1} l_1^2}{\left(V - \frac{V}{x} - q_1 l_1\right)^{\nu+2}}$$

$$\frac{\partial W}{\partial x} = -\nu \frac{k_2 l_2^{\nu+1}}{\left(V - \frac{V}{x} - q_1 l_1\right)^{\nu+1}} \cdot \frac{V}{x^2}$$

$$\frac{\partial_2 W}{\partial x^2} = \nu(\nu+1) \frac{k_2 l_2^{\nu+1}}{\left(V - \frac{V}{x} - q_1 l_1\right)^{\nu+2}} \frac{V^2}{x^4}$$

$$+ 2\nu \frac{k_2 l_2^{\nu+1}}{\left(V = \frac{V}{x} - q_1 l_1\right)^{\nu+1}} \cdot \frac{V}{x_3}$$

Die zweiten partiellen Derivierten sind, wie man leicht sieht, unter allen Umständen positiv, da der Klammerausdruck im Nenner nie negativ werden kann. Der Widerstand W hat also ein Minimum, wenn die ersten partiellen Derivierten jede für sich $= 0$ werden. Das ist dann der Fall, wenn sowohl

$$n \frac{k_1 l_1}{q_1^{n+1}} = \nu \frac{k_2 l_2^{\nu+1} \cdot l_1}{\left(V - \frac{V}{x} - q_1 l_1\right)^{\nu+1}}$$

oder

$$w_1 = w_2 \frac{\nu l_1 q_1}{n l_2 q_2}$$

als auch $x = \infty$ oder $v = 0$ wird.

D. h. mit Worten: Der Gesamtwiderstand in der zerebralen Blutbahn ist dann am geringsten, wenn gleichzeitig gar kein Liquor cerebralis vorhanden ist und der Widerstand im arteriellen Abschnitt zu dem venösen sich verhält wie die Volumina der beiden Abschnitte direkt und umgekehrt wie die Exponenten, welche das Abnehmen des Widerstandes bei wachsendem Querschnitt bestimmen.

Bis zu diesem Punkt nimmt der Gesamtwiderstand durch Erweiterung des arteriellen Teils ab, darüber hinaus zu. Jede Vermehrung des Liquor cerebralis vermehrt den Gesamtwiderstand für sich. Die Grenzfälle liegen so, daß

$$W = \infty$$

also jede Zirkulation unmöglich wird, wenn entweder

$$q_1 = v$$

oder

$$v + q_1 l_1 = V$$

und damit

$$q_2 = v$$

wird.

Eine besondere Besprechung verdient der Fall, daß das Volumen des Liquor cerebralis nicht durch spontan vermehrte Sekretion und Resorption, sondern nur dadurch schwankt, daß die Arterien sich erweitern oder verengern. Wenn also

$$v + q_1 l_1 = \text{const.}$$

oder

$$\frac{V}{x} + q_1 l_1 = \text{const. ist.}$$

Dann ist in der Gleichung

$$W = \frac{k_1 l_1}{q_1^n} + \frac{k_2 l_2^{\nu+1}}{\left(V - \frac{V}{x} - q_1 l_2\right)^\nu}$$

Das zweite Glied rechts selbst = const. und es folgt

$$\frac{dW}{dq_1} = -n \frac{k_1 l_1}{q_1^{n+1}},$$

d. h. der Gesamtwiderstand nimmt mit wachsendem q_1 mit Erweiterung der Arterien ab. Dies geschieht so lange, bis V = v wird, bis also aller Liquor verdrängt ist. Von da an haben wir

$$W = \frac{k_1 l_1}{q_1^n} + \frac{k_2 l_2^{\nu+1}}{(V - q_1 l_1)^\nu}$$

$$\frac{dW}{dq_1} = -n \frac{k_1 l_1}{q_1^{n+1}} + \nu \frac{k_2 l_2^{\nu+1} l_2}{(V - q_1 l_1)^{\nu+1}} = 0,$$

$$\frac{d_2 W}{d q_1^2} = n(n+1) \frac{k_1 l_1}{q_1^{n+2}} + \nu(\nu+1) \frac{k_2 l_2^{\nu+1} l_1^2}{(V - q_1 l_1)^{\nu+2}}$$

positiv,
also ein Minimum, wenn

$$n = \frac{k_1 l_1}{q_1^{n+1}} = \frac{\nu k_2 l_2^{\nu+1} l_1^2}{(V - q_1 l_1)^{\nu+1}}$$

und wieder wie oben

$$w_1 = w_2 \frac{\nu l_1 q_1}{n l_2 q_2}$$

ist.

Früher wurde schon ausgeführt, daß normalerweise der Widerstand w_1 im arteriellen Teil kleiner ist, als es dieser Gleichung entspricht, daß also Abnahme von w_1 durch Erweiterung der Arterien den Gesamtwiderstand W von seinem Minimum entfernt, ihn vergrößern muß, solang v, das Volumen des Liquor cerebralis, konstant bleibt. In dem hier angenommenen Fall sinkt der arterielle Widerstand mit Verkleinerung von v noch weiter, während w_2 konstant bleibt. In dem Augenblicke also, wo v = 0 wird, aller Liquor verdrängt ist, wird um so sicherer w_1 zu klein sein, also jede weitere Verkleinerung von w_1 durch Erweiterung der Arterien den Gesamtwiderstand erhöhen müssen. Hieraus folgt: Wenn die Arterien sich erweitern, und im nämlichen Maße der Liquor cerebralis abnimmt, so nimmt der Gesamtwiderstand ab bis zu dem Augenblick, wo aller Liquor verdrängt ist. Von hier an bewirkt jede fernere Erweiterung der Arterien eine Erhöhung des Gesamtwiderstandes.

Es folgen diese beiden Veränderungen nicht gleichzeitig, sondern nacheinander; erweitern sich die Arterien plötzlich, so daß der Liquor nicht so rasch ausweichen kann, eine wenn auch nur kurze Zeit merklich konstant bleibt, so steigt zunächst der Gesamtwiderstand. Fließt dann allmählich der Liquor entsprechend der arteriellen Erweiterung ab, so nimmt der Gesamtwiderstand ab und wird schließlich sogar kleiner als im Anfang. Dies kann aber nur geschehen solang, bis aller Liquor verschwunden ist. Jede Volumvergrößerung der Arterien darüber hinaus bedeutet wieder Zunahme des Gesamtwiderstandes.

Leider kennen wir wieder in den entwickelten mathematischen Formeln die Konstanten nicht und sind nicht imstande, daraus die Größe des Widerstandes zahlenmäßig auszudrücken, aber wir können uns daraus doch eine Vorstellung machen, in welchem Sinne der Widerstand im Gehirnkreislauf sich unter den verschiedenen möglichen Bedingungen ändert.

Vorstehende drei Abbildungen mögen zum leichteren Verständnis beitragen. Abb. 11 zeigte, wie etwa sich der Widerstand im arteriellen Teil $= w_1$ ändert, wenn der Querschnitt der Arterien q_1 wächst. Abb. 12 zeigte dasselbe für den Widerstand w_2 im venösen Teil bei wachsendem Querschnitt q_2. Abb. 13 gilt für den Fall, daß $v =$ const. ist, wobei mit wachsendem q_1 immer q_2 abnehmen muß. Die Kurve für q_2 ist demgemäß umgeklappt und die ausgezogene Kurve bezeichnet mit ihren Ordinaten die Größe des Gesamtwiderstandes W für wachsendes q_1.

Man sieht leicht, daß der Gesamtwiderstand $W = \infty$ werden muß, wenn entweder $q_1 = 0$ oder mit wachsendem q der Querschnitt $q_2 = 0$ wird. Dazwischen hat W ein Minimum; es fragt sich, ob dieses Minimum normalerweise verwirklicht ist. Dann würde der normale mittlere Querschnitt der Arterien q_1 bei 1 anzunehmen sein. Das ist möglich, aber nicht gerade wahrscheinlich. Es wäre dann durch Volumschwankung in jedem Sinne nur eine Verschlechterung der Zirkulation, niemals eine Besserung ohne gleichzeitige Erhöhung des Blutdrucks oder richtiger gesagt des Gefälles möglich. Auch links von 1, etwa bei 2, ist die Stelle des normalen Querschnittes wohl nicht anzusetzen. Die Gründe dafür sind schon früher angegeben. Der Widerstand in den Arterien ist im Verhältnis zu dem in den Kapillaren und Venen viel zu niedrig, und es bleibt nichts übrig, als das normale q_1 nach rechts vom Minimum, sagen wir etwa an die Stelle 3 zu verlegen.

Auf einen Punkt will ich hier noch ganz besonders aufmerksam machen. Die Kurve gibt und kann nur geben ein ungefähres Bild, wie sich der Widerstand mit veränderlichem q_1 ändert. Sicher ist, daß die Kurven nach oben konkav sein müssen. Wenn wir den Punkt für die normale Zirkulation („Eudiämorrhysis") auch nur ungefähr richtig angesetzt haben, d. h. rechts vom Minimum, so bewirkt spastische Verengerung der Arterien sicher zunächst „Hyperdiämorrhysis", paralytische Erweiterung überhaupt sicher „Adiämorrhysis". Sicher aber ist ferner, das geht aus der Form der nach oben konkaven Kurven hervor, daß bei gleicher Querschnittsänderung der Effekt auf den Widerstand im ersten Fall viel kleiner sein wird als im zweiten.

Und so wird sichs wohl auch am lebenden Gehirn verhalten: Die Hyperdiämorrhysis durch spastische Verengerung wird stets relativ geringer sein gegenüber dem Grade von Adiämorrhysis, die sich durch entsprechende paralytische Erweiterung der Arterien einstellt, falls überhaupt der normale Tonus der Vasomotoren ein beträchtlicher ist.

Ich halte es nicht für gleichgültig, daß Verengerung der Arterien cet. par. bessere Durchflutung herbeiführen kann und gewisse klinische Erfahrungen, die Einwirkung der Kälte auf die Funktionen des Gehirnes u. dgl., kämen hier auch in Betracht, aber vornehmlich halte ich schon den normalen Tonus der Arterienwand für höchst wichtig für die Gehirnzirkulation. Wäre dieser Tonus nicht da, könnte er sich nicht jeweils auch Erhöhungen des arteriellen Druckes bei stärkerer Herzarbeit entgegensetzen, so daß die Arterien nicht dadurch erweitert werden, so müßte die Zirkulation im Gehirn viel schlechter ausfallen, ja alle Augenblicke durch Kompression der Venen unterbrochen werden können. Ein später (Embolie der Gehirnarterien) zu beschreibender Versuch kann als Beispiel dafür dienen, daß auch ein hoher Druck keinen Stromlauf in Gang bringt, wenn ein Teil der Schläuche ohne Spannung ist. Es wird dann der peripherische Teil der Schläuche plattgedrückt und so der Stromlauf unterbrochen.

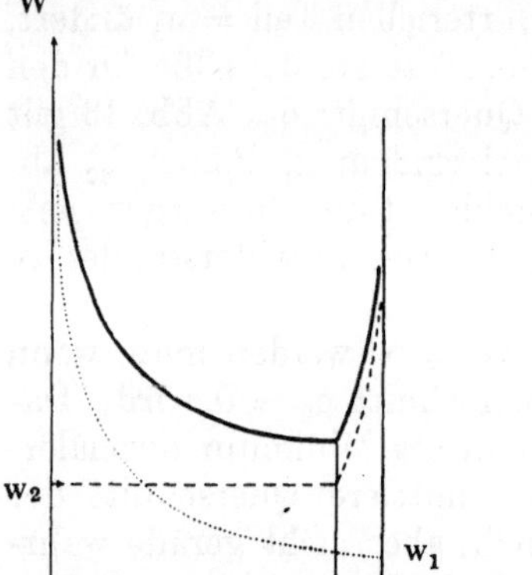

Abb. 16.
Kurve von W bei wachsendem q_1 und Verdrängung des Liquor.

Ausgeschlossen ist es freilich nicht, daß der Tonus der Vasomotoren normalerweise überhaupt nur gering ist. Dann sind die Gehirnarterien bei Sympathikuslähmung nur einer unbedeutenden Erweiterung fähig, aber der Vergrößerung des Querschnittes tritt schließlich der Widerstand der nur noch physikalisch dehnbaren elastischen Gefäßwand entgegen. Der verhütet es dann, daß etwa bei steigendem Blutdruck die Arterien immer weiter und damit die Venen enger werden. Bei höchster Spannung kann dann Steigerung des arteriellen Druckes durch Erhöhung des Gefälles, ohne daß der Widerstand im Gehirn sich im geringsten ändert, nur Hyperdiämorrhysis zur Folge haben — solange die Gefäßwand hält. Tut sie es nicht und reißt an irgendeiner Stelle ein, so pflanzt sich der hier herrschende arterielle Druck auf das Cavum cranii fort und die Teile der Gefäßbahn, in denen ein niedrigerer Druck herrscht, müssen komprimiert werden.

Dies alles gilt nur für den Fall, daß v, das Volumen der zerebralen Flüssigkeit, konstant ist, namentlich für so rasche Kaliberschwankungen, daß während derselben der Liquor gar keine Zeit hat, merklich zu- oder abzufließen.

Anders, wenn das Volumen v der zerebralen Flüssigkeit nicht konstant ist. Unter den vielen Möglichkeiten ist speziell die interessant, wo bei Verschnittsänderungen eines Teiles der Gefäßbahn, also z. B. bei Volumschwankungen der Arterien der Liquor ab- und zufließt im nämlichen Maße, in welchem das Volumen der Arterien größer oder kleiner wird. In diesem Fall ist $v + q_1 l_1 = \text{const.}$, und ebenso wird das Volumen des venösen Teils durch die Schwankungen des arteriellen Querschnittes nicht beeinflußt, auch $q_2 l_2$ bleibt konstant und damit der Widerstand w_2 im venösen Teil. (Abb. 16 gibt für diesen Fall an, wie der Gesamtwiderstand W sich mit wachsendem q_1 ändert). Die Kurve in Abb. 16 unterscheidet sich anfangs von der Abb. 15 nur dadurch, daß zum Widerstand w_1 noch der konstante w_2 addiert ist, welch letzterer durch eine der Abszisse parallele Gerade dargestellt ist. Die Kurve für W ist um die zu w_2 gehörige Ordinaten höher gehoben. Diese Kurve gibt den Effekt an für den Fall, daß die Volumschwankung der Arterien sich langsam genug vollzieht, so daß der Liquor im nämlichen Maße entweichen oder wieder zufließen kann, und gibt den Endeffekt an für die Fälle, wo die Volumschwankung der Arterien zwar hierfür zu rasch ist, rascher als der Ausgleich im Liquor, dieser aber nachträglich die Volumschwankung von den Arterien her ausgleicht. Stets bewirkt dabei eine Erweiterung der Arterien Verminderung des Gesamtwiderstandes und Hyperdiämorrhysis, umgekehrt Verengerung der Arterien größeren Gesamtwiderstand und Adiämorrhysis. Theoretisch können sich nun die Arterien bis zum völligen Verschluß verengern, dann wird $q_1 l_1 = 0$ und $W = \infty$, und dem Liquor bleibt es unbenommen, das ganze früher von den Arterien angenommene Volumen auszufüllen. Dagegen kann bei Erweiterung der Arterien der Liquor unter den angenommenen Bedingungen nur solang abfließen, bis gar keiner mehr da und $v = 0$ ist, ein negatives v ist ein Unsinn. Also kann der Gesamtwiderstand mit wachsendem q_1 nicht in infinitum wachsen, sondern nur bis zu dem Punkt, wo aller Liquor verdrängt, das erreichte vergrößerte Volumen der Arterien $= q_1 l_1 + v$ geworden ist. Von da an bleibt bei wachsendem q_1 das Volumen der Venen und Kapillaren nicht mehr unverändert; je mehr der arterielle Querschnitt noch weiter wächst, desto mehr wird jetzt der Querschnitt des venösen Teils verengt und notwendig wächst damit der bis dahin konstante Widerstand w_2 im venösen Teil. Zugleich allerdings nimmt der Widerstand w_1 im arteriellen Teil noch weiter ab, und es fragt sich, wie die Summe beider, $W = w_1 + w_2$, der Gesamtwiderstand sich dabei ändert, ob etwa W noch einem weiter nach rechts gelegenen Minimum zustrebt. Die oben angestellte Analyse gibt darüber Aufschluß. Das Minimum liegt da, wo die Gleichung

$$w_1 = w_2 \frac{\nu\, l_1 q_1}{n\, l_2 q_2}$$

erfüllt ist. Wenn nun, wie wir gezeigt haben, mit großer Wahrscheinlichkeit schon normalerweise w_1 für diese Gleichung zu klein ist, so trifft dies für die hier angenommenen Verhältnisse erst recht zu, denn bis zum Verschwinden des Liquor ist w_1 noch kleiner geworden und w_2 hat sich bis dahin nicht geändert. Also kann von diesem Punkt an ein weiteres Minimum nicht eintreten; jede weiter getriebene Vergrößerung von q_1 muß notwendig den Gesamtwiderstand W erhöhen. Abb. 16 stellt dieses Verhalten graphisch dar. Aus dem Vergleich mit Abb. 15 geht zweierlei hervor. Erstens liegt das erreichbare Minimum des Widerstandes tiefer, als wenn der Liquor cerebralis nicht ausweichen könnte. Die Zirkulation kann besser werden als je bei konstant bleibendem v und zweitens: dieses Minimum liegt weiter rechts als in der Abb. 15; die Arterien können einen größeren mittleren Querschnitt haben, bevor eine noch weitere Vergrößerung desselben Überschreitung des Minimums und Adiämorrhysis bewirkt. Umgekehrt wollen wir einmal annehmen, es sei gar kein Liquor cerebralis vorhanden, er sei z. B. durch Erweiterung der Arterien oder durch was anderes, z. B. einen vorhandenen Tumor, verdrängt worden. Wenn sich jetzt die Arterien verengern und kein Liquor sich findet oder ausströmt, so muß der Gesamtwiderstand zunächst unter gleichzeitiger

Erweiterung des venösen Teils abnehmen, die Zirkulation verbessert werden bis zu der oben mathematisch festgelegten Grenze; darüber hinaus kommt wieder erhöhter Gesamtwiderstand und Verschlechterung der Zirkulation. Wenn sich dagegen wieder Liquor cerebralis einstellt und zufließt oder sezerniert wird, in gleichem Maße, in welchem das Volumen der sich verengernden Arterien abnimmt, so kann eine Verminderung des arteriellen Querschnittes den Gesamtwiderstand nur erhöhen, indem zwar die Arterien enger, Venen und Kapillaren aber nicht weiter werden.

Leider können wir die Frage nicht beantworten, wie der Gesamtwiderstand sich ändert, wenn der arterielle Querschnitt und auch das Volumen des Liquor schwanken, letzteres aber in beliebigem Maße, nicht pari passu mit der Volumschwankung der Arterien, so daß also $v + q_1 l_1$ nicht konstant bleibt. Zur allgemeinen Lösung dieser Frage müßten wir die Konstanten unserer Gleichung kennen. Dagegen läßt sich wohl angeben, wie der Gesamtwiderstand sich ändert, wenn das Volumen des Liquor cerebralis zu- oder abnimmt sua sponte durch vermehrte Sekretion oder Resorption, ohne daß die Gefäße von sich aus ihr Volumen ändern. Es liegt auf der Hand, daß jede Vermehrung der zerebralen Flüssigkeit dem Volumen der Gefäße Abbruch tun und den Gesamtwiderstand erhöhen muß, gerade so, wie wenn V verkleinert worden wäre, z. B. durch einen wachsenden Tumor. Dabei werden ohne Zweifel zunächst, dann wenigstens in überwiegendem Maße, die Stellen der Gefäßbahn verengt werden, an denen der niederste Blutdruck herrscht und das sind, wie Grashey mit vollem Recht betont hat, die Einmündungsstellen der Venen in die starren, von außen nicht zu komprimierenden Hirnsinus. Oberhalb dieser verengten Stellen wird sich das Blut in den Gefäßen anhäufen, wird der Blutdruck steigen, evtl. höher werden als der auf den Venen lastende Außendruck. Dann wird die Verengerung aufgehoben, das Blut kann sich entleeren, der Blutdruck oberhalb sinkt, die Venen werden wieder komprimiert und so muß unter diesen Verhältnissen eine rhythmische Blutentleerung, ein Vibrieren der Venen stattfinden, was Grashey auch in seinen schönen Versuchen experimentell zeigen konnte. Bedingung für dieses Vibrieren ist Steigerung des intrazerebralen Drucks, unter dem der Liquor steht, bis zu einer nicht zu geringen Kompression der Venen, ohne daß aber der intrazerebrale Druck dem arteriellen dauernd gleichkommt, so daß er also immer noch durch Drucksteigerung oberhalb der verengten Stelle an den Venen zeitweilig übertroffen werden kann. Immer aber bedeutet dies eine Verschlechterung der Zirkulation, wie ich gegenüber Grashey schon früher ausführlich dargelegt habe. Diese Verschlechterung erfolgt ohne Zweifel vorzüglich durch Erhöhung von w_2, dem Widerstand im venösen System. Im nämlichen Sinne wie zu- und abfließender Liquor muß natürlich ein entstehendes oder abnehmendes entzündliches Exsudat, ein wachsender oder sich verkleinernder Tumor auf die Zirkulation wirken.

Zum Schluß jetzt noch eine kurze Bemerkung zur ganzen Frage über die Zirkulation im Gehirn, soweit sie vom Kaliber der Gefäße und nicht von der Triebkraft des Herzens abhängt. Es ist ganz sicher, daß der Kreislauf im Gehirn unterbrochen wird, wenn entweder der Querschnitt der Arterien oder der der Venen = Null wird. Ersteres geschieht durch maximale Verengerung der Arterien, gleichviel, ob Liquor cerebralis da ist oder nicht, letzteres muß ebenso notwendig eintreten, wenn die Arterien sich immerzu erweitern, auch gleichviel, ob Liquor cerebralis da ist oder nicht; denn nimmt der ab mit Erweiterung der Arterien, so kann er nur bis zur Größe Null abnehmen, ein negativer Liquor ist eben ein Unsinn. Bis dahin konnten bei zunehmendem arteriellen Querschnitt die Venen ihren früheren Querschnitt behaupten, darüber hinaus müssen sie sich verengern und wenn ihr Lumen verschwindet, so hört jede Zirkulation auf. Es ist also unberechtigt, zu sagen, daß jede Erweiterung der Arterien die Zirkulation verbessern müsse, von einem gewissen, oben festgestellten Punkt an muß sie schlechter werden bis zur völligen Stase.

Der von mir aufgestellte Satz hierüber behält unter allen Umständen seine Richtigkeit. Der einzige Punkt, über den man vielleicht noch streiten kann, betrifft die Frage, in welcher Lage zu dem sicher zwischen den beiden Grenzfällen gelegenen Minimum von Widerstand sich die Größe des normalen Widerstandes befindet. Ist der arterielle Widerstand im Verhältnis zu der von mir aufgestellten Gleichung de norma zu groß, so bewirkt jede Verengerung der Arterien Adiämorrhysis, jede Erweiterung zunächst und bis zum Minimum des Widerstandes Hyperdiämorrhysis, darüber hinaus wieder Adiämorrhysis. Ist das Minimum des Widerstandes in der Norm erreicht, so ist eine Verschlechterung der Zirkulation zu gewärtigen bei Verengerung der Arterien sowohl wie bei Erweiterung derselben. Und ist drittens der arterielle Widerstand zu klein gegenüber dem in Kapillaren und Venen, im Verhältnis zu meiner Gleichung, so bewirkt Verengerung der Arterien zunächst und bis zum Minimum Besserung, jede Erweiterung der Arterien sicher Verschlechterung der Zirkulation. Meine Gründe, den Fall 3 anzunehmen, habe ich schon entwickelt.

Ganz gewiß aber, und das ist mit apodiktischer Sicherheit zu behaupten, läßt sich die Größe des Widerstandes bei wachsendem, mittleren arteriellen Querschnitt graphisch als eine nach oben konkave Kurve darstellen, die auf beiden Seiten ins positiv Unendliche geht und dazwischen ein Minimum hat, und zwar ganz gleichgültig, ob Liquor cerebralis zugegen ist, zu- und abfließt, nur die Lage des Minimums wird dadurch beeinflußt. Das gilt so lang, als das Schädelvolumen, nicht der Liquor cerebralis konstant bleibt, solang der knöcherne Schädel geschlossen und starr ist und nicht aufgeblasen werden kann wie eine Seifenblase. Daß ein Trepanloch, wenn es nur groß genug ist und die harte Hirnhaut nachgiebig, die ganze Sache ändern kann, ist zu erwarten, daß evtl. der kindliche Schädel mit seinen offenen Fontanellen sich anders verhält, leicht möglich.

Soweit wäre nun alles gut. Wir wissen wenigstens, welchen Einfluß die Kaliberschwankung der Arterien auf den Gehirnkreislauf ausüben muß. Und das hat vor nicht gar zu langer Zeit genügt, als man annehmen durfte, daß nur die Arterien, nicht aber die Venen oder gar die Kapillaren sich einer eigenmächtigen Schwankung des Kalibers erdreisten könnten. Seit den Untersuchungen von Ph. Stöhr jun. ist das aber anders geworden. Freilich hat es sich gezeigt, daß die Muskeln der Arterien wirklich von Nerven, offenbar wenigstens zum Teil von zentrifugalleitenden Nerven versorgt werden. Und dieser Teil der Ergebnisse ist für meine Auffassung eine sehr willkommene Stütze geworden. Allein meine Aufgabe hat sich andererseits erweitert und erschwert, insofern es sich gezeigt hat, daß auch an die Kapillaren und Venen der Gehirnoberfläche solche Nerven herantreten. Wohl bemerkt sind sie erst an den Hirnhäuten und der Oberfläche, nicht aber im Innern des Gehirns nachgewiesen worden.

Jetzt muß man sich die Frage ernstlich vorlegen, ob nicht auch noch eine selbständige Erweiterung oder Verengerung an den Kapillaren und Venen eintreten kann, an ihnen allein oder zusammen mit solcher an den Arterien. Da wären nun folgende Fälle überhaupt möglich: Drei Gefäßabschnitte sind es, Arterien, Kapillaren, Venen. An jedem ist dreierlei möglich: keine Veränderung oder Erweiterung oder Verengerung. Es gibt also 27 Kombinationen. Eine Anzahl theoretisch möglicher Fälle ist auszuschließen, weil sie sich mit der Gleichung V = const. sonst nicht vertragen, und so bleiben für die Diskussion übrig nur diejenigen Kombinationen, in denen negative Werte neben positiven auftreten. Und dabei ergibt sich aus der Gleichung V = const. die weitere Bedingung, daß der Wert der Erweiterungen gleich dem der Verengerungen sein muß. Immerhin bedeutet diese so eingeschränkte Aufgabe eine Erweiterung unserer früheren, wo alles als eine Funktion der Arterienweite angesehen werden konnte. Wir wollen die neuen Möglichkeiten der Reihe nach ins Auge fassen. Jede der drei Gruppen, die Arterien, die Kapillaren und die Venen können von normalem, vergrößertem, verkleinertem Durchmesser sein. Daraus ergeben sich 27 mögliche Kombinationen, die ich in folgender Tabelle anschreiben will. Es bedeute dabei a den normalen, b den vergrößerten und c den verkleinerten Durchmesser.

	Arterien	Kapillaren	Venen		Arterien	Kapillaren	Venen
1	a	a	a	15	b	b	c
2	a	a	b	16	b	c	a
3	a	a	c	17	b	c	b
4	a	b	a	18	b	c	c
5	a	b	b	19	c	a	a
6	a	b	c	20	c	a	b
7	a	c	a	21	c	a	c
8	a	c	b	22	c	b	a
9	a	c	c	23	c	b	b
10	b	a	a	24	c	b	c
11	b	a	b	25	c	c	a
12	b	a	c	26	c	c	b
13	b	b	a	27	c	c	c
14	b	b	b				

Von diesen 27 Kombinationen scheiden 15 ohne weiteres aus, nämlich die Nummern 1 (Trivialfall), dann 2, 3, 4, 5, 7, 9, 10, 11, 13, 14, 19, 21, 25, 27, weil sie physikalisch unmöglich sind. Es kann nicht eine Größe allein sich vergrößern oder verkleinern, ohne daß sich wenigstens eine andere im umgekehrten Sinn ändert. Es bleiben also zur weiteren Überlegung nur übrig die Nummern 6, 8, 12, 15, 16, 17, 18, 20, 22, 23, 24, 26.

Die Nummern 6, 8, 15, 16, 18, 20, 22, 23, 26 sind ohne weiteres auf die früher von uns angestellten Untersuchungen zurückzuführen. Zum Beispiel in Nr. 6 steht gar nichts im Wege, b als Variable zu betrachten und entsprechend der Erweiterung der Kapillaren müssen sich die Venen verengern. Die Weite der Arterien bleibt konstant, die additive Konstante bleibt beim Derivieren ohnedies einfach weg. Gerade so verhält es sich mit allen anderen Nummern dieser Reihe, denn es steht ganz in unserem Belieben, wo wir den Gefäßabschnitt in zwei Teile zerlegen wollen, ob zwischen Arterien und Kapillaren oder zwischen diesen und den Venen oder an irgendeiner anderen beliebigen Stelle. Immer muß die obige Gleichung

$$w_1 = w_2 \frac{\nu\, l_1\, q_1}{n\, l_2\, q_2}$$

richtig bleiben.

Eine wirklich neue Aufgabe stellen uns nur die beiden Kombinationen Nr. 17 und 24. Die erste bedeutet, daß die Kapillaren enger und entsprechend die Arterien und Venen weiter geworden sind: also einen isolierten Krampf der Kapillaren. In der oben durchgeführten Behandlung läßt sich die Aufgabe nicht lösen. Wohl muß wegen des konstanten Volumens die Erweiterung des arteriellen und des Venengebietes gleich sein der Verengerung der Kapillaren. Aber wie sich die Erweiterung auf die Arterien und auf die Venen verteilen wird, darüber ist gar nichts ausgesagt. Die eine kann der andern gleich, aber auch die eine viel größer sein als die andere. Aber in anderer Weise kann man sich doch eine Vorstellung davon machen, was wohl geschehen wird, wenn sich die Kapillaren verengern und Arterien und Venen sich dementsprechend erweitern. Denn diese Erweiterung muß genau gleich sein der Volumsabnahme der Kapillaren. Nun ist aber der Einfluß des Querdurchmessers auf die Reibung, auf den Widerstand für den Kreislauf in Röhren unzweifelhaft in engen Röhren viel beträchtlicher als in weiten. Am stärksten da, wo das Poisseuille'sche Gesetz gilt und das ist das Kapillargebiet ganz gewiß, vielleicht auch noch die anschließenden Teile von den feinsten Arterien und Venenwürzelchen. Wenn die ganze Verengerung auf dem Gebiet der Kapillaren so groß ist wie die Gesamterweiterung auf arteriellem und venösem Gebiet zusammengenommen, so macht diese Erweiterung gewiß für den Stromlauf nicht viel aus, denn das Kapillargebiet ist nur kurz und weit getrieben kann hier die Verengerung nicht werden, sonst gerät der ganze Kreislauf einfach durch Verschluß der Kapillaren ins Stocken. Überhaupt nähert sich der Widerstand in den Kapillaren dieser Grenze schon bei jeder Verengerung beträchtlich und aus allen diesen Gründen muß man annehmen, daß der Gesamtwiderstand bei einseitiger Verengerung der Kapillaren viel mehr erhöht, als durch die gleichzeitige Erweiterung der Arterien und Venen vermindert werden kann. Der Vorgang, den Nr. 17 angibt, muß also zur Verschlechterung des Kreislaufs führen.

Die Erwägung, zu der Nr. 24 Veranlassung gibt, verläuft ganz ebenso, nur umgekehrt und man muß daher den Schluß ziehen, daß einseitige Erweiterung der Kapillaren mit entsprechender Verengerung der Arterien und Venen die Verhältnisse für den Kreislauf verbessern wird. Das alles gilt natürlich nur so lang, als die Annahme V = const. gewahrt bleibt. Sobald der Liquor Gelegenheit und Zeit gefunden hat, zu- oder abzufließen entsprechend einer Verengerung oder Erweiterung der Gehirngefäße, wo es auch sei, so kommt stets bei Verengerung schlechtere, bei Erweiterung bessere Zirkulation zustande, ganz wie an allen anderen Körperstellen auch. Da hat dann der Kreislauf in der Schädelhöhle seine Besonderheiten ganz verloren, da könnte man dann im gleichen Sinn und mit dem gleichen Recht von Gehirn, Anämie und Hyperämie reden, wozu man sonst nicht berechtigt ist.

Hiermit haben wir uns der Mühe unterzogen, alle nur überhaupt denkbaren Fälle zu untersuchen, die von Veränderungen an den Gehirngefäßen eintreten können. Es ist aber nicht wahrscheinlich, daß sie sich alle auch verwirklichen werden. Stöhr jun. erklärt selbst, daß von den Nervenfasern, die an die Gehirngefäße gehen, ein Teil sicher wohl sensitiver Natur sein möge. Andererseits wird der Tonus der Gefäße wahrscheinlich nicht nur vom Centrum vasomotoricum, sondern daneben, oder stattdessen durch den Gehalt des Blutes an Wasserstoffionen chemisch beeinflußt. So läßt es sich allerdings denken, daß ein vermehrter Tonus der Kapillaren und auch der Venen hervorgebracht werde ganz ohne Zuhilfenahme der Gefäßnerven. Nur will es mir dabei scheinen, als wenn der vermehrte Tonus, wenigstens bei den Venen, mehr dazu da sei, einem erhöhten Innendruck entgegenzuwirken, als wirklich eine Verengerung des Lumens herbeizuführen. Das erste läßt sich begreifen, für das andere spricht gar keine Erfahrung. Wenn in Venen die Füllung nachläßt, ganz gleich aus welchem Grunde, dann verengern sich die Venen nicht konzentrisch, sondern werden platt. Ganz anders als wie bei den Arterien, die durch ihre Konstriktoren kreisförmig verengt werden, sobald sie leerer geworden sind. Am ehesten noch könnte ich annehmen, daß die Kapillaren gelegentlich, chemisch gereizt, in Krampfzustand oder auch in Lähmung geraten. Solang der Liquor weder zu- noch abfließt, muß das für sich Adiämorrhysis resp, Hyperdiämorrhysis bewirken.

Wir wollen noch ein paar Worte hinzufügen, ob eine Änderung der Lage im Raum auf die Zirkulation im Schädel wirken kann und wie. Auch davon hat man keineswegs eine richtige Anschauung. Vielfach begegnet man der Meinung, daß bei tieferer Lagerung des Kopfes dieser besser mit Blut versorgt wird und der erhobene Kopf schlechter. Der Satz ist in dieser Fassung entschieden falsch. Man muß sich nur daran erinnern, daß es physiologisch und klinisch ja gar nicht darauf ankommt, wie viel Blut sich im Gehirn befindet, sondern nur darauf, wie viel Blut in der Zeiteinheit durch die Gehirnkapillaren strömt. Von dieser Menge ist das Gehirn in seiner Tätigkeit in der Tat sehr abhängig, von der anwesenden Blutmenge gar nicht. Das Gehirn kann ja bei der stärksten Hyperämie ersticken, wenn der Kreislauf unterbrochen ist, z. B. bei Abschnürung der Venen. Von diesem Standpunkt aus betrachtet ist es für den Kreislauf im Gehirn und für dieses selbst ganz gleichgültig, ob der Kopf tief oder hoch liegt, wenn man das Blut als eine ideale reibungslose Flüssigkeit ansieht. Bei Tieflage des Kopfes wird der Strom im venösen Teil um gerade soviel verzögert, wie er im arteriellen Teil durch die Schwerkraft beschleunigt wird. Und umgekehrt wirkt die Schwerkraft bei erhobenem Kopf hemmend auf den Strom in den Arterien, fördernd auf ihn in den Venen. Die Arbeit, die vom Herzen geleistet wird, um das Blut in den Arterien in die Höhe zu treiben und die Schwerkraft zu überwinden, eben die nämliche Arbeit leistet das Blut beim Herabfallen in den Venen; umgekehrt ist es bei herabhängendem

Körperteil. Bewegende Kraft für die Blutbewegung ist das Gefälle, die Druckdifferenz zwischen zwei Stellen, nicht der absolute Wert der Drucke hierselbst. Bei hängendem Kopf ist der Druck auf der arteriellen Seite der Gefäße im Kopf und auf der venösen Seite um die Höhe der darauf lastenden Blutsäule, multipliziert mit ihrem spezifischen Gewicht, erhöht, und zwar beiderseits um die gleiche Größe, die Differenz bleibt also unverändert. Bei erhobenem Kopf ist der Druck auf der arteriellen Seite wie auf der venösen durch die nach unten ziehende Blutsäule vermindert, wieder auf beiden Seiten um die nämliche Größe, wieder bleibt die Druckdifferenz, das Gefälle, ganz gleichgroß. 130—100 ist eben = 120—90, für die Zirkulation ist es also nach einfachen, hydrostatischen Gesetzen ganz gleichgültig, ob ein Teil, der vom Blut durchströmt wird, höher liegt als das Herz, oder tiefer. Für den durchströmten Teil ist es aber nicht gleichgültig, ob das Gefälle beispielsweise 130—100 oder 120—90 beträgt. Denn für die durchströmten Gewebe kommt noch etwas in Betracht, das ist der Gewebsdruck, im Kopf der intrazerebrale Druck. An einer und derselben Stelle muß immer der Gewebsdruck, im Schädel der intrazerebrale Druck + Spannung der Gefäßwand gleich dem Blutdruck sein. Bei erhöhtem Blutdruck, sagen wir im Fuß bei hängendem Bein, wo in den Arterien der Druck 130, in den Venen 100 betragen soll, müssen sich die Gefäße erweitern, damit wird die Wand gedehnt und bekommt eine größere Spannung. Die Differenz: Blutdruck-Gewebsdruck ist aber die treibende Kraft für Flüssigkeitsteilchen, die sich aus den nicht ganz undurchlässigen Kapillaren in die Gewebe bewegen. Daraus können und müssen sich recht wichtige Folgen für die Gewebe ableiten. Inwieferne das sich in der starren Schädelkapsel anders verhält als in Gliedmaßen, die bei stärkerem Blutgehalt an- und bei geringerem abschwellen, werden wir gleich besprechen. Wenn in der Schädelkapsel der Blutdruck durch den Einfluß der Schwerkraft steigt, so tut er dies, wie überall, an allen Stellen um gleich viel. Da sich die Gefäße nicht ohne weiteres ausdehnen können, weil das Volumen der Kapsel zunächst als konstant angesehen werden muß, so kann auch die Spannung der Gefäßwand nicht zunehmen. Weil aber der intrazerebrale Druck gleich ist der Differenz Blutdruck minus Gefäßspannung, so muß der Druck in der Schädelhöhle bei Tieflage des Kopfes um den gleichen Wert steigen, um den der Blutdruck gestiegen ist. Das kann aber wieder auf das Kaliber der Gefäße keineswegs wirken, denn in diesen ist ja der Druck auch gestiegen um den nämlichen Wert, um den sich der intrazerebrale Druck erhöht hat. Hierin ändert sich also zunächst gar nichts und wird der Kreislauf in keiner Weise beeinflußt. Anders aber ist es mit dem Liquor cerebrospinalis, wenn einer da ist. Dem hält die Spannung des Apparatus ligamentosus für gewöhnlich das Gleichgewicht; diese Spannung ändert sich natürlich bei Hoch- oder Tieflage. Das Endergebnis wird es also sein, daß wenn der intrazerebrale Druck steigt, der Liquor unter zunehmender Spannung des ligamentösen Apparats nach der Wirbelsäule verdrängt wird. Damit kann und muß dann eine gleichmäßige Erweiterung aller Hirngefäße, der Arterien, Kapillaren und Venen in ganz gleichem Maße eintreten. So wird sich die Zirkulation im Gehirn im ganzen wohl etwas verbessern, aber nur weil eben das Blut keine ideale reibungslose Flüssigkeit ist und die Reibung in allen Gehirngefäßen bei ihrer Erweiterung ein wenig abgenommen hat.

Abgesehen von dieser Selbstverständlichkeit ist Verschlechterung oder Verbesserung der Zirkulation (für die Hochlage des Kopfes gilt das Erwähnte genau, nur in umgekehrtem Verhältnis), so lang man nur hydrostatische Betrachtungen anstellt, einfach leeres Gerede. Das Blut bewegt sich in einem Kreislauf. Es kommt vom Herzen und kehrt zu ihm zurück. Energie der Lage ist dabei von keinem Einfluß auf den Enderfolg und kann es nicht sein, die ganze Arbeit des Herzens wird ja tatsächlich nur zur Überwindung von Widerständen, von Reibung verbraucht.

Ganz anders aber liegt die Sache, wenn man folgende Überlegung anstellt. Das Herz treibt das Blut nicht einfach und kontinuierlich weiter und übt so seine beschleunigende Kraft aus, es kommt als bewegende Kraft nicht nur der Druck in Betracht, sondern auch der Stoß. Kapillaren und Venen werden vom Blut einfach durchströmt, die Arterienwand wird aber auch vom Blut gestoßen und so entsteht bekanntlich der Puls. Trifft ein bewegter Körper auf einen ruhenden, so werden im allgemeinen beide deformiert. Bei Flüssigkeiten kommt nur eine Volumsänderung in Frage, und da Blut für die in Betracht kommenden Kräfte als inkompressibel gelten kann, so wird auch eine Volumänderung ausbleiben, und wir brauchen uns nur mit der Wirkung auf die Gefäßwand zu beschäftigen.

Die Gefäßwand gehört zu den „festen Körpern", d. h. es kommt ihr ein bestimmtes Volumen und auch eine bestimmte Form zu. Beides wird gegenüber Einwirkungen von außen durch innere Kräfte aufrecht erhalten, die jeder Deformierung widerstreben. Solcher Kräfte sind es zweierlei, von der einen ist die Festigkeit abhängig, von der andern die Elastizität. An vielen Körpern ist es deutlich (auch die Flüssigkeiten und Gase gehören dazu), daß in ihnen innere Kräfte nicht nur deformierenden Kräften widerstehen, sondern auch, wenn diese nachlassen, den früheren Zustand wieder herbeiführen. Je vollkommener dies erreicht wird, einen desto höheren Grad von Elastizität sprechen wir dem Körper zu. Die Kraft, mit der es geschieht, heißt die elastische Kraft, die Spannung. Diese wächst proportional der Weglänge, um die durch äußere Kräfte die Massenteilchen verschoben wurden, bis zu einer gewissen Grenze, darüber nicht mehr proportional, sondern allmählich langsamer: „der Körper ist überdehnt", „die Elastizitätsgrenze ist überschritten". Die anderen inneren Kräfte, die nur der Festigkeit dienen, sind wesentlich verschieden davon. Auch sie haben eine Grenze, jenseits deren sie aber ungemein rasch, plötzlich abnehmen, auch andere Eigenschaften, die an der Wirkung der Elastizität nachgewiesen werden, wie die Hysteresis, fehlen ihnen vollkommen. Für den Stoß, der die Gefäßwand trifft, sind beide Arten von Kräften von der größten Wichtigkeit, aber nur die elastischen Kräfte kommen zunächst für unsere Überlegungen hier in Betracht.

Die Zeit, während deren zwei Körper, die aufeinander stoßen, sich berühren, heißt die Stoßzeit. Sie zerfällt in zwei Teile. Während des ersten Teils erfolgt eine Deformierung der gestoßenen Körper, dabei treten in ihrem Innern Kräfte auf, die man Spannung nennt, und die sich der Deformierung widersetzen. Zu ihrer Überwindung ist eine gewisse Arbeit notwendig. Sobald zu dieser Leistung die Wucht des stoßenden Körpers verbraucht ist, kommt er zur Ruhe und dann beginnt der zweite Teil der Stoßzeit. Jetzt leisten die im Innern des gestoßenen Körpers aufgetretenen Kräfte, die Spannung, Arbeit, um den Zustand vor dem Stoß wieder herzustellen. Die Arbeit ist gleich dem Produkt Kraft mal Weg. Ist die im zweiten Teil der Stoßzeit geleistete Arbeit gleich der im ersten Teil verbrauchten, so nennt man den gestoßenen Körper, wie erwähnt, vollkommen elastisch. Freilich gibt es keinen wirklich vollkommen elastischen Körper, die Arbeit im zweiten Teil der Stoßzeit ist immer kleiner als die im ersten Teil, ein Bruchteil der Wucht des Stoßes tritt nicht mehr als Massenbewegung, sondern als Molekularbewegung, als Wärme auf. Bei einem vollkommen unelastischen Körper ist die Arbeit der Spannung, das Produkt Kraft mal Weg, gleich Null, ps = Null. Das wird also der Fall sein, wenn die Kraft für sich oder auch, wenn der Weg für sich gleich Null ist. Im ersten Fall heißt man den Körper vollkommen plastisch, im zweiten vollkommen starr. Der Gegensatz von starr ist nachgiebig, ich sage absichtlich nicht „dehnbar", weil es auch eine Festigkeit und eine Elastizität gegen Kompression gibt. Im plastischen Körper ist p = 0, im starren ist s = o. Bei einem plastischen Körper sowohl wie bei einem starren ist die Arbeit der zweiten Stoßzeit = Null, in beiden Fällen[1]) wird durch den Stoß alle Wucht des bewegten Körpers in Wärme umgesetzt. Das sind Grenzfälle, die wieder nicht in aller Strenge, ganz genau je angetroffen werden, man tut aber gut, sie im Auge zu behalten, um von ihnen aus die Vorgänge zu beurteilen, die sich diesen Grenzfällen mehr oder weniger nähern.

Die Arbeit also, die in der ersten Stoßzeit geleistet wird, wird im zweiten Teil wieder gewonnen, vollkommene Elastizität des gestoßenen (und des stoßenden) Körpers vorausgesetzt. Je geringer der Grad der Elastizität, desto mehr geht von der Wucht des Stoßes für die Massenbewegung verloren und wird in Molekularbewegung, Wärme umgesetzt. Die elastische Kraft ist abhängig von der Deformierung des gestoßenen Körpers, sie wächst proportional dem Weg, den die aus ihrer Lage gebrachten Teile zurücklegen. Bei ganz plastischem Körper ist sie gleich Null. In diesem Zustand würde sich eine schlaffe Arterienwand befinden, sich wie ein plastischer Körper verhalten, so daß beim Stoß ein zweiter Teil der Stoßzeit gar nicht auftreten könnte. Die Wucht des stoßenden Körpers würde zur Massenbeschleunigung der Wand und zur Erzeugung von Wärme verwendet werden, nichts davon würde dem stoßenden Körper zurückgegeben. Je mehr sich die Arterienwand diesem Zustand nähert, desto größer ist für den stoßenden Körper, das Blut, der Verlust an kinetischer Energie bei jedem Stoß. Die Spannung der Arterienwand ist von der Füllung der Gefäße abhängig, je mehr sie enthalten, desto größer ist ihre Spannung, desto größer der Innendruck, der immer an jeder Stelle gleich ist der Gefäßspannung. Beim Erheben eines Beins wird zwar die Differenz: Arterieller Druck — venöser Druck nicht verändert, absolut aber sinken beide, die Venen werden enger und die Arterien auch. Im gleichen Maße sinkt hier die Spannung und beim Stoß der Pulswelle geht viel kinetische Energie verloren, wird in Wärme umgesetzt, es muß die Blutbeförderung notleiden. Wenn auch noch allgemeine Blutleere schon besteht, wenn der Blutdruck schon überall gesunken ist, dann kann es ja wohl geschehen, daß beim Erheben eines Organs in ihm die Blutversorgung aus dem erwähnten Grund

[1]) Daß die Lehre vom Stoß absolut starrer Körper in der Physik noch umstritten ist, weiß ich wohl.

schwer geschädigt wird, und ist das Organ das Gehirn, so kann sogar augenblickliche Lebensgefahr eintreten. Deswegen ist es da notwendig, schleunigst den Kopf tiefzulegen, damit der Druck in den Karotiden steigt, die Spannung der Gefäßwand zunimmt, damit weniger von der Wucht des Stoßes bei jedem Puls für die Bewegung des Blutes verloren geht, damit der Stoß nicht eine nahezu plastische, sondern eine in hohem Grade elastische Wand trifft.

Freilich kommen für die Gefäßspannung zwei Dinge in Betracht: Die Kraft, mit der das gedehnte elastische und Bindegewebe der Gefäßwand sich wieder zusammenziehen will, das ist die physikalisch-elastische Kraft, die hier wirkt und die vom Füllungszustand des Gefäßes abhängt, und zweitens die Kraft der ringförmigen Gefäßmuskulatur, die abhängig ist von der Innervation vom Sympathikus und vom Centrum vasomotoricum her. Beide zusammen erst, gedehntes elastisches Gewebe und Tonus der Muskulatur machen die Gefäßspannung aus. So kommt es, daß auch in blutleeren Arterien noch eine hinreichende Spannung in physikalischem Sinn, aber durch die physiologische Wirkung der Vasomotoren herbeigeführt werden kann, so daß beim Stoß des Blutes nicht allzuviel von Wucht verloren geht, das enge Gefäß noch hinlänglich gespannt ist, somit der Stoß keinen plastischen, sondern einen elastischen Körper trifft.

So ist auch allgemein die günstige Wirkung der Vasokonstriktoren für die Blutbewegung zu erklären, obwohl sie ja die Blutbahn zu verengern bestrebt sind, nach allgemeinen hydraulischen Gesetzen also den Kreislauf an Ort und Stelle behindern sollten. Nur wenn man in der Blutbewegung auch den Stoß des Blutes mit ins Auge faßt, ist ihre Wirkung zu verstehen.

Im allgemeinen geht also mit der Zunahme der Spannung weniger kinetische Energie verloren, aber das gilt nur bis zu einer gewissen Grenze, nur so lang wie die Gefäßwand überhaupt noch nachgiebig ist, wirklich vom Blutstoß nach außen getrieben, noch weiter gedehnt wird. Das Produkt $p \times s$ wird bei immer wachsendem p doch gleich Null, wenn der Weg s gleich Null wird, wenn der elastische Körper starr wird. Starre ist der zweite Gegensatz zur Elastizität, Plastizität der erste. Starre ist nach strengem Sprachgebrauch ein Grenzfall von Nachgiebigkeit, Nachgiebigkeit ist aber ein relativer Begriff im Verhältnis zur Kraft des Stoßes und zur Beschaffenheit des stoßenden Körpers. Eine Elfenbeinkugel verhält sich gegen eine zweite stoßende Kugel aus dem nämlichen Material als ein hochelastischer Körper, weil die Teile beim Stoß nachgeben. Ein Elfenbeinrohr, das von Wasser durchströmt wird, verhält sich wie ein starrer Körper, weil die Wand dem Stoße der etwa pulsierend durchgetriebenen Flüssigkeit nicht nachgibt. Starre kann also für bestimmte Verhältnisse gegeben sein auch durch übermäßige Steigerung der elastischen Kraft, durch überaus große Spannung. Der Fall läßt sich denken und kommt gewiß oft vor, daß eine übermäßig gespannte Gefäßwand sich annähernd wie ein starres Rohr verhält, dann wird, weil keine Deformierung durch den Blutstrom herbeigeführt werden kann, wieder viel oder fast alles von der Wucht des Stoßes in Wärme umgesetzt werden müssen und für die Massenbewegung des Blutes in Wegfall kommen. Noch viel häufiger wird aber ein solcher Zustand herbeigeführt werden durch physikalische Veränderungen der Gefäßwand selbst, durch Neubildung von straffem, nicht dehnbarem Bindegewebe, durch Einlagerung von Kalksalzen, so durch Sklerose und Atherom. Aus der Pathologie weiß man, daß es Arterien gibt, die sich durch ihre Härte und Unnachgiebigkeit nicht von einem tönernem Pfeifenrohr unterscheiden. Hier kann nicht mehr davon gesprochen werden, daß der Stoß einen elastischen Körper trifft, und in der zweiten Stoßzeit an Wucht wieder zurückerhalten wird, was in der ersten verbraucht wurde.

Daß dem wirklich so ist, zeigt ein längst bekannter, aber, soviel ich weiß, noch nirgends erklärter Versuch, den ich selbst seinerzeit als Student im Kolleg von A. Fick gesehen habe. Bei gleichem Gefälle fließt durch zwei gleichlange und gleichweite Röhren, die eine aus Metall, die andere aus Kautschuk, in der Zeiteinheit gleichviel Flüssigkeit. Macht man aber den Strom rhythmisch, so fließt durch die Gummiröhre mehr als durch die metallene. Offensichtlich ist also in dem starren Rohr kinetische Energie bei jedem Stoß verloren gegangen, die in dem nachgiebigen immer wieder gewonnen wird. Dabei kann man dem starren Rohr keineswegs jede Elastizität absprechen. Es könnte aus dem hochelastischen Elfenbein hergestellt sein und das Ergebnis wäre das gleiche. Daß auch das Metall elastisch ist, ergibt sich schon daraus, daß es durch Stöße zum Tönen gebracht werden kann. Und tönen kann es nur, weil seine Teilchen, einmal durch den Stoß aus ihrer Gleichgewichtslage gebracht, vermöge der elastischen Kräfte um eine Gleichgewichtslage schwingen und so in der Umgebung jene Stoßwellen hervorrufen, die, bis zum Ohr fortgeleitet, den Eindruck des Schalls machen. Es ist auch ganz falsch, zu sagen, daß verkalkte Arterien ihre Elastizität verloren haben, sie haben nur ihre Dehnbarkeit, ihre Nachgiebigkeit eingebüßt, sind aber außerdem sogar noch hochelastisch, wie sich aus ihrem Tönen bei hinlänglich starkem Pulsstoß ergibt. Für die Blutbewegung sind sie aber starr geworden, hierfür und für den Teil der Wucht, den sie im zweiten Teil der Stoßzeit wieder zurückgeben sollten, kommt die Wirkung der elastischen Kraft nicht mehr in Betracht. Es zieht sich nicht mehr die gedehnte Gefäßwand wieder zusammen und schleudert das Blut wieder zurück, sondern sie schwingt in ihrer Gleichgewichtslage, wobei ihr das Blut folgt; allmählich klingen diese Schwingungen ab und zuletzt ist auch hier ihre Arbeit in Wärme verwandelt. Ähnlich kann es, wenigstens theoretisch, werden, wenn die elastischen Wände einer ganz normalen gesunden Arterie sehr starr sind, also bei sehr hoher Spannung. Da kann, wenigstens annähernd, mit Abnahme der Nachgiebigkeit der gleiche Zustand herbeigeführt werden wie bei einem von Haus aus starren Rohr. Was also für den Blutkreislauf im allgemeinen günstig ist, höhere Spannung, kann ungünstig werden, wenn dabei ein gewisses Maß überschritten wird. Dann müßte man versuchen, diese übermäßige Spannung zu beseitigen, um den Kreislauf zu verbessern.

Berücksichtigt man nur den Unterschied: Arterieller Druck minus venöser Druck, so ist die Lage, die ein Organ einnimmt, ob es erhoben ist oder gesenkt, für die Fortbewegung des Blutes ganz gleichgültig, von großer Bedeutung aber ist die Lage für die wichtige Differenz: Blutdruck minus Gewebsspannung. Von größtem Einfluß ist die Lage ferner auf die Spannung der Gefäßwand.

Aus dem Vorstehenden ergibt sich ganz allgemein: Die Lage des Kopfes, ob hoch oder tief, ist, wenn man auch den Stoß des Blutes auf die Gefäßwand berücksichtigt, für den Forttransport des Blutes freilich von erheblichem

Einfluß. Beides kann schaden und die Strömung verlangsamen, die hohe und die tiefe Lage. Die erstere bei geringem Blutdruck vornehmlich bei Jugendlichen, die niedere bei hohem Blutdruck, gespannten Arterien oder, wenn die Wand derselben schon durch Atherom ihre Nachgiebigkeit mehr oder weniger eingebüßt hat.

Man wird sich vielleicht fragen, was diese Betrachtungen in einem Buch über Gehirnkrankheiten zu suchen haben und ob es notwendig war, sie in dieser Ausführlichkeit klarzulegen. Allein man wird diese Dinge vergebens irgendwo in den Lehrbüchern der Gehirnkrankheiten oder auch der Physiologie suchen oder man wird Althergebrachtes und zudem Falsches finden. Dabei handelt es sich um grundlegende Dinge auch für die klinische Behandlung der einschlägigen Frage und wir werden fast auf jedem Schritt darauf zurückkommen müssen, nicht nur im Kapitel der Zirkulationsstörungen, sondern auch an unzähligen anderen, wo sie ebenfalls eine Rolle spielen.

Die Untersuchung des Gehirnkranken.

Hier wollen wir die Untersuchungsmethoden zusammenfassend besprechen, die bei Gehirnkrankheiten in Frage kommen. Eigentlich sind es alle, die uns zur Krankenuntersuchung überhaupt zur Verfügung stehen, denn — das will ich ausdrücklich bemerken — einmal wenigstens muß ein Gehirnkranker von oben bis unten und an allen seinen Organen untersucht sein, bis man sich nur überhaupt dazu entschließt, ihn als einen Gehirnkranken anzusehen und dann des genaueren auf ihn und den Zustand seines Gehirns einzugehen.

Für einen Kranken kann es kaum etwas Schlimmeres geben, als gleich in die Hände eines Spezialisten zu geraten, wenn dieser nicht zugleich ein in allen Teilen der Pathologie hinreichend unterrichteter und bewanderter Arzt ist. Auf jedem Gebiet der ärztlichen Tätigkeit gibt es Dinge, die nur einer voll und ganz beherrschen, wirklich beherrschen kann, der sich sehr eingehend, jahrelang und unter sachgemäßer Anleitung, mit solchen Fragen abgegeben hat. Namentlich gilt das, wo es auf technische Geschicklichkeit und Übung ankommt, wie bei allen schwierigen operativen Eingriffen, aber auch bei diagnostischen Maßnahmen, sofern sie eine besondere Fertigkeit beanspruchen. Es soll auch gar nicht geleugnet werden, daß der zugezogene Spezialist dann die Diagnose noch in dem Grade vervollständigen und verfeinern kann, wie es vielleicht dem ersten nicht spezialistisch vorgebildeten Arzte nicht möglich gewesen wäre. Aber noch häufiger geschieht es, daß vom Kranken oder seiner Umgebung gleich zuerst ein Facharzt zugezogen wird, bloß weil man sich eingebildet hat, der wäre der Rechte. Und dann ist alles gegen sehr wenig zu wetten, daß der Facharzt eine dementsprechende Diagnose stellt, die Behandlung, die einseitige, einleitet und durchführt und den Karren vollständig verfährt. Ich wollte mich anheischig machen, einen von mir ausgesuchten Kranken bei allen Fachärzten vorzustellen, die es gibt und jeder soll etwas finden, was der Behandlung dringend bedarf, und jeder soll alles andere, was nicht in sein Fach oder Fächlein gehört, übersehen, ausgenommen vielleicht den Gynäkologen, der wenigstens nicht leicht an einem Einzelwesen männlichen Geschlechts eine Gravidität oder eine Metritis annehmen wird.

Genug, es sei von uns oder eben dem allgemeingebildeten Hausarzt die Diagnose oder auch nur der Verdacht auf Gehirnkrankheit geäußert worden, es sei ferner festgestellt, daß kein anderweitiges Organleiden die Gehirnerscheinungen erkläre, kein Nierenleiden, kein Herzleiden, keine Krankheit, die durch Veränderung des Blutes oder seines Kreislaufs das Gehirn in Mitleidenschaft gezogen haben könnte, dann tritt die Krankenuntersuchung etwa nach folgendem Schema in ihr Recht.

Daß man zuerst die Frage entscheiden muß, ob und in welchem Grade der Kranke bei Bewußtsein ist und wie man das macht, davon war schon oben die Rede.

Eine Störung auf dem Gebiete der großen kortikomuskulären Bahn, gerechnet von den Zentralwindungen bis zum quergestreiften Muskel, kann zu einer Lähmung führen. Die völlige Lähmung, bei der die gewollte Bewegung dem Willen ganz entzogen ist, heißt Paralyse. Die bloße Schwäche heißt Parese und dabei gibt es natürlich verschiedene Grade. Das eine Mal geht es gerade noch, daß der Kranke ein Glied ein wenig bewegen kann, das andere Mal merkt man zunächst oder überhaupt von einer Lähmung gar nichts, nur ermüdet der Kranke bei einer gewissen Bewegung, bei Gebrauch eines Gliedes eher als früher und als der anscheinend nicht stärkere Gesunde bei der gleichen Leistung. Bei halbseitiger Schädigung liegt der Vergleich mit der anderen, gesunden Seite natürlich am nächsten. Nur muß man dabei berücksichtigen, daß auch beim gesunden Rechtshänder die rechte Seite gewöhnlich stärker zu sein pflegt, an den Armen und Händen deutlich, aber auch an den Beinen nicht selten merklich. Die erste Prüfung bei nicht Bewußtlosen besteht in der Aufforderung, eine gewisse Bewegung zu machen, zuerst Finger und Zehen zu bewegen. Ist das in Ordnung, so ist eine Lähmung an Hand und Fuß schon unwahrscheinlich. Umgekehrt gehen diese Bewegungen häufig nicht, wennschon das Heben des Arms und Beins, auch Bewegungen der ganzen Hand und des Fußes möglich sind. Übung gibt den Blick, dabei zu sehen, daß der Kranke vielleicht sich über Gebühr anstrengt, das Verziehen des Gesichts verkündet manchmal schon die Anstrengung, die der Kranke dabei leisten muß, oder Stöhnen und Ächzen oder andere ähnliche Äußerungen. Die grobe motorische Kraft prüft man auch, indem man sich die Finger aus Leibeskräften drücken läßt, besonders dabei rechte und linke Seite vergleichend. Man tut gut, dabei der Faust des Kranken nur einen Finger anzuvertrauen, denn zwei könnte er, wo die Kraft gut ist, in höchst schmerzhafter Weise zusammenpressen. Reicht man nur einen einzigen Finger, so kann man auch einen herkulischen Mann ruhig auffordern, aus Leibeskräften zu drücken, es ist ihm nicht möglich, den Finger in schmerzhafter Weise zu quetschen. Auch den Widerstand kann man abschätzen, den der Kranke dem Versuche entgegensetzt, seinen Arm, sein Bein zu biegen oder zu strecken. Dabei ist zu merken, daß auch ein sehr schwacher Kranker in seinem Bein eine Kraft hat, die der Arzt mit seinem Arm nicht überwinden kann. Alle diese Proben laufen auf Schätzung hinaus und reichen auch für gewöhnlich hin, um eine Diagnose zu stellen. Für genauere Untersuchungen hat man ja wohl auch Kraftmesser, z. B. für die Kraft, mit der die Faust geballt wird, Federn, die der Kranke zusammenpressen muß und woran ein Zeiger angibt, mit welchem Druck dies geschieht. Bei den gewöhnlichen klinischen Untersuchungen kann man diese Dinge wohl entbehren. Niemals, auch wenn eine Lähmung der Beine zunächst gar nicht vorzuliegen scheint, darf man die Prüfung des Ganges unterlassen. Der Rat Griesingers lautet, daß die Untersuchung keines Nervenkranken als beendet angesehen werden soll, bevor man den Kranken hat gehen lassen. Dabei gewinnt man aber nicht nur eine Vorstellung über die motorische Kraft und ihre Größe, sondern auch noch über die Form der allenfalls vorliegenden Lähmung und noch manches andere, wovon wir gleich sprechen werden. Schon die glaubwürdige Versicherung des Kranken, daß er eher als sonst ermüde, ist nicht auf die leichte Achsel zu nehmen. Viele Lähmungen gehen allmählich mit solchen subjektiven Beschwerden an, die über kurz oder lang sehr ernste Formen annehmen können.

Von Wichtigkeit ist die Frage, ob eine Lähmung schlaff oder eine spastische ist. Bei der schlaffen Lähmung wird der passiven Bewegung gar kein oder nur ein geringer Widerstand von seiten der Muskeln entgegengebracht, bei spastischen mitunter so sehr, daß man ihn nicht überwinden kann. Wird dabei auch noch ein Glied, die Finger, die Hand, der Arm, das Bein usw. in einer besonderen Stellung mehr oder weniger unverrückbar festgehalten, so spricht man von Kontraktur, je nachdem von einer Beuge- oder Streckkontraktur usw. Bei allen diesen Prüfungen muß unbedingt die Frage gestellt werden, ob das weh tue, denn man darf dem Kranken keine unnötigen Schmerzen zumuten, auch wird oft jeder passiven Bewegung ein starker Widerstand entgegengesetzt oder wird eine geforderte Bewegung nur deswegen verweigert oder zögernd ausgeführt, weil Schmerzen damit verknüpft sind.

Je nach dem Ort und der Ausdehnung einer Lähmung spricht man von einer Paraplegie, wenn beide Arme oder beide Beine gelähmt sind (bei Gehirnleiden selten) oder von Hemiplegie, wenn einseitige Lähmung von Arm und Bein, gewöhnlich auch des unteren Fazialis besteht (bei zentralen Lähmungen bleibt, wie schon mehrfach erwähnt, der obere Ast des Fazialis frei). Ist nur ein Arm oder ein Bein von der Lähmung betroffen, so ist da eine Monoplegie. Desgleichen kann man auch von einer Monoplegie reden, wenn nur ein Fazialis, Hypoglossus usw. befallen ist, doch liegt, wenn sich eine Lähmung auf einzelne Muskeln oder Muskelgruppen beschränkt, fast immer die Lähmung eines peripheren Nerven, der das betreffende Gebiet versorgt, vor. Dieser Umstand, der Nachweis, daß die Lähmung genau dem Verbreitungsbezirk eines Nerven, wenn auch vielleicht nicht in voller Ausdehnung, betrifft, ist wesentlich gegenüber sog. funktionellen Lähmungen oder sog. hysterischen und spricht ganz allgemein für periphere Nervenlähmung.

Ob eine Lähmung zentral oder peripherisch ist, das entscheidet das Verhalten der Reflexe in erster Linie. Bei Verletzung des peripheren Neurons, also bei Kernlähmung und Lähmung des von ihm ausgehenden peripheren Achsenzylinderfortsatzes, ist der Reflex aufgehoben oder wenigstens abgeschwächt, bei Verletzung des zentralen Neurons ist er wegen der Unterbrechung der reflexhemmenden Fasern, die in der Pyramidenbahn verlaufen, gesteigert, zum mindesten erhalten. Der Reflex von Babinski ist bezeichnend gerade für eine Störung in der Pyramidenbahn. Außerdem dient auch die Untersuchung mit dem elektrischen Strom zur Unterscheidung der peripheren Lähmungen von den zentralen.

Nach der Durchschneidung eines peripheren Nerven degeneriert der Teil des Nerven, der peripher von der Verletzung liegt, innerhalb weniger Tage und ausgiebig, aber auch das zentrale Stück zerfällt in unmittelbarer Nähe der verletzten Stelle, allerdings schwächer und nur auf eine verhältnismäßig kurze Strecke hin; doch spielt dies für die klinische Beobachtung gar keine Rolle. Es gibt Zeichen, untrügliche Zeichen für die eigentümliche Degeneration, die sich am Nerv und dem von diesem versorgten Muskel einstellt, wenn der ernährende Einfluß der Ganglienzelle aufhört sich geltend zu machen. Sie bestehen in einer bezeichnenden Abänderung in der Reaktion von Nerv und Muskel auf den elektrischen Strom.

Elektrische Untersuchung.

Man reizt Nerv und Muskel oder wie man sich auch ausdrückt, man reizt den Muskel direkt und indirekt. Der gereizte Muskel zieht sich zusammen, er zuckt. Er tut dies, ob ihm der Reiz vom elektrisch gereizten Nerven zugekommen ist oder ob er selbst ohne Zwischenschaltung des Nerven in Reizzustand versetzt wurde, so wenigstens beim Gesunden. Man kann z. B. den Musculus abductor digiti minimi direkt mit dem elektrischen Strom reizen, indem man die eine Elektrode „indifferente Elektrode" („Schließungselektrode" genannt weil sie nur zum Schließen des Stromes überhaupt dient), weit entfernt vom Muskel auf das Sternum, den Nacken usw. aufsetzt, die andere („Reizelektrode", weil mit ihr wirklich gereizt werden soll) außen auf den Kleinfingerballen; man kann jetzt den Strom schließen und der Muskel wird sich zusammenziehen — direkte Reizung des Muskels. Der Punkt, von dem aus das am leichtesten und sichersten geschieht, heißt der Muskelpunkt des Musculus abductor digiti minimi. Man kann aber auch zweitens sich den Nervus ulnaris aufsuchen, da, wo er oberflächlich liegt, z. B. oberhalb des Handgelenks radial von der Sehne des M. radialis internus oder auch weiter oben, in der Rinne des Olekranon. Setzt man hier die Reizelektrode auf und schließt den Strom, so ziehen sich alle vom Nervus ulnaris versorgten Muskeln zusammen, alle, für welche die Äste nicht schon vorher abgegangen sind, z. B. auch die Muskeln des Kleinfingerballens und damit auch der Musculus abductor digiti minimi. Das war eine indirekte Reizung. Man sucht sich in jedem einzelnen Falle zunächst den Muskel- und den Nervenpunkt mittelst des unterbrochenen oder faradischen Stromes und tut gut, sich durch fleißige Übungen eine genaue Kenntnis von der Lage der Muskel- und Nervenpunkte zu verschaffen. Man benützt dazu den faradischen Strom aus mehrfachen Gründen. Bei sehr hoher Stromspannung ist die Menge von Elektrizität, in Coulomb gemessen, die der faradische Strom mit sich führt, nur sehr klein. Schon in großer Nähe, von der Elektrode nur sehr wenig entfernt, ist demnach die Stromesdichtigkeit bis zur Wirkungslosigkeit gesunken und es gelingt demgemäß viel leichter, die Stromeswirkung zu lokalisieren. Das ist namentlich in den Gegenden von hohem Wert, wo auf kleinem Raum mehrere Muskel- oder Nervenpunkte nah beieinander liegen. Bei den gebräuchlichen Apparaten für den faradischen Strom, bei den Induktionsapparaten, wird der Strom immer wieder und ziemlich rasch durch eine schwingende Feder unterbrochen und ebenso oft wieder geschlossen. Es treffen also den gereizten Nerv oder Muskel immer wieder sehr kurzdauernde Stöße, jeder für sich ein Reiz für den Nerv oder Muskel. Wird ein Muskel direkt oder indirekt vom Nerven aus öfter als 30 mal in der Sekunde in Reizzustand versetzt, so zuckt er nicht 30 mal in der Sekunde, sondern er gerät in einen glatten Tetanus. So geht es auch bei der elektrischen Prüfung mit dem unterbrochenen oder faradischen Strom. Verwendet man diese Stromesart, so zeigt es sich, daß es nicht gleichgültig ist, welche Elektrode man als indifferente und welche man als Reizelektrode verwendet. Beim Schließen wie beim Öffnen des Stromes in der primären Spirale durch das Schwingen des Wagner'schen Hammers entsteht in der sekundären Spirale, deren induzierter Strom allein in der Elektrodiagnostik verwertet wird, ein sehr kurzdauernder Strom. Der Öffnungsstrom ist aber wegen der Autoinduktion im sekundären Stromkreis der bei weitem stärkere und man kann also wohl auch beim Induktionsstrom dessen Pole bei jedem Schluß und jeder Öffnung des primären Stromkreises wechseln, von einem negativen und positiven Pol, einer Kathode und einer Anode sprechen, wenn man eben nur den soviel stärkeren Öffnungsschlag berücksichtigt. Prüft man mit dem faradischen Strom, so verwendet man ausschließlich die Kathode des Öffnungsschlages, da sie physiologisch bei weitem mächtiger ist als die Anode.

Die faradische Prüfung beschränkt sich darauf, festzustellen, ob der Muskel bei direkter und indirekter Reizung überhaupt zuckt und indem man den Rollenabstand der primären und der sekundären Rolle durch Verschieben der sekundären bald vergrößert, bald verkleinert, findet man den Abstand der beiden, also ungefähr die Stromstärke, die notwendig ist, um gerade noch eine Kontraktion des Muskels zu erzielen. Ist im Vergleich mit anderen Nerven- und Muskelpunkten der notwendige Rollenabstand verhältnismäßig groß, so ist die faradische Erregbarkeit als gesteigert, ist er verhältnismäßig klein, so kann die faradische Erregbarkeit als verringert angesehen werden und will es auch mit den stärksten Strömen, die der Kranke wegen der gleichzeitig eintretenden Schmerzen noch ertragen kann, also bei wenig voneinander entfernten, oder ganz übereinander geschobenen Rollen nicht gelingen, eine Zusammenziehung der Muskeln zu erzielen, so gilt die faradische Erregbarkeit für erloschen. Erst nachdem die Prüfung mit dem faradischen Strom vorangegangen und beendet ist, beginnt die Prüfung mit dem konstanten oder galvanischen Strom.

Beim gesunden Nerven kommt, wenn man von schwächeren Strömen zu stärkeren übergeht, zuerst eine Zuckung (hier Einzelzuckung, nicht Tetanus), wenn man die Kathode auf den Nervenpunkt aufsetzt und den Strom schließt. Steigert man die Stromstärke, was am besten mit einem Rheostaten geschieht, wobei man die Stromstärke an einem Galvanometer abliest, das Milliampère angibt, so kommt ziemlich bei gleicher Stromstärke auch noch eine Zuckung, wenn mit der Anode untersucht wird, sowohl wenn der Strom geschlossen, als wenn er geöffnet wird. Und zu allerletzt, bei Strömen, die von den meisten gar nicht mehr ertragen werden, kommt auch noch eine Zuckung, wenn man die Kathode zur Reizung verwendet und den Strom öffnet.

Die normale Zuckungsformel lautet demgemäß beim Nerven und allmählich gesteigerter Stromstärke: Kathodenschließungszuckung (KSZ), Anodenschließungs- und Öffnungszuckung (AnSZ und AnÖZ), Kathodenöffnungszuckung (KÖZ).

Die nämliche Reihenfolge und die nämliche Formel gilt bei Gesunden auch für den Muskel, also bei direkter Reizung ebensowohl wie bei indirekter. Denn der gesunde Muskel wird auch vom Muskelpunkt aus eigentlich indirekt, von seinen Nervenästchen aus erregt. Und — das ist die Hauptsache: alle Zuckungen erfolgen blitzartig schnell, „prompt".

Bei einer starken Verletzung oder gar Zerstörung des peripheren Neurons, also bei einer peripheren Nervenlähmung erlischt die faradische Erregbarkeit bei indirekter und bei direkter Reizung, der Muskel ist bald weder vom Nerven aus, noch wenn man ihn vom Muskelpunkt aus reizen will, erregbar. Auch der galvanische Strom spricht vom Nerven aus nicht mehr an, dagegen ist die direkte Erregbarkeit des Muskels durch den galvanischen Strom erhalten, für eine gewisse Zeit sogar gesteigert, dabei ist aber die normale Zuckungsformel umgekehrt, insoferne die ASZ bei schwächeren Strömen schon erfolgt als die KSZ und — das ist wieder die Hauptsache —: alle Zuckungen erfolgen nicht mehr plötzlich, prompt, sondern langgezogen, träg. Das Ganze gibt so das Bild der kompletten Entartungsreaktion. Es gibt wohl auch Abweichungen davon, atypische Formen der Entartungsreaktion, sie gehen uns hier aber nicht viel an, weil bei den Gehirnkrankheiten meist nur die Frage zu entscheiden ist, ob eine periphere oder eine zentrale (vom Gehirn ausgehende) Lähmung im Einzelfall angenommen werden muß und diese Frage wird schon entschieden, wenn die galvanischen Zuckungen ausgesprochen prompt oder ausgesprochen träg erfolgen. Im letzteren Fall ist das periphere Neuron getroffen, im ersteren Fall, der zentralen Lähmung, das erste. Ob dabei dann noch eine gesteigerte oder herabgesetzte Erregbarkeit vorhanden ist, das ist im allgemeinen sehr gleichgültig, nur bei den peripheren Lähmungen, wie sie allerdings auch bei den Gehirnnerven, z. B. dem Fazialis, vorkommen können, ist das durchaus wichtig, insofern die Prognose der Lähmung durch die Form der Entartungsreaktion, ob typisch und komplett oder atypisch, wesentlich mitbestimmt wird.

Es gibt noch mehr Zeichen dafür, daß eine Lähmung eine des zweiten Neurons, eine peripherische ist. Nicht nur durch den Willensimpuls werden die Muskeln veranlaßt, sich zusammenzuziehen, sondern auch ganz ohne die Willkür, durch einen Eingriff von außen, einen, der nicht einmal den Muskel oder den motorischen Nerv selbst trifft. Ein solcher Reiz gelangt erst auf einen sensiblen, einen zentripetal leitenden Nerv, der Reiz pflanzt sich fort bis zum Zentralnervensystem, überträgt sich aber hier ohne weiteres, ohne etwa bis zu den Zentralwindungen zu gelangen, direkt auf die motorischen Zellen in den Vordersäulen und von hier aus wird der Muskel in Tätigkeit gesetzt.

Diesen Vorgang heißt man einen Reflex, die ganze Bahn, die der Reiz beschreiben muß, um den Enderfolg, die Zusammenziehung des Muskels zu erzielen, heißt der Reflexbogen im weiteren Sinn; der sensible Teil und der motorische Teil entsprechen dem sensiblen und dem motorischen Nerv, der Reflexbogen im engeren Sinn ist die Verbindung des sensiblen Teils im Zentralnervensystem mit dem motorischen. Immer ist hier, wo der Reiz auf die motorische Sphäre übertragen wird, eine Ganglienzelle eingeschaltet, sie wird vom Reiz ergriffen und schaltet ihn um auf eine motorische Faser. Da gemeinhin selten einzelne Fasern reflektorisch erregt werden, sondern mehrere oder viele zusammen, so handelt es sich auch nicht sowohl um Ganglienzellen als um Gruppen von solchen, die das Reflexzentrum darstellen. Die meisten Reflexbogen und die wichtigsten liegen nun wohl im Rückenmark und der Reflex, der sich dort abspielt, der seinen Bogen im Rückenmark hat, kann dem Ich ganz verborgen bleiben oder wenigstens ganz unbeeinflußbar von ihm verlaufen. Um nur ein Beispiel zu nennen: wenn der Reiz an den Genitalien eine gewisse Grenze erreicht hat, so kommt es, obwohl das Ich es merkt, selbst dann unweigerlich zur Ejakulation, wenn das Ich allen Willen aufbieten sollte, um solches zu verhindern. Auf andere Reflexe gewinnt das Ich aber einen derartigen Einfluß, daß es bis zu einer gewissen Grenze möglich ist, das Zustandekommen des Reflexes zu verhindern. Das kann unwillkürlich geschehen oder auch willkürlich. Aber auch ohne daß vom Ich aus das mindeste geschieht, stehen viele Reflexe unter der Herrschaft des Gehirns, wodurch sie abgeschwächt oder verhindert werden. Das geht schon aus der Tatsache hervor, daß enthauptete Tiere viel stärkere Reflexe aufweisen und zahllose Erfahrungen aus der Pathologie stimmen mit dieser Annahme überein. Man nimmt wohl sicher mit Recht an, daß sich im Bündel der Pyramidenbahnen auch sog. reflexhemmende Fasern befinden, deren Einfluß sich auf den Reflexvorgang in abschwächendem Sinne und zwar ständig, nicht nur vom Ich veranlaßt, geltend macht. Diese Fasern werden bei groben Verletzungen selbstverständlich, aber auch bei vielen Krankheiten mitbetroffen allemal, wenn es bis zur Lähmung der von der Pyramidenbahn versorgten Muskeln gekommen ist. Für die zentralen Lähmungen ist es demnach bezeichnend, daß die Reflexe gesteigert sind. Bei den peripheren Lähmungen dagegen sind die Reflexe abgeschwächt oder je nach dem Grad der Störung vernichtet; das gilt für die Verletzungen des ganzen peripheren Neurons einschließlich der Ganglienzellengruppen, durch den der Reflexbogen geht. Kernlähmungen und Lähmungen des peripheren Nerven verhalten sich demgemäß in dieser Beziehung völlig gleich. Das alles gilt wohlbemerkt nur für die tiefen Reflexe, die ihren Bogen im Rückenmark haben. Über die Art, wie man die Reflexe prüft, werden wir später noch Genaueres hören; hier nur noch eine Bemerkung über einen Irrtum, dem man leicht verfällt, wenn die Prüfung durch einen kurzen Schlag geschieht. Gerade ein Muskel, der durch Lähmung seines peripheren Nerven oder durch Erkrankung seines Kerns gelähmt ist, der also auch nach Vorstehendem bei der elektrischen Prüfung EaR zeigt, ist trotz seiner Atrophie nicht nur oft gegen den galvanischen Strom sogar überempfindlich, sondern auch mechanisch übererregbar. Schlägt man nun mit seinem Hammer, mit dem man die Reflexe prüft, einen solchen Muskel, so zieht er sich zusammen und das könnte leicht zur Annahme führen, daß der Reflex erhalten oder sogar gesteigert ist, während in Wirklichkeit sich die Sache umgekehrt verhält. Denn ein genaues Zusehen lehrt, daß die ausgelöste Zuckung ebenso wie die elektrisch hervorgerufene am atrophischen, peripher gelähmten Muskel ausgesprochen träg ist. Sie entsteht auch gar nicht auf dem Wege des Reflexes, sondern ist Folge direkter mechanischer Reizung der Muskelfaser selbst und hat mit dem Nervensystem um so weniger irgend etwas zu tun, als bei peripheren Nervenlähmungen der Zerfall der Nervenfaser sich bis in den Muskel hinein, bis zur motorischen Endplatte fortsetzt. Es ist also gerade bei einem Muskel, der komplette EaR gibt, diese Prüfung neben der elektrischen ein Mittel zur Unterscheidung der peripherischen Lähmungen von den zentralen. Oben war schon davon die Rede. Hinzugefügt muß nur noch werden, daß bei peripheren Lähmungen wenigstens einige Tage verstrichen sein müssen, bis die Entartungsreaktion deutlich nachweisbar wird, daß bei zentralen Lähmungen einfache Abnahme der Erregbarkeit von Nerv und Muskel vorkommt, gegenüber beiden Stromesarten aber keine Entartungsreaktion, wenigstens keine typische, wenngleich von ganz seltenen Ausnahmen berichtet worden ist, wo bei sehr langdauernder zentraler Lähmung dann auch das periphere Neuron angegriffen werden kann und so EaR herbeigeführt wird. Dann ist's eben auch die peripher gewordene Lähmung, die die EaR herbeiführt.

Auch die Atrophie der gelähmten Muskulatur kann zur Unterscheidung herangeführt werden. Sie ist bei Kern- und Nervenlähmung peripherischer Art bedeutend. Doch kommt eine Abnahme und Abmagerung der gelähmten Muskeln auch bei längerer Dauer einer zentralen Lähmung in geringerem Grade vor. Es ist das die Inaktivitätsatrophie, die nie ausbleibt, wenn ein Glied oder Muskelgebiet längere Zeit untätig verweilt, ganz gleichgültig, ob dabei vielleicht gar keine Lähmung vorliegt, z. B. im Gipsverband nach einem Knochenbruch oder nach einer Verwundung. Selbst wenn ein Muskel gar nicht ganz untätig gewesen ist, sondern nur mehr geschont, z. B. wegen Schmerzen, so macht sich schon nach wenigen Wochen eine Inaktivitätsatrophie in dem Maße geltend, daß bei vergleichender Messung des Umfangs der Arme oder der Beine rechts und links sich unbedingt ein Unterschied ergeben muß. Eine Prüfung, die bekanntlich zur Entlarvung von Täuschungsversuchen sehr häufig und mit Vorteil verwendet wird.

Die Lähmungen der motorischen Hirnnerven erfordern eigene Maßnahmen, um sie zu entdecken und zu prüfen. Lähmung der Augenmuskelnerven verursachen Doppelbilder, Akkommodationslähmung, Starre der Pupillen beim Lichteinfall, Ptosis je nach den betroffenen Muskeln. Das werden wir im Zusammenhang besprechen, wenn wir von der Untersuchung des Auges überhaupt reden werden.

Eine Lähmung des Fazialis verrät sich oft schon durch die Stellung des Mundes, der nach der gesunden Seite verzogen ist. Dabei hängt der Mundwinkel auf der kranken Seite etwas mehr herunter und ist auch auf dieser Seite die Nasolabialfalte verstrichen, seichter als auf der gesunden. Deutlicher wird die Lähmung, wenn man den Kranken auffordert, eine Bewegung mit dem Mund zu machen, ihn zu spitzen, die Zähne zu zeigen. Dabei bleibt die kranke Seite zurück oder der Kranke kann auf der einen, der kranken Seite den Mund gar nicht ordentlich schließen und die Luft entweicht beim Aufblasen der Wangen durch den Mundwinkel. Der Reflex, der zur Unterscheidung des zentralen Charakters der Lähmung dient, ist der Konjunktivalreflex. Man berührt die Konjunktiva vorsichtig, erfolgt dabei kein Schluß des Auges, so ist die Lähmung peripherisch. Auch daß das Auge auf der gelähmten Seite gar nicht geschlossen werden kann, daß „Lagophthalmus" besteht, spricht schon dafür, daß die Lähmung eine peripherische ist, da die Mitbeteiligung des obersten, des Stirnastes bei zerebralen Fazialislähmungen so gut wie nie beobachtet wird, wovon schon mehrmals die Rede war.

Ein weiteres Zeichen für die Fazialislähmung ist das Hängen des Gaumenbogens auf einer Seite; es hängt von der Lähmung der N. palatini descendentes ab, die vom Ganglion sphenopalatinum herunterkommen. Auch die Chorda tympani kann getroffen sein, wenn die Unterbrechung der Bahn im Felsenbein statthatte. Davon vielleicht später mehr, hier sollten diese Dinge nur einstweilen erwähnt werden, um die Wege zu zeigen, auf denen die Entscheidung zwischen zentraler und peripherischer Lähmung gelegentlich gesucht werden kann.

Die Lähmung des Hypoglossus wird an der Stellung erkannt, die von der Zunge angenommen wird, wenn sie der Kranke auf Verlangen herausstreckt. Dabei kommt die Wirkung des M. genioglossus vornehmlich zur Geltung, der die Zunge nach vorn bewegt. Bei einseitiger Lähmung oder Schwäche weicht die Zunge nach der gelähmten Seite hin ab. Auch die anderen Bewegungen der Zunge, das Rollen derselben, das Hohlmachen, Spitzen u. dgl., fallen dem Kranken schwer oder sind ihm unmöglich. Auch Schluckbeschwerden sind denkbar, obwohl solche hauptsächlich bei gelähmtem Glossopharyngeus vorkommen, dessen motorische Fasern auch bei der Prüfung der Motilität untersucht werden müssen. Zur Probe läßt man Speisen und zwar sowohl feste als flüssige schlucken. Wenn nur Flüssigkeiten glatt hinuntergehen, feste Brocken nicht, so spricht das im allgemeinen für ein mechanisches Hindernis, eine Stenose; wenn aber flüssige Speisen nicht hinunterwollen und gerade größere Brocken anstandslos geschluckt werden, oder wenn zwischen fest und flüssig kein Unterschied besteht, so kann das für eine Lähmung, oder auch für einen Krampf der Schluckmuskulatur verwertet werden.

Die bisher erwähnten Störungen betreffen die Leistungen der Pyramidenbahn. Daß aber die Zwecke einer gewollten Bewegung wirklich erreicht werden, dazu gehört mehr als der bloße Kraftaufwand, den die Pyramidenbahn leistet. Werden vom Ich nur z. B. die Beuger von Arm und Hand in Bewegung gesetzt, so genügt das nicht einmal, um nur einen Gegenstand zu ergreifen und festzuhalten. Die Antagonisten der Beuger von Hand und Finger müssen auch in Tätigkeit treten, müssen das Handgelenk in eine gewisse Stellung bringen und darin festhalten, damit die Fingerbeuger nur überhaupt wirksam werden können. Die Beweger von Arm, Hand und Fingern müssen in einer gewissen Reihenfolge tätig werden, die Einzelbewegung muß ihrer Wirkung, also auch ihrer Kraftentfaltung nach richtig abgestuft sein, damit der Zweck des Ich voll und ganz und ohne unnötige Kraftverschwendung erreicht wird. Aus dem nämlichen Grund muß auch in jeder Bewegung Maß gehalten werden. Ist einmal der Reiz zur Muskelkontraktion gegeben, so wirkt dieser Reiz auch noch eine Zeitlang fort und durchaus nicht immer, nicht einmal bei beabsichtigter größter Kraftentfaltung entspricht dies dem Zweck des Ich und so müssen zur rechten Zeit auch Hemmungen eingreifen und wirksam werden, um das richtige Maß einzuhalten. Die Bewegungen, abgesehen von den „Primitivbewegungen", müssen erst erlernt werden und das Ungeschick des kleinen Kindes und später des Ungelernten bezieht sich gerade auf diesen Vorgang der Abstufung nach Reihenfolge und Kraft und Zeitfolge. Alle diese Dinge zu regeln ist nicht die Sache des Pyramidensystems, sondern des extrapyramidalen Systems. Es sind also vorwiegend das Striatum und das Pallidum, die hier in Tätigkeit treten müssen und nicht die Zentralwindungen. Die haben ihre Sache schon besorgt mit der groben Arbeit, jetzt kommt die feinere. Das Beispiel, das wir gewählt haben, ist einfach genug. Denkt man sich eine andere, verwickeltere Beschäftigung, Schreiben, Zeichnen oder für die Beine etwa einen schwierigen Tanz, so kann man sich einbilden, wie wichtig die Koordination für die Zwecke des Ichs ist, gelegentlich nicht nur, sondern in Wahrheit bei hundert Verrichtungen im Laufe eines einzigen Tages. Die Störung der Koordination heißt Ataxie, und was wir soeben berührt haben, schlägt in das Gebiet der motorischen Ataxie. Dazu, daß die Koordination regelrecht verläuft, dazu gehört nämlich, wenn und sobald es sich nicht um eine Tätigkeit handelt, die gewohnheitsgemäß sich vollzieht und wobei das Ich ganz auf eine Kontrolle verzichten kann und auf den ersten Antrieb alles wie zwangsweise und wie von selbst abläuft, auch noch eine Übersicht des Ich über das, was augenblicklich geschehen ist und noch geschieht. Namentlich muß der Grad des Muskeltonus bekannt sein, nicht minder die Lage der Glieder im Raum, die Stellung der Gelenke usw. In der Tat zum Teil wird Störung der Koordination dadurch herbeigeführt, daß diese Kontrolle von seiten des Ich zu wünschen übrig läßt oder ganz versagt. Dann kommt es auch zur Ataxie, aber zur sensorischen, wie man sie zu nennen pflegt, weil sie auf einer Störung zentripetalleitender Nerven beruht. Nicht immer sind die beiden Formen der Ataxie, die motorische und die sensorische, leicht auseinanderzuhalten, um so weniger, als sie nicht allzu selten miteinander zusammen auftreten.

Man prüft auf Ataxie, indem man erst einfachere, dann verwickeltere und schwierigere Bewegungen vom Kranken ausführen läßt. Selbstverständlich kann hierbei von der oberen Extremität viel mehr verlangt werden als von der unteren, nicht nur, weil die anatomische Gestalt der Hand feinere Verrichtungen zuläßt als der Fuß, sondern namentlich weil das ganze Leben hindurch auch wirklich von Arm, Hand und Fingern viel mannigfachere Bewegungsformen verlangt und geleistet werden als vom Bein und Fuß, deren Bewegungsformen nicht viel die Funktion als Stütze überschreiten. Immerhin kann man den Kranken auffordern, in Rückenlage mit dem Fuß einen Kreis in der Luft zu beschreiben. Der fällt bei vorhandener Ataxie doch auffallend eckig und unbehilflich genug aus, wie man sich beim Vergleich mit einem Gesunden überzeugen kann oder man läßt den Kranken gehen und da fällt vor allem auf, daß nicht Maß und Ziel gehalten werden kann, daß die Bewegungen das gewollte Ziel bei weitem überschreiten, daß der Gang schleudernd geworden ist. Auch kann man den Kranken auffordern, daß er mit der Fußspitze die vorgehaltene Hand berührt, er bringt es nicht fertig, wenn die Koordination gestört ist. Mit diesen Erscheinungen der Ataxie sind die Zwangsbewegungen nicht zu verwechseln, von denen später die Rede sein wird.

Eine viel reichere Auswahl steht uns bei der Untersuchung der oberen Extremität zur Verfügung. Man kann eine Nadel einfädeln, einen Knopf zuknüpfen lassen, mit dem Zeigefinger einen vorgehaltenen Gegenstand oder sogar die eigene Nase des Kranken berühren oder darauf hindeuten lassen oder ähnliche andere Proben vornehmen. Auch den stereognostischen Sinn kann man zur Entdeckung der sensorischen Form prüfen. Man kann den Kranken auffordern, mit geschlossenen Augen die Lage anzugeben, die man einem Arm oder Bein nach mehrmaligem Hin- und Herfahren zugewiesen hat. Da ungefähre Angaben dabei nicht viel nützen, soll der Kranke, wenn er nachher die Augen wieder offen hat, angeben, ob die Lage seines Arms oder Beins wirklich der Vorstellung entspricht, die er sich vorher bei geschlossenen Augen davon gemacht hat. Es ist klar, daß man bei solchen Prüfungen nicht nur von der Intelligenz, sondern auch vom guten Willen und der Wahrheitsliebe des Kranken in hohem Grade abhängig ist.

Der letztgenannte Teil der Untersuchung spielt schon in das Gebiet der sog. statischen Ataxie hinein. Da handelt es sich nicht sowohl um die Kontrolle von Bewegung, sondern um die Lage, Stellung und Spannung der Muskeln des Gelenkapparats usw. Das gilt auch fürs Stehen. Manche Kranke können nicht ruhig stehen, müssen ohne fremde Hilfe fallen, weil sie ihre Lage im Raum nicht richtig beurteilen können, nicht wissen, wie sie ihre Beine und die Muskulatur des Rumpfes anstrengen müssen, um das Gleichgewicht zu bewahren. Manchen gelingt das noch, wenn sie durch den Gesichtssinn sich zurechtfinden und so auf Umwegen das Gleichgewicht finden, oft nicht ohne daß man das Suchen danach am Schwanken des Kranken recht wohl beobachten kann. Man schaltet deswegen auch bei der genaueren Prüfung die Augen aus, der Kranke muß sie schließen und damit die Sache noch etwas schwieriger für ihn wird, muß er auch die Fersen und Fußspitzen zusammenstellen, damit die Basis, auf der er steht, möglichst klein wird. Man kann das ruhig vom Kranken verlangen, jeder Gesunde kann das, ohne hinzufallen. Einer aber mit statischer Ataxie gerät bei diesem Romberg-Versuch ins Schwanken und manche Kranke muß man schleunigst anpacken, um sie vor dem Fall zu bewahren. Schwanken bei Fußschluß und geschlossenen Augen gibt als „Romberg'sches Symptom" einen Anhalt für statische Ataxie. Man mag bei dieser Probe gleich darauf achten, ob der Kranke Zittern der geschlossenen Augenlider bekommt, ein gutes Zeichen für „Nervosität".

Die richtige Abwägung in der Innervation von Agonisten und Antagonisten gehört auch zur Ruhighaltung der Glieder. Wo dies nicht immer der Fall ist, da kann der Kranke z. B. nicht in dem Maße die Hand, den Arm, den Kopf ruhig stellen und halten, daß er der Umgebung wirklich keinen Wechsel seiner Stellung im Raum zu erkennen gibt. Bekanntlich gelingt das auch dem Gesunden wirklich nie ganz vollkommen und besondere Untersuchungen haben gezeigt, daß immerwährende Schwankungen tatsächlich auch da vorkommen, wo die Versuchsperson und die ganze Umgebung glauben, daß wirkliche Ruhestellung und nicht das geringste Schwanken stattfinde. Aber auch recht deutliche Abweichungen können bei Gesunden, namentlich auch als Zeichen der Ermüdung, auftreten und nicht jede Unruhe, nicht jedes Zittern ist auch ein Zeichen für Krankheit. Der eine hat eine ruhige Hand, der andere eine weniger ruhige. Übung macht hier viel aus, was man da beobachten kann, wo Ruhe der Hand eine berufsmäßige, zwingende Forderung darstellt. Künstler, Chirurgen, Augenärzte, die müssen eben eine ruhige Hand haben, eine, die nicht nur dem Willen pünktlich gehorcht, sondern auch bei der Einzelbewegung nicht gestört wird durch fein- oder grobschlägigen Tremor. Nach einer irgend größeren Anstrengung können die gebrauchten Muskeln ihre Ruhe verlieren und zitterig werden. Ich erinnere mich noch, wie wir nach dem Fechtboden eine Partie Billard spielen wollten und keiner einen Ball machte. Und das waren junge Leute! Im Alter ist das Zittern eine recht gewöhnliche Erscheinung, doch kommt der Tremor senilis beim einen früher, beim andern kaum im höchsten Alter zum Vorschein. Man kann seine Muskeln in Zucht halten, wenn dieser Ausdruck erlaubt ist, und mit großer ständiger Übung bleibt der Tremor vielleicht fürs ganze Leben aus, anderseits scheint es, daß ganz übermäßige Beschäftigung mit äußerst feinen und schwierigen Hantierungen nicht nur die Neigung zum Zittern befördert, sondern den Ausbruch von wirklichen Nervenleiden herbeiführt, die mit Zittern einhergehen. Derartige Krankheiten könnten den Namen der „Abnützungskrankheiten“ wohl verdienen. Beim Zittern ist wohl zu unterscheiden, ob es in der Ruhe eintritt oder auch, selbst nur, in der Bewegung. In einigem Maße kann man das Zittern beherrschen, um wenigstens für Augenblicke eine ruhige und stetig ausgeführte Bewegung zu ermöglichen oder für kurze Zeit wenigstens ganz stillzuhalten. Nicht nur bei Kindern, sondern auch bei Erwachsenen hilft manchmal der energische Befehl, „jetzt einmal stillgehalten, nicht gemuckst“, allsogleich. Andere Male hört das Zittern nicht einmal im Schlaf auf. Je grobschlägiger das Zittern ist, desto näher steht es den

Zwangsbewegungen.

Eigentlich sind manche Formen des Zitterns auch nichts anderes. Die verschiedene keineswegs vom Ich gewollte Innervation von Agonisten und Antagonisten bewirkt da den Tremor; auch die nicht richtig und zur richtigen Zeit eingreifende Hemmung kann das Zittern verschulden. Beim Zittern kehrt das bewegte Glied unmittelbar nach seiner Abweichung gleich wieder auf seinen Ausgangspunkt zurück und zwar auf dem kürzesten Weg, auf demselben, den es bei seiner Exkursion benützt hatte; so ist es auch noch beim grobschlägigen Zittern, bei den eigentlichen Zwangsbewegungen aber nicht mehr. Daher kommt es, daß diese letzteren auch mehr den Eindruck vom Ich gewollter willkürlicher Bewegungen machen. Als ein erstes Beispiel hierfür mögen die Bewegungen dienen, die beim Veitstanz, bei der Chorea minor beobachtet werden. Da werden Bewegungen von Arm, Händen, Fingern, Beinen, von den Gesichtsmuskeln ausgeführt, von denen jede recht wohl auch sonst einmal von Kranken willkürlich ausgeführt sein könnte, in gesunden Tagen, und das Krankhafte ist nicht die Art, in der, sondern die Zeit, zu welcher die Bewegung stattfindet, sowie der gänzliche Mangel an einem Motiv, das den Kranken veranlaßt haben könnte, den zur Bewegung notwendigen Willensakt aufzuwenden. So kommt es, daß die leisesten Anfänge der Chorea minor gewöhnlich übersehen oder falsch gedeutet werden, während das vollentwickelte Bild kaum verkannt werden kann.

Ein ganz anderes Bild gewährt die allgemeine Athetose. Auch hier handelt es sich um Bewegungen, die der Kranke gar nicht will und die ganz unabhängig davon sich einstellen, kaum, daß der Kranke sie gelegentlich mit Mühe und auf kurze Zeit unterdrücken kann. Ihre große Langsamkeit unterscheidet die athetotischen Bewegungen von allen anderen.

Dann gibt es aber auch noch Zwangsbewegungen von ganz anderer Art. Es sind mehr Einzelbewegungen von kurzer Dauer, die anscheinend einen bestimmten Zweck verfolgen, hauptsächlich die Einnahme einer bestimmten Lage und Körperstellung. Eine Zwangslage nimmt der Körper dann ein, wenn er immer und immer wieder in die gleiche Lage zurückkehrt, wie oft man ihn auch aus derselben gebracht haben und wie unbequem und unzweckmäßig sie auch gewählt sein mag. Gewöhnlich ist dabei das Bewußtsein nicht ganz klar, wenigstens leicht benommen. Wahrscheinlich handelt es sich dabei um nichts anderes, als daß der Kranke sich über seine Lage, über seine Stellung im Raum täuscht. Deswegen sucht er sie eben auszugleichen, ohne sich über die unzweckmäßige neue Lage die richtige Rechenschaft geben zu können. Die Zwangslagen stehen in einem gewissen Verhältnis zu den Brückenarmen und ebenso auch Zwangsbewegungen, die sich in einer immer wiederkehrenden Abweichung im Gang nach der Seite ausdrücken. Der Kranke vermag nicht mehr geradeaus zugehen; wenn man ihn nur unbeeinflußt gehen läßt wie er will, so weicht er nach der rechten oder linken Seite hin ab, nicht immer, je nachdem eine Erkrankung des rechten oder des linken Brückenarms vorliegt. Vermutlich handelt es sich auch hierbei um Täuschungen im Gleichgewichtssinn, so daß der Kranke gerade dann seine Sache gut gemacht zu haben glaubt, wenn sein Gang nach der Seite abgewichen ist und notwendig sein Ziel verfehlen muß. Zur Prüfung muß dem Kranken ein Ziel gezeigt werden, auf das er dann mit geschlossenen Augen losgehen soll.

Den Zwangsbewegungen stehen die Zuckungen zur Seite. Es handelt sich auch bei ihnen um Bewegungen ohne Antrieb von seiten des Willens. Aber hier sind es gar keine auf Zusammenwirken von Muskelgruppen beruhende Bewegungen, die stattfinden, vielmehr ziehen sich gewöhnlich nur einzelne Muskeln oder gar Muskelfasern zusammen und jeder sieht auf den ersten Blick, daß die Zusammenziehung des Muskels etwas ganz anderes darstellt als eine koordinierte Bewegung. Gleichwohl ist dabei oft der Reiz auf der Pyramidenbahn zum Muskel heruntergeflossen. In den Zentralwindungen greift wohl für gewöhnlich der Wille an und löst einen Reiz aus, aber auch andere Ursachen können gerade hier wirksam werden und mit dem nämlichen Enderfolg: der Zuckung der von hier aus innervierten Muskeln. Mancherlei Krankheitsherde können so wirken. Eine Exostose, die die Zentralwindungen drückt, eine Neubildung, eine Blutung, namentlich aber führen auch Vergiftungen, wie bei der Überladung des Blutes mit harnfähigen Stoffen, bei der Urämie, zu Zuckungen. Man unterscheidet den Tonus und den Klonus. Bei den tonischen Zuckungen geraten die Muskeln in Spannung, in der sie einige Zeit verweilen, bei den klonischen wechselt Spannung mit Erschlaffung immer wieder ab. Gemischte Krampfformen von Tonus und Klonus kommen auch oft vor und derartige, die anfallsweise auftreten, gewöhnlich auch zugleich mit Bewußtlosigkeit einhergehen, heißen epileptiforme, da solche hauptsächlich bei der Epilepsie beobachtet werden. Das Kindesalter ist mehr zu Krämpfen geneigt als die Erwachsenen. Auch bei völlig Gesunden kommen leichte Zuckungen da und dort vor, namentlich im Schlaf und erst recht unter dem Einfluß von Infektionsgiften, in den meisten Kinderkrankheiten. Bei den verschiedensten Erkrankungen des Gehirns werden wir den Zuckungen noch manchmal begegnen.

Die Störungen der Sprache.

Die erste Bedingung, daß das Menschenkind sprechen lernt, besteht darin, daß das Kind hört. Ist das von Geburt an nicht der Fall, ist das Kind taub geboren oder in den ersten Lebensjahren taub geworden, so kann ihm nur mit der allergrößten Mühe und unvollkommen Sprechvermögen von seiten sehr Erfahrener beigebracht werden. Kleine Kinder, die taub sind, bleiben oder werden taubstumm und erst nach mehreren Jahren verlernen sie das Sprechen, wenn sie taub werden, nicht mehr, obwohl auch dann die Sprache viel an Deutlichkeit und Gewandtheit verlieren kann, in einem Grad, der sich nach dem Alter richtet, in dem die Taubheit eingetreten ist, und auch nach der Sorgfalt, die der weiteren Erziehung des Kindes von seiten seiner Umgebung entgegengebracht wird.

Gutes oder wenigstens genügendes Gehör vorausgesetzt, ist der erste Gehirnteil, der in Tätigkeit gesetzt wird, das Temporalhirn auf der linken Seite. Im hintersten Teil der ersten linksseitigen Temporalwindung (der Wernicke'schen Stelle) bewahrt der Mensch, das Kind schon gegen Ende des ersten Jahres, auch schon viel früher die Erinnerung auf für die Laute, die es schon oft und immer im Zusammenhang mit anderen Sinneswahrnehmungen empfunden hat. Bald versteht das Kind einzelne Worte, dann immer mehr und schließlich behält es sein ganzes Leben lang den Wortschatz, der sich allmählich an jener Stelle angesammelt hat. Und bei Erlernung von fremden Sprachen geht es genau wieder so. Tritt aus irgendeinem Grunde da einmal eine Störung ein, so verliert der Mensch das Wortverständnis, so wird er worttaub, er hört noch, aber er weiß mit dem Gehörten einfach nichts mehr anzufangen. Man bezeichnet diesen Zustand als sensorische Aphasie. Man prüft auf sensorische Aphasie, auf Rindentaubheit, auf Worttaubheit, wie sie auch genannt wird, indem man dem Kranken verschiedene Gegenstände vorlegt und ihn auffordert, das Messer, das Glas usw. zu zeigen. Das kann der Worttaube nicht, denn er versteht das Wort Messer, Glas oder selbst die ganze Aufforderung des Arztes einfach nicht. Es kommt vor, daß einer, der mehrere Sprachen versteht, die Fähigkeit des Wortverständnisses nur für eine oder mehrere dieser Sprachen verliert; dann bleibt am meisten noch die Sprache ungestört, die am häufigsten gebraucht worden war und das ist natürlich in den allermeisten Fällen die Muttersprache.

Sehr bald empfindet das kleine Kind den Drang, selbst Laute willkürlich hervorzubringen. Das erste Schreien ist nur als Reflex zu deuten, der durch das Gefühl des Hungers wachgerufen in der Tat zu baldiger Abhilfe von seiten der Mutter führt. Der Schrei gefällt dem Kind nach einiger Zeit, wie alles, was Spektakel macht, wie jeder Sinneseindruck, namentlich auch jeder Gehörseindruck. Es merkt sich, wie man es machen muß, um sich diesen Genuß zu verschaffen, merkt auch bald, wie man sich Hilfe holen kann, Abhilfe von Unangenehmem, daß die Mutter, der Inbegriff des Guten, kommt und so wird aus dem Weinen und Schreien des Säuglings allmählich der willkürliche Schrei. Soweit wären wir also glücklich: das Kind kann schreien und brüllen wenn es will, wenn es vielleicht nur Lust zur Unterhaltung empfindet. Da spricht man ihm immer und immer wieder die allereinfachsten Worte vor und einmal gelingt es ihm, ähnliche Laute Papa, Mama hervorzubringen und das Verständnis ist schon soweit, das Lob deswegen oder eine sonstige Guttat gern hinzunehmen. Dann merkt es sich, was es mit seinen Zentralwindungen gemacht hat, um dem unartikulierten Schrei auch noch die Tätigkeit der Kehlkopf-, Zungen-, Lippenmuskeln usw. hinzuzufügen, derart, daß wirklich ein Laut herauskommt wie „Papa", das erste Wort, das den Vater so unsagbar glücklich zu machen pflegt. Das geht nun weiter und das, was geschehen muß, um das gewollte Wort zu bilden, das sammelt sich wieder an einer ganz bestimmten Stelle im Großhirn an, nämlich in der III. linksseitigen Stirnwindung, der Broca'schen Windung, wie sie nach dem Entdecker des motorischen Sprachzentrums heißt. Das Kind hört jetzt nicht nur das, was ihm vorgesprochen wird, es hört auch das, was es selbst spricht und vergleicht beides miteinander. Der Weg, der diesen Vergleich ermöglicht, die Leitung zwischen der Broca'schen Windung zur I. Temporalwindung der linken Seite und umgekehrt, führt durch die Insula Reili. Ist sie gestört, so kann der Kranke zwar willkürlich sprechen, versteht auch alles, aber die Kontrolle, die er als Kind sich angeeignet hat, die fehlt ihm. Es ist klar, daß die unangenehmen Folgen der Leitungsaphasie sich nach der Unterbrechung der wechselseitigen Verbindung des motorischen mit dem sensorischen Sprachzentrum erst im Verlauf der Zeit geltend machen und so die Paraphasie deutlich wird. Ähnlich ist es auch mit anderen erlernten Fertigkeiten, wie z. B. mit der Ausübung der Musik. Ich habe einen älteren Herrn gekannt, der infolge einer Menièreschen Krankheit ohne alle Vorboten und plötzlich und so vollständig taub geworden war, daß er von einem Schuß in der Nähe wohl die Erschütterung spürte, aber ihn nicht hören konnte. Besagter Herr war in gesunden Tagen ein wirklich guter Violinspieler gewesen. Da unterhielt er sich nach seinem Unglücksfall zuweilen noch mit dem Geigenspiel, von dem er zwar nichts hörte, aber es freute ihn, die durch Zeichen oder Schriftsprache angegebene Erklärung seiner Freunde, er habe richtig und rein gespielt. Die große technische Übung hielt auch wirklich bei gänzlichem Fehlen der Kontrolle von seiten des Ohrs noch eine Zeitlang an, dann aber kam wohl eine Unsicherheit, die nicht mehr auszugleichen oder zu verheimlichen war, die Paraphasie auf der Violine, die Unreinheit.

Nicht nur die ursprünglich von Broca allein angenommene Stelle in der III. linken Stirnwindung, sondern einen größeren Bezirk braucht das Ich, um willkürlich zu sprechen. Auch die ganze Insel, das Operkulum, das Schläfenhirn (außer der ersten linken Temporalwindung auch Teile der zweiten, der Gyrus angularis und der supramarginalis) kommen in Betracht. Pierre Marie zieht für die Störungen der motorischen Seite der Sprache auch noch den Stabkranz von der Brocaschen Windung bis zur Linsenkernregion heran. Sprachstörungen in diesen tieferen Teilen sollen hartnäckiger sein als oberflächliche, lediglich auf die Rinde beschränkte Verletzungen, die bald wieder zurückgehen können. Ganz reine, nach motorischer oder sensorischer Seite geschiedene Sprachstörungen sind überhaupt selten, selten namentlich, daß nicht auch paraphasische Veränderungen, Fehlsprechen, mit unterlaufen. In der jüngsten Zeit ist man geneigt, für alle Sprachstörungen, für alle Formen von Aphasie die Ursache auf psychischem Gebiet zu suchen und die seit Broca und Wernicke übliche Lokalisation nur insofern festzuhalten als bei vorwiegender Störung der motorischen Sphäre, also bei der Unfähigkeit oder Schwierigkeit der Wortbildung und -Findung, die Störung in der Broca'schen Windung und von da in der Tiefe bis zur Linsenkernregion, bei mangelndem Wortverständnis im Temporalhirn und bei Paraphasie in der Gegend der Insel anzunehmen ist.

Eine viel weniger große Bedeutung kommt dem Umstand zu, daß es auch Störungen auf dem Gebiet der Musik gibt, die man in Analogie mit der Aphasie bringen kann, aber nur deswegen, weil Notenblindheit, Tontaubheit, Avokalie, Musikapraxie und Notenagraphie im gewöhnlichen Leben für die allermeisten Kranken sich viel weniger unangenehm und schädlich bemerkbar machen, als Störungen der Sprache und auch von der Schrift. Vom theoretischen Standpunkt aus aber kommt diesen Dingen ohne Zweifel eine ungemein große Bedeutung zu.

Es ist ganz richtig, die musikalische Veranlagung ist bei den Menschen sehr ungleich ausgebildet, ohne daß man daraus den allerkleinsten Schluß auf intellektuelle oder moralische Befähigung und Veranlagung ziehen dürfte. Gänzlich unmusikalische Menschen — und ich habe unbegreiflich hohe Grade davon gesehen, Leute, denen eine Sinfonie ein wüster Lärm war, Leute, die nicht begriffen, wie man die höhere und die niedere Oktave den gleichen Ton heißen dürfe — können dabei geistig sehr hoch stehen, doch ist auf der anderen Seite an die ungeheuer hohe Stelle zu erinnern, die die Musik, die reine Musik z. B im ganzen philosophischen Weltgebilde von Schopenhauer einnimmt. Es ist bemerkenswert, daß die Sprache den Menschen zu der Ausnahme in der Tierreihe macht, die er nun einmal einnimmt, und daß die Stellen, die den musikalischen Fähigkeiten entsprechen, sich in unmittelbarer Nähe bei den Sprachzentren zu befinden scheinen. Ihre Schädigung geht durchaus nicht immer Hand in Hand mit den aphasischen Veränderungen. Ein Zentrum für die Tonauffassung nimmt man in der vorderen Hälfte der I. linken Schläfenwindung an, ein Gesangszentrum frontal und dorsal von der Broca'schen Stelle in der II. Frontalwindung (Nähe der Zentren für Kehlkopf, Lippen, Zunge), hier scheint ein Herd Avokalie herbeizuführen; im Fuß der II. linken Frontalwindung liegt auch vielleicht das Zentrum, dessen sich das Ich bedient bei den schwierigen und verwickelten Bewegungen, wie sie beim Geigenspiel in Frage kommen. Der linken Hirnhälfte ist in allen diesen Dingen die weit überwiegende Bedeutung zuzuerkennen.

Man sieht aus dieser kurzen Zusammenstellung, daß sich die Zentren für die Tonwelt keineswegs vollkommen mit den Sprachzentren decken. Und so kommt es recht oft vor, daß sie auch jedes für sich erkranken können. Ein guter Teil der Aphasischen kann Melodien singen und ganz richtig singen, bei zwei Dritteln soll das zutreffen, von den Worttauben sollen zwei Drittel nicht auch tontaub sein. Es macht immer einen eigenen und möchte ich sagen, tröstlichen und erfreulichen Eindruck, wenn ein Aphasischer Verständnis für Musik kundgibt und selbst eine Melodie, ein Lied zum besten geben kann. Ich erinnere mich noch sehr gut, wie ein vom Schlag getroffener, mir väterlich gesinnter, Aphasischer, den ich mit einer Passage des Carlo Brosco aus „Des Teufels Anteil" erheitern wollte, von selbst die ganze Stelle glockenrein und auch mit dem Wohllaut, der ihm in gesunden Tagen eigen gewesen, herunterträllerte, dabei sichtlich selber von angenehmen Erinnerungen und Empfindungen berührt.

Auch im Bereich der Musik und der Tonwelt ist eine sensorische und eine motorische Seite der Befähigung schon bei allen Gesunden wohl zu trennen. Einer, der kein scharfes musikalisches Ohr hat, wird auch nie richtig singen können, der umgekehrte Schluß aber, daß es einer mit reinem Gehör unbedingt können muß, trifft bekanntlich durchaus nicht zu. Vom Pfeifen weiß man das schon lang, daß es nur sehr wenig Menschen gibt, die wirklich rein und gut pfeifen können, weswegen man die Gimpel bekanntlich mit der Spieldose anlernt, weil der Züchter nicht verbürgen kann, daß er dem lauschenden Vogel richtig vorpfeifen würde. Ich habe einen hochmusikalischen älteren Herrn gekannt, Dirigent unserer kleinen Dilletantenkapelle, mit ungemein sicherem musikalischem Gehör, wenn der zu singen anfing, hat alles gelacht. „Ja, wenn ich singen könnte", hat er dann wohl gesagt, ein Beispiel von Avokalie, wie man es sich kaum reiner vorstellen könnte.

Ohne Zweifel läßt sich hier durch Übung viel erreichen, im ganzen ein noch wenig erforschtes Gebiet.

Aus der Reihe der bisher besprochenen Formen der Aphasie fällt die von Grashey aufgestellte amnestische Aphasie. Wie schon ihr Name sagt, handelt es sich wesentlich um eine Störung des Gedächtnisses. Bevor der Kranke ein längeres Wort ganz ausgesprochen hat, hat er den Anfang desselben schon wieder vergessen und so kommen die sonderbarsten Zusammensetzungen von Wort- und Satzteilen zustande. Man sollte da eigentlich mehr eine transkortikale Störung annehmen und das kommt wohl auch vor, anderseits hängt die amnestische Aphasie aber doch auch vielfach mit Herden im hinteren Teil der Sprachzentren zusammen. Sie findet sich bei Läsion der II. und III. Temporalwindung namentlich aber als Übergangsform, wo sich eine Aphasie gewöhnlicher Art entwickelt oder auch besser wird. Solches ist beispielsweise der Fall, wo im Schläfenlappen ein Krankheitsvorgang sich entwickelt, der im Fortschreiten erst amnestische Aphasie, dann mit seinem Größerwerden aber sensorische herbeiführt.

Wiederholen wir kurz: Sitzt ein Herd in der III. linken Stirnwindung, dann findet der Kranke das Wort nicht mehr, das er gern bilden möchte, oder besser, er weiß es nicht mehr zu bilden, wenngleich er weiß, was er sagen möchte. Das ist die motorische Aphasie, die häufigste Form der Sprachstörungen. Der Kranke hat, bei alleiniger Störung an der angegebenen Stelle, das volle Wortverständnis, er versteht jede Rede, er versteht die Aufforderung, einen vorgelegten Gegenstand zu benennen, aber das kann er nicht. Man sieht es ihm an, wie er sich plagt, wie sein Mund sich verzieht, aber es geht nicht. Jetzt kommt man ihm zu Hilfe und nennt den Gegenstand selber und wie mit einem Gefühl plötzlicher Erleichterung kommt ihm jetzt das gesuchte Wort auch und nicht selten bringt er es sogar heraus. So ähnlich geht es dem Kranken, wenn er von sich aus sich seiner Umgebung verständlich machen möchte. Errät man seine Gedanken und seinen Willen, so mag man wieder ein offenbares Gefühl der Erleichterung bei ihm bemerken, ein Zeichen, daß der Kranke recht wohl gewußt hat, welches Wort er gern gebildet hätte, aber die Fähigkeit, es wirklich zu bilden, die war ihm abhanden gekommen.

Jedem mag es wohl einmal widerfahren, daß er im Fluß der Rede, namentlich, wo es sich um längere Perioden handelt, schließlich nicht mehr weiß, was er soeben gesagt hat und in unrichtiger Weise den Satz beendet, oder er sagt: Ja, wo war ich stehen geblieben? Ja, was habe ich sagen wollen? u. dgl. Es gibt aber auch Krankheitsfälle, wo sich solches im einzelnen Wort schon bemerkbar macht, wo der Kranke den Anfang des Wortes schon nicht mehr weiß, wenn er es zu Ende bringen will. Wieder eine Form von Aphasie, die

„amnestische Aphasie". Was im Satzbau ein Anakoluth, das kommt also z. B. bei der amnestischen Aphasie schon in einem längeren, zusammengesetzten Hauptwort zutage. Gewöhnlich fällt die Sprachstörung mehr im Verkehr auf, als daß man sie durch Proben entlarvt, doch kann man z. B. versuchen, den Kranken zusammengesetzte Hauptwörter bilden zu lassen und zu sehen, was dabei herauskommt, z. B. er soll sagen Oberlandesgerichtsbote und er sagt vielleicht Oberlandesgerichts ogr oder etwas Ähnliches.

Etwas ganz anderes ist die Störung der an und für sich richtig gebildeten Sprache beim Aussprechen. Da ist die grobe mechanische Arbeit gestört, die Zusammenwirkung der verschiedenen Muskeln, wie sie zur richtigen Artikulation erforderlich ist. Damit, daß die Worte richtig gebildet wurden, ist die Sprache noch nicht gut verständlich; es gehört auch eine Aussprache dazu, die wenigstens so deutlich ist, daß der Hörer den Redner wirklich auch verstehen kann. Nun fehlt es dabei schon bei Gesunden recht häufig und man tut im allgemeinen nicht gut, wenn man auf Anarthrie prüft, wie man die Störung in der Artikulation heißt, recht schwierige Worte und Wortzusammenstellungen zu wählen, mit denen, man kann sagen jeder, seine Zunge zerbricht und doch nichts Rechtes fertig bringt. Aus den Kindertagen weiß ja ein jeder solche Beispiele. Von recht schwierigen möchte ich anführen:

Geh dreimal die dritte Domtreppe nauf.
Meßwechsel und Wachsmaske.

Der Sperber fragt, was machst du Wachtel,
Was fragst du Sperber, sprach die Wachtel.

In Ulm, um Ulm und um Ulm rum.

Bei dreimal hintereinander versagt wohl jeder leicht, einer mit Anarthrie bringt solche Proben nicht einmal fertig. Die Anarthrie kann so hohe Grade annehmen, daß jede irgend verständliche Sprache zur Unmöglichkeit wird. Bei der Häufigkeit, mit der Sprachfehler vorkommen, Stammeln, Stottern, ist es gut, sich zu erkundigen, ob der Kranke schon früher, schon in gesunden Tagen, „schon immer" dergleichen gezeigt habe.

Anarthrie kann sehr wohl eine Erkrankung des peripheren Neurons bedeuten. Bei der Bulbärparalyse liegt der Anarthrie eine Erkrankung der Kerne am Boden des 4. Ventrikels zugrunde, aber auch im zentralen Neuron kann sich der Vorgang abspielen, der zu einer solchen Sprachstörung führt. Man spricht dann geradezu von einer Pseudobulbärparalyse. Von Kattwinkel ist vor Jahren gezeigt worden, daß eine zentral bewirkte Anarthrie eine sonstige Sprachstörung, eine Aphasie, nur dann kompliziert, wenn die Verbindung der Sprachzentren mit der anderen Seite durch den Thalamus unterbrochen ist. Es scheint, daß die rechte III. Stirnwindung die Artikulation der Sprache beherrscht, wie die linke die Wortbildung, so die rechte die Aussprache. Neuere nehmen an, daß nur gleichzeitige Störung rechts und links zur zentralen Anarthrie Veranlassung gebe.

Auch die Schriftsprache kann bei Gehirnkranken Störungen aufweisen und muß in geeigneten Fällen geprüft werden. Die Schriftsprache ist ebenfalls ein Mittel, geistig mit der Umwelt zu verkehren und wie bei der Sprache kann es sich sowohl um eine Störung des Lesens als auch des Schreibens selbst handeln. Wenn einer hinreichend gut sieht, den Sinn des Gelesenen aber nicht mehr versteht, so spricht man von Alexie. Eine Verletzung im linken Hinterhauptslappen und im linken hinteren Scheitellappen kann Alexie zur Folge haben, vielleicht handelt es sich dabei um eine Unterbrechung der Verbindung des Hinterhauptslappens mit dem hintersten Teil der Sprachzentren.

Entweder können die Kranken dann überhaupt nicht mehr lesen und schauen etwas Geschriebenes oder Gedrucktes ohne jedes Verständnis an wie ein Kind, bevor es lesen gelernt hat, oder der Kranke liest mit Mühe vielleicht das Schriftstück ab, er kann also noch lesen, dann aber zeigt es sich, daß er vom Gelesenen überhaupt nichts verstanden hat. Es ist diese Störung nach der Auffassung mancher Psychiater nur eine Teilerscheinung der räumlichen Desorientierung, die auf eine Erkrankung im Parietookzipitalhirn bezogen werden muß. Andere Male scheint die Alexie mehr eine Teilerscheinung von den Altersveränderungen zu sein, denen das Gehirn bei fortschreitender Verkalkung seiner Gefäße entgegengeht.

Die Agraphie entspricht ihrem Wesen nach der motorischen Aphasie. Im Okzipitallappen in der Nähe der Fissura calcarina stappeln das Gehirn den Erinnerungsschatz auf, den das geschriebene Wort hier hinterläßt. Es kann sich der Fall herausbilden, daß einer ganz gut noch sprechen kann, aber unfähig ist, seine Gedanken zu Papier zu bringen und ähnlich kann es sich mit der Alexie verhalten. Wie man die Störungen prüft, ist leicht zu verstehen. Es handelt sich eben um Lese- und Schreibproben.

Auch die Anarthrie hat in der Schriftsprache ihr Gegenstück in der Ausgestaltung der Schrift.

Ataxie kann sich in der Schrift sehr deutlich kenntlich erweisen, das Zittern verunstaltet die Schrift bis zum Unlesbaren, weniger wenn es fein, als wenn es grobschlägig erfolgt. Namentlich kann aber der Psychiater sehr wichtige Schlüsse aus der Schrift auf den Geisteszustand des Kranken ziehen. Eine wichtige Beschäftigungsneurose, der Schreibekrampf, Mogigraphie, findet ihren ausschließlichen Ausdruck in der veränderten Schreibweise.

Ebenso wie bei der Sprache, so muß auch bei der Schrift eine innere und eine Schriftsprache und ein zentraler Ausführungsmechanismus unterschieden werden. Man hat ein Zentrum für die Schreibbewegungen, ein richtiges Schreibzentrum in der „frontalen Nachbarschaft des kortikalen Zentrums für den rechten Arm" angenommen, aber wohl nicht ganz mit Recht, denn mit einiger Mühe kann der, der Schreiben gelernt hat, dies auch tun, ohne sich des rechten Arms überhaupt zu bedienen.

Schreiben und Lesen hängen mit dem Sprechen sehr eng zusammen, insoweit Unversehrtheit der inneren Sprache Vorbedingung auch für die Schriftsprache, das Lesen und Schreiben, ist. Da die Sprachgegend bei Rechtshändern auf der linken Seite des Gehirns, der sensorische Teil in der temporalen Querwindung im hinteren Drittel der I. Temporalwindung und den benachbarten Parietallappen (Wernicke'sche Stelle) angenommen werden muß, die motorische Gegend in der Pars triangularis und opercularis der hinteren zwei Drittel der II. Stirnwindung, auch wohl mit Teilen der Insel und der vorderen Zentralwindung (Broca'sche Stelle), so kommen diese Hirngegenden analog auch für Störungen der Schriftsprache so gut wie der Wortsprache in Betracht.

Folgende Schriftproben sind dem Lehrbuch der Psychiatrie von Reichardt mit gütiger Erlaubnis des Verfassers entnommen:

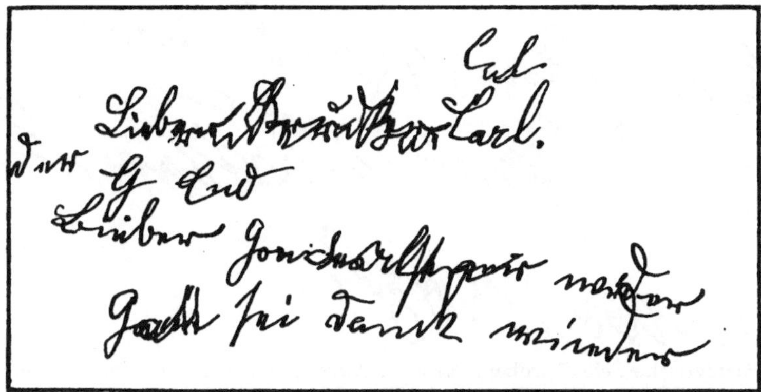

Abb. 17. Veränderung der Schrift im hohen Alter. Weibliche Presbyophrene, beim Tode 81 Jahre alt. Schwere optisch-räumliche, Merkfähigkeits- und Gedächtnisstörungen. Schriftprobe 3 Jahre vor dem Tode. Die Schrift ist zum Teil noch leserlich. Verschiedene Wörter sind auf die gleiche Stelle geschrieben. Einzelne Wörter lassen den Zusammenhang vermissen und stehen in der Luft. Die Konfusion im Räumlichen ist bereits außerordentlich deutlich.

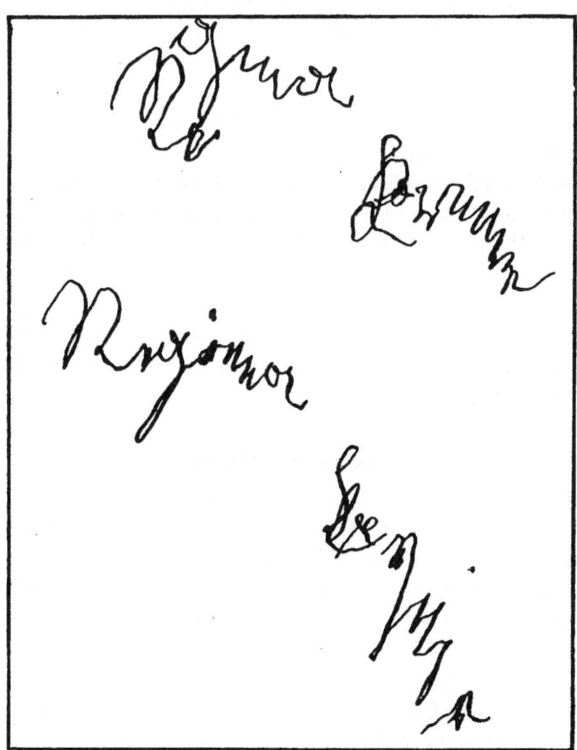

Abb. 18. Organisch senile Hirnkranke, 83 Jahre alt. Die Kranke sollte ihren Namen schreiben. Unfähigkeit, auf gerader Linie zu schreiben. Auch die meisten einzelnen Buchstaben können nicht mehr geschrieben werden.

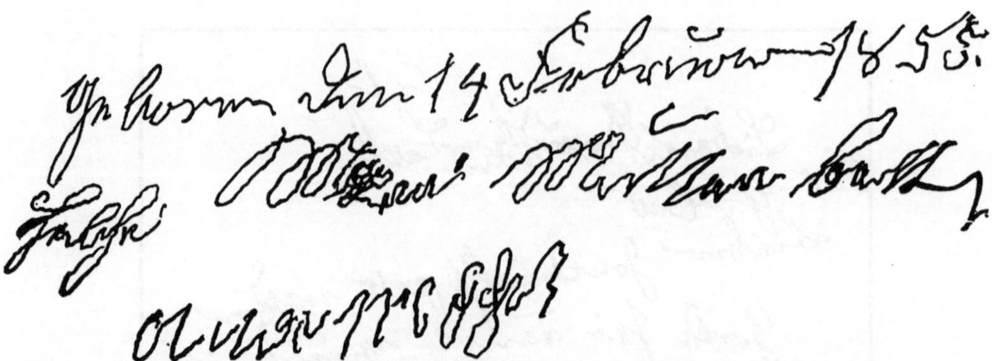

Abb. 19. Paralytische Schriftproben. Zeile 1: Ataxie, etwas Zittern, im allgemeinen noch leserlich. Zeile 2: Starkes Zittern; nur ein Wort kann noch einigermaßen gelesen werden. Zeile 3: Unleserliches Gekritzel.

Die Prüfung der Sensibilität

ist für gewöhnlich bei Gehirnkrankheiten nicht mit derselben Ausdehnung auf alle Gefühlsqualitäten durchzuführen wie bei Rückenmarkskrankheiten. Im allgemeinen kann es genügen, zu prüfen, ob der Kranke leise Berührungen, etwa mit einem Wattebausch, an den verschiedenen Körperstellen fühlt, auch die Stelle richtig angibt, wo die Berührung stattgefunden hat, und es bei Nadelstichen (Schmerzempfindung) ebenso macht. Auf das Genauere einzugehen, die Größe der Tastkreise zu messen, den Druck, mit dem man die Haut berührt, die Empfindlichkeit der tieferen Teile, hat bei Gehirnkranken nur wenig klinische Bedeutung.

Der Geschmack wird geprüft, indem man eine Lösung von Zucker, eine von Salz, eine von Essig und eine von Chinin mittelst eines Pinsels mit der Zunge in Berührung bringt. Zuerst mit den Zungenrändern ganz vorn, dann auch mit dem Zungengrund, den Papillae circumvallatae. Zum Prüfen des Geruchs kann man den Kranken an irgendeinen Wohlgeruch oder auch einen unangenehmen riechen lassen. Man wählt da am besten einen, den der Kranke aus dem alltäglichen Leben schon kennt, weil er sonst ratlos ist, was er von dem sagen soll, was er riecht.

Der Kopfschmerz.

Früher wurde schon bemerkt, daß das Gehirn selber nicht schmerzempfindlich ist, daß aber die Hüllen, namentlich die Dura mater von allen drei Ästen des Trigeminus, mit schmerzleitenden Nerven versorgt wird. Kein Wunder, wenn Kopfschmerzen eine rasende Gewalt annehmen können. Nicht jeder sensible Nervenast leitet die Schmerzempfindung gleich gut oder, sollte man sagen, gleich bösartig. Von allen ist der Trigeminus der schlimmste mit Abstand, obwohl auch andere sich sehen lassen können. Nun ist neuerdings von Kämmerer und von Aschner am Boden des 3. Ventrikels eine außerordentlich schmerzempfindliche Stelle gefunden worden, nur etwa mit dem Trigeminus vergleichbar. Recht schön. Der gewaltige Mißgriff, der in der Erfindung des sensiblen Neurons überhaupt liegt, ist damit wieder um eine Kleinigkeit verfeinert worden.

Nach Griesingers Vorgang hat man die Krankheitserscheinungen auf dem Gebiet des Gehirns in Allgemein- und in Herdsymptome geteilt. Zu den Allgemeinerscheinungen könnte man rechnen Schmerz, Schwindel, Störung des Bewußtseins und noch einige andere, wie auch Störung des Schlafs, Übelsein, kephalisches Erbrechen. Von dem allen ist soviel abgebröckelt, daß man kaum noch an dieser Einteilung festhalten kann. Gerade noch das Bewußtsein, das geht noch und von den anderen genannten Störungen kann man nur sagen, daß sie wohl gelegentlich, selbst oft den Wert einer Allgemeinerscheinung, vielleicht aber ebenso oft eines Herdsymptoms haben können. Kopfschmerz wird durch die verschiedensten Ursachen hervorgerufen und hat einen sehr verschiedenen Wert für die Diagnose und für die Beurteilung des ganzen Krankheitsbildes, auch in prognostischer Beziehung. Die einfachsten Störungen der Gesundheit, besonders Infektionen und Intoxikationen, bewirken Kopfschmerzen, oft für eine Zeitlang als einzige Krankheitserscheinung. Ich erinnere hier nur an das Beispiel des Ileotyphus, wo manchmal tagelang nichts geklagt wird als Kopfweh, zur Zeit, wo Schlaf und das Verlangen nach Nahrung, die sonst beide bald mit dem Auftreten des Kopfwehs nachlassen, noch vollkommen ungestört erscheinen. Vergiftungen, von denen ich als Beispiel den Rausch nenne, pflegen ebenfalls im Stadium des Katzenjammers mit Kopfweh einherzugehen. Anderemale spielt die Überarbeitung, der Mangel an Schlaf oder eine leichte Verdauungsstörung, Stuhlverstopfung oder beim Weib die Menstruation das ursächliche oder auslösende Moment für den Schmerz im Kopf. Gewöhnlich ist der Sitz der Schmerzen in der Stirn oder auch über den ganzen Schädel verbreitet. Die Gehirnerschütterung verhält sich in dieser Beziehung ebenso wie die Intoxikation oder Infektion, wenigstens im Anfang. Findet man beim Beklopfen des Schädels eine besonders schmerzhafte Stelle, mehr als die anderen Gegenden und auch als die nähere Umgebung, so ist das ein sehr bemerkenswertes und wichtiges Zeichen, daß darunter der Krankheitsherd sitzen wird. Am wenigsten ist in dieser Hinsicht der Stirnkopfschmerz zu verwerten, von viel größerer Bedeutung ist die Angabe des Kranken, daß das Hinterhaupt schmerze. Solches kommt hauptsächlich bei einer Herderkrankung in der hinteren Schädelgrube, aber auch als Zeichen urämischer Vergiftung vor. In Fiebergegenden muß man auch an die Möglichkeit einer Malaria larvata denken, ebenso bei Personen, die sich früher, vielleicht vor langer Zeit, in den Tropen oder Subtropen aufgehalten haben und früher vielleicht oder sicher an Malaria gelitten hatten, denn die Malaria ist ein treuer Freund. Ein Versuch mit Chinin oder mit arseniger Säure ist, wo die kunstgerechte Blutuntersuchung nicht möglich ist, unter Umständen eine wichtige diagnostische Maßnahme.

Bei allgemeiner Hyperästhesie erzeugt schon ein geringer Eingriff, das Kneifen einer Hautfalte oder seichtes Stechen mit einer Nadel ein Schmerzgefühl und eine Schmerzensäußerung, die an Heftigkeit in keinem Verhältnis steht zu dem geringfügigen Eingriff. Auf dieses Symptom lege ich großen Wert, wo es sich um die Frage handelt, ob sich eine Meningitis vom Gehirn aus auch auf die weiche Haut des Rückenmarks erstreckt. Auch bewußtlose derartige Kranke zucken zusammen, wenn die Kneif- oder Stichprobe an den Beinen ausgeführt wird.

Die Untersuchung des Auges

gehört zu dem allerwichtigsten, was der Arzt bei einem Gehirnkranken vorzunehmen hat. Übrigens trifft das eigentlich die Gehirnkranken nicht allein. Man kann soviel am Augenhintergrund sehen, daß ich eine Krankenuntersuchung überhaupt nicht für abgeschlossen halten kann, bevor der Augenhintergrund untersucht ist, zunächst wenigstens im umgekehrten Bild. Das ist auch die Untersuchung, die der Prüfung auf Lichtreflex der Pupillen unmittelbar zu folgen hat.

Die Pupillen verengern sich bei Lichteinfall reflektorisch: sensibles Neuron opticus, motorisches Okulomotoriuszentrum und Kern des Okulomotorius.

Man muß unterscheiden, ob ein Kranker Störungen im Sehen klagt oder ob durch die erste vorläufige Untersuchung schon Störungen hier nachgewiesen wurden. In diesem Fall ist die genaue Untersuchung beider Augen ganz nach fachärztlicher Weise durchzuführen, am besten durch einen Facharzt der Augenheilkunde selber. Am Schluß kann man dann ja die Ansicht desselben über den ganzen Krankheitsfall hören, indem man sich das Endurteil vorbehalten kann. Sonst, wenn nur keine besonderen Veranlassungen vorliegen und man bei der genauen Betrachtung mit freiem Auge nichts an den Augen des Kranken wahrnimmt, prüft man, indem man die Pupillen durchleuchtet. Die Pupillen verengern sich bei Konvergenz der Augenachsen, also beim Sehen in die Nähe und beim Lichteinfall. Fehlt die Verengerung beim Blick in die Nähe, so spricht man von akkommodativer Pupillenstarre, im andern Fall, wenn sie sich nicht verengern, wenn man Licht in die Pupille fallen läßt, von reflektorischer Pupillenstarre. Die letztere ist von ungleich größerer diagnostischer Wichtigkeit als die erstere. Sie kommt nämlich so gut wie nie vor, wenn nicht Syphilis des Zentralnervensystems vorliegt, vor allem Tabes dorsalis und progressive Paralyse, abgesehen natürlich von Krankheiten des Auges selbst, Verletzungen der Sehnerven usw. Die akkommodative Pupillenstarre hat weit weniger Bedeutung, höchstens kommt sie bei Okulomotoriuslähmung als Teilerscheinung der Ophthalmoplegia totalis in Frage, oder auch bei Ophthalmoplegia interna und kann dann zur genaueren topischen Diagnose im Bereich des Okulomotoriuskernes verwendet werden. Das wichtigste bleibt aber, die Verwechslung der akkommodativen Pupillenstarre auszuschließen, wenn sich die Pupillen anscheinend durch Lichteinfall verengern. In der Tat läßt man sich manchmal in diesem Punkte täuschen. Es wird z. B. der Lichtkegel vom Augenspiegel in das Auge geworfen und die Pupillen werden enger, aber vielleicht nur weil der Kranke, unwillkürlich neugierig geworden, seine Augen auf die Nähe einstellt. Das ist besonders auch bei der so oft üblichen Prüfung der Pupillenreaktion der Fall, wenn man dem Kranken dem hellen Fenster gegenüber die Augen verschließt und dann plötzlich wieder frei gibt. Während des Augenschlusses hat der Kranke, weil er doch nichts sieht, die Augen „losgelassen" und auf die Ferne eingestellt, jetzt kommt plötzlich Licht, jetzt gibt es etwas zu sehen und auf den nächsten Gegenstand, auf ein Haus über der Straße, einen Baum, aufs Fensterkreuz stellt er sein Auge ein und so kommt es leicht zur akkommodativen Verengerung und eine etwaige reflektorische Pupillenstarre wird übersehen.

Mit Recht fordert Reichardt bei der übergroßen Wichtigkeit der Pupillenreaktion, man müsse sich von derselben mit einer Sicherheit überzeugen, daß man einen Eid darauf ablegen könne. Am besten setzt man den Kranken sich gegenüber, wie es auch zur weiteren Augenuntersuchung erforderlich ist, die Lampe dicht neben hinter ihm und man fordert ihn auf, dem Untersucher ins Gesicht zu sehen. Damit akkommodiert er schon auf die Nähe und wenn man jetzt mit seinem Augenspiegel einen Lichtstrahl ins Auge wirft, dann muß es sich mit Sicherheit zeigen, ob die Pupillen auf diesen Lichteinfall reagieren. Bei weiten Pupillen ist die Verengerung leichter zu erkennen, leider sind aber die Pupillen recht oft gerade dann eng, wenn sie lichtstarr sind. Es folgt die Durchleuchtung der Pupillen, um zu sehen, ob nicht Trübungen voraussichtlich die Untersuchung des Augenhintergrunds erschweren oder unmöglich machen. Geringe Trübungen werden dabei mit dem lichtschwachen Spiegel besser aufgefunden. Jetzt kommt die Hauptsache: der Augenhintergrund. Was man da sehen kann, ist nicht aufzuführen; was für ein Nierenleiden, für Tuberkulose, für Zirkulationsstörung verwertet werden kann, kann auch gelegentlich für die Auffassung eines Gehirnleidens von Wichtigkeit werden. Vor allem aber ist die Untersuchung der Eintrittsstelle des Sehnerven von der allergrößten Bedeutung und die Feststellung, ob eine Neuritis optica oder eine Stauungspapille vorliegt, gehört zu den oft dringendsten Aufgaben des Arztes.

Auf die Notwendigkeit, die Augenmuskeln zu untersuchen, weist oft schon die Klage des Kranken über Doppelbilder hin. Ist das Sensorium des Kranken nicht ganz frei, so beschränkt sich die Untersuchung auf die bloße Betrachtung der Augen und wenn man ihn veranlassen kann, den Blick nach den verschiedenen Richtungen nach oben, nach unten, nach rechts, nach links zu wenden, so gelingt es oft genug, Zurückbleiben eines Auges und damit die Lähmung eines Augenmuskels festzustellen, auch wenn der Kranke nicht imstande ist, Doppelbilder zu bemerken und ihre gegenseitige Lage anzugeben. Ist aber eine Prüfung auf Doppelbilder möglich, so hält man dem Kranken vor das eine Auge ein gefärbtes (rotes) Glas und läßt ihn eine Kerzenflamme betrachten und hält die Flamme bald nach oben, bald nach unten, rechts und links vom Kranken. Gehen für den Kranken die Bilder des einen und des anderen Auges auseinander, hat er also Doppelbilder, so kann der Kranke leicht angeben, ob das rote Bild rechts oder links, oben oder unten vom ungefärbten gesehen wird, ob das ungefärbte oder das gefärbte ganz gerade oder geneigt erscheint. Mit diesen Angaben muß man zunächst für seine Diagnose auskommen, verwickeltere Fälle sind oft schwer zu entscheiden und nur nach mehr Mühe und Zeitaufwand. Der Ungeübte wird dabei der Hilfe eines Augenarztes nicht gern entbehren wollen. Für die einfacheren Fälle können die folgenden diagnostischen Regeln ausreichen. Um die Verwechslung nach rechts und links vom Kranken und vom Arzt aus zu vermeiden, ist es vorteilhaft, den Kranken auf einem vorgehaltenen Blatt Papier einfach mit zwei Strichen, dem einen mit Rotstift, dem andern mit gewöhnlichem Blei aufzeichnen zu lassen, was er eben sieht. Da käme folgendes Schema zustande. Dreimal drei Aufnahmen müssen gemacht werden: oben drei, bei mittlerer Blickhöhe drei und beim Senken der Blickebene wieder drei. Verwechselungen werden auch leichter vermieden, wenn man die Bezeichnungen nasal und temporal anbringt. Hat man Doppelbilder festgestellt, z. B. der Kranke habe vor dem linken Auge ein rotes Glas, vor dem rechten keines und dem Kranken erscheinen zwei Flammen, die rote Flamme links von der ungefärbten zu stehen, dann könnte das Doppelbild von einer Abduzenslähmung des rechten oder auch des linken Auges herrühren; in beiden Fällen wären es gleichseitige Doppelbilder, die für die Abduzenslähmung bezeichnend sind. Jetzt hält man die Kerze weiter nach links. Gehen die Doppelbilder dabei weiter auseinander, so ist das linke Auge das kranke und es liegt eine linksseitige Abduzenslähmung vor. Umgekehrt eine rechtsseitige, wenn die Doppelbilder weiter auseinandergehen während die Augenachsen sich nach rechts bewegen. Wären bei Linkswendung der Achsen die zwei Bilder auseinandergegangen, beim Blick geradeaus näher zusammen, um dann nach Überschreiten der Mittellinie wieder weiter sich voneinander zu entfernen, nun, dann läge eben eine Lähmung des Abduzens sowohl links wie auch rechts vor. Um Verwechselungen zu vermeiden, darf man sich nicht auf sein Gedächtnis verlassen und auswendig z. B. daran festhalten, daß gekreuzte Doppelbilder eine Lähmung der Interni, gleichseitige eine Lähmung der äußeren Rekti, also der Abducentes bedeuten, vielmehr ist es zweckmäßig, sich allemal, wenigstens im Anfang, den Mechanismus der Augenbewegungen und einer Störung derselben völlig klar zu machen.

Immer muß man sich vor Augen halten, daß die Lichtstrahlen, die von außen ins Auge dringen, sich ja im Augapfel kreuzen und daß, was außen links von uns liegt, sich am Augenhintergrund rechts, das, was unten liegt, oben an der Retina abbildet. Halten wir den Blick unverwandt geradeaus und bewegt sich ein Gegenstand außen weiter nach links, so wandert seine Abbildung auf dem Augenhintergrund weiter nach rechts und dann sagen wir, der Gegenstand erscheine uns weiter nach links gerückt zu sein. Anders, wenn dem Gegenstand unser Blick folgen kann. Dann gelingt es uns, ihn immer an derselben Stelle im Gesichtsfeld festzuhalten und dafür zu sorgen, daß sein Bild immer die gleiche Stelle auf der Netzhaut einnimmt. Es ist dann für uns weder nach der einen, noch nach der anderen Seite verschoben, überhaupt gar nicht verschoben. Es habe nun einer ein Auge, mit dem er das machen kann, mit dem er einem Gegenstand, z. B. der vorgehaltenen Flamme, folgen kann und eines, das dies nicht fertig bringt. Das kranke sei z. B. das linke. Dann folgt das rechte Auge dem Licht, wenn es sich nach links bewegt und sein Bild bleibt auf dem nämlichen Punkte der Netzhaut stehen. Das linke Auge wandert aber nicht, doch wandert das Bild der Flamme auf der Netzhaut. Nach und nach trifft es andere Stellen der Netzhaut, aber nur Bilder, die die homologen Stellen der Netzhaut treffen, werden vom Ich als einfach empfunden. Wenn also beim Blick nach links auf dem linken Auge nach und nach immer andere Stellen, immer weiter von der zu rechts homologen Stelle des rechten Auges getroffen werden, so erscheint neben dem Bild, das das rechte Auge abbildet, noch eines, das sich von dieser Stelle um so weiter entfernt, je mehr der Kranke seinen Blick nach links wendet. Wohlverstanden wendet er wirklich nicht seinen Blick, sondern nur den Blick seines rechten Auges nach links und je weiter er dies tut, desto weiter bleibt sein krankes Auge hinter dieser Bewegung zurück und desto weiter müssen die Doppelbilder auseinandergehen. Es ist leicht, sich alles ebenso für die rechte

Seite, für alle möglichen Augenmuskellähmungen durchzukonstruieren, so daß es sich erübrigt, das alles hier wirklich und ausführlich zu besprechen. Ich kann nur raten, in jedem Fall am Krankenbett eine derartige Überlegung anzustellen, dann wird man wohl in der Lage sein, wenn nicht rasch, dann doch wenigstens sicher, seine Entscheidung bezüglich einer Augenmuskellähmung zu treffen. Bei älteren Lähmungen treten die Erscheinungen, namentlich das im Anfang sehr lästige Gefühl des Doppelsehens, mehr und mehr zurück, nicht nur, weil in der Tat Besserungen vorkommen können, sondern weil der Kranke allmählich lernt, das Bild des einen Auges, natürlich des schlechteren, ganz zu vernachlässigen. Dann kann man noch zum Ziel kommen und schwache Doppelbilder entlarven, wenn man vor das eine Auge ein Prisma setzt, wodurch das eine Bild tiefer oder höher zu stehen kommt; dann fällt auch das schwächere, bisher vernachlässigte Bild dem Kranken auf und er vermag es zu lokalisieren. Natürlich muß dieser künstlich besorgte Höhenunterschied beim Beurteilen der Doppelbilder in Rechnung gesetzt werden.

Eine besondere Beachtung verdient die Ptosis, das Hängen des oberen Augenlides. Sie ist ebenfalls auf eine Okulomotoriusstörung zu beziehen und bemerkenwerterweise kommt sie, als Anfangserscheinung, namentlich den syphilitischen Erkrankungen zu. Lagophthalmus, das Offenbleiben des Auges, wenn es geschlossen werden soll, ist ein Symptom der Fazialislähmung und zwar ganz besonders der peripheren.

Es ist klar, daß mit diesen kurzen Andeutungen nur auf die Wichtigkeit hingewiesen werden konnte, sich die hinreichende Fähigkeit zu erwerben, das Auge zu untersuchen.

Die Tätigkeit der Augenmuskeln hat den Zweck, ein Objekt der Außenwelt in das Gesichtsfeld zu bringen und es darin zu erhalten, falls es sich bewegen sollte. Es gibt nun Bewegungen der Sehachse, die auf den ersten Blick mit dieser Tätigkeit nichts zu tun haben und die den Namen Nystagmus führen. Der Nystagmus kann in mehrerlei Weise auftreten je nach der Wirkung der von ihm betroffenen Augenmuskeln. Es gibt demnach einen vertikalen, einen rotatorischen und einen horizontalen Nystagmus. Der letzte ist bei weitem der wichtigste und soll uns hier ausschließlich beschäftigen. Auch die Art, wie die Muskeln sich zusammenziehen, ist verschieden; am häufigsten sind die Bewegungen ruckartig, wenigstens in einer bestimmten Richtung. Erst gehen die Augenachsen verhältnismäßig langsam nach einer Richtung, nach rechts oder links hin, plötzlich aber kehren sie mit einem Ruck in ihre Ausgangsstellung zurück. Oder es ist nur ein Auge allein, das langsam nach der einen Seite, dann ruckartig nach der anderen sich bewegt. Zum Teil handelt es sich nur um eine Störung aus optischen Gründen, wie man jetzt zu sagen pflegt, d. h. es liegt einfach eine Störung der physiologischen Augenbewegungen vor, wie sie von der Gesichtswahrnehmung abhängt, wie sich der leider kürzlich verstorbene Ophthalmologe Köhler in seiner letzten Arbeit hierüber ausgedrückt hat. Es gibt aber auch andere Formen, die in wenig durchsichtiger Weise mit Erkrankungen des Nervensystems, namentlich auch mit Vestibularerkrankungen zusammenhängen. Und so unterscheidet man heutzutage im ganzen zwei Formen: den „Eisenbahnnystagmus“ und den „vestibularen Nystagmus“. Der erstere hängt von optischen Eindrücken ab, vom Vorübergleiten der Umgebung, die man von einem Eisenbahnzug aus beobachtet. Für den zweiten, für den physiologischen vestibularen Nystagmus, wird nach den jetzigen Anschauungen die Bahn über das Gebiet des Deiter'schen Kerns, die von ihm ausgehenden Bogenfasern, hinteres Längsbündel zu den Augenmuskeln angenommen. Von Wichtigkeit ist lediglich die langsame Bewegung der Augen, der Ruck nach der entgegengesetzten Seite ist nur eine Folge davon. Die langsame Bewegung ist in der Tat ein vestibularer Reflex wie der optische Nystagmus auch einer ist, dieser mit dem Reflexbogen Sehbahn-Sehzentrum, von wo aus der weitere Verlauf noch unbekannt ist. Der sog. spontane Nystagmus, der ohne jedes erkennbare Nervenleiden zuweilen vorkommt, ist ein optischer, ein „Eisenbahnnystagmus".

Ein amblyopisches Auge zeigt oft Nystagmus. Ein sonst erworbener aber kann von recht ernster Bedeutung sein. Schon lang weiß man, daß bei der multiplen Sklerose der Nystagmus zu den Kardinalerscheinungen gehört. Bei der Friedreich'schen hereditären Ataxie war er auch beobachtet worden. Da versuchte im Jahre 1888 Mendel in Berlin in einem solchen Fall, wo der Nystagmus fehlte, ihn durch 3—4maliges Drehen des Kranken um seine Vertikalachse hervorzurufen und es gelang. Drei Jahre später habe ich zwei Brüder in der physikal.-med. Gesellschaft in Würzburg vorgestellt, die beide an der Friedreich'schen Krankheit litten. Nystagmus fehlte und durch 3—4maliges Umdrehen der Kranken um ihre Vertikalachse gelang es nicht nur, die Erscheinung hervorzurufen, es zeigte sich überdies, daß der Nystagmus die Richtung mit der der Umdrehung wechselte. Drehte sich der Kranke von oben gesehen nach rechts, also im Sinne der Uhr, so erfolgte der Nystagmus mit der langsamen Ablenkung nach rechts, mit den kurzen Zuckungen nach links und umgekehrt. Nur durch eine persönliche Kränkung ließ ich mich daran hindern, die Sache weiter zu verfolgen. In der neueren Zeit aber hat der Nystagmus eine beliebte Frage in der ophthalmologischen Forschung abgegeben. Man hat gelernt, vom Vestibulum aus den Nystagmus anzuregen und zwar hauptsächlich durch Wärmereiz und so ist neben den Drehungsnystagmus auch der kalorische getreten. Der Drehnystagmus wird jetzt in besserer Weise auf einem Drehstuhl vorgenommen mit 10 raschen Umdrehungen. Der kalorische wird geprüft durch Einspritzen von kaltem Wasser in den äußeren Gehörgang oder besser durch Einträufeln von kaltem oder überwarmem Wasser, wobei die Menge Wasser gemessen wird, die nötig ist, um einen Nystagmus zu erzeugen. Eine Überempfindlichkeit des Vestibularapparats zeigt sich darin, daß schon nach wenigen Tropfen der Erfolg erreicht wird. In den vielen Fliegeruntersuchungen, die Herr Koll. Kirchner jr. vornahm, trat der Nystagmus nach der entgegengesetzten, von Fallneigung nach der ausgespülten Seite auf, bei den besten erst nach dem 75. Tropfen Wasser auf und nach 10maligem Drehen kam konjugierte Deviation mit Nystagmus und dauerte 25 Sekunden lang.

Während der Nystagmus anhält, hat der Kranke das unangenehme Gefühl, daß sich die Gegenstände im Raum um ihn bewegen. Der Nystagmus tritt aber auch bei geschlossenen Augen auf. Daß beim vestibularen Nystagmus die Orientierung des Körpers im Raum verloren gegangen ist oder doch geschädigt wurde, nimmt nicht wunder, schiebt man doch wohl mit Recht die Ursache auf eine Bewegung der Endolymphe, die durch das Drehen in Bewegung geraten ist. Zu allem hat aber Baranyi gezeigt, daß die Störung des Gleichgewichtssinns sich nicht auf den Augenmuskelapparat beschränkt. Sie läßt sich auch bei Bewegungen der Arme, der Finger nachweisen. Hierzu dient der Zeigeversuch von Baranyi. Man hält dem Kranken einen Finger vor, auf den er von unten her mit seinem Zeigefinger bis zur Berührung losgehen soll. Das kann ein Gesunder aber auch bei geschlossenen Augen tadellos. Erzeugt man durch Drehen oder Einlaufen von Wasser in den Gehörgang Nystagmus, so verfehlt er, ebenso wie ein Gesunder, den vorgehaltenen Finger und zeigt an ihm vorbei und zwar auf der rechten Seite, wenn der Nystagmus nach links gerichtet ist und umgekehrt.

Einen ganz sicheren Schluß auf eine bestimmte Krankheit oder auch nur auf einen genau anzugebenden Sitz des Krankheitsherdes gestattet der Nystagmus keineswegs. Doch weist der Nystagmus wenigstens auf die Möglichkeit, wenn nicht auf die Wahrscheinlichkeit hin, es möge sich um eine Herderkrankung im Vestibulum, im Deiterschen Kern oder im hinteren Längsbündel handeln. Ein spontaner Nystagmus kann durch die Beeinflussung vom Vestibulum aus durch Drehen oder durch Wasser hervorgerufen, verstärkt, nach Umständen aber auch abgeschwächt werden.

Über die Untersuchung mit dem Augenspiegel ist nicht viel zu sagen. Man muß sie eben einfach können, gut können, so daß sie auch unter ungünstigen äußeren Umständen noch gelingen kann. Es kommt allerdings auch einem Geübten zuweilen vor, daß er unverrichteter Dinge abziehen muß, sogar bei einem Kind, wenn es gar keinen Augenblick ruhen will und die Zeit des geduldigen Ausharrens, bis endlich die Papille durch das Gesichtsfeld geht, nicht abgewartet werden kann. Erst kürzlich ist es mir bei einem kleinen Kinde, das an Meningitis tuberculosa mit Konvulsionen litt, so gegangen. Im allgemeinen erachte ich es für eine wesentliche Erleichterung, wenn der Kranke sich in seinem Bett aufrichten kann und im Sitzen untersucht wird, aber es muß auch im Liegen gehen und von Anfang an muß man sich daran gewöhnen, seine Ansprüche recht bescheiden zu stellen. Bessere Bedingungen in jeder Hinsicht lassen sich dann auch ertragen.

Für die meisten Fälle reicht die Untersuchung im umgekehrten Bild aus. Zur Beurteilung der Farbe der Sehnervenpapille, ob sie einen Stich ins Blasse oder Graue hat, nimmt man besser den lichtschwachen Spiegel, sonst ist der Konkavspiegel bei weitem vorzuziehen.

Das Gesichtsfeld wird bekanntlich mit dem Perimeter bestimmt. Hat man keines, so muß der Kranke dem Untersucher unverwandt ins Auge sehen und dieser nähert von außen, rechts und links, von oben und unten seine Hand unter Hin- und Herbewegen der Fixationslinie. Der Kranke muß es angeben, sobald er sieht, daß sich etwas bewegt. Ein Ausfall oder eine Einschränkung des Gesichtsfeldes von irgend erheblichem Grade kann in dieser einfachen Weise ganz gut festgestellt werden.

Reflexe.

Auf die große diagnostische Bedeutung der Reflexe wurde kurz schon mehrfach hingewiesen. Man unterscheidet die oberflächlichen und die tiefen Reflexe. Von den ersteren, die von der Haut und den Schleimhäuten aus ausgelöst werden, sind einige als Flucht- oder Primitivreflexe aufzufassen. Derartige Reflexe sind für den unversehrten Bestand des Körpers und seiner Organe von großer Bedeutung und schon deshalb dem Einfluß des Willens derart entzogen, daß sie nur mit großer Anstrengung verhindert oder abgeschwächt werden können. Dahin gehört z. B. der Konjunktivalreflex. Bei der leisesten Berührung der Bindehaut erfolgt Schluß des Auges, oft mit einer Ausweichbewegung, Zurückfahren des ganzen Kopfes. Ähnlich ist der Reflex, der durch leise Berührung der Kornea als Kornealreflex ausgelöst wird. Er ist so konstant, daß seine Prüfung, wie wir gesehen haben, mit zur Feststellung des eingetretenen Todes verwendet werden kann. Dergleichen Reflexe sind oft mit Unlustgefühl, mit Schmerz oder Kitzelgefühl verbunden. So ist es z. B. beim Fußsohlenreflex. Er ist, wie fast alle oberflächlichen Reflexe, an Stärke bei den verschiedenen Personen recht verschieden. Man kann annehmen, daß das mit dem ganzen Temperament Hand in Hand geht. Streicht man mit einem spitzen Gegenstand, z. B. dem Stiel eines Perkussionshammers, den äußeren Rand der Fußsohle, so erfolgt meistens ein einfacher Hautreflex, die Zehen, und zwar alle miteinander, werden plantarflektiert. Das Gefühl des Kitzels ist dabei schwach oder es fehlt. Von der Haut der Sohlenmitte aus oder auch in der Falte, die vom ersten Zehengelenk an der Beugeseite gebildet wird, entsteht ein Gefühl des Kitzels und ein richtiger Fluchtversuch, lebhaftes Zurückziehen des ganzen Beins. Dem kann man nun mit einiger Willensstärke entgegenwirken und allmählich klingt auch das Gefühl des Kitzels ab, gerade dann, wenn man wiederholt und stark streicht. Vor vielen Jahren habe ich mir auf der Syphilidoklinik Mühe gegeben, den Kitzelreflex durch Streichen mit stärkerem Druck zum Verschwinden zu bringen und bei allen ist es nach kürzerer Zeit gelungen, nur bei einem einzigen jungen Mädchen nicht. Fluchtversuche und Kitzelreiz hörten hier nicht auf und blieben anscheinend gleich stark. Natürlich haben solche Versuche aus Gründen der Menschlichkeit auch ihre Grenzen; der Kitzel ist ein Allgemeingefühl, das in den meisten Fällen unlustbetont ist, in manchen aber auch lustbetont bis zu einer gewissen Grenze, wo dann ein Umschlag zur Unlust erfolgt. Man erinnere sich an das, was Simplicius Simplicissimus von Grimmelshausen von dem alten Mann erzählt, dem die Schweden die nackten Füße festgebunden, die Sohlen mit Salzwasser bestrichen und eine Ziege daran haben lecken lassen. Der alte Großvater hat in seiner Qual so laut gelacht, daß der kleine Simplicius in seinem Unverstand hat mitlachen müssen.

Der Eigenschaft der Hautreflexe, bald zu ermüden, muß man bei der Untersuchung Rechnung tragen. Sie kommt keineswegs nur den Fluchtreflexen allein zu. Z. B. der Leisten- oder Obliquusreflex kann derart schnell, schon nach den ersten oder der ersten Probe, versagen, daß man aufpassen muß, um ihn nicht zu übersehen. Sonst ist die Energie, mit der Reflex entstehen, auch sehr von der Erziehung und der Willenskraft des Untersuchten abhängig und sehr oft werden Fluchtreflexe, die durch Schmerzen, z. B. Stechen mit einer Nadel ausgelöst, namentlich stark, wenn sie ganz unvermutet ins Werk gesetzt werden. Ein Fluchtversuch kann schließlich von jeder Stelle der Haut aus bewirkt werden. Für das Gefühl des Kitzels kommen hauptsächlich die Fußsohlen (der Reflex hier heißt auch Kitzelreflex), und die Achselhöhlen in Betracht, mit einer bei verschiedenen Personen sehr wechselnden Stärke; da sich ganz gewöhnlich Fluchtversuche zum einfachen Hautreflex hinzugesellen, soll man, um dies zu vermeiden, gerade nicht von den erwähnten hochempfindlichen Stellen aus den Reflex prüfen. Sonst erfolgt Dorsalflexion, unter Umständen Flexion des ganzen Beins und der eigentliche Reflex, die Plantarflexion der Zehen, wird unkenntlich. Man streicht sanft den äußeren Fußrand von hinten nach vorn und da kommt der regelrechte, schon beschriebene Plantarreflex. Bemerkenswerterweise entsteht bei diesem Versuch, auch bei bloßer Berührung, beim Neugeborenen eine deutliche Greifbewegung. Die Kleinen geben diese Art von Reflex mit der größten Deutlichkeit. Bekannt ist es, wie sie überhaupt nach allem, was sie berührt, greifen wollen, um sich den Besitz desselben zu verschaffen. Greifen sie doch auch umgekehrt, wie es gar nicht gehen kann, nach Berührung des Handrückens, d. h. sie versuchen, soweit ihre kleinen beweglichen Finger das zulassen, eine Überstreckung derselben. Vielleicht ist der normale Fußsohlreflex nur ein Überbleibsel eines früheren Greifreflexes. Jedenfalls wird er meistens unkenntlich gemacht durch die beschriebene Abwehr- und Fluchtbewegung.

Wie beschrieben, so geht der Reflex und zwar bei den allermeisten Menschen, solange die Pyramidenbahn in Ordnung ist.

Liegt aber hier eine Störung vor, so geht die große Zehe bei der Beugung der übrigen Zehen nicht mit, sondern wird im Gegenteil dorsal flektiert und zwar, wie es mir scheinen will, merklich langsamer, als sich die anderen Zehen bewegen. Diese Erscheinung ist bekannt unter dem Namen Phänomen von Babinski und hat in der Tat klinischen Wert. Es scheint, daß der Babinski nur da vorkommt, wo die Pyramidenbahn unterbrochen ist und immer, wenn die Störung nicht gar zu geringfügig ist. Dafür, daß die Schädigung im Gehirn stattgefunden hat, läßt sich der Babinski nicht verwerten, im Gegenteil, er zeigt sich, wo die Unterbrechung der Bahn sich auch eingestellt haben mag, z. B. im Rückenmark, ebensogut wie bei Verletzung der inneren Kapsel.

Ein zweiter wichtiger Hautreflex ist der Kremasterreflex, wie er gewöhnlich genannt wird, weil sich dabei der Musculus cremaster zusammenzieht und den Hoden hebt. Man prüft ihn beim Mann durch Streichen an der Innenseite des Oberschenkels oben, von unten nach oben fahrend. Die Hebung des Hodens durch den Kremaster ist eine sekundäre Erscheinung. Der Reflex geht auch beim Weib und da kann man beobachten, daß sich oberhalb des Ligamentum Pouparti die demselben parallel laufenden Fasern des M. obliquus internus zusammenziehen. Deshalb mag man den Reflex auch besser den Obliquusreflex oder auch Leistenreflex heißen. Fasern von diesem Muskel verlaufen auch bekanntlich in den Hodensack und ihre Zusammenziehung veranlaßt den glatten Musculus cremaster zu seiner trägen Kontraktion. Der Obliquusreflex ist der wichtigste, um nach einem Schlagfluß möglichst bald die Seite herauszubringen, auf der später eine Hemiplegie deutlich werden wird.

Einige weitere oberflächliche Reflexe werden wir noch erwähnen; geprüft werden sie selten und mit Recht.

Ihnen gegenüber stehen die tiefen Reflexe. Sie werden von Sehnen und dem Periost der Knochen aus in Gang gesetzt. Unstreitig ist der Patellarsehnenreflex der wichtigste. Daß es ein wirklicher Reflex ist, wird jetzt wohl allgemein angenommen. Westphal, der ihn entdeckt, der seine Bedeutung und namentlich die Bedeutung seines Fehlens durchforscht hat, war anderer Ansicht und hielt ihn für eine vom Muskeltonus abhängige Erscheinung. Er besteht in der Verkürzung des M. quadriceps, die auf einen Schlag auf die Sehne dieses Muskels unterhalb der Kniescheibe hin erfolgt. Soll der Reflex gehen, so müssen die Muskeln des Beins erschlafft sein. Allgemein wird geraten, das Patellarsehnenphänomen im Liegen zu prüfen, was auch für alle anderen Reflexe gelten soll. Ich kann mich dem nicht ganz anschließen und halte es in Fällen, wo der Reflex nicht leicht anspricht, für richtiger, daß sich der Kranke auf einen Tisch setzt und die Beine schlaff herunterhängen, „bambeln" sagt man bei uns, läßt. Nicht schlecht ist auch die Methode, wo der Kranke das eine Bein über das andere schlägt, auch „bambeln" läßt und einen kurzen unvermuteten Schlag mit dem Perkussionshammer auf die Quadrizepssehne erhält. Am besten ist das Bein natürlich dabei unbekleidet, obwohl bei sehr vielen Personen der Reflex auch durch die Beinkleider hindurch ausgelöst werden kann. Auch auf andere Weise läßt sich der Patellarreflex hervorrufen. Man kann statt auf die Mitte auch auf den Rand der Sehne seitlich schlagen, man kann sogar eine plötzliche Anspannung des Quadrizeps wirken lassen, indem man im Liegen die Kniescheibe faßt und mit raschem Ruck nach unten gegen den Fuß hinzieht. Manche empfehlen bei der Prüfung, die im Liegen geschieht, mit der unbeschäftigten Hand den Quadrizeps zu umgreifen, um durch das Gefühl auch die leiseste Anspannung der Strecker festzustellen. Ich habe nie ein Bedürfnis nach dieser Maßregel gehabt. Es gibt schon Fälle, wo es auch bei Gesunden schwer hält, den Reflex zu erhalten. Beliebt ist hier mit Recht der Jendrassik'sche Handgriff. Man veranlaßt den Kranken, die Hände über dem Kopf zu falten, wenn man drei zählt, mit beiden Händen stark zu ziehen, aber ja nicht loszulassen. In diesem Augenblick, wo die ganze Aufmerksamkeit darauf gerichtet ist, dem Befehl pünktlich nachzukommen, erfolgt der Schlag auf die Sehne. So gelingt es in der Tat manchmal, noch einen, noch dazu recht deutlichen, Reflex zu bekommen. Fehlen des Reflexes heißt das Westphal'sche Zeichen. Bei gesteigertem Reflex wird der Unterschenkel mit großer Gewalt vorgeworfen, genügt ein leiser Schlag, um ihn auszulösen, so gerät auch wohl der Unterschenkel in eine ganze Reihe von Zuckungen, in einen Klonus (Patellarklonus). Die Prüfung des Kniephänomens, wie der Reflex auch geheißen wird, ist wohl die wichtigste, doch ist auch der Achillessehnenreflex nicht ohne Bedeutung. Am besten kniet nach Babinski der Kranke auf einem Stuhl und dann wird die Achillessehne beklopft, mit dem Erfolg, daß der Fuß nach der Planta hin gebeugt wird („Fersenphänomen"). Ist das Knien nicht möglich, so muß auf andere Weise eine leichte Spannung der Wadenmuskeln erzeugt werden: Das Knie wird leicht gebeugt und die Fußspitze ohne Mithilfe des Kranken sanft nach oben gezogen, worauf der Schlag gegen die Achillessehne erfolgt.

Auch bei diesem Reflex spiegelt sich die Steigerung im Auftreten eines Klonus wieder. Der Fußklonus, bestehend in mehrmaliger bis häufiger Zusammenziehung der Wadenmuskulatur, kann wie beim Fersenphänomen, aber auch durch einfache Überdehnung der Wadenmuskeln ausgelöst werden. Man faßt den Fuß des Kranken mit beiden Händen und führt ihn kräftig gegen die Dorsalseite und hält ihn da fest. Dabei gerät er, wenn die Reflexerregbarkeit gesteigert ist, in einen lebhaften Klonus, der so lange währt, als man den Fuß festhält. Dieser Fußklonus oder Dorsalklonus steht auf der gleichen Stufe wie das Wippen des Fußes, das sich beim Gehen einstellt und in einer Zusammenziehung der Wadenmuskeln besteht, die schon ausgelöst wird, sobald die Fußspitze den Boden nur berührt und anfängt, die Wadenmuskeln zu spannen, ein den spastischen Gang bezeichnender Vorgang, der sich bis zu hüpfendem Gang steigern kann, wo der Kranke mit jedem Schritt ein wenig in die Höhe geschleudert wird, auch wieder durch die reflektorisch wirkende Wadenmuskulatur. Nebenbei bemerkt kommt Fußklonus nach längerem Sitzen bei Schulkindern gar nicht so selten vor. Ich erinnere mich dessen aus meiner Schulzeit, wo wir das statt aufzumerken oft prüften, recht wohl. Überhaupt gehen die Reflexe allesamt in der Jugend besser als in vorgerückten Jahren.

Bei erhöhter Reflexerregbarkeit kommen auch Reflexe, die für gewöhnlich fehlen, die andern werden stärker, springen auch wohl auf die gegenüberliegende Seite über. Das Fehlen der selteneren Reflexe ist keineswegs stets etwas Krankhaftes. Nicht unwichtig ist in dieser Hinsicht der Oppenheim'sche Reflex, den ich mit Oppenheims eigenen Worten schildern will. „Fährt man bei einem gesunden Individuum mit der Pulpa des Daumens in kräftigem Zuge von oben nach unten über die Innenfläche des Unterschenkels hinweg, so kommt es in der Regel zu einer Plantarflexion der Zehen (seltener des Fußes) oder es fehlt jede Reflexbewegung. Unter pathologischen Verhältnissen — und zwar bei spastischen Zuständen, resp. den sie bedingenden Affektionen — kommt es stattdessen zu einer Dorsalflexion des Fußes und der Zehen, indem sich bald nur der Musculus tibialis anticus und Extensor hallucis longus, bald alle Strecker anspannen."

In der allerjüngsten Zeit ist von Boetticher ein neuer Reflex angegeben worden, den er den „oberen Tibialisstrichreflex" nennt. Nach seiner Angabe geht er, wenn man am proximalen Viertel der Tibia mit Daumen und Zeigefinger die vordere und innere Kante leicht streicht. Dann erfolgt eine isolierte, langsame Dorsalflexion der Großzehe wie beim Babinski.

Die Reflexe von Babinski und Oppenheim sprechen für eine Schädigung der Pyramidenbahn in ihrem zentralen Teil und beruhen wohl auf Schwächung der reflexhemmenden Fasern. Babinski und Oppenheim fallen aber um so schwächer aus, je näher die Schädigung der grauen Hirnrinde liegt. Das ist aber nach Boetticher bei seinem Reflex nicht der Fall. Er geht noch bei Knochenfissur, Meningitis, Meningitis serosa, auch bei Otitis, subduralem Tumor, Hitzschlag usw.

Bei der Prüfung der Reflexe ist natürlich darauf zu sehen, ob nicht mechanische Verhältnisse vorliegen: Gelenksveränderungen, Narben u. dgl., die das Zustandekommen der Reflexe unmöglich machen. Es gibt auch Fälle, wo sonst recht konstante Reflexe eben einfach nicht gehen, ohne daß etwas Krankhaftes vorzuliegen braucht. Ich habe es bei einem Kollegen z. B. gesehen, wo nach seiner Angabe das Kniephänomen immer fehlte, nur weil die Sehne des Quadrizeps besonders kurz war. Für gewöhnlich kann man seine Untersuchung auf die obengenannten Reflexe beschränken. Im

Fall gesteigerter Reflextätigkeit kann man ja wohl, wenn es einem Freude macht, nach den selteneren suchen und wenn sie gehen, das zur Illustration des Falles mitverwenden. Vor Jahren habe ich mit Plaesterer eine Untersuchungsreihe an 100 nervengesunden Personen angestellt, deren Ergebnis ich zum Beleg des Gesagten hier folgen lasse. Unter 100 Einzelzahlen soll man sich bekanntlich an keine Statistik heranmachen, die Reihe hat also die unterste zulässige Grenze gerade erreicht, bei einigen selteneren und bedeutungslosen Reflexen nicht einmal ganz.

Bei 100 Männern war (nach Plaesterer) vorhanden:

Der epigastrische Reflex	in 62
Der Abdominalreflex	„ 99
Der Kremasterreflex	„ 66
Plantarreflex	„ 98
Interskapularreflex	„ 15
Glutäalreflex	„ 28
Periostreflex an der vorderen Tibiafläche	„ 5
Periostreflex am unteren Ende der Vorderarmknochen	„ 29
Patellarreflex	„ 98
Achillessehnenreflex	„ 57
Bizepssehnenreflex	„ 47
Trizepssehnenreflex	„ 48

Anschließend daran habe ich auf der Syphilidoklinik eine Anzahl Weiber untersucht und namentlich auch darauf geachtet, ob entsprechend dem Kremasterreflex sich an den Labia majora, in die auch Fasern des M. obliquus einstrahlen, etwas dem Kremasterreflex Ähnliches beobachten ließe. Das war nicht der Fall, doch wurde das schon kurz berührte Phänomen gefunden, wonach sich beim Weib oberhalb des Ligamentum Poupartii der M. obliquus abdominis zusammenzieht, wenn die Haut im obersten Drittel des Oberschenkels innen von unten nach oben gestrichen wird.

	vorhanden	fehlend	einseitig	fraglich
Plantarreflex (berechnet aus 100 Fällen)	88%	11%	1%	—
Bauchhautreflex (aus 88 Fällen)	92 „	7 „	—	1%
Interkostalreflex (aus 85 Fällen)	16 „	82 „	2 „	—
Interskapularreflex (aus 86 Fällen)	13 „	86 „	1 „	—
Glutäalreflex (aus 73 Fällen)	11 „	89 „	—	—
Obliquusreflex (aus 100 Fällen)	87 „	4 „	2 „	7 „

Es geht daraus hervor, daß der Leistenreflex mindestens mit dem gleichen Vertrauen geprüft werden kann beim Weib wie der analoge Kremasterreflex beim Mann.

Die Durchleuchtung des Schädels mit Röntgenstrahlen ergibt eigentlich dürftige Resultate. Natürlich, man kann ein Geschoß im Hirn finden und indem man in zwei zueinander senkrecht stehenden Richtungen eine Aufnahme macht, gelingt es auch, die Stelle zu bestimmen, wo das Geschoß sitzt. Auch eine Exostose, eine Fissur des Knochens kann man mit einer photographischen Röntgenaufnahme feststellen. Die einfache Durchleuchtung reicht in keinem Fall hin. Auf dem Kaliumplatinzyanürschirm sieht man einfach nichts, wovon ich mich immer und immer wieder überzeugt habe. Es hat keinen Sinn, sich damit aufzuhalten. Keinen Tumor kann man auch mittelst der photographischen Aufnahme entdecken, geschweige einen Bluterguß oder Entzündungsherd. Alle hier in Betracht kommenden Teile lassen die Röntgenstrahlen in so gleichmäßiger Weise durch, daß sie sich nicht voneinander differenzieren lassen. Anders wäre es, wenn man die festen, die flüssigen und die halbflüssigen Teile gegen Luft abgrenzen würde. Und auf diesen Gedanken ist zuerst der Amerikaner Dandy im Jahre 1919 gekommen. Nach seiner, später verbesserten Methode wurden die Ventrikel mit Luft gefüllt. In Deutschland wurde das Verfahren aufgenommen und von Bingel abgeändert, insofern die Füllung mit Luft nicht nach Eröffnung eines Ventrikels in diesen, sondern vom Subarachnoidealraum des Lendenmarks aus gemacht wurde. Die Lumbalpunktion wird in Seitenlage vorgenommen zwischen dem 1. und 2. Lendenwirbel, die ausfließende Menge von Liquor wird durch die gleiche Menge Luft ersetzt. Damit füllt sich nicht nur der Subarachnoidealraum von Rückenmark und Hirn, sondern auch die Ventrikel werden, im wohlgelungenen Fall samt und sonders, aufgeblasen. Die Verbindungsstellen sind bekannt. Vom Subarachnoidealraum führen die Apertura medialis ventriculi und die beiderseitige Apertura lateralis vom Key Retzius, wobei die Tela chorioidea ventriculi IV. durchbrochen wird, der 4. Ventrikel steht durch den Aquädukt mit dem 3. und dieser durch das Foramen Monroi mit den Seitenventrikeln in Verbindung. Außerdem füllt sich aber bei dieser Methode der Subarachnoidealraum des Hirns mit Luft, indem sie von der Wirbelsäule aus mit dem Cavum cranii in Verbindung steht, indem im Foramen occipitale magnum der spinale Anteil der Hüllen in den zerebralen übergeht und der Subarachnoidealraum der Wirbelsäule in die große Zisterne. So füllt sich unter anderem auch die große Längshirnspalte, auf der Hirnoberfläche auch die Furche zwischen den Windungen mit Luft und sie werden im photographischen Negativ dunkel.

Die Methode ist nicht ganz ohne Gefahr, heruntergekommene oder von Haus aus schwächliche Menschen dürfen ihr nicht unterworfen werden. Es sind schon Todesfälle bei solchen vorgekommen. Folgendes Verfahren wird empfohlen. Vorher wird 0,5—0,75 Veronal, bei Epilepsie oder Tumor 1 g Veronal und 0,02 Morphin gegeben. Die Punktion wird im Sitzen vorgenommen, Flüssigkeit entleert, dann der Kranke, nachdem die gleiche Menge steriler Luft eingeblasen wurde, niedergelegt, erst nachdem der Kranke noch einige Minuten gesessen war. Die nächsten 10 Minuten gelten als die gefährlichsten und man muß Puls und Atmung, auch die Temperatur sorgfältig überwachen. Bedeutende Temperaturerhöhung und Atemlähmung sind hier zu fürchten. Über die Bedenken, die hiermit verknüpft sind, kommt man in verzweifelten

Fällen vielleicht etwas eher hinweg, als auch deutliche Besserungen in manchen Erscheinungen nach einer solchen Enzephalographie beobachtet worden sind. Kopfweh und Erbrechen bleiben mitunter nachher noch für einige Zeit zurück.

Der diagnostische Gewinn ist eigentlich nicht so sehr groß. Im besten Fall unterscheidet man die Ventrikel, den Subarachnoidealraum, einzelne Gyri und Sulci, besonders sehr gut die Fossa Sylvii, den Gyrus callosomarginalis und die drei Stirnwindungen. Es mag ein gewisses Gefühl der Befriedigung gewähren, das alles am lebenden Gehirn zu erblicken, aber was man eigentlich Krankhaftes daran sehen kann, das ist nicht viel. Man kann, und das ist das wichtigste, erkennen, ob die Ventrikel viel oder weniger gefüllt sind, der eine mehr als der andere, ob die Ventrikel etwa nach der Seite hin verschoben sind. Zu allermeist müssen mehrere Aufnahmen, von den Seiten her auch, vorgenommen werden, um aus den verschiedenen Projektionen sich ein richtiges Gesamtbild herstellen zu können. Manchen gilt die Enzephalographie bei Tumor cerebralis und bei Hydrozephalus für unentbehrlich. Die Methode ist auch in der jüngsten Zeit in Kleinigkeiten verbessert worden. Die lumbale Methode hat mehr Anhänger als die Eröffnung der Ventrikel. Die Punktion wird mit zwei Nadeln gemacht, mit der einen zwischen dem 2. und 4. Lendenwirbel wird der Liquor herausgelassen, mit der anderen zwischen 1. und 2. Lendenwirbel wird die Luft hineingeblasen. Man kann auch eine der neu angegebenen Doppelkanülen verwenden. Die ganze Operation dauert nicht mehr als 5—8 Minuten und kann auch im Chloräthylrausch ausgeführt werden. Alles recht schön und gut! Aber gerade beim Gehirntumor wird vor der Lumbalpunktion dringend wegen der drohenden Todesgefahr gewarnt. Und wenn die Operation beim Tumor oder Hydrozephalus „unentbehrlich" ist, was wird dann eigentlich für den Kranken Gutes gewonnen, wenn nicht vielleicht die Enzephalographie die Möglichkeit einer sonst nicht möglichen Maßnahme gibt, die wirklich einen Erfolg und Erhaltung des Lebens, mit einiger Wahrscheinlichkeit wenigstens, gewährleistet? Was ist denn für den Kranken Großes gewonnen, wenn man den Tumor mit Sicherheit festgestellt hat oder den Hydrozephalus? Gewiß, so ist es im Anfang immer gegangen und erst nach und nach mit Verbesserung der Methode hat ein neues Verfahren auch gute Früchte für die Kranken getragen, das zuerst nur der diagnostischen Neugier zu dienen schien. Wenn es einmal soweit ist, dann können wir ja weiter darüber reden; jetzt ist meines Erachtens der Vorteil der Enzephalographie noch nicht so groß, daß ich am Krankenbett ohne weiteres dazu raten möchte.

Nachstehend folgen drei Enzephalogramme, die einer Arbeit von Taterca (Zeitschr. f. d. ges. Neurol. u. Psych. Bd. 92, 1924) entnommen sind.

Die Lumbalpunktion.

ist durch die Untersuchungen von Quincke im Anfang dieses Jahrhunderts bekannt, seither vielfach angewendet und ausgebaut, auch nach ganz neuen Methoden zu diagnostischen Zwecken verwendet worden. Nach Quinckes eigenen Angaben nimmt man die Punktion in Seitenlage bei nach vorn gekrümmter Lendenwirbelsäule im dritten (vierten, fünften, zweiten) Inter-

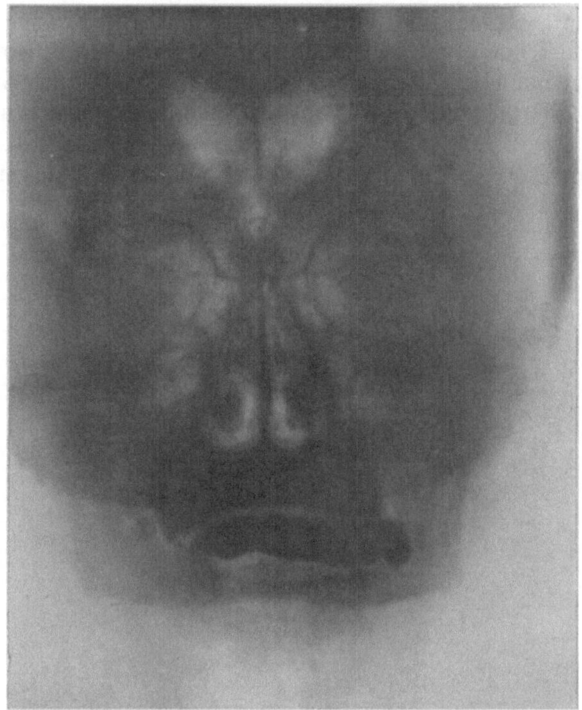

Abb. 20. Frontoczipitale Aufnahme: Ventrikel nur leicht erweitert, symmetrisch, normal figuriert. 60 jähr. Kranke, Erweichungsherde im Gehirn durch die Sektion erwiesen. (Aus Taterca.)

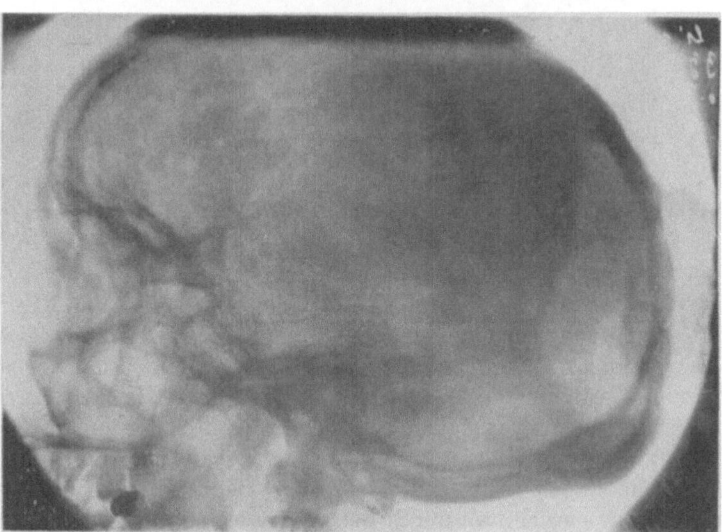

Abb. 21. Seitenaufnahme: Ventrikel ungefüllt. Etwas Luft in der hinteren Schädelgrube. Deutliche Hirnwindungenzeichnung. Wahrscheinlich Meningitis serosa. Von einer Operation her Gehirnprolaps und Knochendefekt zu erkennen. (Aus Taterca.)

arkualraum vor. Der Druck muß stets dabei gemessen werden, der Liquor wird nur langsam entleert und die Entleerung muß abgebrochen werden, wenn der Anfangsdruck hoch war, sobald er auf 60—40% desselben gesunken ist, sonst im Liegen bei einem Druck von nicht unter 120 mm Wasser. Bei Kindern kann es erlaubt sein, den Druck bis zu 30—40 mm Wasser sinken zu lassen. Nimmt man nur zu diagnostischen Zwecken die Punktion vor und kommt es nicht darauf an, den Druck absichtlich zu erniedrigen, dann nimmt

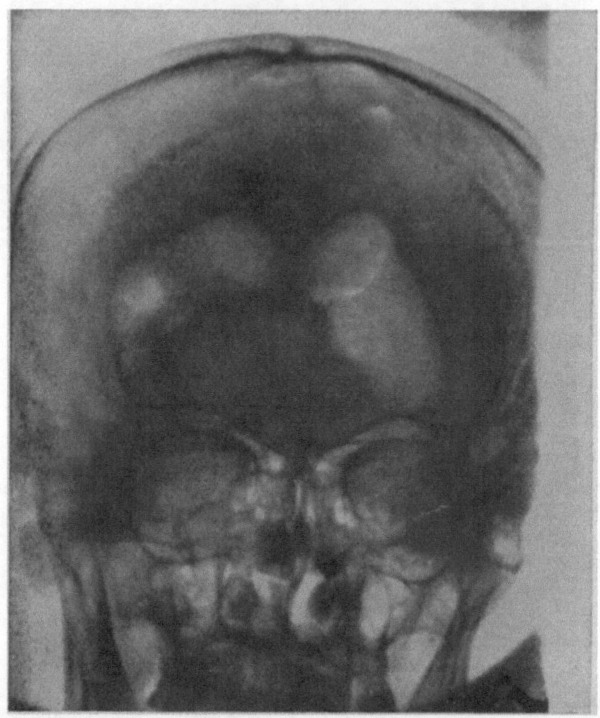

Abb. 22. Oczipito-frontale Aufnahme: Seitenventrikel stark erweitert. 44jähr. Kranker. Unklares Krankheitsbild. Seitenventrikel stark erweitert, rechter Seitenventrikel nach rechts und oben abgedrängt, beide nicht normal konfiguriert. (Aus Taterca).

man nur je nach Bedarf 1—5 ccm oder nur ein paar Tropfen. Nie soll man bei Erwachsenen den Druck unter 100—80 mm Wasser sinken lassen.

Der Liquor ist vollkommen wasserklar und farblos. Etwa beigemengte Blutspuren von Verletzungen bei dem Einstich werden leicht erkannt.

Das spezifische Gewicht beträgt 1006—1007. Der Liquor reagiert alkaisch, enthält 1‰ feste Bestandteile, wovon $^3/_4$ anorganisch, mit Kalium und Phosphor mehr als sich im Blutserum befinden. Von Eiweiß sind darin nur Spuren, manchmal auch bei Normalen und bei Hydrozephalus 0,2—0,5 im Tausend. Größere Mengen kommen in krankhaften Fällen vor und zwar nimmt die Menge von Serumalbumin gegenüber dem Globulin zu. Bei klarer Flüssigkeit kann der Eiweißgehalt 0,2—0,8‰ und noch mehr erreichen. Von Zellen findet man nur sehr wenig. Bei Gesunden nach neueren Angaben im Kubikmillimeter nicht mehr als 5. Neben den Lymphozyten treten bei Entzündungen auch polymorphkernige Zellen auf. Von niederen Organismen wurden die verschiedensten Formen schon gefunden, so der Tuberkelbazillus, Meningokokkus, Streptokokken, Staphylokokken, Pneumokokken, Typhusbazillen, der Kolibazillus, Influenzabazillen, verschiedene Bakterien. Der Liquor gerinnt in manchen Fällen allmählich und das Gerinnsel in Form eines leichten, feinen Netzes oder in kleinen Flocken kommt nicht konstant, aber am häufigsten bei Meningitis tuberculosa zustande.

Der Druck, unter dem der Liquor steht, beträgt bei Gesunden im Mittel 125 mm Wasser, doch sind hier auch bei Gesunden beträchtliche Abweichungen von diesem Wert zu beobachten. Unter krankhaften Veränderungen kommen viel höhere Zahlen vor, bis zu 700 und mehr.

Die Untersuchung des Liquor erstreckt sich zunächst auf die Zahl der in ihm enthaltenen zelligen Bestandteile, mehr als 5 im Kubikmillimeter gelten als abnorm. Man stellt mit dem Liquor die Wassermann'sche Probe an, um eine bestehende Syphilis aufzudecken. Die Probe mit dem Liquor gilt, ganz besonders was die Syphilis des zentralen Nervensystems angeht, für viel sicherer und beweisender als die gewöhnliche Wassermannprobe mit dem Blut des Kranken.

Bei einem Syphilitiker, aber auch unter manchen anderen krankhaften Veränderungen ändern sich auch die kolloidchemischen Verhältnisse des Liquor.

Eine kleine Abschweifung auf das Gebiet der Kolloidchemie halte ich hier für unumgänglich notwendig, damit wenigstens die Grundbegriffe der Kolloidchemie nicht unklar bleiben, die hier in Frage stehen, auch werden wir sie in der Lehre von der Hirnschwellung später noch brauchen. Ich entnehme dem Abschnitt über Kolloidchemie, den ich in meinem Lehrbuch der Lungenkrankheiten geschrieben habe, das, was uns hier von Bedeutung ist, und lasse das andere weg, wie den Begriff der Zähigkeit, der freilich dort von ganz wesentlicher Wichtigkeit sich erweist.

Alle Körper sind, wie man annehmen muß, aus sehr kleinen, mechanisch nicht mehr zerlegbaren Teilen, den Molekülen, zusammengesetzt. Wie diese Moleküle aneinandergereiht und miteinander verbunden sind, das bedingt die Formart, in der der Körper uns erscheint, ob fest, tropfbar flüssig oder gasförmig („elastisch flüssig", wie man es sonst hieß). Nur über die Verbindung der Moleküle sagt die Formart etwas aus, nicht über die Moleküle selbst und ihre Beschaffenheit. Es hat also gar keinen Sinn, sich den Kopf darüber zu zerbrechen, ob die Moleküle fest oder sonstwie sind, sie haben überhaupt keine Formart, weil sie gar keine als Einzelwesen, die sie sind, haben können.

Die Moleküle selbst, daran sei nur kurz erinnert, bestehen wieder aus noch kleineren Teilchen, den Atomen, manche aus nur zweien, manche aus sehr vielen, in welche die Moleküle zwar nicht mechanisch, aber doch durch andere Energieformen, z. B. elektrische, zerlegt werden können. Und die Atome wieder, damit hört es dann aber auf, können als Ionen auftreten, deren Kern von allerkleinsten elektrischen Teilchen in märchenhafter Schnelligkeit umkreist wird und die damit elektrisch geladen, Träger der Elektrizität werden. Mag man aber auch bis zu diesen kleinsten Teilchen heruntersteigen, immer muß bei ihrer Zusammenlagerung zwischen ihnen noch ein kleiner, nicht unendlich kleiner, wenn auch unfaßbar und unvorstellbar kleiner, Raum übrig bleiben, den man sich auch noch jetzt vielfach vom wirklich homogenen, nicht aus einzelnen Teilchen bestehenden Weltäther erfüllt denkt, von etwas ganz anderem als Stoff. Obgleich von gewichtigen Seiten und mit guten Gründen das Bestehen dieses hypothetischen Äthers bestritten wird, halten andere, auch mit guten Gründen, daran fest, daß es einen solchen Äther gibt, der überall im kleinsten Zwischenraum, zwischen den Atomen, ihrem Kern und den Elektronen, kurz, überall angetroffen wird und zur Erklärung der Naturerscheinungen auf der Erde wie im Weltraum ist diese Annahme unstreitig bis jetzt die bequemste.

Je näher sich in einem Körper die kleinsten Einzelteile stehen, desto dichter ist der Körper. Aber wenn wir auch durch den allerdichtesten in Gedanken einen Weg bahnen, so treffen wir dabei immer abwechselnd auf einen von Stoff erfüllten Raum, dann wieder auf einen leeren (mit Äther gefüllten), dann wieder auf Stoff usw. Eine periodische Änderung also, deren Periode abhängig ist von der Zahl der Stoffteilchen, die in einem gegebenen Raum verteilt sind. Es gibt eben gar keinen in allen seinen Teilen wirklich gleichartigen, einen homogenen Körper, es kann nur zerstreut angeordnete Stoffteilchen geben, auch da, wo wir keine Mittel haben, diese Zerstreuung, die Dispersion, zu erkennen oder gar zu messen. Wir können höchstens sagen, daß in einem gegebenen Fall eine einzige Stoffart in Äther verteilt vorliegt und einen so beschaffenen Körper mag man dann ruhig als homogen bezeichnen, im Gegensatz zu anderen, bei denen man, wenn man sie, wenn auch nur in Gedanken, durchdringt, nicht immer die gleichen Stoffteilchen antrifft, sondern periodisch Teilchen, die sich in ihren physikalischen oder chemischen Eigenschaften voneinander unterscheiden.

Ein solches System nennt man ein disperses. Durch physische Trennungsflächen gegeneinander abgegrenzte Teile eines Gebildes heißt man, nach der Definition von W. Ostwald, Phasen. Wohlbemerkt wird der gleiche Ausdruck von medizinischer Seite für etwas ganz anderes gebraucht, wie wir später noch hören werden. In jedem dispersen System unterscheidet man die disperse Phase, den fein verteilten Körper und das Dispersionsmittel, in dem jener verteilt ist. Je feiner die Verteilung, je kleiner das einzelne Teilchen ist, desto höher ist der Grad der Dispersion.

Etwas ganz anderes ist die Konzentration, etwa eines dispersen Systems mit flüssigem Dispersionsmittel. Damit wird nur ausgesagt, wie groß die Masse, das Gewicht der dispersen Phase im Verhältnis zu der Masse, dem Gewicht des Dispersionsmittels ist, über die größere oder feinere Verteilung der gegebenen Masse, der dispersen Phase, gar nichts.

Beides, das Dispersionsmittel und die disperse Phase, können jedes für sich in allen drei Formarten: Fest, flüssig und gasförmig vorliegen. Theoretisch möglich wären also neun Kombinationen zu zwei. Eine davon, Verteilung eines gasförmigen Körpers in einem anderen gasförmigen ist aber physikalisch nicht möglich, weil es zwischen Gas und Gas keine Trennungsfläche gibt und geben kann. Vielmehr mischen sich die beiden Gase vollständig miteinander und es kommt nur ein System vom allerhöchsten Dispersionsgrad heraus, Molekulardispers, und solche wollen wir verabredetermaßen als homogene Systeme ansehen. Von den übrigbleibenden acht Formen ist für unsere Zwecke vor allem eines von Wichtigkeit: Die Verteilung von festen Körpern in Flüssigkeit. Das System: fest in flüssig, heißt im allgemeinen Suspension. Bedingung ist dabei, daß die feste Phase sich nicht in der flüssigen löst.

Die Dispersionen kann man, wenn sie grob, niederen Grades sind, mit dem freien Auge erkennen. Beispiel dafür sind Rauch (fest in Gas), Schaum (Luft in flüssig) und tausend andere aus dem täglichen Leben wohlbekannte Dinge. Bei höheren Graden der Dispersionen hilft das Mikroskop, aber das hat auch seine Grenzen. Teilchen, deren Durchmesser kleiner ist als die halbe Wellenlänge des Lichtes, von dem sie von oben — auffallend — oder von unten — durchfallend — beleuchtet werden, liefern kein Bild mehr, hier endet das Auflösungsvermögen der optischen Instrumente. Den tausendsten Teil eines Millimeters bezeichnet man mit μ und ein $\mu\mu$ ist noch tausendmal kleiner. Die Wellenlänge von gelbem Licht (D-Linie) beträgt 589 $\mu\mu$. Das Auflösungsvermögen der besten Mikroskope reicht bis zu 0,1 μ. Man kann gerade noch ein Bild von einem sehr kleinen Kokkus bekommen. Will man die Vergrößerung durch noch stärkere Linsen noch weiter treiben, so gewinnt man damit nichts, man sieht den Kokkus größer, aber man kann nichts Neues daran erkennen, ob er eigentlich aus zwei oder mehr Teilen zusammengesetzt ist, was er für eine Gestalt hat, das kann man nicht sehen. Und gerade so ist es mit dem Betrachten einer mikroskopischen Struktur; wenn man ein mikroskopisches Bild mittels eines Projektionsapparates auf einen Schirm wirft, so kann man, wenn die Beleuchtung nur hell genug ist, die Vergrößerung beliebig weit treiben, indem man den Schirm in einer recht großen Entfernung vom Apparat aufstellt. Das Bild wird damit riesengroß, aber keiner der vielen, denen es zugleich gezeigt werden kann, vermag mehr daran zu sehen, als ein einzelner, der direkt das Präparat im Mikroskop betrachtet. Beleuchtet man das Bild mit blauem, violettem oder gar ultraviolettem Licht, so kann man die Vergrößerung noch etwas weiter treiben, denn die Wellenlänge des ultravioletten Lichtes z. B. beträgt um 100 $\mu\mu$. Die photographische Platte ist für so kurzwellige Strahlen noch empfindlich, deshalb erlaubt die Photographie mikroskopischer Präparate eine noch etwas weitergehende Vergrößerung bei mikroskopischen Untersuchungen. Rund kann man aber annehmen, daß die optische Auflösung eines dispersen Systems mit der Größe der dispersen Teilchen von 0,1 μ oder 100 $\mu\mu$ aufhört. Noch kleinere Teilchen können zwar nicht sichtbar gemacht werden, aber sie verraten ihre Anwesenheit doch noch auf optischem Weg dadurch, daß sie die Lichtstrahlen, von denen sie seitlich getroffen werden, abbeugen.

So erzeugen sie im Mikroskop bei ungeheuren Vergrößerungen zwar kein Bild, aber helle Flecken. Damit kann man die Systeme von bedeutend höherem Dispersionsgrad auflösen, mit dem „Ultramikroskop", wobei die Anwendung sehr hellen Lichtes im Dunkelfeld von der Seite her nötig ist. Ist dabei auch nichts weiteres von den dispersen Teilchen zu sehen und auszusagen, so weiß man dann doch, daß sie da sind, daß man wirklich ein disperses System, kein homogenes, vor sich hat, auch ist es möglich, von der ungefähren Größe der Teilchen, ihren Bewegungen, der Anordnung, Verteilung usw. eine Vorstellung zu bekommen.

Das seitlich von allerkleinsten Körperchen gebeugte Licht ist polarisiert. Bei starkem Sonnenlicht sind noch Flecke von Teilchen zu erkennen, die nur wenige $\mu\mu$ im Durchmesser haben. Daß wir den Himmel blau und, wenn die Sonne tief steht, gelb und rot sehen, beruht auch darauf, daß das Sonnenlicht bei seinem Durchgang durch die Atmosphäre an den vielen kleinen Teilchen, die sie enthält, an den kleinen Wassertröpfchen, am Staub, seitlich gebeugt wird, ja manche nehmen wohl mit Recht an, daß sich dieser Vorgang sogar an den Sauerstoffmolekülen selbst in nennenswerter Weise vollzieht, also in einem dispersen System von molekularer Feinheit. Die Atmosphäre ist also auch ein disperses System und das können wir sogar mit unbewaffnetem Auge erkennen, nicht allerdings für gewöhnlich die disperse Phase selbst in ihren Teilen, manchmal aber doch größere Massen von Staub oder von Wassertröpfchen: Wolken, Nebel u. dgl. sind ja leicht sichtbar, im ganzen wenigstens, wenngleich nicht in ihren Teilen. Wieviel dabei die Beleuchtung ausmacht, am besten seitlich und gegen einen dunklen Hintergrund, weiß jeder. Die Luft in einem Zimmer scheint uns ja für gewöhnlich ganz durchsichtig und vollkommen leer, bis wir das Zimmer verdunkeln und durch einen Schlitz im Laden einen einzigen Sonnenstrahl hereinfallen lassen. Im Lichtstreif sehen wir dann von der Seite eine Unzahl von Stäubchen aufglänzen, von deren Anwesenheit wir vorher keine Ahnung hatten.

Ganz ähnlich ist es mit sehr feinen Trübungen bei chemischen Reaktionen. Haben wir z. B. eine Fällungsprobe auf Eiweiß angestellt, so können wir eine schwache Trübung im durchfallenden Licht leicht übersehen, die sofort deutlich wird, wenn wir das Reagenzglas gegen einen schwarzen Hintergrund halten, so daß die kleinsten Teilchen ihr Licht nicht durchfallend, sondern nur von der Seite her erhalten können. Viele Trans- und Exsudate scheinen zunächstvollkommen klar zu sein, keine Spur von einem dispersen System, wenigstens für unsere unbewaffneten Sinne. Jetzt sammeln wir das Sonnenlicht mit einem Brennglas und schicken den Lichtkegel durch die klare Flüssigkeit, dann ist der Lichtkegel hell, glänzend, deutlich zu erkennen, wie der Sonnenstrahl im dunklen Zimmer, und verrät sofort die disperse Natur der Flüssigkeit. Die Erscheinung trägt den Namen des berühmten englischen Physikers Tyndall. Der „Tyndallkegel" zeigt oft ein schönes Farbenspiel, die blaue Farbe tritt oft allein hervor, ja die schwächste Erscheinung des Tyndallphänomens kann sich sogar auf bloße Opaleszenz, mit schwachem bläulichem Schimmer beschränken. Das hängt zwar auch von der Konzentration der Dispersion, also von der Menge der verteilten Körperchen in der Flüssigkeit ab, namentlich aber auch vom Grad der Dispersion und, was nicht übersehen werden darf, vom Lichtbrechungsvermögen der dispersen Phase. Ist ihr Brechungsindex gleich dem des Dispersionsmittels, dann können die Teilchen sogar so groß sein wie sie wollen, man wird sie doch nicht sehen können, wie der Glasstab, der in Zedernöl vom gleichen Lichtbrechungsvermögen eingetaucht ist, unsichtbar bleibt. Nun umkleiden sich oft feinverteilte Körperchen, auch Flüssigkeitströpfchen, die sich mit dem Dispersionsmittel nicht mischen, wenigstens mit einer äußeren feineren Hülle des letzteren und werden damit der Flüssigkeit optisch so ähnlich, daß jede Unterscheidung aufhört oder wenigstens sehr schwierig wird. Man kann also mit dem Ultramikroskop, auch mittelst des Tyndallphänomens den dispersen

Charakter einer Flüssigkeit wohl oft erkennen, wenn man aber nichts sieht, darf man nicht umgekehrt den Schluß ziehen, daß sicher ein homogenes System vorliegt. Es kann sich in letzterem Fall auch um ein „hydratisiertes“ oder „solvatisiertes“ Emulsoid handeln. Auf der anderen Seite ist es oft äußerst schwer, auch molekular disperse, selbst ionisierte Flüssigkeiten so rein und frei von jeder zufälligen Beimengung herzustellen, daß die optischen Methoden vollkommen versagen. Nur mit der größten Mühe ist es gelungen, ein „optisch leeres“ Wasser wirklich herzustellen.

Bringt man Kochsalz in reines Wasser, so verschwindet es alsbald und seine Anwesenheit ist optisch nicht mehr zu erkennen, es hat sich „gelöst“. Ist die Lösung sehr konzentriert, so ist sie ein molekular-disperses System von H_2O und NaCl: in verdünnten Lösungen sind die Chlornatriummolekule nochmals gespalten in ihre Ione $Na^{\cdot}$ und Cl', die beide elektrisch geladen sind, das $Na^{\cdot}$ positiv, das Cl' negativ; das System ist ein Iondisperses. In den allermeisten Fällen liegt beides vor, eine Mischung von Molekular- und Iondispersion. Nur chemische und elektrische Methoden beweisen uns dann die Anwesenheit von Kochsalz in Wasser, auch unser Geschmackssinn, wenn wir einen Tropfen davon mit den Endigungen unserer Geschmacksnerven in Berührung bringen. Das spezifische Gewicht ist mit der Auflösung des Salzes gestiegen, sonst haben sich aber die physikalischen Eigenschaften der Flüssigkeit augenscheinlich nicht geändert. Die in Lösung befindlichen Salzteilchen haben sich überall ganz gleichmäßig verteilt, auch wenn wir zuerst das Salz auf den Boden des Gefäßes gebracht und dann mit Wasser übergossen haben; es ist zwar im Anfang ganz unten eine sehr konzentrierte Lösung und nach oben nimmt die Konzentration immer mehr ab, zu Beginn kann sogar oben nur reines Wasser sein, während ganz unten sich schon eine recht salzige Schicht gebildet haben mag. Das bleibt aber nicht lang so und mit der Zeit findet man oben wie unten ganz die nämliche Konzentration als Endzustand, der von Anfang an angestrebt wird, und dessen früheres Erreichen durch Umrühren, Schütteln nur beschleunigt werden kann. Was hier allemal geschieht, wird nur deutlicher, wenn wir auf eine fertige Salzlösung von bestimmtem Gehalt mit aller Vorsicht ganz reines Wasser aufschichten, so daß sich die schwerere Salzlösung und das reine Wasser nicht vermischen, wenn wir ferner dafür sorgen, daß das Gefäß ganz in Ruhe gelassen wird, daß sich die Temperatur nicht ändert, kurz, wenn wir nach Möglichkeit alles ausschalten, was eine mechanische Mischung begünstigen könnte. Wenn das alles geschehen ist, dann behält doch die Salzlösung unten ihre Konzentration nicht bei, ein Teil des Salzes ist nach oben gewandert, bald kann es in den obersten Schichten chemisch oder durch die Kostprobe nachgewiesen werden, und der Endzustand, dem das System von Anfang an zustrebt, und der je nach den Dimensionen des Systems nach verschieden langer Zeit wirklich erreicht wird, besteht in dem völligen Ausgleich von oben und unten, so daß überall im ganzen Gefäß die gleiche Konzentration der Salzlösung angetroffen wird. Man sagt, daß das Salz in das reine Wasser diffundiert. Es hat natürlich keinen leeren Raum hinterlassen, vielmehr sind die Salzmoleküle unten durch Wassermoleküle von oben her ersetzt worden bis zum völligen Ausgleich in der Konzentration. Dieser Vorgang der Diffusion dauert in der Tat immer so lang, wie ein Unterschied in der Konzentration irgendwo noch vorhanden ist und das nämliche geschieht auch dann, wenn wir, um ja jede Möglichkeit mechanischer Mischung auszuschließen, beide Flüssigkeiten, die Salzlösung und das reine Wasser, durch eine poröse Scheidewand, z. B. in Röhren mit dicht aufgebundenem Pergamentpapier, voneinander trennen, oder indem wir vielleicht die Salzlösung in einen Tonzylinder gießen und diesen in ein Gefäß mit reinem Wasser hängen. Das nämliche wie bei der Diffusion geschieht auch hier, bei dieser Versuchsanordnung heißt man es aber Dialyse. Durch bessere Versuchsanordnung mit aufgesetzten Manometern kann man den Nachweis führen, daß beim Wandern der Moleküle ein ganz bestimmter Druck gerade überwunden werden kann, und erhält so ein Maß für die wirksame Kraft und für die geleistete Arbeit, worauf wir hier nicht weiter eingehen und uns nur merken wollen, daß der Vorgang der Diffusion und der Dialyse im allgemeinen bezeichnend ist für molekulare, natürlich erst recht für iondisperse Lösungen. Bei der Dialyse ist es also von vornherein klar, daß die in Wasser irgendwie verteilten kleinsten Körperchen immer kleiner sein müssen als die Poren des Filters, das sie vom Wasser trennt, als die Poren des Pergamentpapiers, des Tons, wenn sie hindurchschlüpfen und in das Wasser gelangen sollen. In der organischen Chemie gibt es allerdings Moleküle von verhältnismäßig so ungeheurer Größe, daß sie von Pergamentpapier oder Ton zurückgehalten werden, aber das sind Ausnahmen.

In der Bakteriologie wird mit Filtern gearbeitet, die selbst so kleine Körper, wie Bakterien und Kokken, zurückhalten. Nach Bechhold beträgt die Porenweite für Reichelkerze 0,16—0,175 μ, Chamberlandskerze 0,23 bis 0,41 μ, Filter extra hart N 602 (Schleicher und Schüll) 0,89—1,5 μ, Filter extra hart N 556 1,7 μ, gewöhnliches dickes 3,3 μ.

Wir wollen uns hier an unsere ersten chemischen Übungen erinnern. Eine wässerige Lösung von Chlorbarium läuft glatt durch das Filter, ohne daß sich dabei, abgesehen von allenfallsiger Verdunstung, die Konzentration irgendwie ändert: auf dem Filter bleibt nichts, es vermag die Moleküle $BaCl_2$ nicht zurückzuhalten, die Moleküle sind zu klein, der Grad der Dispersion der Chlorbariumlösung ist zu hoch.

Jetzt prüfen wir auf Barium mit Schwefelsäure oder Kohlensäure und es entsteht eine starke Trübung der Flüssigkeit durch unzählige feine weiße Teilchen, die sich aber dann rasch zu Boden setzen und einen Niederschlag bilden. Über dem Niederschlag klärt sich die Flüssigkeit; das niedergeschlagene Sulfat oder Karbonat des Bariums hat also gar keine Neigung, in das darüberstehende Wasser zu diffundieren, bald enthält das Wasser darüber gar nichts mehr von einem Bariumsalz. Gerade so gehts, wenn wir einen Versuch mit der Dialyse anstellen, nichts vom Niederschlag geht durch die Membran. Ja nicht einmal durch die Poren eines ganz gewöhnlichen Filters geht er, er läßt sich abfiltrieren, eine ganz klare farblose Flüssigkeit läuft durch, die keine Spur von Barium mehr enthält und die dann weiterverarbeitet werden kann.

Es ist aber auch ein Unterschied: eine grobe Aufschwemmung von kleinen Kriställchen von Chlorbarium und eine Dispersion von molekularer Feinheit! Est quidinter Danain socerumque Tigelli! Zwischen zwei so himmelweit verschiedenen Zuständen muß es auch noch Zwischenformen geben und sie gibt es wirklich und sie sind für uns und im besonderen für die Untersuchung des Liquor cerebri von der allergrößten Bedeutung.

Die Übergänge zwischen grobdispersen Systemen und denen allerhöchsten Grades, der molekularen und Iiondispersionen, sind sogar fließend, nicht sprungweise. Um zunächst nur bei einer Eigenschaft stehen zu bleiben: es gibt eine Anzahl von dispersen Systemen, die diffundieren und dialisieren, wie die molekularen Dispersionen, bei denen aber der Durchgang durch Filter die disperse Phase nicht vom Dispersionsmittel trennt, wie bei den gewöhnlichen Suspensionen und Emulsionen. Die Größe der fein verteilten Körperchen ist viel bedeutender als bei den molekularen oder iondispersen Systemen. Wenn die beiden letzteren eine Flüssigkeit als Dispersionsmittel haben, bezeichnet man sie als echte Lösungen im früher geläufigen Sinn. Bei den niederen Graden der Dispersion ist es schwierig, eine Einteilung und Benennung zu treffen, feste, scharf bestimmte Grenzen gibt es überhaupt nicht und es ist im ganzen willkürlich, wenn man die Systeme, wie das jetzt allgemein geschieht, von einer Teilchengröße zwischen 0,1 μ und 1 $\mu\mu$ als Systeme von kolloidalem Charakter heraushebt, besser gesagt heraushebt als den anderen gegenüberstellt. Freilich sprechen innere und äußere gewichtige Gründe für eine solche Hervorhebung unter einem gemeinschaftlichen Namen. Wir werden das einsehen, wenn wir die Eigenschaften erfahren, die den Kolloiden im wesentlichen zukommen.

Für unsere Zwecke kommt vorzüglich die Verteilung fester Körperchen in Flüssigkeiten in Betracht und solche Verteilung von festen Körperchen in einer Größe zwischen 100 und 1 $\mu\mu$ heißt man Suspensoide. Bei dieser Feinheit versagt das Auflösungsvermögen auch der besten gewöhnlichen Mikroskope, dagegen läßt das Ultramikroskop den dispersen Charakter des Systems noch erkennen. Soweit solche kolloiden Systeme überhaupt selbst der flüssigen Formart angehören, gehen sie durchs Filter, ohne daß etwas hängen bleibt, sie sind also durch Filtration nicht zu trennen, anderseits diffundieren und dialysieren sie meist nicht. Kolloidale Flüssigkeiten heißt man im Gegensatz zu den eigentlichen (molekularen) Lösungen oder Solutionen die Sole. Ein Sol ist also ein flüssiges kolloiddisperses System und wenn Wasser das Dispersionsmittel ist, heißt man es ein Hydrosol. Kolloidale Systeme sind, schon was die Höhe ihres Dispersionsgrades anlangt, weitgehender Veränderungen fähig, ja nicht mit Unrecht hat man gesagt, daß es in kolloiden Körpern überhaupt nie vollständige Ruhe gibt. So kann sich unter gewissen Bedingungen, oft ohne daß solche erkennbar wären, anscheinend von selbst durch die Zeit allein, der Dispersionsgrad, also die Größe der kleinen Teilchen, ändern, nicht nur innerhalb des eigentlichen kolloidalen Gebietes, sondern auch darüber hinaus, in das Gebiet der grobdispersen Systeme einer-, in das der moldispersen andererseits hinein.

Der kolloide Zustand steht im Dispersionsgrad zwischen den groben und den molekularen Dispersionen. Von beiden Seiten her läßt sich der kolloide Zustand erreichen, vom grobdispersen durch Erhöhung, vom molekulardispersen durch Verringerung des Dispersionsgrades. Man erzielt das durch mechanische, elektrische und andere Methoden in vielen Fällen tatsächlich und es liegt wahrscheinlich nur an uns, wenn es noch nicht in allen Fällen gelungen ist. Sogar die Metalle, selbst die Alkalimetalle hat man in kolloidaler

Form darstellen können, es gibt kolloidales Wasser und es läßt sich kein Grund angeben, warum solches nicht überall und bei allen Stoffen möglich sein sollte. Nicht mit Unrecht hat man den Kolloidzustand einen „allgemein möglichen Zustand der Materie" genannt. Er ist von der einen Seite, den groben Verteilungen durch die Dispersionsmethoden, von den molekularen Verteilungen aus durch die Kondensationsmethoden theoretisch immer zu erreichen, und wird mit fortschreitender Forschung der Kolloidchemie fast täglich in mehr Fällen wirklich erreicht.

Der Dispersionsgrad kann von mancherlei äußeren Einwirkungen beeinflußt werden, so auch von elektrischer Energie. Hier müssen wir einen Augenblick haltmachen. Löst man Säuren, Alkalien oder Neutralsalze in Wasser, so erfolgt eine Aufspaltung der gelösten „Elektrolyten" in ihre Ionen. Ebensoviel positiv geladene wie negativ geladene sind dann frei. Schickt man einen elektrischen Strom durch die Lösung, so gehen die negativ geladenen an die Anode, die positiv geladenen an die Kathode; die ersteren heißen Anione, die zweiten die Kationen; an der Anode sammeln sich die Säuren, an der Kathode die Alkalien als Enderfolg der Elektrolyse. Dabei gilt das Faraday'sche Gesetz, wonach die chemische Wirkung der durch den Stromkreis geschickten Elektrizitätsmenge proportional ist und die durch gleiche Elektrizitätsmengen an den Polen ausgeschiedenen Stoffmengen zueinander im Verhältnis ihrer chemischen Äquivalentgewichte stehen. Dieses Gesetz gilt nur für iondisperse Lösungen, für Kolloide nicht. Diese haben auch eine elektrische Ladung, aber verschieden von der soeben besprochenen. Es tritt immer nur eine Art von Ladung auf, entweder die positive oder die negative. Schickt man einen Strom hindurch, so wird die geladene disperse Phase nur gegen einen Pol hingetrieben, nicht gegen beide wie bei der Elektrolyse. Die meisten Kolloide wandern dabei gegen die Anode, sind also negativ geladen. Auch im kolloiden Zustand gilt natürlich die Regel, daß gleichnamige Elektrizitäten sich abstoßen und ungleichnamige sich anziehen. So kann es durch gleichnamige Ladung zu Trennung und Erhöhung des Dispersionsgrades kommen, umgekehrt, wenn ein Teil der Ladung genommen wird zur Zusammenschließung, zur Vergrößerung der Teile und zur Verminderung des Dispersionsgrades. Da begreift es sich, daß Säuren und Alkalien, sowie Neutralsalze, kurz Elektrolyte, wenn sie Kolloiden zugesetzt werden, den Dispersionsgrad ändern. Das Zusammentreten von kleineren Teilen zu größeren kann soweit gehen, weit über den kolloidalen Zustand hinaus, daß makroskopisch gut sichtbare Teile aus der Lösung ausfallen. Das heißt man Ausflockung. Die Ausflockung kann geschehen durch Elektrolyte und zwar ist hierbei das Kation von überwiegender Bedeutung, da die meisten Kolloide, wie wir gehört haben, nach der Anode wandern, bei den wenigen, die an die Kathode gehen, umgekehrt das Anion. Die Ausflockung von Hydrosolen kann aber auch von Hydrosolen mit entgegengesetzter Ladung besorgt werden. Suspensionen besitzen eine elektrische Ladung und wenn die Ladung wenigstens 0,03 Volt beträgt („kritisches Potential"), so wird das System unbeständig und gegen Ausflockung durch Elektrolyte sehr empfindlich.

Das Zusammenrücken der dispersen Teilchen zu größeren Gruppen geschieht offenbar bei vielen Fällungen rasch, und nur dies ist dann der Grund, daß zwischen molekular- und grobdispers die kolloide Phase nicht bemerkbar wird, weil sie eben zu schnell wieder vergeht. Hydratisierte Emulsoide (Emulsoid ist ein disperses System von flüssig in flüssig) sind im ganzen stabiler als Suspensoide. Sind beide zugleich in einem Gemisch, so kann das hydratisierte Emulsoid seine Beständigkeit auf das Suspensoid übertragen, wahrscheinlich indem die kleinen festen Teilchen von den kleinen Tröpfchen umflossen und so gegen elektrische Ladung von Elektrolyten, auch mechanisch vor dem Zusammengerücktwerden beschützt werden. Die Ladung der Hülle ist jetzt gleichnamig und die Teilchen stoßen sich gegenseitig ab. Man spricht hier von einer „Schutzwirkung" und von „Schutzkolloiden".

Bei der schon erwähnten Ausflockung trennt sich der eine Teil in fester Form vom andern, der flüssig bleibt. Doch darf man nicht glauben, daß die Trennung damit vollständig durchgeführt ist, daß etwa jetzt disperse Phase und Dispersionsmittel sich reinlich geschieden haben. Im Gegenteil, stets enthält jeder Teil von beiden etwas, nur die feste Form mehr von der dispersen Phase, umgekehrt das übrigbleibende mehr Wasser und weniger von der dispersen Phase. Beide aber sind wieder nichts anderes als kolloide Systeme. Ausflockung von Hydrosolen kann auch durch Hydrosole mit entgegengesetzter Ladung bewerkstelligt werden. Ausflockung ist nur Zusammenrücken kleinster Teile zu größeren. Zustandsänderungen, die über das kolloide Gebiet hinaus, nach der molekularen oder nach der grobdispersen Seite hin führen, heißt man radikale. Hierzu gehört die Ausflockung und auch die Koagulation. Elektrische, mechanische und chemische Einwirkungen können in kolloiden Lösungen radikale Dispersionsverringerungen herbeiführen, so daß mikroskopische und selbst makroskopische Dispersionen entstehen. Elektrolyte fällen, indem sie durch ihre eigene Ladung die der kleinen Teile aufheben, elektrisch neutral machen und so zur Vereinigung bringen, was vorher wegen gleichnamiger Ladung nicht möglich war. Von Salzen von höherwertigen Ionen, demgemäß höherer elektrischer Ladung, ist zur Koagulation weniger nötig als von einwertigen Ionen.

Handelt es sich um ein hydratisiertes Emulsoid, so muß der dispersen Phase das umhüllende Wasser erst durch eine größere Salzmenge entzogen, das Emulsoid dehydratisiert werden, dann erst kann der elektrische Vorgang, die Entladung der kleinsten Teile durch die Ionen, geschehen. Daraus folgt, daß hydratisierte Emulsoide im ganzen gegen Koagulation widerstandsfähiger sind als Suspensoide. Bei diesen genügt der elektrische Vorgang, bei den Emulsoiden ist vorher die Dehydration notwendig. An der elektrischen Wirkung sind beide Ionen beteiligt, sie können sich in ihrer Wirkung unterstützen oder auch gegeneinander arbeiten, je nach der Ladung der Teilchen, auf die sie einwirken.

Saure und alkalische Eiweißlösungen haben eine merkliche elektrische Ladung, sie verhalten sich mehr wie Suspensoide, und die Koagulation ist wesentlich Folge elektrischer Einwirkung. Saure Eiweißlösungen sind positiv geladen und hier nimmt die koagulierende Wirkung zu für die Anionen der Neutralsalze: Chlorat, Nitrat, Chlorid, Azetat, Sulfat, Tartrat. Die Kationen ordnen sich nach der Reihe: Mg, NH_4, Na, K, Li.

Diese „Hofmeistersche Reihe" gilt gerade umgekehrt für negativ geladene Sole, wie alkalische Eiweißlösungen. Dabei ist die elektrische Wirkung aber von viel geringerer Bedeutung, und eine Koagulation in neutralen, also gar nicht geladenen Lösungen durch Salze ist auch möglich. Offenbar spielt hier die Dehydration die Hauptrolle, „Koagulation durch Lösungsmittelentziehung".

Den entgegengesetzten Vorgang, Erhöhung des Dispersionsgrades, Verkleinerung der Teilchen, heißt man Peptisation. Elektrolyte bewirken, wie wir gehört haben, Ausflockung oder Koagulation; setzt man aber mehr davon zu, so kann in manchen Fällen das Umgekehrte, die Peptisation eintreten, das sind dann die Fälle, bei denen „sich der Niederschlag im Überschuß des Fällungsmittels wieder löst". Auch die Peptisation kann eine radikale sein, z. B. vom grobdispersen in das kolloide Gebiet hinüberführen. Dabei kann sich auch die Formart ändern, aus einem festen Körper ein flüssiger werden. Wie aus einem Sol ein Gel werden kann, so wird wieder ein Gel in ein Sol verwandelt durch elektrische und mechanische Kräfte, durch „Anätzen" mit Säuren oder Basen. Namentlich Gele, die noch nicht alt sind, die sich erst vor kurzem gebildet haben, lassen sich durch kleine Elektrolytmengen peptisieren, wie z. B. durch Jodkalium. Die Teilchen sind da nur erst aneinandergelagert, „agglutiniert", noch nicht eng miteinander verknüpft, dann kommt das Elektrolyt hinzu, die Ionen erteilen den „primären" Teilchen eine gleichnamige Ladung, so daß sie sich abstoßen. Wegen dieser Wirkung heißt man die Ionen, die dispergieren und dann stabilisierend wirken, „Solbildende".

Wenn sich aus einem Sol eine feste Formart ausscheidet, so nimmt das Ausgeschiedene nicht Kristallform an, wie Ausscheidungen aus molekulardispersen Lösungen, sondern es bleibt amorph, zeigt auch, wenn nicht besondere Spannungen auftreten, keine Doppelbrechung des Lichts, wie sie alle Kristalle aufweisen mit Ausnahme derer, die nach dem regulären System sich bilden. Die amorphen Ausscheidungen können aber besondere Formen annehmen, wie Waben, Netze, Zellen, Schaumwände bilden. Solche Gebilde können wieder Wasser aufnehmen unter Volumzunahme, sie können quellen. Dabei wird der Dispersionsgrad erhöht, die kleineren „primären" Teilchen, die durch ihr Zusammentreten die gröberen gebildet haben, treten auseinander und nehmen Wasser auf, „solvatisieren" sich, und so kann allmählich eine Verwandlung in flüssige Teile, in Tröpfchen sich vollziehen. Auf diese Art kann ein anscheinend fester Körper, in Wahrheit ein kolloides Gebilde, zur Gallerte werden.

Gallerten zeigen sowohl die Eigenschaften der festen wie der flüssigen Formart. Mit der ersten haben sie Formbeständigkeit gemein, die noch bei einem Wassergehalt von mehr als 98% deutlich sein kann, wie das Beispiel der Medusen lehrt, deren ganzer Körper aus einer Gallerte mit wenig Stützsubstanz besteht. Langsam einwirkenden Kräften geben anderseits die Gallerten nach mit Fließen, das nur langsamer ist als bei gewöhnlichen, selbst ziemlich zähen Flüssigkeiten. Der Dispersionsgrad der Gallerten wechselt von Fall zu Fall sehr, immer ist er höher als der des festen Körpers, aus dem sich durch Quellung, und niedriger als der der Sole, aus dem sie durch Gelbildung entstanden sind.

Der Gegensatz zur Quellung ist die Synäresis. Hebt man die Gallerten aseptisch auf, so daß sie nicht faulen und schützt sie auch vor Verdunstung, so beobachtet man nach einiger Zeit, daß sie anscheinend Wasser abgeschieden haben. Das ist das bei bakteriologischen Arbeiten wohlbekannte „Kondenswasser“. Ein ganz unpassender Name, denn es ist gar nicht ausgeschiedenes Wasser, sondern eine Gallerte hat sich in zwei kolloide Teile getrennt, von denen der eine wasserärmer, der andere sehr reich daran ist. Von seinem Entdecker Graham wurde der Vorgang Synäresis genannt, wie erwähnt das Gegenstück zur Quellung. Ähnliche Entmischungen kommen auch sonst vor. So können solvatisierte Emulsionide in zwei flüssige Teile zerfallen, beides Kolloide, von denen der eine mehr, der andere weniger Wasser enthält. Wesentlich bei diesem Vorgang ist Dispersionsverringerung des ganzen Systems.

Mischung und Entmischung sind oft in hohem Maß von der Temperatur abhängig. So bilden manche Flüssigkeiten, die sich nur teilweise mischen, eine weiße Emulsion und bei einer bestimmten „kritischen Temperatur“ werden sie in allen Verhältnissen und klar mischbar. Bei Abkühlungen folgt dann wieder unter Auftreten von Opaleszenz Entmischung, das kolloide Entmischungsstadium. Zugleich steigt die Zähigkeit bedeutend an, fällt aber wieder ab, nachdem auch dieses Stadium überschritten ist. Die klare, bei höherem Grade entstehende Flüssigkeit zeigt keine Schaumbildung, wohl aber im Stadium der Opaleszenz, im kolloiden Dispersionszustand, wie dies bei „kritischen“ Flüssigkeitsgemischen oft der Fall ist. Schaumbildung ist auch ganz gewöhnlich bei den kolloiden Lösungen der Eiweißstoffe zu beobachten, wenn sie nicht gar zu verdünnt sind; entzündliche pleuritische Exsudate schäumen z. B. sehr auffallend und auch bei stark eiweißhaltigem Urin war diese Erscheinung schon lang bekannt.

Eiweißlösungen sind insgesamt kolloide Dispersionen. Die Anziehungskraft der Eiweißteilchen zu Wasser ist bedeutend, sie sind „hydrophil“. Daher ist die Ausflockung von Eiweiß wieder rückgängig zu machen durch Zusatz von viel Wasser. Stärkere Einwirkung, höherer Temperaturgrad verwandelt aber die Eiweißteilchen in „hydrophobe“; sie haben dann keine Neigung mehr, Wasser an sich zu bilden und deswegen ist die Gerinnung von Eiweiß in der Hitze ein irreversibler Vorgang.

Fibrin ist auch ein echter Eiweißkörper. Löst man Fibrin in einer sehr dünnen Alkalilösung, so hat man das Sol des Alkalifibrins, was wahrscheinlich nichts anderes ist als das Fibrinogen. Und aus dem Fibrinogen entsteht dann bei der Gerinnung das zugehörige Gel, das Fibrin.

Die Muzine und Mukoide enthalten Protein und daneben auch Kohlehydrate. Sie bilden mit Wasser die als Schleim bezeichneten Hydrosole. Durch Hitze werden sie nicht koaguliert, wohl aber durch Salze und durch Alkohol ausgeflockt. Sie haben Säurenatur, werden deshalb durch Säuren ausgefällt, durch Alkali gelöst.

Fragen wir zuletzt, welchem Umstand die kolloiden Systeme ihre Sonderstellung verdanken, so daß man sie unter den Formarten als eine besondere Zwischenstufe hervorheben, gegenüber den grob- und den moldispersen, wenn auch etwas willkürlich, abgrenzen kann, so liegt der Grund darin, daß mit dem höheren Dispersionsgrad die Energie der Oberfläche gegenüber der Massenenergie an Bedeutung gewinnt. Bei geringerem Dispersionsgrad ist das nicht oder in kaum bemerkbarem Maße der Fall und bei Ionendispersion tritt die polare Ladung hervor, bei molekularer schon der Einfluß auf Siedepunkt, Gefrierpunkt usw.

Wie sehr die Oberfläche mit Zerteilung einer gegebenen Masse zunimmt, ist an ein paar Zahlen leicht zu sehen: Teilt man einen Würfel von 1 cm Kantenlänge, der also die Oberfläche von 6 cm^2 hat, durch Schnitte in lauter Würfelchen von 0,01 mm Kantenlänge, so kann man aus dem großen Würfel 10^9 kleine herstellen, jeder hat nur eine Oberfläche von 0,0001 qmm, alle aber zusammen eine von 6000 qcm. Für 1 μ-Kante gibt es 10^{12} mit einer Gesamtfläche von 6 qm, für 0,1 μ 10^{15} mit 60 qm, für 1 $\mu\mu$ werden es 10^{21} mit einer Gesamtfläche von 6000 qm.

Das sind Dimensionen, die bei kolloidaler Dispersion in der Tat verwirklicht sind. Wollen wir uns daran erinnern, daß der Durchmesser eines kleinen Kokkus 1 μ betragen mag, daß bei 0,2—0,1 μ Größe die Grenze für das Mikroskop liegt, und daß die kleinsten Kolloidteilchen 1 $\mu\mu$ groß sind!

Auch bei gröber verteilten Stoffen und Körpern tritt die Oberflächenwirkung schon so bedeutend hervor, daß gelegentlich chemische Reaktionen in Gang gebracht und beschleunigt werden. Solche Einwirkung auf die Reaktion (Beschleunigung und Verlangsamung kommt vor) durch die bloße Gegenwart von Stoffen, die selbst nicht im Reaktionsprodukt erscheinen, heißt man Katalyse. Katalyse durch Oberflächenwirkung wird häufig beobachtet; viele Kolloide sind in dieser Beziehung sehr wirksam. Man erinnere sich, daß die meisten Fermente sich in kolloidem Zustand befinden. Ja, der Gedanke wäre nicht so unsinnig, daß auch die im Verhältnis zur Masse so ungeheuer giftige Wirksamkeit der Kokken, z. B. bei der Sepsis auf die unverhältnismäßig große wirksame Oberfläche mit zu beziehen wäre.

Wahrscheinlich beruht die ganze Serodiagnostik auf den Erscheinungen der Kolloidchemie, auch die Wassermann'sche Probe, deren Kenntnis wir wohl voraussetzen können. Vor allem aber ist die Untersuchung des Liquor cerebrospinalis, wie er durch die Lumbalpunktion gewonnen wurde, unmittelbar der Ausdruck kolloidchemischer Vorgänge.

Den Reigen der Kolloidreaktionen eröffnete Lange im Jahre 1911 mit der Goldsolreaktion. Gold ist bekanntlich in Wasser unlöslich, aber man kann metallisches Gold durch elektrische Energie in Wasser so außerordentlich fein verstäuben, daß sich ein Goldsol, eine kolloide Lösung von Gold bildet. Im höchsten erreichbaren Dispersionsgrad hat das Sol eine purpurrote Farbe. Die allergeringste Änderung des Dispersionsgrades verrät sich durch eine Änderung der Farbe, die mit Abnahme der Dispersion in rotviolett, violett, blaurot, blau, weißblau übergeht und mit völliger Entfärbung endet.

Wenn man zu einem solchen purpurroten Goldsol von dem Liquor etwas hinzusetzt, so erfolgt eine Änderung des Dispersionsgrades, was uns nach dem, was wir soeben gehört haben, nicht weiter wundern kann. Denn der Liquor enthält ganz sicher Stoffe, die den Dispersionsgrad beeinflussen müssen. Er enthält vor allem Elektrolyte. Der Gehalt an Salzen ist zwar nicht groß, aber doch sicher groß genug, um sich an so labilen Körpern wie den kolloiden Solen bemerkbar zu machen. Zweitens enthält er auch Eiweißkörper, Globuline, Nukleoproteide. Versetzt man den Liquor mit dem Goldsol, so schlägt die Farbe bei verschiedener Verdünnung mit ganz dünner Kochsalzlösung um. Es zeigt sich aber, daß dieser Umschlag sein Maximum nicht bei der geringsten Verdünnung, dann also, wenn der Liquorzusatz am stärksten ist, eintritt, sondern daß die Dispersionsänderung an verschiedene Grade der Verdünnung geknüpft ist. Dabei kann der chemisch festgestellte Gehalt der Eiweißkörper der nämliche sein und trotzdem erfolgt die Dispersionsänderung bei verschieden hochgetriebener Verdünnung. Daraus hat man den Schluß gezogen, daß ein verschiedenes Verhältnis von Globulin zum Albumin die Schuld an diesen Unterschieden tragen müsse. Man nimmt ferner an, daß die Globuline die Erniedrigung des Dispersionsgrades verhindern, die Albumine dagegen erhöhen sollen. Ferner soll mit der weitergehenden Verdünnung die schützende Wirkung der Globuline rascher, die sensibilisierende der Albumine langsamer abnehmen. Die Folge dieser Annahme müßte sein, daß an irgendeiner Stelle in der Verdünnungsreihe die Erniedrigung der Dispersion die Oberhand gewinnt und die Farbe des Goldsols umschlägt, zunächst in rotviolett, dann in violett usw. Mit anderen Worten, aus der Dispersionsänderung bei einem bestimmten Grade der Verdünnung macht man den Schluß auf eine von der Norm abweichende Ausscheidung von Eiweißkörpern im Liquor. Dabei muß von vornherein bemerkt werden, daß mit zunehmender Verdünnung nicht der Dispersionsgrad sich weiter verringern muß, sondern daß dies Verhalten auch ein Ende findet und die noch größeren Verdünnungen einen schwächeren Einfluß auf die Verringerung des Dispersionsgrades aufzuweisen haben, wie man annimmt, weil jetzt auch die sensibilisierenden Wirkungen des Albumin mit noch weiter getriebener Verdünnung wirkungslos bleiben müssen. Auf die Deutung im kolloidchemischen Sinn können wir nochmals später mit ein paar Worten eingehen.

Ein Goldsol ist nicht leicht herzustellen und man hat an seine Stelle andere kolloide Lösungen, Sole gesetzt, die man bei weitem leichter und von ganz bestimmtem Grad der Dispersion herstellen kann. Am meisten dient jetzt dazu die von Emanuel empfohlene alkoholische Lösung von Mastix, von der man mit Wasser eine kolloide Lösung bestimmten Grades gewinnt. Hier prägt sich eine Änderung des Dispersionsgrades nicht durch Farbenveränderung, sondern direkt durch Ausflockung aus. Auch da zeigt es sich, daß das Maximum der Ausflockung bei einem bestimmten Grad der Verdünnung sich geltend macht. Um diesen Grad zu bestimmen, werden Verdünnungen angelegt, die eine geometrische Reihe bilden. Zuerst wird in ein Proberöhrchen mit Kochsalzlösung der zehnte Teil Liquor gegeben, dann von diesem die Hälfte in ein zweites mit gleichen Teilen Kochsalzlösung, wieder die Hälfte usf., kurz, jedes Röhrchen enthält immer 2, 4, 8 mal weniger Liquor als das vorhergehende. Eine Reihe von Gläsern mit Mastixlösung erhält immer die gleiche Menge aus dem Gläschen 1, dann 2, 3 usw. und bei einem dieser Gläser ist die Ausflockung am deutlichsten. Der Grad der Ausflockung, der Trübung, wird abgeschätzt und dann in ein Koordinatensystem die Befunde eingezeichnet. Z. B. nach Verdünnung $^1/_{10}$, $^1/_{20}$, $^1/_{40}$, $^1/_{160}$, $^1/_{320}$ usw., ist bei $^1/_{40}$ die Höhe für geringe Trübung, bei $^1/_{160}$ starke Trübung, bei $^1/_{320}$ geringe Trübung. Ein anderes Mal findet sich das Maximum der Ausflockung bei $^1/_{1056}$ oder kurz bei 1056 und man muß sich dann sagen, daß sich das Bild nach rechts verschoben habe, d. h. das Optimum der Ausflockung ergab sich bei größerer Verdünnung.

Das ist im ganzen das Wesen der Liquoranalyse. Die Ausführung erfordert aber die genaue Beachtung gewisser Vorsichtsmaßregeln. Denn die Kolloide sind äußerst empfindliche Gebilde, deren Verhalten von vielen Umständen und zwar ganz entscheidend geändert werden kann. Erstens enthält der Liquor Elektrolyte. Auf diesen Gehalt kommt es bei der ganzen Analyse und bei der darauf gegründeten Diagnose gar nicht an. Man muß also versuchen, den Einfluß der Salze im Liquor auszuschalten. Deswegen verwendet man, „um den Kochsalzfehler zu vermeiden", nur Sole, die von einer 0,05 bis 0,8%igen Kochsalzlösung nicht verändert werden. Ein ziemlich unvollkommenes Mittel, wie man sieht nach dem, was wir früher gehört haben von den verschieden starken Wirkungen der verschiedenen Verbindungen. Die besondere Herstellung der Sole ist keine Kleinigkeit, Wasser löst sogar Glas in nicht ganz unerheblicher Menge und auch das muß streng berücksichtigt werden, unter Umständen das Wasser ist in seiner Reinheit gar nicht gleichgültig, nicht einmal das destillierte Wasser der Apotheken ist rein genug. Man kann und darf nur zweimal destilliertes Wasser verwenden. Ist so auch der „Wasserfehler" vermieden, dann kann das Arbeiten angehen.

In der jüngsten Zeit haben sich viele Forscher mit der Analyse des Liquor abgegeben und zahlreiche Abänderungen der ursprünglichen Methode waren die Folgen davon. Das hat zum Teil zu der bedauerlichen Tatsache geführt, daß wirklich für keine Krankheit ein typisches Bild der Liquorreaktionen aufgestellt werden konnte. Oder besser: es sind genug solcher Bilder aufgestellt worden, der nächste Untersucher hat aber wieder alles, was der Vorgänger aufgestellt hatte, umgeworfen, nur wenige ziemlich sichere Behauptungen lassen sich aufstellen. Hauptsächlich negative Ergebnisse scheinen wichtig zu sein. Im allgemeinen spricht der positive Ausfall der Mastixreaktion dafür, daß entweder Lues oder ein Entzündungsvorgang besteht, aber mit noch größerer Sicherheit spricht der negative Ausfall dafür, daß keines von beiden angenommen werden darf. Die Lues stellt man insofern ungefähr auf die gleiche Stufe mit der Meningitis, als man glaubt, daß der Durchtritt von Eiweißkörpern bei luetischen Veränderungen leichter vonstatten geht, ähnlich wie bei einer entzündeten Membran.

Im ganzen herrscht in der Lehre vom Liquor und seiner Analyse noch so wenig Klarheit, daß ich im besonderen Teil kaum in der Lage sein werde, in das Krankheitsbild jeweilig ein Diagramm von der Mastixreaktion oder des Goldsols einzuzeichnen, obwohl das in den modernen Krankengeschichten nahezu für unerläßlich gehalten wird. Meines Erachtens dient das nur zur Illustration und niemand vermag aus einem solchen Bild einen Anhalt für die Diagnose einer bestimmten Krankheit zu gewinnen. Höchstens kann er in einer bestimmten Form eine Lues oder eine Meningitis für unwahrscheinlich halten, weil die Mastixreaktion und sogar die Reaktion mit Goldsol negativ ausgefallen ist. Forscher, die über eine große Erfahrung in diesen Dingen verfügen, fangen auch an, vorsichtig und in ihrem Urteil zurückhaltender zu werden. So z. B. verhalten sich die Schule von Nonne und Eskuchen, dessen letzte Äußerung in diesem Punkt ich hier verwerten möchte, weil sie mir im ganzen als vorsichtig und kritisch von Wert zu sein scheint.

Als ein Beispiel von der Auffassung, zu der man sich im letzten Jahr bekennen konnte, möchte ich auch das Ergebnis von Wüllenweber anführen. Die Mastixreaktion gibt bezeichnende aber nicht spezifische Bilder. Lues cerebri und Tumor spinalis geben weniger charakteristische Bilder. Die Gruppe der groben Schädigungen ist ganz ähnlich der Gruppe der ganz schwachen

Schädigung des Zentralnervensystems. Für die Gruppe der Meningealaffektionen liegt das Flockungsminimum weiter nach rechts. Negative Mastixreaktion ist zuverlässiger als die negative Wassermann'sche Probe. Mastixreaktion ist (bei Tabes, Lues secundaria, Encephalitis epidemica) positiv, wenn Wassermann und Phase I negativ sind (vgl. später). Die Mastixreaktion ist oft die einzige, die überhaupt auf ein organisches Nervenleiden hinweist. Vielleicht gewinnen solche Anschauungen Boden und Wert, wenn eine allein für alle Untersuchungen vorgeschriebene Methode der Untersuchung auch allgemein angenommen und befolgt wird.

In dieser Hinsicht hat Eskuchen vollständig recht, wenn er bemerkt: „Der Zeitpunkt für die Einführung einer Einheitstechnik der Mastixreaktion ist gekommen. Das geeignete Verdünnungsmittel ist aus Gründen der Einheitlichkeit die von Kafka eingeführte Normalsalzlösung (stabilisierte 0,8%ige Kochsalzlösung würde an sich ebenso geeignet sein), Verdünnungsgrade von 1 : 1—1 : 1000, halbe Dosen, einheitliche Registrierung des Befundes. Nur solche Gebrauchslösungen verwenden, die noch nicht mit 0,5%, spätestens aber mit 0,8% Normallösung flocken."

Über die Mastixreaktion und ihr Verhältnis zur Reaktion auf Goldsol äußert er sich folgendermaßen:

„Die Mastixreaktion hat eine wohlumschriebene Leistungsfähigkeit, die man nicht überspannen soll. Negativer Ausfall der Mastixreaktion macht eine luetische oder meningitische Erkrankung sehr unwahrscheinlich. Den positiven Resultaten kommt — abgesehen von extremen Linksflockungen — spezifisch-diagnostisch nur ein bedingter Wert zu.

Die Goldreaktion ist zu differentialdiagnostischer Dignität der Mastixreaktion überlegen. Negativer Ausfall der Mastixreaktion macht die Anstellung der Goldreaktion überflüssig. Bei positivem Ausfall der Mastixreaktion ist zur Entscheidung der engeren Differentialdiagnose unbedingt die Goldreaktion heranzuziehen."

Es ist für einen, der sich nicht selbst mit der Sache abgegeben hat und abgeben konnte, schwer, ein Urteil darüber zu fällen und sich über ihren Wert zu äußern. Dennoch kann ich ein paar Anmerkungen nicht unterdrücken. Daß bei einer bestimmten und recht niedrigen Konzentration das Maximum der Ausflockung erscheint, ist gar nichts so besonders Merkwürdiges. Allerdings, bei den allermeisten chemischen Reaktionen müßte man erwarten, daß die Ausflockung in der Lösung von der stärksten Konzentration am auffallendsten werden müßte. Aber die kolloiden Körper verhalten sich eben nicht so, die Sole verhalten sich anders als wie die molekularen, die echten Lösungen. Das haben wir schon in den allgemeinen Vorbesprechungen erfahren. Die Annahme, daß von den Eiweißstoffen die einen, die Globuline, sensibilisieren und die anderen, die Albumine, die Ausflockung hintanhalten, kann wohl das richtige treffen, ebensogut aber auch nicht. Mir scheint ein Beweis für die Richtigkeit dieser Arbeitshypothese in keiner Weise erbracht zu sein. Wir wissen ja doch, daß in den kolloidchemischen Reaktionen es nicht sowohl ein Maximum, als vielmehr ein Optimum gibt, so auch hier ein Optimum für den Vorgang der Ausflockung und ich brauche nur an das schon erwähnte Beispiel zu erinnern, wo ein entstandener Niederschlag sich im Überschuß des Fällungsmittels wieder löst.

Die kolloidchemischen Wirkungen des Liquor laufen, wie man annimmt, auf die Wirksamkeit der im Liquor befindlichen Eiweißstoffe hinaus: Serumalbumin, Nukleoalbumin, Globuline. Aber schon bevor man zu diesem Zwecke die Goldsol anwendete, trug man Sorge, der Anwesenheit der Eiweißkörper und ihrem nachweisbaren Auftreten deswegen nachzugehen, weil sie bei Erkrankungen mit Pleozytose, Meningitis, Lues des Zentralnervensystems, besonders auch der Tabes und der Paralyse vorkommen. In der jüngeren Zeit gesellt sich dazu auch noch die Gruppe der Hirntumoren. Zum Nachweis der Eiweißkörper hat man besonders empfindliche Proben angewendet. So verfährt man z. B. nach Nonne-Apelt, indem man zum Liquor die gleiche Menge neutraler, heiß gesättigter und heiß filtrierter Ammoniumsulfatlösung, die etwa 80% enthalten wird, kalt hinzusetzt. Nach 3 Minuten zeigt sich eine deutliche Trübung, wenn Eiweißkörper zugegen sind (hauptsächlich Nukleo-

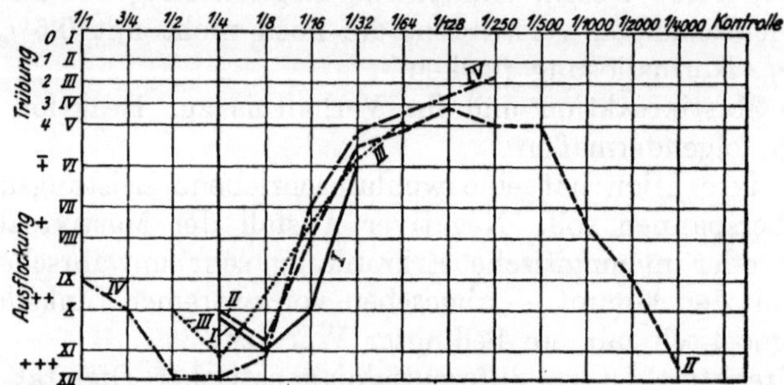

Abb. 23. Mastixreaktion I nach Emanuel, II nach Jakobsthal und Kafka, III nach Goebel, IV mit Normomastix. Paralyse aus Kafka.

Abb. 23 gibt 4 Kurven wieder, die nach verschiedenen Methoden aufgenommen sind, sie weichen wohl, aber nicht bedeutend, von einander ab.

albumine und Globulin). Nonne-Apelt bezeichnen die Probe als die „erste Phase" und sie ist also positiv, wenn sich nach 3 Minuten eine Trübung zeigt. Die zweite Phase wird gleich mit dem Filtrat, das man von der ersten Phase her noch hat, angestellt. Man säuert sie an und kocht. Was noch von Eiweißkörpern darin ist, wird jetzt vollends ausgefällt, so daß die Summe von Phase I und Phase II den ganzen Gehalt des Liquor an Eiweißstoffen ergibt.

Auch die Probe von Pandy auf Eiweiß ist viel gebraucht worden. Man löst 1 g Acidum carbolicum crystallisatum in 15 g Wasser. Von dieser Lösung nimmt man 1 ccm und gibt darauf einen Tropfen Liquor. Schon nach einigen Sekunden bildet sich an der Berührungsschicht eine wolkenähnliche, bläulichweiße Trübung. Wahrscheinlich ist die Pandyprobe nur eine, allerdings recht empfindliche, Eiweißprobe, und zeigt vielleicht besonders die Anwesenheit von Globulinen scharf an. Sie soll in allen Fällen von Meningitis tuberculosa der Kinder angehen, gewöhnlich am 11. bis 12. Tag, frühestens am 7. In allen anderen Fällen soll sie negativ ausfallen. Und diesem Ausspruch treten wieder andere mit ebenso bestimmten Äußerungen entgegen.

Bei Anstellung dieser Proben muß natürlich sorgfältig darauf geachtet werden, daß keine Verunreinigungen mit Blut stattgefunden haben. Den

Krankengeschichten pflegt man oft den Ausfall „der 4 Reaktionen" beizufügen. Es sind die Angaben: 1. ob positiv, ob negativ, 2. für Wassermannprobe im Blut, Phase I, 3. Pleozytose im Liquor, 4. Wassermannprobe im Liquor.

Übersieht man das Ganze, so kommt es mir vor, ähnlich wie die Untersuchung des Urins, die man auch, wie bei jedem Kranken, so auch bei jedem Gehirnkranken, vornimmt und vornehmen muß. Damit erkennt man keinen Erweichungsherd, keine Blutung, keinen Tumor, keine Meningitis, aber man schließt wenigstens bei Gehirnerscheinungen eine urämische Intoxikation aus, wenn kein Eiweiß im Urin gefunden wurde. Findet sich aber Eiweiß, so ist das eine Aufforderung, die Untersuchung fortzusetzen, nach Zylindern zu suchen usw. Viel anders scheint mir die Sachlage bei der kolloidchemischen Untersuchung des Liquor und auch mit den vier Reaktionen ebenfalls nicht zu liegen. Entweder Eiweiß wird in keiner Weise nachgewiesen, dann ist Lues oder Meningitis sehr unwahrscheinlich oder es ist da, dann muß eben genauer untersucht werden, in welcher Richtung sich die Diagnose weiter zu bewegen hat.

Allgemeine Therapie der Gehirnkrankheiten.

Ruhe, körperliche und geistige, ist bei allen akuten Gehirnkrankheiten, bei der Apoplexie, auch einer bloßen „Wallung zum Kopf" (Adiaemorrhysis acuta vasoparalytica), ferner bei allen schmerzhaften Störungen, der eigentlichen Migräne und allen anderen Formen von Kopfweh ein wichtiges Mittel. Die Ruhe soll in allen ernsteren Fällen am besten im Bett gehalten werden, von der Empfindlichkeit des Kranken sowie von den äußeren Umständen hängt es ab, inwieweit der Kranke diesem ärztlichen Rat nachkommen will. In allen ernsteren Fällen, bei einem Schlaganfall, ist aber Ruhe und zwar Bettruhe, auf das strengste anzuordnen. Hier gilt es vor allem, was nur immer aufregend wirken und die Herzarbeit steigern könnte, hintanzuhalten. Von anderen Gesichtspunkten aus wirkt die Ruhe, wo es sich um Erschöpfungszustände handelt. Namentlich auf dem Gebiet der Psychosen, was uns allerdings hier nur in zweiter Linie angeht, spielt eine Ruhetherapie, durch viele Wochen hindurch fortgesetzt, oft eine sehr wichtige, sogar entscheidende Rolle.

Unterstützt wird die Ruhe dadurch, daß gegen eine bestehende Schlaflosigkeit vorgegangen wird. Die hierfür empfohlenen Arzneimittel setze ich im allgemeinen als bekannt voraus, sowie die Gefahren, die sie, das eine mehr, das andere weniger, mit sich bringen. Um so besser, wenn es gelingt, den Schlaf ohne sie zu erzielen, indem man abends ein „prolongiertes warmes Bad" (35° ½ Stunde lang) geben läßt oder durch ein einfaches Hausmittel, indem die Kranken, bevor sie ins Bett gehen, nasse Strümpfe anziehen. Denn womöglich müssen sie doch einmal im Tag, morgens und abends auf kurze Zeit das Bett verlassen, das mittlerweile wieder frisch gemacht werden soll. Das hört bei Bewußtlosen natürlich auf und damit rückt die Gefahr des Dekubitus und der hypostatischen Pneumonie näher. Zweimal im Tag müssen beim bettlägerigen Kranken die Unterlappen kurz untersucht werden. Findet man auf der einen Seite den Schall kürzer, so muß der Kranke gleich auf die andere Seite gelegt werden, zunächst für mehrere Stunden und bis zur erneuten Untersuchung. Täglich soll der Kranke auch auf die Seite gedreht und die Gegend des Kreuzbeins angesehen werden, ob sich nicht eine verdächtige Rötung als Beginn des Aufliegens zeigt. Auch wenn das nicht der Fall ist, muß der Kranke gereinigt und mit Franzbranntwein abgewaschen werden. Um so mehr wenn ein Dekubitus im Anfang entlarvt wird, ist es nötig, den Kranken auf ein Wasserkissen, mangels dessen auf ein Luftkissen oder Spreukissen zu lagern. Ein wirklicher Dekubitus ist anfangs noch verhältnismäßig leicht durch große Geduld und Sorgfalt zu heilen, je länger er besteht und je tiefer er bereits gegriffen hat, um so schwerer und desto länger dauert es bis zur Heilung.

Die Ruhe paßt aber nicht für jeden Fall von Gehirnkrankheit und überall da, wo es auf Übung gelähmter Teile ankommt, ist das Gegenteil erforderlich; der Kranke muß, wenn er zu Bett liegt, möglichst bald heraus, zunächst für kurze Zeit und mit fremder Unterstützung, allmählich immer länger und dann gehen die Übungen an mit aktiven Bewegungen, mit passiven und mit Massage.

Die Art und Weise, wie diese ausgeführt werden soll, muß dem Pflegepersonal vom Arzt gezeigt werden.

In der Diät braucht man bei Gehirnkranken nicht besonders vorsichtig zu sein. Ausreichende Mengen leichtverdaulicher Kost, das genügt, und dabei kann man wohl auf den Geschmack und die Vorliebe des armen Kranken jede gebührende Rücksicht nehmen. Für Stuhl ist alle zwei Tage zu sorgen, durch Einläufe oder durch Glyzerineinspritzungen, auch Einführen eines Glyzerinzäpfchens und wenn es so nicht gehen will, durch Abführmittel. Bewußtlose Kranke müssen eine Urinflasche eingelegt bekommen, um möglichst eine Verunreinigung der Wäsche und des Kranken selbst zu vermeiden.

Die Anwendung der Kälte spielt bei Gehirnkranken eine nicht unwichtige Rolle. Es ist fast üblich, bei jeder ernsteren Form von Kopfweh die Eisblase auf den Kopf zu legen. Man muß darauf sehen, daß sie nicht ausläuft und sie soll nicht auf das bloße Haupt, sondern ein Tüchlein dazwischen gelegt werden. Länger als eine Nacht ununterbrochen sollte man sie nicht liegen lassen, dann muß eine mehrstündige Pause eintreten. Statt der Eisblase kann auch eine Kühlkappe mit Leiterschem Kühlschlauch passend verwendet werden, die längere Zeit ohne Schaden in einem Zug fort gebraucht werden darf und gewöhnlich angenehm empfunden wird. Ein solches Verfahren findet seine Verwendung besonders bei verhältnismäßig harmlosen Störungen der Gesundheit, bei nervösem Kopfweh, schon nach einer durchschwärmten Nacht, aber auch bei Überhitzung des Kopfs, Hitzschlag, Gehirnerschütterung, insoweit keine Gehirnblutung mit unterläuft.

Die Wärme wird wohl kaum in ihrer Anwendung auf den Kopf in Betracht kommen. Aber als heiße Hand- und Fußbäder wird sie oft gebraucht, „um das Blut vom Kopf wegzuleiten", z. B. bei Wallungen, bei der Adiaemorrhysis vasoparalytica. Heiße Vollbäder sind im Schwange bei der Meningitis epidemica. Wahrscheinlich wirken sie auch nur durch den Blutreichtum an der Haut entlastend auf das Cavum cranii.

Blutentziehungen waren früher, und es ist noch gar nicht so arg lang her, das gewöhnliche Mittel bei Gehirnkrankheiten und vornehmlich beim Schlaganfall. Man ist davon mehr und mehr zurückgekommen und wohl allzu sehr. Der Aderlaß, aber nicht unter 300 ccm, ist noch ein Mittel, das Erfolg verspricht, freilich auch nicht immer die Hoffnung rechtfertigt, das Bewußtsein, das nach einer Apoplexie nicht wiederkehren will, wachzurufen. Statt des blutigen Aderlasses liebt man in jüngster Zeit den „unblutigen", den ich schon vor vielen Jahren empfohlen habe, nämlich die Abbindung aller 4 Extremitäten bis zur venösen Stase. Nach mehrstündiger Dauer kann man die Binde wieder lösen und so das Blut, das nur vorübergehend dem Kreislauf entzogen war, diesem wieder überantworten. Ein Mittel, das man allenfalls auch bei Blutleeren wagen mag. Lokale Blutentziehungen, früher gleichfalls häufig verwendet, Blutegel oder Schröpfköpfe hinter den Ohren, werden kaum mehr angewendet. Bei Wallungen zum Kopf oder örtlichen starken Schmerzen könnten sie allenfalls noch Verwendung finden.

Der elektrische Strom hat auch seine Glanzzeit entschieden schon hinter sich. Man hat sich große Hoffnungen von seiner Wirkung gemacht, die sich aber kaum erfüllt haben. Immerhin ist die Anwendung des konstanten Stroms auf den Schädel eine Methode, die in Ermanglung eines besseren und zuverlässigeren Heilmittels immer noch eine große Rolle spielt. Soviel ist gewiß: bei der möglichen und auch gewöhnlichen Verwendung des konstanten Stroms kann man sicher sein, daß Ströme von wirksamer Stärke wirklich ins Cavum cranii und ins Gehirn eintreten. Das hat sich mit Sicherheit bei Versuchen an Leichen ergeben. Nur muß der Therapeut auch wissen, worauf es beim Elektrisieren des Gehirns ankommt. Es sollen Ströme von hinreichender Dichtigkeit das Gehirn erreichen, die Dichtigkeit unter den Elektroden darf aber nicht zu groß sein, damit sie noch vom Kranken ertragen wird, denn die Hirnhäute sind auch gegen den elektrischen Strom ungemein empfindlich. Hauptsache wird also sein die Wahl großer Elektrodenplatten. Nicht unter 100 qcm sollen sie betragen und sie müssen biegsam sein, damit man sie auch ihrer vollen Größe nach an den gewölbten Schädel anlegen kann. Was nützt die größte Elektrode, wenn sie nur mit einem kleinen Bruchteil die Haut berührt? Die Stromstärke muß sehr vorsichtig gewählt werden. Man versucht es am eigenen Körper und legt beide wohl durchfeuchtete Elektroden sich selber auf die Schläfen bei geöffnetem Strom und verstärkt jetzt den Strom, bis beim Schließen ein Lichtblitz vor den geschlossenen Augen erscheint. Das ist die richtige, noch zulässige Stromstärke, die man auch dem Kranken zumuten kann — aber nicht auf einmal. Die Stromesschwankung wäre zu stark. Stromesschwankungen oder gar Wendungen müssen am Kopf sorgfältig vermieden werden. Deswegen prüft man seinen Apparat und seine Leitungsschnüre vor dem Gebrauch sorgfältig, damit solche Schwankungen nicht unbeabsichtigt eintreten können.

Der Strom wird bei seiner Anwendung auf den Kopf „ein- und ausgeschlichen". Das heißt, man legt die Elektroden stromlos an und schließt mit dem schwächsten Strom, den man erzeugen kann, und verstärkt diesen dann ganz allmählich bis zu der als zulässig im Vorversuch gefundenen Stromesstärke, die man an einem Galvanometer, das Milliampères zeigt, oder viel unvollkommener an der Zahl der eingeschalteten Elemente gemerkt hat. Nach wenigen Minuten wird der Strom wieder allmählich ausgeschaltet und die stromlos gewordenen Elektroden erst dann abgenommen. Über 5 Minuten lang wird man die Sitzung kaum ausdehnen, wenn man nicht ausnahmsweise gerade die beruhigende Wirkung des Stroms verwerten will. Dem elektrischen Strom kommen erregende und erregbarkeitsherabsetzende Wirkungen zu. Mit der Dauer der Sitzungen gewinnen die letzteren an Macht und die stärkende, erfrischende, erregbarkeitssteigernde Wirkung tritt mehr in den Hintergrund.

Man kann die Ströme von vorn nach hinten, in sagittaler Richtung, oder auch quer durch den Schädel schicken. Im ersten Fall kommt die eine Elektrode auf die Stirn, die zweite in den Nacken, im zweiten Fall werden beide Elektroden einander gegenüber auf die Schläfen aufgesetzt oder auch beide hinter die Ohren. Die Hauptsache bleibt, daß der vermutete oder diagnostizierte Krankheitsherd in den Bereich wirksamer Stromesfäden gelangt. Auch Schrägleitung kann gelegentlich vorteilhaft sein: die eine Elektrode auf die Schläfe, die andere hinters Ohr. Andere, so der vielerfahrene Erb, empfehlen auch die Galvanisation des Sympathikus dringend; die eine Elektrode kommt auf die Schläfe, die andere ihr gegenüber auf das Ganglion supremum des Sympathikus. Eine mittelgroße Elektrode wird am „Unterkieferwinkel" der einen Seite, in der Richtung nach hinten und oben gegen die Wirbelsäule flach eingedrückt, der andere etwas größere Pol (große Elektrode) auf der entgegengesetzten Seite des Nackens, dicht neben dem 5.—7. Halswirbeldorn aufgesetzt. Auf das Ganglion supremum kommt gewöhnlich die Kathode. Mäßig starke Ströme werden verwendet. 2—5 Milliampère, Dauer 1—3 Minuten. Der faradische Strom wird am Kopf kaum angewandt, höchstens bei allgemeinen Neurosen und dann wegen der Empfindlichkeit der Teile als „elektrische Hand": Der Kranke bekommt eine große Elektrode auf eine indifferente Stelle (Brustbein, Hand, Fuß), die andere Elektrode (Kathode des Öffnungsschlages), nimmt der Arzt in die eine Hand und legt die andere gut durchfeuchtete dem Kranken auf den Scheitel und bestreicht langsam den Kopf, indem er selbst durch sein Gefühl davor bewahrt ist, zu starke Ströme zu verwenden. Eine Methode, die viel von Suggestion an sich hat. Ähnlich ist es mit der statischen Elektrizität. Der Kranke kommt auf einen Isolierschemel, über seinem Haupt ist ein Schirm mit Spitzen angebracht, der vom positiven Pol einer Influenzamaschine aus geladen wird. Der negative Pol ist zum Kranken abgeleitet. So lang die Influenzamaschine in Gang ist, strahlt Spannungselektrizität auf den Kopf des Kranken, wovon er selbst gar nichts fühlt, aber manche Formen von Kopfweh werden doch dadurch sehr günstig beeinflußt und zur Heilung gebracht. Ich habe das selbst gesehen, weiß aber nicht, was von der Wirkung dieser „Franklinisation" auf Suggestion und Autosuggestion zu schieben ist.

Bei erhöhtem intrakraniellen Druck besteht die Gefahr, daß die Kapillaren und Venen zusammengequetscht und der Kreislauf im Gehirn unterbrochen wird. Da kann man durch Entleerung des Liquor cerebralis den Druck in zunächst lebensrettender Weise herabsetzen. Das geschieht durch die Lumbalpunktion oder durch Eröffnung des Schädels mit nachfolgendem Balkenstich. Über die Lumbalpunktion in diagnostischer Beziehung wurde schon gesprochen. Es kann bei Krankheiten, wo die Erhöhung des intrakraniellen Drucks sich immer wieder einstellt, weil der entleerte Liquor sich immer wieder ergänzt, notwendig werden, die Lumbalpunktionen mehrmals, sogar oft zu wiederholen. Auch bei der therapeutischen Lumbalpunktion muß der Druck stets gemessen werden, damit er nicht zu tief fällt, was zu Gefahren für den Kranken, selbst zur unmittelbaren Lebensgefahr führen könnte. Aus dem gleichen Grunde darf der Liquor niemals mit einer Spritze angesaugt werden. Was nicht von selbst herausfließt, muß eben für diesmal innen bleiben. Dagegen ist eine neue Methode aufgekommen, über die Strecker berichtet und die in der Tat Vorteile bietet. Von Haller wurde das „Liquorpumpen" zuerst beschrieben. Wenn im Sitzen das Fließen des Liquor aufhört, so kann es wieder beginnen, wenn sich der Kranke maximal abwechselnd vor- und zurückbeugt. Beim Vorbeugen hört man deutlich, wie die Luft durch die Kanüle fauchend einströmt, beim Zurückbeugen kommt ein Strahl von Liquor. Wahrscheinlich wird die Cisterna cerebellomedullaris beim Vorwärtsbeugen gedehnt, beim Rückwärtsbeugen zusammengepreßt.

Mittelst der Lumbalpunktion hat man auch Gelegenheit, Heilmittel unmittelbar in Berührung mit den Häuten des Rückenmarks und auch des Gehirns zu bringen. Von Wert ist diese Methode besonders, wenn es sich um Sera handelt, die am Zentralnervensystem unmittelbar besser angreifen, als es auf dem Umwege durch Blut und Gewebssäfte möglich wäre. Das gilt z. B. für das Serum gegen die Meningitis epidemica. Aber auch andere Stoffe, wie das Salvarsan, hat man in neuerer Zeit gewagt, intradural einzuspritzen.

Die Wirkung der Desinfizientien ist nur von geringem Wert. Gerade bei Meningitis hat man den Versuch gemacht, die glatt rasierte Haut des Schädels mit einer starken Salbe von Jodoform (1 : 5 Fett) kräftig einzureiben. Deutlich war der Erfolg nicht. Auch die perorale Darreichung von Urotropin hat nur wenig Einfluß auf den Verlauf der Krankheit.

Die Namen der Heilmittel, die nur symptomatisch wirken und wirken sollen, nur zu erwähnen, verbietet eben schon ihre Zahl. Alle Fiebermittel wirken refracta dosi schmerzstillend, namentlich auch gegen die Beschwerden der Hirnkranken zuweilen ein, zuweilen versagen sie alle.

Von den Heilmitteln gegen die Lues möchte ich das Salvarsan gerade bei Gehirnkrankheiten nicht empfehlen. Denn es sind doch zuviel schlimme Folgen für das Gehirn von seinem Gebrauch schon beobachtet worden. Sie müssen nicht kommen, sie können auch ausbleiben, aber das kann man nicht vorhersehen. Und mit dem Quecksilber und dem Jod haben wir ja Remedia, die nur wenig zu wünschen übrig lassen. Namentlich möchte ich in Fällen, wo periculum in mora, das Ricord'sche Rezept empfehlen. Ein Decoct von 10 g rad. Sarsaparrilla auf 150 Kolatur, dazu Hydrargyrum bijodatum rubrum 0,15 und vom Jodkali 10 g, davon dreimal täglich einen Eßlöffel zu nehmen.

In der jüngsten Zeit hat man versucht, die Syphilis des zentralen Nervensystems, schwer angreifbar wie sie oft ist, durch die Infektion mit einer anderen Krankheit zu heilen. Zu diesem Zweck hat man die Malaria und das Fleckfieber dem Kranken eingeimpft und die Ergebnisse scheinen nicht schlecht zu sein. Leider sind nur wenig Ärzte in der Lage, dieses Verfahren einzuschlagen und meines Wissens hat man nur in Hamburg Gelegenheit, über den Impfstoff beider genannter Krankheiten zu verfügen. Der Gedanke, eine Infektionskrankheit als Heilmittel zu verwerten, ist ja an und für sich nicht ganz neu. Schon früher hat man beobachtet, daß z. B. beim zufälligen Ausbruch eines Erysipels eine sonst für unheilbar angesehene Krankheit wieder zurückging und man hat ja wohl geradezu von einem heilsamen Erysipel gesprochen.

Wenn man im Velpeau's Médecine opératoire liest, daß Panaroli wegen chronischer Kephalalgie und Marchetti wegen Epilepsie trepanierten, daß Stalpart van der Wiel einen Kranken 27 mal trepanierte, daß der Prinz von Oranien 7 Trepankronen ohne Nachteil ertrug, und in neuester Zeit Bérard 16 Trepankronen zur Ausrottung eines Hirnhautschwammes anzubringen für notwendig erachtete, so wird man an der Wahrheit der Cooper'schen Scherzworte nicht mehr zweifeln, „daß viel dazu gehört, um einen Menschen chirurgisch umzubringen".

So spricht Hyrtl in seinem bekannten Lehrbuch der topographischen Anatomie im Jahre 1853.

Seither hat sich freilich manches geändert. Die Hauptgefahr, die Leptomeningitis purulenta, ist bei der Operation verschwunden, wenn der Chirurg einen unverletzten und nicht infizierten Schädel angreift. Und auch im Krieg, wo man das natürlich nicht in der Hand hat und wo viele auch schon infizierten Fälle operiert werden müssen, weil sie sonst verloren sind, hat sich die Trepanation mit manchem geretteten Menschenleben bezahlt gemacht. Weitaus die meisten guten Ergebnisse stehen den Ohrenärzten zu Gebote, wo es sich nicht einmal um sterile Fälle handelt, sondern um Mittelohrentzündung mit Sinusthrombose. In der Tat gelingt es, den verstopften, noch dazu entzündeten Sinus auszuräumen und das Leben zu retten. Fremdkörper im Schädelinneren, Abszesse, Blutungen, besonders traumatische Impressionen des Schädeldachs, aber auch Neubildungen werden mittelst der Trepanation angegriffen und es ist auch schon gelungen, einen Tumor an verhältnismäßig verborgener Stelle hervorzuholen und endgültig zu entfernen. Solche Eingriffe macht der Chirurg tadellos und an der Operation und ihren unmittelbaren Folgen stirbt der Kranke kaum. Aber schon das Suchen nach dem Krankheitsherd ist für die Gehirnmasse doch nicht gleichgültig und schwere Schäden, Ausfallserscheinungen mehr noch als Reizerscheinungen, können sich als Folge des Eingriffs, nicht als Fortsetzung des Grundleidens geltend machen.

Versuche, Krankheiten im Innern der Schädelhöhle durch Bestrahlung zur Heilung zu bringen, sind gemacht worden, aber über ein vorsichtiges Tasten kaum hinausgekommen. Möglich ist die Sache gewiß, denn wenn man ein Sarkom der Lymphdrüsen mit Röntgenstrahlen zum Schwinden bringen kann, warum nicht eines im Cavum cranii, wenn die Röhre hinreichend stark ist?

II. Besonderer Teil.

Die Gehirnerschütterung (Commotio cerebri).

Die Wunden des Schädels gehören in das Gebiet der Chirurgie und wir müssen es ihr überlassen, sie und ihre Folgen auf den Inhalt der Schädelhöhle zu besprechen. Die einfache Gehirnerschütterung dagegen beziehen wir in den Bereich unserer Besprechungen mit hinein und verstehen darunter die Folgen, von denen das Gehirnleben betroffen wird, wenn der Schädel eine Erschütterung erfährt, so stark, daß sich deutliche, unter Umständen beträchtliche Störungen auf dem Gebiet des Gehirnlebens einstellen, ohne daß sich eine Verletzung der Weichteile oder der knöchernen Schädelkapsel entwickelt hat.

Gelegenheit dazu wird oft und vielfach gegeben. Schlag und Stoß, ein Fall, hauptsächlich, aber nicht ausschließlich, wenn er den Kopf betrifft, können bei hinreichender Stärke zu Verlust des Bewußtseins, zu Erbrechen und Pulsverlangsamung führen. Damit haben wir schon die drei Kardinalsymptome der Gehirnerschütterung genannt, die Deutung derselben ist aber der Gegenstand vieler Streitigkeiten geworden und in der Tat gar nicht einfach.

Die Sektion gibt keinen endgültigen Aufschluß. Der Befund ist entweder negativ, rein negativ, oder es finden sich, wie schon Rokitansky hervorgehoben hat, einzelne kleine Blutmengen, die man kaum für die Heftigkeit der klinischen Erscheinungen verantwortlich machen kann. Immerhin ist bemerkenswert, daß sie sich häufig in der Gegend des IV. und III. Ventrikels vorfinden. Die Bewußtlosigkeit könnte daher mit unserer Vermutung über den „Sitz des Bewußtseins" wohl in Einklang gebracht werden. Es fragt sich nur, ob diese Blutungen auf eine mechanische Veränderung im Gehirn oder auf eine des Gefäßapparats bezogen werden müssen. Zudem fehlen sie oft ganz. Man hat die Behauptung aufgestellt, daß eine Paralyse der Gehirnarterien das Wesentliche bei der Gehirnerschütterung darstelle. Ein unmittelbarer Druck auf die Gehirnmasse lasse sich schwer denken. Die Schädelkapsel ist unverletzt, eine Impression ist nicht anzunehmen, weil der Inhalt inkompressibel ist und die Gewalteinwirkung zu schnell vor sich geht, als daß der Liquor Zeit hätte, auszuweichen und dann wieder zuzufließen. Etwas Vorübergehendes muß aber vorliegen, da die klinischen Erscheinungen gewöhnlich bald wieder zurückgehen und restitutio ad integrum eintritt.

Meines Erachtens läßt sich die Sache aber doch so erklären, daß der Schädel an irgendeiner Stelle wirklich ein wenig eingedrückt wird und der Raum, der hier benötigt wird, wird geschaffen dadurch, daß der Schädel an anderer Stelle ein wenig, ebensoviel, nachgibt und weiter wird. Die Elastizität des knöchernen Schädels läßt dies als durchaus möglich erscheinen. Wirft man den skelettierten Schädel zu Boden, so springt er wie ein elastischer Ball wieder in die Höhe. Das kann nur geschehen, indem der eine Durchmesser verkleinert wird unter Erweiterung eines anderen oder der anderen. Freilich enthält der skelettierte Schädel nur Luft, kein Gehirn. Aber dafür brauchen auch die Exkursionen der Schädelwand nicht so groß zu sein wie im angeführten Versuch. Es sind meines Erachtens nur Schwingungen mit kleiner Amplitude, wovon der erschütterte Schädel ergriffen wird. Sie genügen aber offenbar dazu, das Gehirnleben augenblicklich und in ernster Weise zu schädigen. Daß man solches nicht anatomisch an der Gehirnsubstanz nachweisen kann, braucht uns bei dem verwickelten Bau derselben und ihrer Empfindlichkeit bezüglich ihrer Funktionen nicht zu wundern. Genug, wie ich die Sache auffasse, handelt es sich wirklich um eine Einwirkung, die den Namen der Erschütterung tatsächlich verdient.

Damit stimmt es auch, daß die gleichen Erscheinungen ebenfalls entstehen können, wenn die Gewalt gar nicht den Kopf unmittelbar, sondern nur als einen Teil des ganzen Körpers trifft und erschüttert, z. B. beim Sturz aus mäßiger Höhe, wobei der Verunglückte nicht mit dem Kopf aufschlägt. Hier kann es sich gar nicht um eine, wenngleich unerhebliche, Schädeldepression handeln, sondern eben nur um eine einfache Erschütterung des Gehirns. Es scheint auch eine Erschütterung zu geben, die nur an Teilen des Gehirns oder der Medulla Schaden erzeugt. Ich habe es selbst zweimal am eigenen Körper erlebt und zwar noch am Ende des Knabenalters, wie ein ungeschickter Sprung aus der Höhe wirken kann. Ich kam mit den Fersen zuerst auf den Boden und mit steifen Beinen. Augenblicklich stand, ohne Schmerz, die Atmung vollständig still, ich ging, ohne zu atmen und erst nach etwa einer halben Minute kam die Atmung wieder allmählich in Gang. Offenbar ein Zeichen, daß sich die Erschütterung auf die Medulla oblongata fortgesetzt hatte und daß das Atemzentrum für kurze Zeit gelähmt war. Sonstige Erscheinungen, etwa von seiten des Gehirns, traten nicht auf, kein Erbrechen, kein Kopfweh.

Bei einer gewöhnlichen Gehirnerschütterung ist der Verunglückte bewußtlos, blaß, die Pupillen sind weit, reagieren träg, auch Starre derselben soll vorkommen. Die Atmung ist seicht, oberflächlich, der Puls verlangsamt manchmal bis zu 30 Schlägen in der Minute. Erbrechen, sofort nach dem Unfall, ist häufig, aber nicht immer vorhanden. Die Bewußtlosigkeit dauert manchmal nur sekundenlang, anderemale viele Stunden oder Tage. Gewöhnlich kehrt die Besinnung dann wieder vollkommen zurück, der Kranke klagt jetzt über Kopfschmerzen, Schwindel. Bei längerer Dauer über Tage bleibt der Puls verlangsamt, Stuhl und Urin gehen unwillkürlich ab, machen dann einer Verhaltung Platz. Somnolenz bleibt lang zurück, auch werden stärkere Störungen des Gedächtnisses oft beobachtet. Dann kommt noch ein Stadium des Reizes, der schwerbesinnliche Kranke bekommt einen roten Kopf, wird unruhig und klagt viel, namentlich über Kopfschmerzen. Nach einer kürzeren oder längeren Frist tritt aber doch Genesung ein, die nur oft längere Zeit noch Spuren des erlittenen Unfalls erkennen läßt, wie Schwindel, Kopfweh und dem Kranken „brummt“, wie man sich ausdrückt, „noch lange Zeit der Schädel“.

Die Diagnose ist im Anfang gar nicht leicht und vor allem die Aufgabe, eine ernstere Störung, eine Fraktur des Schädels oder eine Zerreißung einer Arterie im Innern auszuschließen. Fissuren und Sprünge am Schädel ereignen sich gern an der Basis. Die Basisfraktur führt meistens zu Blutung aus Ohr und Nase oder es ergießt sich Liquor cerebralis aus Nase oder Ohr, eine dünne farblose Flüssigkeit, mit wenig Eiweiß und viel Kochsalz. Der Schädel muß natürlich genau untersucht werden, ob nicht irgendwo eine Depression deutlich ist. Unter Umständen müßte da ja, um den erhöhten Hirndruck herabzusetzen, ein operativer Eingriff stattfinden. Von großer Wichtigkeit ist die genaue Verfolgung des Krankheitsverlaufs. Wo ein Kranker Zeichen der Besserung hatte, z. B. aus der Bewußtlosigkeit erwacht war, um dann wieder eine deutliche Verschlimmerung zu erfahren, wo vollends die anfangs bestehende Pulsverlangsamung schon zurückgegangen war, aber wiederkehrte, da ist die Diagnose auf eine Blutung im Innern des Schädels zu stellen; bei weitem das Wahrscheinlichste ist dann ein Riß der A. meningea media und da muß sofort operiert werden und wenn es gelingt, das Gefäß zu unterbinden, kann der Kranke gerettet werden, außerdem ist er sicher verloren.

Freilich können durch die Einwirkung der äußeren Gewalt auch andere Gefäße zerreißen, auch im Innern des Gehirnes selbst und manche rechnen ein Gehirn, das von kleineren und größeren Blutungen ganz gesprengelt ist, vornehmlich an der Rinde, auch noch zum Befund bei Commotio cerebri. Doch ist da schwer zu trennen, was auf die Erschütterung allein und was auf die Blutungen zu schieben sein wird.

Es soll aber wirklich eine reine Commotio cerebri vorliegen. Kein Blut, kein Liquor ergießt sich aus Ohr oder Nase, die Betastung des Schädels hat keine Verwundung, keine Depression ergeben. Dann ist die Behandlung einfach. Der Kranke wird bequem im Bett gelagert, bekommt eine Eisblase auf den Kopf, wenn auch eine innere Blutung nicht angenommen werden kann. Für große Ruhe im Krankenzimmer wird gesorgt und ohne weiteres Eingreifen die Genesung abgewartet. Schonung, namentlich auch in geistiger Hinsicht, ist in der Rekonvaleszenz noch geraume Zeit nötig.

Die Hitzeschäden des Gehirns.

In zweierlei Form kann die Hitze dem Gehirn schaden: einmal durch einfache Erhöhung der Blutwärme, das ist der Hitzschlag und zweitens durch Bestrahlung (Sonnenstich), wobei allerdings die Hitzestrahlen weniger schädlich sind als die kurzwelligen Strahlen. Bei dieser zweiten Form ist ohne Zweifel das Gehirn der zuerst und unmittelbar getroffene und geschädigte Teil, während beim Hitzschlag die Schädigung vor allem das Herz trifft und die Gefahr ebenfalls vom Herzen ausgeht. Gemeiniglich werden Hitzschlag und Sonnenstich nicht auseinandergehalten, wie es sich gehört, beide Bezeichnungen werden promiscue gebraucht und aus der Literatur weiß man nicht immer, worüber eigentlich berichtet wird, über den Hitzschlag oder über den Sonnenstich. Schon aus diesem Grunde müssen wir beide Formen besprechen und es wird sich zeigen, daß auch beim Hitzschlag ein gut Teil der Erscheinungen, namentlich in den Folgen des Anfalls, in der Tat von einem geschädigten Gehirn ausgelöst werden.

Der Hitzschlag.

Das Leben des Menschen ist, wie bekannt, an eine Temperatur des Blutes geknüpft, die nur innerhalb enger Grenzen schwanken darf, ohne daß ernstliche Störungen der Gesundheit und selbst der Tod eintritt. Die höchste Innentemperatur, bei der noch Genesung beobachtet wurde, betrug 43,9°, aber auch bei wesentlich geringerer Erhöhung der Innentemperatur kann schon der Tod durch einfache Überhitzung eintreten. Man heißt das den Hitzschlag. Durch Übermüdung, Mangel an Schlaf, Anstrengungen aller Art, auch durch Ausschweifungen in Venere und in Baccho geschwächte Personen erliegen unter sonst gleichen Bedingungen dem Hitzschlag leichter, junge leichter als ältere, die wie an anderes so auch an das Ertragen der Hitze schon gewöhnt sind. Die Erfahrungen in großen Heeren sprechen hier eine deutliche Sprache und zeigen, daß man sich in der Tat auch an das Aushalten großer Hitze mehr oder weniger anpassen kann und daß es also auch hier eine richtige Abhärtung gibt, so gut wie bei der Erkältung. So hatte nach Hiller die preußische Armee in den Jahren 1875—1880, also in 6 Sommern, 501 Fälle von Hitzschlag, wovon 102 tödlich endeten, im heißen Sommer 1886 allein 272 mit 14 Todesfällen. Von 70 Verstorbenen standen 35 im ersten Dienstjahr, 22 im zweiten, 10 im dritten, 3 in höherem Dienstalter. In dieser Beziehung ist die Landwehr jedenfalls besser daran als wenigstens die ersten Jahrgänge der Linie, ohne Zweifel der gediente Mann im Vorteil vor dem Ungedienten. Beim Landsturm kommt es leichter zum Schlappwerden als bei Linie und Reserve und mit dem Schlappwerden gehen die Erscheinungen des Hitzschlags an. Zu den höheren Graden, zum eigentlichen Hitzschlag, gar mit tödlichem Ausgang, kommt es bei Landstürmern nur selten, schon aus dem Grunde, weil ihre Kräfte früher versagen, sie aus der Reihe austreten, zurückbleiben und so der weiteren Entwicklung bis zum Tod, der dann nicht mehr abgewendet werden könnte, entgehen. Doch habe ich selbst im Krieg bei einer nicht einmal großen Hitze und bei einer nicht besonders anstrengenden Übung einen Landstürmer mit Hitzschlag, völliger Bewußtlosigkeit, einer Temperatur von $42^1/_2{}^0$ nach meiner Erinnerung, ins Lazarett bekommen und es bedurfte der größten Anstrengung, ihn am Leben zu erhalten. Warum man beim Hitzschlag besonders an Soldaten denkt und seine Erfahrungen hauptsächlich vom Heeresdienst aus schöpft, hat seinen Grund darin, daß der Hitzschlag freilich nicht ausschließlich beim Militär, aber doch hier viel öfter beobachtet wird als bei der bürgerlichen Bevölkerung. Und das hat wieder seinen Grund darin, daß für die Überhitzung des Körpers nicht allein die Menge von Wärme in Betracht kommt, die dem Körper von außen zugetragen wird, als vielmehr das Verhältnis, in dem Wärmeeinnahme und Wärmeausgabe zueinander stehen. Wie der Körper erfriert, wenn er genügend lange Zeit mehr Wärme verliert, als er von innen oder von außen erhält, so geht er an Überhitzung zugrunde, wenn seine Wärmeabgabe von der im Innern gebildeten Wärme plus der ihm von außen zufließenden übertroffen wird.

Und in dieser Lage ist der Soldat öfters als die meisten anderen Berufsklassen. Selten ereignet sich ein Hitzschlag, ohne daß ein längerer Marsch oder sonst eine größere Anstrengung mit starker Muskelarbeit vorangegangen ist, die meisten sogar gleich während des Marsches, doch kann der Hitzschlag auch noch beim Appell, sogar im Quartier sich einstellen. Der Mann hat stark geschwitzt, Atmung und Herzschlag sind bedeutend vermehrt, das Gesicht ist rotblau und gedunsen. Er klagt nicht, sondern ist vielmehr dumpf und schläfrig geworden. Im günstigsten Fall tritt er jetzt aus der Kolonne und bleibt zurück. Er ist schlapp geworden. So kann er sich, wenn die Überhitzung nicht weiter geht und gleich richtig bekämpft wird, nach einiger Zeit, manchmal nach Tagen, wieder erholen. Er hat eine mitunter jetzt schon recht beträchtliche Steigerung der Innentemperatur erlitten aus zwei Gründen: weil er von außen durch die hohe Lufttemperatur nicht sowohl — die bleibt bei uns immer unter der Innentemperatur —, aber weil ihm durch die Sonnenstrahlen sehr viel Wärme zugetragen worden ist. Dadurch kann die Temperatur der Kleidung, die im früheren preußischen Heer unzweckmäßigerweise dunkle Farben hatte, leicht auf 45°, ja 50° erhöht werden. Die Kleidung gibt dann an den Körper Wärme ab, statt den Wärmeausgleich nach außen zu ermöglichen. Alle Gegenstände außen, der bestrahlte Erdboden, die Wände eines Hohlwegs, die einzelnen blendenden Wolken sogar, alles strahlt ihm Wärme zu, auch seine Kameraden in Reih und Glied, alles. In der Tat sind die Leute in der Mitte einer Kolonne am gefährdetsten, die Flügelmänner erheblich weniger. Die haben doch auf einer Seite wenigstens nicht einen Mann, der eben so heiß ist wie sie selber, sondern die Möglichkeit, ins Freie ihre Wärme zum Teil durch Strahlung anzubringen, zum Teil auch noch durch Verdunstung, besonders wenn einmal eine Wolke kommen sollte und durch die gesetzte Temperaturdifferenz sich, wie es allemal geht, ein leichter Luftzug einstellt. Davon merken wieder die Flügelmänner mehr, als die Leute innen. Hiernach ist die Gefahr des Hitzschlags erhöht, wenn die Luft heiß und ruhig ist, wenn sie feucht ist, so daß die Verdunstung von seiten der Haut nicht ausgiebig Wärme abführen kann, wenn dies durch undurchlässige oder dicke Kleider verhindert wird und wenn dazu noch vermehrte Wärmebildung durch Muskelarbeit kommt. Aus dem Schlappwerden entwickeln sich dann die bezeichnenden Erscheinungen des Hitzschlags. Die Leute werden still, sie singen und sprechen nicht, schleppen sich nur noch fort. Die Schweißbildung hört auf, die Haut wird zyanotisch, die Atmung wird beschleunigt und unregelmäßig, die Pulsfrequenz geht enorm in die Höhe, Schwindel, Funkensehen, Klingen vor den Ohren stellt sich ein. Dann schwindet das Bewußtsein, der Mann liegt da, pulslos oder mit fadenförmigem Puls, aussetzender Atmung. So kann der Tod durch Herzlähmung unmittelbar eintreten oder nach einiger Zeit erholen sich die Leute, gewöhnlich aber sehr langsam und die Rekonvaleszenz kann durch manche Nachkrankheiten gestört werden. Schwäche und Lähmung an den Beinen, Neuralgien, Gehörstäuschungen, aber auch Taubheit und Blindheit, epileptische Anfälle, Geisteskrankheiten, in leichteren Fällen nervöse Beschwerden mancherlei Art, Nervenschwäche, namentlich auch Schwäche des Herzens bleiben noch kürzere oder längere Zeit zurück.

Augenscheinlich ist also das Gehirn entschieden vom Hitzschlag mitergriffen gewesen und auch die tetanischen Krämpfe, unter denen der Tod in den perakuten Fällen eintritt, spricht für Mitbeteiligung, wenn nicht des Gehirns, dann doch des Rückenmarks. Die anatomischen Veränderungen im Gehirn nach Hitzschlag sprechen nicht dagegen. Es ist durchaus möglich, daß die Veränderung des Blutes selbst, sowie die Störungen des Kreislaufs und der Atmung hinreichen, um das Gehirnleben in mancherlei Weise zu verändern und zu schädigen.

Die Leiche verfällt bald in Totenstarre, Totenflecke erscheinen rasch. Das Blut ist dünnflüssig, lackfarben, fast kein Gerinnsel, der linke Ventrikel ist leer, an den serösen Häuten finden sich viel Blutaustritte, auch im Gehirn, dem Ependym der Ventrikel, in den Nieren Ecchymosen, trübe Schwellung der Nieren- und Leberzellen.

Begreiflicherweise werden diese traurigen Unfälle besonders in heißen Ländern beobachtet und die englischen Militärärzte sehen mehr davon als die deutschen. Um nur einen Begriff davon zu geben, daß der Hitzschlag Verluste herbeiführen kann, von denen nicht nur jeder tiefbedauerlich ist, sondern die auch für den Bestand und die Schlagfertigkeit der Truppen geradezu ins Gewicht fallen können, entnehme ich dem Handbuch der Militär-Gesundheitspflege von Roth und Lex, Bd. 3, S. 402ff. folgende Angaben: Die preußische Armee verlor an Hitzschlag in dem heißen Sommer 1868 38 Mann, in den Jahren 1867 und 1869 je 6, im Sommer 1872 9 Mann. Wenngleich es in der Natur der Sache liegt, daß die meisten Fälle von Hitzschlag und Sonnenstich in den heißen Sommermonaten vorkommen, so wurden anderseits die Krankheitserscheinungen auch zu anderen Jahreszeiten beobachtet. Besonders gefährlich scheinen warme Tage in kühlen Jahreszeiten zu sein. So marschierte am 22. April 1873 das k. sächsische 2. Jägerbataillon Nr. 13 von Meißen nach Dresden. Während die Witterung vorher kühl gewesen war, wurde dieser Tag ausnahmsweise heiß und führte zu 10 schweren „Sonnenstichererkrankungen" mit 2 Todesfällen.

Während des österreichisch-italienischen Krieges verlor die französische Division d'Autemaare beim Übergang über den Mincio im Juli 1859 26 Mann an „Sonnenstich".

Abgesehen von den Verlusten an Menschenleben kann die Affektion durch eine große Zahl von Erkrankungen die Schlagfertigkeit von Armeen beeinträchtigen. Von der eben genannten Division wurden an einem Tage durch den Einfluß der Hitze 2000 Mann dienstunfähig. Ein belgisches Regiment, welches am 8. Juli 1853 von dem Reverlooer Lager abmarschierte, mußte so viele von leichten und schweren Formen des Hitzschlags getroffene Leute zurücklassen, daß nur 150 nach Brüssel gelangten. Bemerkenswerterweise treten die allerschwersten Erscheinungen mitunter erst nach der Veranlassung, nach dem Marsch, im Quartier, manchmal erst Stunden danach hervor.

Hitzschlag und Sonnenstich hat man, wie erwähnt, vielfach durcheinandergeworfen, nicht mit Recht, denn der Sonnenstich unterscheidet sich vom Hitzschlag nicht nur durch die klinischen Erscheinungen, sondern auch durch seine Ursache ganz wesentlich. Wahrscheinlich sind bei den obigen Angaben auch manche Fälle von Sonnenstich mitgezählt. Wenn man die Bemerkung gemacht hat, daß gediente Leute mit längerer Dienstzeit die Hitze besser vertragen als Neulinge, so wird diese Ansicht wohl von den meisten Militärärzten geteilt werden und auch Beobachtungen an Tieren stimmen damit überein. Meine eigenen Erfahrungen beziehen sich auf den berühmt heißen Sommer und Herbst des Jahres 1886. Ich war damals zu den Kavalleriemanövern eingezogen und weiß also auch etwas von heißen Märschen in der Sonnenglut zu berichten. Die Reiterei ist freilich den Hitzeschäden bei weitem nicht so sehr ausgesetzt wie das Fußvolk. Zwei Gründe sind dafür vor allem maßgebend. Die Kolonne ist nicht so dicht, das lange Reiten strengt auch an, aber bei weitem nicht so wie das Marschieren des schwer bepackten Infanteristen. Dieser leistet unzweifelhaft mit seinen Muskeln mehr Arbeit und bildet deshalb auch mehr Wärme als der Reiter. Zu dem allen kommt aber noch, daß die raschere Bewegung des Pferdes doch beständig einen Luftzug bringt, dessen abkühlende Wirkung eben gar nicht zu unterschätzen ist. Ich kann mich des Gefühls während eines langen Trabes und unmittelbar darauf entsinnen. Am ersten Tag, nun ja, das weiß man, wie es ist, wenn man 2 Jahre auf kein Pferd gekommen ist, da strengt ein langer Trab schon an, besonders wenn ein Gaul so hoch geht wie meine „Tulpe". Da macht man ohne Zweifel auch manche unnötige oder ungeschickte Bewegung und bildet mehr Wärme, als unumgänglich erforderlich gewesen wäre. Dann aber geht es schon besser und während des Trabes spürt man eigentlich trotz einer überaus hohen Lufttemperatur und der glühenden Sonnenstrahlen nicht viel von der Hitze. Im Augenblick aber, wo die Pferde in Schritt fallen, hat man das Gefühl, daß vom eigenen Körper eine wahre Glut ausströme. Ohne Zweifel ist die Innentemperatur auch beträchtlich in die Höhe gegangen, das Gefühl der Hitze wurde aber an der Haut gedämpft durch den Luftzug beim raschen Ritt und vermehrter Verdunstung des Schweißes. Damals erkrankte kein Mann an Hitzschlag oder Sonnenstich, aber das Regiment verlor 10 Pferde an Hitzschlag, lauter junge Pferde, die älteren, eingewöhnten litten keinen Schaden. Allerdings sind auch die ältesten Tiere bei einem Reiterregiment noch nicht wirklich alt zu nennen.

Es wird angegeben, daß die meisten Hitzschläge bei einer Lufttemperatur von über 25°, einer Feuchtigkeit von 60% und einer Luftbewegung unter 4 m/sec. vorkommen. Bei einer Temperatur unter 24° und einer Windgeschwindigkeit von über 4 m/sec. soll der Hitzschlag nur selten entstehen, selbst wenn die Luft feucht ist, ihr Wassergehalt bis zu 80% beträgt. Das alles kann man begreifen, auch daß der eine gegen die Überhitzung widerstandskräftiger ist als der andere. Der Zustand des Herzens mag da viel ausmachen, auch die Beschaffenheit der Atmungsorgane, was uns aber hier nicht weiter angeht. Wie fangen es aber die an, die ihre Widerstandskraft noch weiter erhöhen, so daß sie der Wärme gegenüber mehr aushalten als vorher und mehr als andere Ungewöhnte? Daß das vorkommt, kann man wohl nicht bezweifeln, aber der Vorgang ist noch rätselhafter als die Abhärtung gegen Kälte. Ich kann mir nicht denken, wie einer seine Wärmeregulation besser erziehen und einstellen kann, so daß ihm äußere Hitze nicht so viel schadet wie einem andern, aber ich kann mir vorstellen, daß er weiß, wie man sich bei großer Hitze zu benehmen hat. In mancher Beziehung ist ja der Soldat in einer gewissen Zwangslage gegenüber den bürgerlichen Berufen, und ein Teil seiner größeren Gefährdung durch die Wärme ist unzweifelhaft auf die vorgeschriebene Kleidung zu beziehen, die nicht ausschließlich auf die größte Hitze zugeschnitten sein kann, weil sie auch im Winter getragen werden muß. Doch hat man in dieser Beziehung durch besondere Maßnahmen — Öffnen des Kragens und der oberen Knöpfe usw. — nach Möglichkeit helfen wollen. Aber auch unter dem Zwang der Manneszucht kann der einzelne immer noch manches machen, was ihm seine

Lage erleichtert, besonders die Möglichkeit, ausgiebig Luft zu schöpfen, was bei der Gefahr des Hitzschlags auch eine Hauptsache ist. Schon die Art, wie der Mann die Kleider befestigt und schließt, den Leibriemen anzieht, was er unter der Uniform trägt, wie die Kopfbedeckung, ist nicht ohne Bedeutung. Der gediente Mann weiß, daß er zu Zeiten starker Anstrengung, zur Sommerszeit alle Ausschweifungen meiden muß, daß er in den Pausen möglichst der Ruhe pflegen soll, sowie es angeht, den Schatten aufsuchen und so tausend andere, gar nicht unwichtige Dinge. Im Bereich der Möglichkeit liegt es ferner, daß durch Übung auch eine Erkräftigung des Herzens herbeigeführt werden kann, was zwar die Hitze nicht abwehrt, aber die Gefahr, ihr zu erliegen, ganz wesentlich herabsetzt. In solchen und ähnlichen Dingen erblicke ich die Möglichkeit, die Gefahr des Hitzschlags zu vermindern, nicht in einer eigentlichen Gewöhnung, und wahrscheinlich unterscheiden sich nur in diesen Dingen die gedienten Mannschaften von den Ungedienten.

Von großer Bedeutung für die Abkühlung des Körpers ist ohne Zweifel die Schweißbildung und die Verdunstungskälte. Während viele Leute die Belästigung durch starken Schweiß scheuen und absichtlich das Trinken bei hoher äußerer Temperatur einschränken, z. B. vor einem längeren Marsch in Sommersglut oder während desselben, so ist dieses Verfahren da, wo eine wirkliche Gefahr, die Gefahr des Hitzschlages droht, entschieden zu widerraten.

Bei der Behandlung des Hitzschlages kommt es darauf an, den überhitzten Körper möglichst schnell abzukühlen und zwar nicht die Haut, sondern die Innentemperatur, die Bluttemperatur muß herabgesetzt werden und das schnell! Der Kranke wird sofort in den Schatten gebracht und entkleidet. Den Schatten können auf freiem Feld ein paar Kameraden und die ausgezogenen Kleider gewähren. Die Haut wird angefeuchtet mit dem Inhalt der Feldflasche und durch Fächeln mit dem Rock des Kranken wird eine Verdunstung an der Haut und ein Wärmeverlust erzeugt, der in seiner Größe gar nicht zu unterschätzen ist. Kann der Kranke schlucken, so bekommt er zu trinken, was nur von Flüssigkeit da ist. Alkoholika sind zu meiden, weil sie rasch verbrennen und die Wärmebildung steigern. Herzreize, Kampfer, Äther subkutan dürfen und müssen bei Herzschwäche gegeben werden. Hat man den Kranken im Lazarett, um so besser. Man hütet sich vor Anwendung der Kälte ohne weiteres, denn man darf die Haut nicht kalt und blutleer machen. Sonst gibt sie keine Wärme nach außen ab und die Innentemperatur, auf die es doch allein ankommt, bleibt hoch. Auch die Kälte wirkt nur dann wärmeentziehend, wenn zugleich durch einen mechanischen Reiz die Haut rot und blutreich gehalten wird. Der entkleidete Kranke wird daher mit Eisstücken gerieben, kräftig gerieben und erst wenn die Temperatur, die im Rektum gemessen wird, einen deutlichen Rückgang bis auf ungefähr 39° aufweist, wird der Kranke in ein lauwarmes Bad von etwa 35° gelegt und auch darin immer wieder mit Tüchern kräftig gerieben und allmählich wird die Temperatur des Wassers durch Zugießen von kaltem auf 30°, 28° gebracht, weiter wird es kaum nötig werden. Ist annähernd normale Körpertemperatur erreicht, so kann man den leichtbedeckten Kranken ins Bett bringen, nochmals den Puls fühlen und ihn dann zur Ruhe kommen lassen.

Der Sonnenstich.

Daß der Sonnenstich mit dem Hitzschlag vielfach zusammengeworfen und verwechselt wird, ist kein Wunder und zu beiden ist oft genug zugleich Gelegenheit gegeben. Der Sonnenstich entsteht hauptsächlich durch Bestrahlung von Kopf und Nacken. Daß er etwas anderes ist als der Hitzschlag, ergibt sich aus mehreren Unterschieden. Der Hitzschlag kann auch bei bewölktem Himmel eintreten und um so leichter, je feuchter die Luft ist; maßgebend ist die Höhe der Außentemperatur neben dem vielen, das wir soeben besprochen haben. Der Sonnenstich dagegen entsteht nur bei grellem Sonnenschein, sollte auch die Lufttemperatur nicht gar so hoch sein, und die Feuchtigkeit der Luft ist dabei von gar keinem Einfluß. Warme Kleidung befördert den Hitzschlag, die Kleidung schützt dagegen vor dem Sonnenstich. Bei diesem ist besonders und fast ausschließlich die Einwirkung auf Kopf und Nacken zu fürchten, beim Hitzschlag gibt es eine solche Lokalisation nicht. Dem Hitzschlag in seiner vollen Entwicklung gehen Vorläufer voran, der Sonnenstich befällt den Menschen sofort in seiner ganzen Stärke, oft fast blitzähnlich. Die Erscheinungen gehen beim Hitzschlag in geringer Stärke an und steigern sich allmählich, beim Sonnenstich schließt sich an den eigentlichen Anfall ein Krankheitsbild, das zwar schwer und langwierig genug sein kann, im allgemeinen aber doch gleich anfangs seinen Höhepunkt erreicht hat, um dann — in vielen Fällen wenigstens — abzuklingen.

In den ganz schweren Fällen brechen die Kranken bewußtlos zusammen und verscheiden in kurzer Zeit. Hat man noch Gelegenheit, einige Beobachtungen anzustellen, so findet man Zyanose, verhältnismäßig kühle Haut, aussetzenden, kleinen, flatternden Puls, unregelmäßige, aussetzende, oft seufzende Atmung, Zuckungen, starre Pupillen. Zieht sich der Fall etwas länger hin, so folgt die Bewußtlosigkeit erst auf ein Stadium der Aufregung, Halluzinationen, Irrereden, Krämpfe und Delirien. Gehen diese Erscheinungen nicht bald in den Tod über, so entsteht ein Krankheitsbild wie bei einer Meningitis oder Enzephalitis: Nackenstarre, Erbrechen, rasende Kopfschmerzen, Opistotonus, Hyperästhesien, Trismus, auch schlaffe Muskellähmungen, unwillkürlicher Abgang von Stuhl und Urin. Schließlich setzt noch die Atmung aus und unter Lähmung der lebenswichtigen Zentren tritt der Tod ein. Die Prognose ist in den stürmischen Fällen immer ungünstig, in den meisten schweren sehr zweifelhaft.

Es gibt aber auch leichtere Formen, bei denen eine Genesung schon häufiger beobachtet wird. Da kommt es nur zu Kopfschmerzen, Schwindel. Zuckungen, Unruhe, Sinnestäuschungen, Delirien, Atembeschwerden oder einigem von diesem allen. Genesen die Kranken, so bleiben manche Störungen noch lange Zeit zurück, namentlich auch auf psychischem Gebiet, und eine größere Empfindlichkeit des Schädels gegen Bestrahlung. Daraus ergibt sich, wovor die Leute sich noch längere Zeit in acht nehmen müssen.

Die Sektion ergibt eine Entzündung der weichen Hirnhaut, die auch auf die oberflächliche Gehirnmasse übergreifen kann. Von der einfachen Hyperämie an kann sie sich bis zur Eiterbildung steigern. Das richtet sich, wie es scheint, nach der Dauer, während der Kopf und Nacken den Sonnenstrahlen ausgesetzt waren. Sogar Hirnabszeß ist beobachtet worden. Ob man im Eiter

Kokken gefunden hat, weiß ich nicht; wenn sie sich darin finden, dann ist der Sonnenstich eben nichts anderes als eine akute Meningitis, die durch die Bestrahlung wachgerufen worden ist, und wahrscheinlich handelt es sich dabei um Bazillenträger, deren Kokken, die sie schon wer weiß wie lang mit sich herumgetragen haben, in den Nachbarorganen oder sonstwo, in der durch die Sonne geschädigten Pia mater einen günstigen Nährboden für ihre Entwicklung gefunden haben. Man könnte auch daran denken, daß der Körper durch die physikalische Einwirkung der Strahlen seiner natürlichen Schutzkräfte beraubt worden ist, indem vielleicht die Bildung der Antikörper unterbrochen wurde, durch die der Bazillenträger bisher gegen das Gift, das er mit sich herumtrug, geschützt war. Daß es sich beim Sonnenstich schließlich um eine Infektionskrankheit handelt, dafür spricht schon die Erhöhung der Körpertemperatur, die nach ihrem ganzen Verlauf nicht auf dem thermischen Einfluß bei der Bestrahlung beruht, sondern nichts anderes ist als Fieberhitze. Ganz anders als wie beim Hitzschlag, wo viel höhere Temperaturen beobachtet werden als beim Sonnenstich, wo aber, nachdem der Kranke einmal abgekühlt ist, wenn nicht besondere Komplikationen eintreten, eine weitere Temperatursteigerung nicht mehr vorkommt.

Man glaubt, daß die schädliche Wirkung beim Sonnenstich nicht sowohl durch die Wärmestrahlen, als vielmehr durch die chemisch wirksamen, kurzwelligen bewirkt wird.

Manches spricht dafür. Auch mit irdischen Lichtquellen läßt sich die Haut schädigen und geringere Grade von Hautverbrennung, an den Sonnenstich mahnend, werden nicht selten beobachtet. Namentlich ist das beim elektrischen Bogenlicht, auch bei der Quecksilberlampe zu bemerken, und hier hat es sich gezeigt, daß der beste Schutz gegen die gefährlichen Strahlen nicht etwa blaues Glas, sondern gelbgrün gefärbtes bietet, durch das ganz besonders die kurzwelligen Strahlen abgehalten werden — eine für das so sehr gefährdete Auge höchst bedeutungsvolle Sache. Anderseits möchte ich den schädlichen Einfluß auch der langwelligen Strahlen nicht ganz von der Hand weisen, bloß deswegen, weil er für die kurzwelligen feststeht. Verbrennungen der Haut kommen wenigstens auch bei strahlender Hitze vor, wo von chemisch wirksamen Strahlen keine Rede sein kann. Heizer auf Schiffen, Köche, Feuerarbeiter aller Art können davon erzählen.

Was den Einfluß der Berufsart bezüglich des Sonnenstichs anlangt, so sind die Soldaten nicht mehr gefährdet als die bürgerlichen Kreise. Wer sich im Freien ungeschützt den Sonnenstrahlen aussetzt, oder aussetzen muß, hat Aussicht, vom Sonnenstich befallen zu werden. Ob es nun ein Jäger oder Fischer ist, der seinem Beruf nachgeht, oder ein Bauer, der auf freiem Felde arbeitet, oder ein Kind, das mit bloßem Kopf stundenlang im Sande spielt oder dort schläft, einerlei, bei jedem kann der Sonnenstich sich einstellen. Eine nicht unwichtige Rolle scheint dabei auch die Unterstützung der unmittelbaren Bestrahlung durch reflektierte zu spielen. Bestrahlte heiße Wände oder der Boden, der nach seiner Farbe und sonstigen Beschaffenheit von den einfallenden Strahlen einen beträchtlichen Anteil zurückwirft, sind in dieser Beziehung gefährlich. Daß auch dabei wenigstens die Wärmestrahlen nicht die Hauptsache sind, sondern die brechbareren, geht aus der Tatsache hervor, daß, noch dazu sehr heftige, Verbrennungen der Haut sogar bei Winterskälte vorkommen, z. B. auf hohen Bergen, über Schnee und Gletschereis. Der „Gletscherbrand“ ist auch nichts anderes als Folge von Strahlung, die im Gesicht und namentlich an den Augen sehr bedenklich werden kann, wenn es zur vorübergehenden Erblindung und einer äußerst lästigen, schmerzhaften Bindehautentzündung kommt, wofern die nötigen Schutzmaßregeln, Schleier, Schneebrille verabsäumt wurden. Da ist es gewiß nicht Wärme, was geschadet hat, sondern die Einwirkung der Strahlen, von denen das Licht in der dünnen Luft des Hochgebirgs bekanntlich viel mehr enthält als die weiter unten, und das sind, wie wir wissen, die chemisch wirksamen. Dazu kommt freilich noch oft die dort oben starke Reflexion des Lichtes von Schnee und Eis.

Gegen diese brechbarsten Strahlen scheint es einen Schutz zu geben, der erst allmählich erworben wird. Er ist wohl eine Folge der Hautverbrennung selbst und des durch sie gebildeten und in der Haut abgelagerten Pigments. Darauf scheint es zu beruhen, daß einerseits die Leute, die lange Zeit immer und immer wieder sich den Sonnenstrahlen ausgesetzt haben, schließlich eine Haut besitzen, die nicht so leicht an einem Erythem oder Ekzem erkrankt, wie die Haut, die sich der Schädlichkeit zum erstenmal aussetzt. Die Haut der ersteren ist eben schon braun und je öfter die Bestrahlung stattfand, desto tiefer braun. Die wohlbehütete Haut der Dame aber, die den Sonnenstrahlen aus dem Wege ging, die ist weiß, „weißer als der Schnee“, wie er vor nicht gar so langer Zeit sagte, um etwas Angenehmes zu sagen und der Schönheit ein Lob zu spenden. Das in der Haut abgelagerte Pigment gibt nun gar keinen Schutz gegen Wärmestrahlen. Im Gegenteil muß die dunkler gefärbte Haut von den Sonnenstrahlen mehr erhitzt werden als die farblose, die weiße. Und, so sollte man meinen, sind farbige Menschenrassen, in erster Reihe die Neger, die doch ausschließlich sehr heiße Länder bewohnen, sehr übel daran, weil sie zwar ohne Zweifel durch viele Generationen durch die Sonnenstrahlen schwarz gefärbt worden sind, damit aber eine höchst unzweckmäßige Eigenschaft erworben haben. Man kann über das Maß von Vernunft, das in der belebten Natur herrscht, seine eigene Meinung haben, aber der angeführte Punkt wäre schon, da es sich nicht um das Wohl und Wehe des Einzelnen, sondern um das Bestehen der ganzen Rasse und um seine Aussicht auf Dauer und Fortpflanzung handelt, etwas auffallend. Nach dem, was man bis jetzt weiß, erstreckt sich der Schutz des Hautpigments in der Tat nur auf die brechbarsten Strahlen. Das Pigment verhindert das tiefere Eindringen von Strahlen, am meisten wohl der chemisch wirksamen, und wirkt so ähnlich wie ein gelbbraunes, unter Umständen recht tief gefärbtes Glas. Mag immerhin das Hautpigment von den auftretenden Strahlen, besonders den roten, recht viel absorbieren und dabei durch Leitung Wärme an die Umgebung abgeben, also den ganzen Körper mehr erhitzen, noch wichtiger scheint es zu sein, daß nicht allzuviel ultraviolette Strahlen in die Tiefe dringen. Das wird wohl auch einen guten Schutz gegen den Sonnenstich abgeben. Also auch in dieser Hinsicht mag man bei uns eine braune, sonnverbrannte Haut gern sehen, zeigt sie doch einen gewissen Grad — nicht von Gewöhnung oder Abhärtung —, aber von Schutz gegen die schädliche Wirkung der Bestrahlung, die Dermatitis, das Eczema solare, und schließlich den Sonnenstich an.

Die Prognose ist in schweren Fällen ungünstig, in leichteren immer noch ernst genug. In unserem Klima sind die ganz schlimmen Fälle freilich nicht so häufig und es kommen viel mehr leichte vor, bei denen man auf Erhaltung des Lebens hoffen darf. In seiner gefährlichsten Form ist der Sonnenstich eine Tropenkrankheit und man kann sich des Eindrucks nicht erwehren, daß seine Gefahr an verschiedenen Orten eine sehr ungleiche sein kann. So konnte man kürzlich lesen, wie ein erfahrener, gut eingewöhnter Europäer in den Tropen sein Leben verlor, als er nach einem ganz anderen Ort, nach meiner Erinnerung sogar Weltteil, übergesiedelt war. Dort war der Sonnenstich so gefürchtet, daß der Ankömmling dringend gewarnt wurde, auch nur den Hof ungeschützten Hauptes zu überschreiten. Er, der erfahrene Bewohner der Tropen, lachte nur, schlug die Warnung in den Wind und war nach zwei Tagen eine Leiche. Wenn man hört, daß in solchen perakuten Fällen die Sektion keinen Befund ergibt und man daher eine Hitzeschädigung, Paralyse der Gefäße oder ähnliches als Todesursache annimmt, so wollen wir uns daran erinnern — und später wird davon noch die Rede sein —, daß auch bei der Meningitis epidemica gerade die allerbösartigsten Fälle, die fast augenblicklich töten, kaum eine Spur von Hyperämie an den Gehirnhäuten oder auch gar nichts zeigen und offenbar durch perakute Vergiftung des Gehirns töten.

Leichte Formen, die nur Kopfweh, allerdings oft sehr starkes, Schwindel, Zuckungen, Sinnestäuschungen mit sich bringen, geben im ganzen eine günstige Vorhersage, doch muß wenigstens ein Tag verflossen sein, bevor man dieser Hoffnung auf Genesung Ausdruck geben darf. Bei manchen treten die Erscheinungen von seiten des Rückenmarks in den Vordergrund, rasende Schmerzen und Hyperästhesie, dabei auch Überempfindlichkeit von Auge und Ohr und diese Formen scheinen im ganzen eine günstigere Beurteilung zu ermöglichen als eine Beteiligung gerade des Gehirns selber. Ich weiß von einem Knaben, der nach stundenlangem Spiel im Bad oder, besser gesagt, außerhalb des Bades von Erscheinungen wie bei einer Meningitis spinalis befallen wurde, Tag und Nacht schrie und tobte, im dunklen Zimmer gehalten werden mußte, aber doch wieder in kurzer Zeit genas.

Die Behandlung besteht in Ruhe, Abkühlung des Kopfs mit der Eisblase. Jeder Reiz muß ferngehalten werden, dunkles Zimmer, keine Besuche und, wenn es das Glück will, Langeweile noch geraume Zeit. Hätte ich ein Rotlicht, so würde ich es in einem Fall von Sonnenstich versuchen und Schädel und Nacken damit bestrahlen.

Die Zirkulationsstörungen.

„Anaemia cerebri und Hyperaemia cerebri", so lautet das Echo, wenn man von den Zirkulationsstörungen im Gehirn nur anfängt zu reden. Erstaunlich! Es ist richtig, es gibt eine Anaemia cerebri und es gibt eine Hyperaemia cerebri. Und zwar deswegen, weil die Menge des Liquor cerebralis sich vermehren und vermindern kann. Sonst wäre ein Wechsel in der Blutmenge im Schädel deswegen nicht möglich, weil die Schädelkapsel, nachdem die Fontanellen sich geschlossen haben und die Nähte des kindlichen Schädels verwachsen sind, eine konstante Größe besitzt und der Inhalt für die Kräfte, die hier überhaupt in Betracht kommen können, als völlig inkompressibel gelten muß. Weil aber der Liquor nach dem Wirbelkanal hin ausweichen kann, weil er in seiner Bildung in den Plexus chorioidei und in seiner Resorption in die Venen hinein schwanken kann, so ist eine wechselnde Blutfüllung des Gehirns und seiner Häute möglich und man kann sie auch anatomisch nachweisen.

Bei der Anaemia cerebri findet man die Gefäße der Hirnhäute wenig gefüllt, die graue Substanz blasser als normal, auf der Schnittfläche der weißen Substanz kommen auffallend wenig „Blutpunkte" (aus angeschnittenen Gefäßen des kleinsten Kalibers) zum Vorschein. Als Hyperaemia cerebri deutet man stärkere Injektion der pialen Gefäße und zahlreiche Blutpunkte an der Schnittfläche der weißen Substanz.

Aus diesen Befunden hat man gar nichts erfahren, was man für die Beurteilung brauchen könnte, wie im Leben sich der Kreislauf im Gehirn verhalten haben möchte. Anaemia und Hyperaemia cerebri sind lediglich anatomische Begriffe. Für Physiologie und Pathologie des Gehirns kommt die Menge Blut, die sich in ihm und seinen Häuten befindet, sei sie groß, sei sie klein, gar nicht in Betracht. Nur die Menge von Blut, die in der Zeiteinheit die Gehirnkapillaren durchströmt, ist für die regelrechte Funktion des Gehirns von Einfluß. Deswegen wurden von mir vor mehr als 30 Jahren die Bezeichnungen „Eudiämorrhysis" für die regelrechte, „Adiämorrhysis" für die verminderte und „Hyperdiämorrhysis" für die übermäßige Durchblutung des Gehirns in Vorschlag gebracht. Diese Bezeichnungen wollen wir auch in folgendem beibehalten. In der Tat, wer sie nicht gebraucht und von Hirnanämie und -hyperämie spricht, setzt sich dem begründeten Verdacht aus, daß ihm die grundlegenden Verhältnisse des Gehirnkreislaufs fremd geblieben sind.

Anatomisch feststellen läßt sich freilich eine Adiämorrhysis oder Hyperdiaemorrhysis cerebri nicht, weil sich diese Begriffe eben mit den anatomisch nachweisbaren Anaemia und Hyperaemia cerebri nicht decken. Ein von Blut strotzendes Gehirn kann an Blut Not gelitten haben, weil sich das Blut zu langsam bewegt hat und eine wirkliche Blutarmut kann durch raschen Lauf des Blutes für das Leben des Gehirns vollkommen oder mehr als hinreichend ausgeglichen worden sein.

Ob eine Hyperdiaemorrhysis cerebri etwas Krankhaftes sein kann, ob übermäßige Durchblutung wirklich krankhafte oder wenigstens anormale Erscheinungen erzeugen kann, mag zweifelhaft erscheinen. Allenfalls, aber auch dafür liegen keine Beweise vor, allenfalls ließe sich vermuten, daß ein epileptischer Anfall oder auch eine Migräne gelegentlich auf eine übermäßige Durchblutung zurückgeführt werden kann. Daß aber die schlechte Durchblutung des Gehirns zu krankhaften Erscheinungen führen kann und sehr oft führt, ja daß damit sogar die größten Gefahren herauskommen können, dafür sprechen unzählige Erfahrungen. Wohlbemerkt stellt sich dabei gleich heraus, daß alles das, was an klinischen Folgen der sog. Hyperaemia cerebri gedeutet wurde, aufs Haar den Erscheinungen gleicht, die Folgen der „Anaemia cerebri" darstellen.

Von einer schlechten Blutversorgung des Gehirns kann man reden, wenn erstens der Gehalt des Blutes an den lebenswichtigen Bestandteilen sich verringert hat. Dann könnte die Durchblutung des Gehirns mechanisch ganz regelrecht vor sich gehen, die Menge Blut, die die Kapillaren in der Zeiteinheit durchströmt, könnte ganz der Norm entsprechen und doch käme das Gehirn nicht zu seinem Recht, denn im normalen Raumgehalt wären doch zu wenig Gewichtsteile von Sauerstoff, von den Eiweißkörpern, den Salzen, kurz, von allem dem zugeführt, dessen die Gehirnzellen zu ihrem Leben und ihrer Tätigkeit benötigen. Der wesentlichste Bestandteil ist ohne Zweifel der an das Hämoglobin locker gebundene Sauerstoff. Natürlich darf auf die Dauer kein Bestandteil des Blutes ganz fehlen oder in zu geringer Menge da sein, ohne daß sich sehr schädliche Folgen für das Gehirnleben melden müßten, aber am raschesten und gewaltigsten stellen sich diese Folgen doch dar, wenn der Sauerstoff fehlt oder wesentlich vermindert ist, womit gleichzeitig auch, da der vorher vorhandene Sauerstoff zu Oxydation verwendet wurde, meist auch eine Überladung mit Kohlensäure sich einzustellen pflegt. Beides, der Sauerstoffmangel und die Überladung und Vergiftung mit Kohlensäure, führen in letzter Linie zur Erstickung des Gehirns und zum Tode.

Es ist nun merkwürdig, wie sich das Gehirn an solche Verhältnisse gewöhnen und sich ihnen anpassen kann, wenn sie sich nur allmählich und nicht mit einem Schlage zu ihrer vollen Höhe entwickeln. Stellt man sich vor, das Gehirn eines bis dahin gesunden Menschen würde schlecht durchblutet, erhielte einen Augenblick lang nur soviel Sauerstoff, wie dem Gehirn eines schwer bleichsüchtigen Mädchens zugeführt wird, das, nicht ohne Beschwerden, aber sonst noch ganz gut damit leben kann, oder die Zufuhr des Blutes zum Gehirn werde mit einem Schlag herabgesetzt bis zu dem Maß, wie es bei einem Herz- oder Lungenkranken der Fall ist, der vielleicht noch wochenlang seinen Zustand erträgt — so würde man auf die allerschwersten Erscheinungen, wahrscheinlich auf den raschen Tod gefaßt sein müssen. Es tritt uns hier eine der wichtigsten Grundeigenschaften des Nervengewebes entgegen, nämlich die Fähigkeit, sich an eine Schädlichkeit zu gewöhnen, und um so leichter zu gewöhnen, je langsamer die Schädlichkeit einsetzt und sich zu ihrer vollen Höhe entwickelt. Dieser Tatsache treten wir z. B. bei vielen Krankheiten entgegen, die mit Abzehrung und allmählicher Herabsetzung der allgemeinen Ernährung, mit Aufbrauch der Kräfte, mit Marasmus einhergehen, und ein guter Teil der Beschwerden, das Kopfweh, der schlechte Schlaf oder die Schläfrigkeit, sind da ohne Zweifel auf die Adiaemorrhysis chronica zurückzuführen. Der Umstand, daß der gleiche Grad der Schädlichkeit sehr ungleich ertragen wird, je nachdem er akut einsetzt oder sich allmählich entwickelt und verschlimmert, zwingt uns, eine akute und eine chronische Form der Adiaemorrhysis cerebri zu unterscheiden. Und wenn wir die Ursachen der Adiämorrhysis ins Auge fassen, so muß man die Formen auseinanderhalten, die auf eine Verminderung des Gefälles, also in letzter Linie auf eine Herzschwäche zu beziehen sind oder auf eine Schädigung des Kreislaufs außerhalb der Schädelhöhle, und die Formen, die durch eine Zirkulationsstörung bewerkstelligt werden, die durch irgend eine Veränderung im Cavum cranii herbeigeführt wurde. Hiernach wollen wir folgende Formen von Adiämorrhysis aufstellen und besprechen:

1. Die Adiaemorrhysis vasoparalytica.
2. Die Adiaemorrhysis syncopalis,
   a) acuta,
   b) chronica.

Die erste Form ist gleichzusetzen dem, was man bis jetzt allgemein Hyperaemia cerebri geheißen hat. Die Störung tritt anfallsweise auf und hier hat es keinen rechten Sinn, von der akuten auch eine chronische Form abzugrenzen, wenngleich der Anfall das eine Mal länger, das andere Mal kaum einen Augenblick dauern kann. Das Wesen des Anfalls besteht in einer plötzlichen Lähmung der Vasokonstriktoren oder in einer Verringerung des Tonus derselben. Man kann das natürlich nur außen sehen, nicht im Hirn, aber, wie man immer angenommen hat und wie es auch durchaus wahrscheinlich ist, spielt sich die Sache innen so gut wie außen ab. Nur daß die Erweiterung der Arterien eben nicht eine bessere oder gesteigerte Durchblutung des Gehirns zur Folge hat, sondern im Gegenteil eine schlechtere, weil mit der Erweiterung der Arterien eine Verengerung des venösen Teils der Blutbahn, der Kapillaren und Venen selbst notwendig verbunden sein muß. Denn bei der Schnelligkeit, mit der sich der Anfall abspielt, ist nicht zu erwarten, daß der Liquor mit der Arterienerweiterung pari passu aus der Schädelhöhle verdrängt wird und in die Rückgratshöhle abfließt. Das wäre denkbar, wenn der Anfall sich in die Länge zieht und es ist auch nicht ganz von der Hand zu weisen, daß wir hierin eine Maßregel des Organismus erblicken dürfen, deren er sich zum Ausgleich der Störung gelegentlich bedient, auch zur Herabsetzung des intrazerebralen Drucks, der bei verminderter Arterienspannung steigen muß. Die Symptome der Adiämorrhysis sind vorwiegend subjektiver Natur. Es entsteht Schwindel, leichte Benommenheit des Sensoriums, die sich von augenblicklicher Schwierigkeit, die Gedanken zu ordnen, bis zu höheren Graden, ja sogar bis zu mehr oder weniger deutlicher Bewußtlosigkeit steigern kann; es melden sich inzwischen oder es gehen dem eigentlichen Anfall voraus Funkensehen, Verdunkelung des Gesichtsfeldes, Klingen vor den Ohren, in schwereren Fällen Übelsein, ja Erbrechen, Kopfweh sind dabei und, dies ist für die Adiaemorrhysis vasoparalytica bezeichnend, die Herzkraft ist nicht geschädigt, der Puls ist gut, oft sogar auffallend kräftig, wenn auch gewöhnlich frequenter als vorher, die Karotiden klopfen, das Gesicht strotzt von Blut, die Augen sind bei einem starken Anfall auch wohl vorgetrieben und glotzen. Auch ein leichter Schweißausbruch kann sich melden; das ist aber oft schon das Zeichen, daß sich der Anfall seinem Ende nähert. Das ganze Bild zeigt deutlich an, daß der Kopf mehr Blut bekommt und den Karotiden, auch der interna wird ohne Zweifel mehr Blut zugeführt. Dennoch muß nach dem, was wir gehört haben, im Gehirn eine schlechtere Blutversorgung und Durchblutung statt finden durch Kompression der Venen und Kapillaren.

Es sind durchaus nicht immer Leute von plethorischem Habitus, mit Stiernacken, starkem Fettpolster und vollem Gesicht, die von solchen Anfällen betroffen werden, denn ganz gewöhnlich bleibt es nicht bei einem und Wiederholungen sind sogar häufig, sondern im Gegenteil werden auch Leute mit Vorliebe davon heimgesucht, die man eher als blutarm bezeichnen möchte, die im ganzen nervös sind oder bei denen vorzugsweise die Innervation des Gefäßsystems sich in labilem Gleichgewicht befindet. Neurastheniker liefern hierzu ein großes Kontingent. Nicht immer läßt sich eine Gelegenheitsursache ausfindig machen, die den Anfall ausgelöst hat. Eine Aufregung irgendwelcher Art, Ärger, Zorn, Scham, Verlegenheit, Störungen von seiten der Verdauungsorgane, eine Verstopfung, Überladung des Magens, eine starke Zigarre oder die Wirkung geistiger Getränke können den Ausbruch der akuten Adiämorrhysis herbeiführen. Regelmäßig klingt ein solcher Anfall mit oder ohne Kunsthilfe nach einiger Zeit ab und es tritt wieder Wohlbefinden ein. Die Prognose ist demnach günstig, nur gibt es Ausnahmen dabei, wenn solche Anfälle allerdings die Vorboten zu etwas viel ernsterem sind, nämlich zum blutigen Hirnschlag. Was die Leute „Wallungen zum Kopf" heißen, ist nichts anderes als die hier vorliegende Adiaemorrhysis vasoparalytica. Sie kann auch vikariierend auftreten, z. B. im Klimakterium, wo die menstruelle Blutung aufhört oder anfängt, unregelmäßiger und schwächer zu werden, ist es gar nicht selten, daß sich solche Wallungen zum Kopf einstellen. Wo nach langer Pause der Menses oder auch hämorrhoidaler Blutungen ein Blutverlust sich wieder einstellt, pflegen solche Wallungen wieder mehr zurückzutreten oder ganz zu verschwinden. Im Klimakterium kann man den Kranken mit ziemlicher Sicherheit voraussagen, daß die Beschwerden in einigen Jahren wegbleiben werden. Bei Leuten, die den Habitus apoplecticus gar zu deutlich darbieten, mit ihrem dicken, roten Kopf, ihren Schwindelerscheinungen, ihrem kurzen und dicken Hals, die auf ein Schlemmerleben, an den mannigfachsten Genüssen reich, zurückblicken, bei diesen mag man die Sache etwas ernster nehmen und bedenken, daß die Wallungen auch einmal die Vorboten von etwas Schlimmeren sein können. Dann treten alle die Vorschriften in ihr Recht, die, von anderen mehr oder weniger leicht, von Schlaganfallkandidaten bekanntlich sehr ernst genommen und ängstlich befolgt zu werden pflegen. Eine Hauptrolle spielt die Vermeidung von Exzessen jeder Art, auch psychische Erregungen müssen nach Möglichkeit vermieden werden. Regelung des Stuhls ist sehr wichtig, Speisen und Getränke sollen nichts Erregendes, starke Gewürze, starke Alkoholika enthalten. Die sexuelle Sphäre ist, so gut es gehen will, einzuschränken, in vorgerückteren Jahren ist hier die Versetzung in dauernden Ruhezustand einzuleiten. Umgekehrt muß man, wo ein leicht erregbares Nervensystem auf der Grundlage von Anämie und Nervenschwäche vorliegt, das Hauptgewicht auf reichliche Ernährung legen und darf man auch einen guten Schluck nicht fürchten, denn die Hauptsache ist hier die Kräftigung des ganzen Körpers. Auch die gewöhnlichen Methoden, das Nervensystem zu kräftigen, kalte Abwaschungen, Luft- und Sonnenbäder, ein Aufenthalt auf dem Lande oder besser an der See können gute Dienste tun.

In einem ernsteren Anfall sind alle beengenden Kleidungsstücke zu lüften oder zu entfernen, namentlich am Hals, der Kopf wird hochgelagert und den geschwundenen Tonus der Kopfgefäße sucht man durch kalte Umschläge wieder herzustellen. Zur Eisblase auf den Kopf wird man selten greifen müssen, dagegen leistet kalte Abwaschung der Augen oft vortreffliches. Es ist experimentell festgestellt, daß von den Konjunktiven aus die Kälte eine Zusammenziehung der Arterien in den Hüllen des Gehirns herbeiführt, also gerade das, was man hier am notwendigsten braucht. Bei aufgeregter Herztätigkeit wird eine Eisblase auf das Herz gelegt. Eine Entleerung des Darms, wenn es so lang dauern sollte, ist entschieden anzuraten. Selten werden heiße Hand- und Fußbäder nötig sein, auch mit Senfzusatz: auf das Bad eine Handvoll Senfmehl. Nur, wo man im Ernst einen Schlagfluß befürchtet, in höherem Alter, wird man bei einem gutgenährten, vollsaftigen Kranken eine Blutentziehung vornehmen, Schröpfköpfe oder Blutegel hinter die Ohren setzen oder einen Aderlaß machen. Im allgemeinen soll man sich hüten, allzu viel Wesens aus einem solchen, doch für gewöhnlich harmlosen Anfall zu machen. In der Jugend gehören derartige Dinge oft genug zum Bild der allgemeinen Neurasthenie, sind, wenn man so will, eine Abart der Erythrophobie, wo der Kranke sich selbst vor dem Erröten in Gesellschaft fürchtet und gerade deswegen ihm so oft und in peinlicher Weise verfällt. Je mehr der Kranke angehalten wird, sich nichts daraus zu machen und die Sache weder zu fürchten, noch, wenn sie eintritt, irgendwie nachzugeben, sich zurückzuziehen usw., desto eher wird er davon befreit werden. Eine Erziehung des Willens ist da alles wert.

Adiaemorrhysis syncopalis.

Sie entsteht, wenn das Gefälle in den Gehirngefäßen sich vermindert. Vor allem wird dazu Anlaß gegeben, wenn die Herzkraft aus irgendeinem Grunde sinkt. Das kann rasch geschehen und so entsteht die akute Form oder sie entsteht im Verlauf von Wochen, Monaten, Jahren und dann entwickelt sich das chronische Bild der Adiaemorrhysis syncopalis.

Bei der akuten Form spielt alles, wodurch die Differenz; arterieller Druck minus venöser Druck herabgesetzt wird, seine Rolle. Mancherlei Ursachen können hier vorliegen, wovon nur ein kleiner Teil genannt werden kann und auch genannt zu werden verdient. Alles, was die Herzkraft rasch zu schädigen vermag, kommt hier in Frage, so vor allem schwere Blutverluste („Anaemia vera"), Vergiftungen, namentlich mit den sog. Herzgiften, heftige Erschütterungen des ganzen Körpers, ausgebreitete Zermalmungen, z. B. bei Maschinenverletzungen. Anderemale ist das Herz auf einen plötzlichen Nachlaß seiner Kraft schon vorbereitet oder, da es schon an der Grenze seiner Leistungsfähigkeit angelangt ist, so genügt eine verhältnismäßig geringe Mehrforderung, um es zum Versagen zu bringen. Die verschiedensten Herzkrankheiten enden mit einem plötzlichen, tödlichen Nachlaß der Herztätigkeit. Asystolie des Herzens heißt man dann den Schluß und das Herzleiden hat eigentlich nur durch die Adiaemorrhysis syncopalis acuta zum Ende geführt. Nicht immer ist es aber ein tödlicher Anfall, der in Form der S y n k o p e den endgültigen Zusammenbruch sowohl beginnt als endet. Gewöhnlich ist der K o l l a p s die Form, in der die Adiaemorrhysis syncopalis auftritt und zunächst zu Allgemeinerscheinungen von seiten des Gehirns führt. Es wird dem Kranken dabei übel zu Mute, trüb, verschwommen, schwarz vor den Augen, vielleicht gesellen sich Brechneigung und wirkliches Erbrechen hinzu oder ohne diese Zwischenfälle, mitunter überaus rasch, stürzen die Kranken bewußtlos zu Boden. Die Haut ist kühl, mit klebrigem, kalten Schweiß bedeckt, die Nase spitz, die Gesichtszüge verfallen, die Augäpfel sinken zurück, die Pupillen sind anfangs weit, dann reaktionslos, der Konjunktivalreflex verschwindet, der Puls anfangs klein, frequent, weich, vielleicht aussetzend, das richtet sich nach der Ursache des Anfalls. Geht die Sache schlecht, so kann man ihn kaum noch, dann gar nicht mehr fühlen, auch nicht mehr an den Karotiden, man horcht ans Herz, nichts zu hören, die Atmung ist kaum noch wahrnehmbar, jetzt noch ein paar tiefe Atemzüge und dann die eisige Ruhe auf dem schrecklich verändertem Antlitz — der Tod. Das ist dann das richtige Bild der Synkope, des unmittelbar tödlichen Anfalls der Adiaemorrhysis syncopalis acuta.

Zum Glück geht die Sache nicht immer so weit. Selbst im anscheinend letzten äußersten Stadium kann es noch geschehen, daß der Kranke aus seiner „Ohnmacht" erwacht und sich wieder erholt. Das Bewußtsein kann vollkommen aufgehoben sein, der Puls elend, kaum fühlbar, und dennoch erholen sich die Kranken, indem das bleiche Gesicht wieder Farbe bekommt, der Puls sich hebt, das Bewußtsein wiederkehrt. Ein solcher Ohnmachtsanfall hinterläßt dann häufig Nachwehen in Form von Schwindel, Kopfweh, Funkensehen, Schläfrigkeit bis zur leichten Benommenheit, auch die Neigung zur Wiederkehr des Anfalls bleibt eine Zeitlang noch erhalten und es ist keine Seltenheit, daß die Kranken, wie der Volksmund sich ausdrückt, „von einer Ohnmacht in die andere fallen".

Bei nicht ganz ausgebildeten Anfällen wird das Bewußtsein wenig oder gar nicht ergriffen, es wird dem Kranken nur unsäglich schlecht zu Mute, schwindelig, es klingt und summt ihm vor den Ohren, flammt vor den Augen oder es wird dunkel davor, die Kranken vermögen ihre Gedanken nicht mehr, wie sie es wünschen, zu sammeln, sie sprechen noch mechanisch weiter wie im Traum, sie verlieren ihren Halt, taumeln, werden kaum noch von der Umgebung gestützt und vor dem Fallen bewahrt, sonst sinken oder fallen sie zu Boden und dann erholen sie sich langsamer oder rascher, um so mehr, als im Fall das wichtigste Mittel zur Besserung, die Tieflage des Kopfes schon von selbst gegeben ist.

Das nach dieser Schilderung blitzartig auftretende Bild kann auch, z. B. bei einer fortdauernden Blutung, ich will einmal sagen, bei einer Geburt oder einer Wöchnerin, sich unter den Augen des Arztes allmählich, in einem von Fall zu Fall wechselnden Zeitmaß entwickeln. Als ein sehr beachtenswertes Zeichen hat hier das Gähnen zu gelten. Es ist eine Erscheinung, die auf die Adiaemorrhysis cerebri warnend hinweist und nie übersehen werden darf. Denn was geschehen soll und kann, das muß rasch geschehen. Viel Zeit zum Handeln bleibt bei dieser Form gewöhnlich nicht.

Die Therapie hat wohl der Indicatio causalis in erster Reihe nachzukommen, wo dies möglich ist. Bei einem starken und bedrohlichen Blutverlust ist der schleunigste Ersatz des verlorenen Blutes durch physiologische Kochsalzlösung oder Ringerlösung geboten. Man macht die intravenöse Injektion, wo Zeit dazu gegeben ist, lieber als die subkutane, um rascher den gesunkenen Blutdruck in die Höhe zu treiben und fügt dem Liter, das man einlaufen läßt, auch noch 1 g Adrenalin hinzu, um die Tonuswirkung zu verstärken. Alles, was das Herz reizen und seine Kraft erhöhen kann, das muß her! Der Kampfer, der Essigäther subkutan, meinetwegen auch Strophantin Boehringer intravenös, auch Koffein subkutan, alles ist recht, was zur Hand ist. Auf die Wirkung der Digitalis und ihrer Präparate kann man jetzt nicht warten. Die spielen je nach der Lage des Falles, vielleicht später noch ihre Rolle, wenn nur einmal der Kranke die augenblickliche Gefahr hinter sich hat. Ist das Herz wirklich schon still geworden, dann kann vielleicht die Herzmassage oder die Injektion einer Kampferlösung mit Adrenalin zusammen in die Herzkammer noch Rettung bringen. Man hat dergleichen in der neueren Zeit ausgeführt, gelegentlich mit dem besten Erfolg.

Selbstverständlich wird man seine schwerste Artillerie nicht in jedem Fall spielen lassen, in den leichteren Fällen genügen die Mittel, die auch das

Volk kennt, um einen Ohnmächtigen „wieder zu sich selbst zu bringen". Zutritt von frischer, kühler Luft, Hautreize, Anspritzen mit kaltem Wasser, Riechenlassen an eine verbrannte Feder, ein guter Schluck Wein oder Branntwein und vor allem Tieflegen des Kopfes dienen, wenn es einem schwach geworden ist, oft, um die Ohnmacht zu vermeiden oder sie zu beseitigen, wenn es schon so weit gekommen ist. Nach dem, was früher über Lage und Kreislauf gesagt wurde, kann man einen günstigen Einfluß von Tieflagerung des Kopfes nur dann erwarten, wenn die Arterien wenig gefüllt und von geringer Spannung sind, also namentlich bei jugendlichen Personen. Während man alles tut, um eine augenblickliche Lebensgefahr abzuwenden, wird ein vorsichtiger Arzt, bis das Notwendige herbeigeschafft werden kann, alles versuchen, um zu einer möglichst erschöpfenden Diagnose zu kommen. Ausgemacht muß vor allem werden, ob eine Blutung vorliegt oder nicht. Wenn eine da ist und man kann ihr beikommen, dann ist Stillung der Blutung das, was geschehen muß, vor allem anderen geschehen muß. Bedacht muß auch die Möglichkeit einer inneren Blutung werden. Wo man weiß, daß der Kranke an einem Magengeschwür leidet oder an Dysenterie oder wo man eine frisch Entbundene vor sich hat, da ist die Sache leicht. Beim Verdacht oder der Gewißheit einer inneren Blutung muß man mit allem, was das Herz reizt, mit allem, was den Blutdruck erhöht, sehr vorsichtig sein und muß damit zurückhalten, bis der Tod in der allernächsten Nähe erscheint, dann in Gottes Namen, denn jede Anreizung des Herzens oder ähnliches unterhält und steigert nur die Blutung.

Auch an eine Vergiftung muß man denken, um zu Gegenmitteln, Gegengiften zu greifen, wenn sie notwendig erscheinen.

Jetzt aber kommt noch eine Erwägung, die praktisch auch nicht ohne Bedeutung ist.

Schlechte Durchblutung des Gehirns, Adiaemorrhysis cerebri kann, namentlich wenn sie akut auftritt, das Bewußtsein schädigen oder vernichten. Aber der umgekehrte Schluß: Lähmung des Bewußtseins ist auf Adiämorrhysis zurückzuführen, der ist nicht gültig. Es gibt auch noch andere Ursachen für Schwinden des Bewußtseins als Herzschwäche mit ihrer Folge, der schlechten Durchblutung, auch abgesehen von der Wirkung der Narkotika. Die Großhirnrinde, wohin man ja gemeinhin den Sitz des Bewußtseins verlegt, kann durch Reize anderer Art gelähmt werden und für einige Zeit ihre Funktion, wozu auch das Bewußtsein gehört, einstellen. So können auch sehr starke Sinneseindrücke, auch heftiger Schmerz wirken und das eine Gehirn ist dabei empfindlicher als das andere.

Diese Art von plötzlich eintretender Bewußtlosigkeit, auch ein richtiger Ohnmachtsanfall, hat mit Herzschwäche, überhaupt mit Adiämorrhysis nichts zu tun. Es ist da nicht das Herz, das plötzlich gelähmt wird, sondern es ist das Hirn. Davon kann man sich, wenn man nur darauf achtet, immer und immer wieder überzeugen.

Fassen wir diese andere Art von Ohnmacht näher ins Auge, so fällt vor allem auf, daß die Begleiterscheinungen, die auf eine geschädigte Herzkraft hinweisen und die wir soeben geschildert haben, fehlen. Gewöhnlich, wenn wir von den seltenen Fällen unmittelbar tödlicher Synkope absehen, entwickelt sich ein Ohnmachtsanfall infolge von Adiämorrhysis, er läuft ab, er läßt sich beobachten, beschreiben und man hat auch allermeist die Möglichkeit, etwas dagegen zu tun. Im Gegensatz dazu aber gibt es Fälle genug, wo hierin fast alles anders ist. Oft ohne jede erkennbare Veranlassung, wenigstens eine ausreichende, kommt ein Ohnmachtsanfall oder besser vielleicht ein Schwinden des Bewußtseins, gewöhnlich gleich vollständig und dabei sind keine Zeichen von Herzschwäche da, keine von geringer Durchblutung des Körpers, also auch vermutlich des Gehirns. Der Ausfall der allgemeinen Untersuchung, der keinerlei Schaden, besonders auch am Herzen, ergibt, läßt es bei der Diagnose, daß der Kranke eben einmal „umgefallen ist", bewenden, bis vielleicht nach sehr kurzer Zeit er eben wieder einmal „umfällt". „Also doch Herzschwäche", lautet dann ja wohl die Diagnose und, wie wir sehen werden, oft ganz zu Unrecht. Namentlich im Krieg sind derartige Fälle oft, auch mir vorgekommen, da ich lang auf einer Untersuchungsstation verwendet war und mit schwierigeren Gutachten viel zu tun hatte. Kommt da ein Kranker, der nach einem Ohnmachtsanfall eingeliefert war und bei dem die eingehendste Untersuchung vollkommene Gesundheit aller Organe, besonders auch des Herzens, ergeben hatte. Da, beim Steigen einer Treppe im Lazarett ein neuer Ohnmachtsanfall. Wie oft ist er die Treppe hinaufgegangen und ist nicht umgefallen. Ein durchaus nervöser und durch ungeeignete Erziehung von seiten schwacher Eltern nervös gewordener und gehaltener 19jähriger, soeben zum Kriegsdienst ausgehoben, erregt durch die ihm nicht passende Auffassung seines Krankheitszustandes im Lazarett!

Die Widerstandskraft gegen starke Sinneseindrücke ist auch nicht in jedem Gehirn gleichgroß, es gab im letzten Krieg Eindrücke so ungeheuer, daß auch das stärkste nicht standhielt. Eine furchtbare Explosion heißt man mit Recht eine betäubende. Auch ein Übermaß von Schmerz kann das Bewußtsein aufheben und es ist wahrscheinlich, daß hierbei nicht das Herz, sondern das Gehirn direkt und bei guter Durchblutung gelähmt wird. Dafür spricht schon, daß gewöhnlich verhältnismäßig leichte Eingriffe, Reize, ohne Vergleich geringer als der schädliche, genügen können, um die Kranken wieder zum Bewußtsein zu bringen. Hat doch eine Rechtspflege, die gar nicht so weit zurückliegt und die uns schaudern macht, die Mittel angeordnet, die angewendet werden mußten, um einen vor Qual ohnmächtig gewordenen armen Sünder „zum Bewußtsein seiner Strafe zu bringen". Es sind die nämlichen, die der Arzt und auch das Volk heute noch anwenden, die Hautreize, von denen oben die Rede war.

Die nervöse Form der Ohnmacht ist als eine Teilerscheinung von Neurasthenie oder Hysterie aufzufassen, manche Fälle gemahnen sehr wohl an hysteroepileptische Anfälle. Mit Adiämorrhysis haben sie gar nichts zu tun, die Herzmittel nützen nichts oder schaden nur. Hier muß die Therapie vorwiegend erzieherisch wirken, die Willenskraft stählend, wenn sie helfen soll. Um aber verhängnisvolle Fehler zu vermeiden, darf man nicht vergessen, daß bei der Diagnose das wichtigste die Entscheidung ist, ob das Herz gesund ist oder krank. Und diese Entscheidung muß sich in jedem Falle auf die sorgfältigste Untersuchung stützen.

Die Verantwortung ist nicht leicht, auch wenn es sich nicht um die Begutachtung bezüglich der Kriegsverwendbarkeit handelt. Vom einen kann und muß man Dinge fordern, vor denen man den andern behüten und warnen muß.

Die **chronische** Adiaemorrhysis cerebri begleitet, wie schon gesagt, Krankheiten, in denen die Beschaffenheit des Blutes in einer oder der anderen Weise schlechter geworden ist, so daß das Gehirn auch bei tadelloser mechanischer Leistung des Kreislaufs in der Zeiteinheit doch zu wenig von den lebenswichtigen Bestandteilen zugetragen bekäme. Auch hier ist es wieder der Sauerstoff, dessen Mangel oder besser zu kleine Menge die Störungen im Hirn am meisten auslöst. So vor allem bei den eigentlichen Blutkrankheiten, die in Anaemia vera bestehen, wie sie bei kleinen, aber fortgesetzten Blutverlusten, Ankylostomiasis, Magen- und Darmgeschwüren zu befürchten ist, bei Oligochromämie wie bei der Bleichsucht junger Mädchen, der perniziösen Anämie, der Leukämie und der Pseudoleukämie. Hier ist noch zu bemerken, daß in der Jugend Blutverluste nicht nur ohne Vergleich besser ertragen werden als im Alter, sondern auch die blutbereitenden Organe, wie namentlich das Knochenmark, sich in viel leistungsfähigerem Zustand befinden, so daß, wenn die Krankheit überhaupt zu den heilbaren gehört, viel leichter ein Ausgleich und Wiederersatz des Blutes stattfinden kann. Auch alle zehrenden Krankheiten kommen hier in Betracht, um so mehr, als sie insgesamt nicht nur das Blut für sich verschlechtern, als auch namentlich die Herzkraft schädigen. Von diesem Gesichtspunkt aus darf also auch diese Form zu der Adiaemorrhysis syncopalis gezählt werden, weil dabei das Gefälle vermindert ist.

Hier kommt aber die schon erwähnte, wichtige Eigenschaft des Nervensystems in Betracht, wonach die gleiche Schädlichkeit weit besser ertragen wird, wenn sie nicht plötzlich in völler Höhe eingreift, sondern nur allmählich sich steigernd.

Bei den Erscheinungen der chronischen schlechten Durchblutung, demgemäß auch der schlechten Ernährung im langwierigen Verlauf der Krankheit, spielt der Mangel an Sauerstoff wohl auch eine Rolle, aber nicht die so vorherrschende wie bei der akuten Adiämorrhysis. Die Erscheinungen verlaufen bei weitem nicht so stürmisch und gleichen denen, wie man sie in Rekonvaleszenz nach schwerer Krankheit oder starkem Blutverlust von seiten des Gehirns gewöhnlich beobachtet. Auch das, was man bei den verschiedensten Krankheiten des Bluts, der Verdauungsorgane, bei der Tuberkulose, der Krebskachexie oder bei fortgesetzten Verlusten von Nährmaterial, starker Albuminurie, fortgesetzter Laktation sieht, alles das gehört hierher. Die Unlust und Unfähigkeit zu geistiger Arbeit noch mehr als zu körperlicher, die leichtere Ermüdbarkeit bei ersterer, der Kopfschmerz, der schlechte, durch Träume gestörte Schlaf (soweit dies nicht durch Fieber bedingt ist), die geistige und körperliche Unruhe, umgekehrt auch Apathie und Schläfrigkeit, Gemütsverstimmung, das alles ist eben Folge der chronischen Adiaemorrhysis cerebri und man kann nicht erwarten, daß alles aufgezählt werden kann, was hier zur Möglichkeit wird. Auch wirkliche Geisteskrankheiten, Inanitions- und Erschöpfungspsychosen können sich entwickeln. Sie geben wie alle exogen entstandenen Formen im ganzen eine gute Vorhersage, insoferne sie mit Heilung oder Entfernung der Ursache wieder zurückgehen, ohne Besorgnisse für die Zukunft oder Vererbung zu hinterlassen. Nur muß man in einem Punkte vorsichtig sein. Die Gefahr des Suizidiums ist, solange die Krankheit währt, nicht klein. Wenn ein junges Mädchen, fern vom Elternhaus, in einem Pensionat, natürlich bleichsüchtig, anfängt, eigentümliche Briefe zu schreiben oder sonst zu klagen über Heimweh u. dgl., dann muß der nächste Zug gewählt werden, um das arme melancholisch gewordene Ding heimzuholen und man kann froh sein, wenn es nicht zu spät ist.

Sonst richtet sich die Vorhersage natürlich nach dem Grundleiden.

Es ist nur zu beachten, daß auf dem Boden chronischer Adiämorrhysis auch schon durch geringfügige Momente überaus leicht eine Attacke der akuten, dann aber mit allen ihren Gefahren ausgelöst werden kann. So sind Anämische zu Ohnmachtsanwandlungen ungemein geneigt, so kann rasche Lageänderung des Kranken, dessen Arterien leer und weich geworden sind, äußerst bedenklich sein und man kann seinen Rekonvaleszenten nach Dysenterie z. B., wo schon alles gut zu gehen scheint, noch verlieren, wenn er sich im Bett rasch aufrichtet oder zum erstenmal das Bett verläßt. Niemals dürfen solche ersten Versuche ohne Beaufsichtigung gemacht werden. Ein verdächtiges Zeichen für die schlechte Durchblutung des Gehirns ist auch schon der Schwindel, der die Kranken bei Wendungen des Blicks und des Kopfs befällt. Auch in der Behandlung von Infektionskrankheiten müssen diese Dinge wohl berücksichtigt werden, um akute, vielleicht gefährliche Anfälle zu vermeiden. So st besondere Vorsicht nötig, wenn man z. B. heruntergekommene Kranke, ich will einmal sagen beim Ileotyphus, baden will, da darf man es nur wagen unter gleichzeitiger Gabe kräftiger Alkoholika. Auch bei Kindern ist ein Schluck Tokaier hier gar nicht zu verachten.

Die Therapie besteht außer der Behandlung des Grundleidens in reichlicher Ernährung mit gut assimilierbaren Nahrungsstoffen, wenn der Magen krank ist vom Rektum her, in Anreizung des Herzens durch Wein, Tee, Kaffee, Kraftbrühen. Auch von den neueren zahllosen Nährpräparaten kann man mit Vorteil Gebrauch machen. Namentlich habe ich vom Sanatogen gerade bei Störung der Gehirntätigkeit infolge von Unterernährung, besonders bei alten Leuten, recht Gutes gesehen. Unter Umständen kommen die Herzreize: der Kampfer, das Kadechol, das Koffein, die man ja längere Zeit hindurch ohne Schaden fortgebrauchen lassen kann, zu ihrem Recht. Alle Herzmittel aufzuzählen, die in neuerer Zeit auf den Markt gebracht wurden, und die sich des besten Rufes erfreuen, ist nicht möglich. Der eine liebt das Kordalen, das Digalen, das Strophantin, das Szillaren, ein anderer wieder etwas anderes.

Ob die Eisenpräparate, abgesehen von der Chlorose, irgendeinen Nutzen schaffen, ist mehr als zweifelhaft, dagegen kommt unter den „Tonicis" dem Chinin entschieden ein günstiger Einfluß, wenigstens auf manche Erscheinungen der chronischen Adiämorrhysis zu, z. B. auf den Kopfschmerz, auch wenn letzterer nicht typisch, stets zur nämlichen Tageszeit sich meldet, was er, nebenbei bemerkt, auch tun kann, ohne daß Malaria irgendwie mit im Spiel ist. Auch die anderen, in neuerer Zeit so beliebten Nervina: das Antipyrin, Azetanilid, Phenazetin, Analgen, Migränin, Aspirin, Pyramidon usw. leisten unter Umständen gute Dienste. Vor allem darf man nicht vergessen, daß für die Erholung eines erschöpften Gehirnes die Ruhe des Schlafes von der größten Wichtigkeit ist. Kann man letzteren ohne Morphium, Chloralhydrat, Sulfonal, Veronal, Luminal, Adalin oder Bromkalium usw. erzielen, z. B. durch ein verlängertes warmes Bad am Abend, oder durch ein Glas Bier vor dem Schlafengehen, dann desto besser, weil damit die Gefahr der Gewöhnung an jene zweischneidigen Mittel vermieden wird. Jedenfalls darf kein Narkotikum, am wenigsten Morphin oder Kokain, dem Kranken ad libitum zum Gebrauch überlassen werden. Und man tut gut, mit diesen Mitteln auch ab und zu einen oder mehrere Tage aussetzen zu lassen. Eine oder ein paar Nächte muß eben der Kranke auch einmal aushalten ohne Schlafmittel.

Oedema cerebri.

Vom Gehirnödem, das früher eine nicht unwichtige Rolle in der Pathologie spielte, ist es in der letzten Zeit viel stiller geworden. Bei allen den Krankheiten, die mit Hydrops einhergingen und bei denen man auch gleichzeitig Gehirnerscheinungen wahrnahm, dachte man auch an Hirnödem, denn warum sollte nicht auch ein Ödem der Gehirnsubstanz sich einstellt haben, wo doch überall, wohin man sehen konnte, die Wassersucht deutlich war? So hat man geradezu die urämischen Erscheinungen und den Tod, der bei Urämie eintrat, auf Gehirnödem bezogen hat, es diagnostiziert und war dann erstaunt, wenn es post mortem nicht gefunden wurde. Das Oedema cerebri ist bezeichnet durch eine vermehrte Menge der subarachnoidalen Flüssigkeit und des Liquor in den Ventrikeln, auch soll eine stärkere Durchfeuchtung der Gehirnsubstanz zu bemerken sein. Beides muß zunächst einmal auseinandergehalten werden. Der Liquor cerebralis oder besser zerebrospinalis verdankt seine Entstehung einer Ausscheidung in den Plexus chorioidei und die Resorption in die Venen hinein erfolgt besonders in den Pacchionischen Granulationen (Fig. 12). Vermehren kann sich der Liquor durch Erhöhung der Bildung und Verminderung der Entleerung in die Venen. Eine Zirkulationsstörung, eine Adiaemorrhysis cerebri geht immer mit einer Erhöhung des Gefäßdruckes einher. Wie ich an anderer Stelle auseinandergesetzt habe, muß man den hydrostatischen und den hydrodynamischen Druck in ein Gefäßrohr (überhaupt in jedem Rohr) unterscheiden. Der hydrostatische Druck ist immer um die Größe $\frac{\delta v^2}{2}$ höher als der hydrodynamische, worin v die Geschwindigkeit und δ das Gewicht der Volumeinheit des Fluidums; um diese Größe vermindert sich der Seitendruck in einem Gefäß, wenn die vorher ruhende Flüssigkeit sich zu bewegen anfängt und die Geschwindigkeit v annimmt. Je mehr diese Geschwindigkeit abnimmt, desto mehr steigt die Differenz $p_1 = p_0 - \frac{\delta v^2}{2}$ (worin p_0 der hydrostatische, p_1 der hydrodynamische Druck), mithin der hydrodynamische Seitendruck, und in der Ruhe wird er wieder gleich dem hydrostatischen Druck p_0.

Es wäre also schon denkbar, daß mit Sinken der Blutgeschwindigkeit im Gehirn der Gefäßdruck steigt und wenn die Ausschwitzung von Blutwasser abhängig von diesem Druck wäre, so könnte man es sich vorstellen, daß eine ordentliche Adiaemorrhysis cerebri, wie sie an anderen Körperstellen zur Wassersucht führt, dies auch im Gehirn bewirken könnte. Das wäre eine Möglichkeit, ob sie zutrifft müßte erst erwiesen werden. Eine andere Möglichkeit bestünde darin, daß die feuchte Gehirnsubstanz, und feucht ist sie ohne Zweifel, Wasser an ihre Umgebung abgibt. Das wäre ein Vorgang, der in der Kolloidchemie wohlbekannt ist. Wird Gallerte, ohne daß etwas verdunsten kann, aseptisch aufbewahrt, so teilt sie sich in zwei Schichten, die eine enthält alle Bestandteile der Gallerte (Kolloide und Moldisperse), aber in wesentlich geringerer Konzentration. Wer bakteriologisch gearbeitet hat, dem ist das „Kondensationswasser" wohlbekannt, das sich von den Nährböden unter gewissen Umständen abscheidet und das nichts anderes als die Flüssigkeit ist, um die es sich hier handelt, nicht Wasser, sondern ein Sol, eine zweite verdünnte Kolloidlösung. Um so etwas könnte es sich beim Gehirnödem ganz gut handeln, freilich weiß man nicht recht, wo die Flüssigkeit sich sammeln soll. Lymphgefäße hat die Gehirnsubstanz bekanntlich nicht und es ließe sich nur denken, daß die Scheide der Gefäße hier die entsprechende Rolle spielt. Wie dem auch sei, als möglich muß die Annahme gelten, daß, wie es eine Quellung der Gehirnsubstanz gibt (vgl. Hirnschwellung von Reichardt), es auch den umgekehrten Vorgang, die Synäresis im Gehirn, geben mag. Dieser Vorgang der Synäresis brauchte dann durchaus keinen Zusammenhang mit Zirkulationsstörungen zu haben, er würde sich ganz unabhängig davon abspielen und wie denn die Kolloidensysteme sich durch ungeheure Labilität auszeichnen, so wäre das gewiß nicht wunderbar. Es ist durchaus möglich, daß so im Gehirnödem ein ungemein interessanter und für manche Störungen des Gehirnlebens wichtiger Vorgang vorliegt, von dem wir noch keine Ahnung haben.

Unzweifelhaft erscheint es bis jetzt, daß das Gehirnödem sich auch ex vacuo zu bilden vermag, sich bei Atrophie der Gehirnmasse bildet, um gewissermaßen die Lücken auszufüllen, wie das z. B. im Greisenalter fast physiologisch, sonst z. B. auch bei der progressiven Paralyse vorzukommen pflegt. Jedenfalls liegt hier ein bisher noch ganz dunkles Gebiet vor. Man kann das Gehirnödem nicht diagnostizieren, Prognose und Therapie zu besprechen, ist daher ganz zwecklos.

Die Gehirnhämorrhagie.

Apoplexia cerebri, Apoplexia haemorrhagica, der blutige Hirnschlag, alles dasselbe, vor dem so viele Leute Angst haben, weil sie ein schönes und genußreiches Leben doch nicht gern verlassen möchten und nicht sich zur Einsicht durchgerungen haben, daß das Ende, unvermeidlich bekanntlich, im Hirnschlag nicht die ungünstigste und qualvollste Form gewählt hat. Nun, dem sei wie ihm wolle, manche wollen wenigstens vorher etwas merken, bevor das Ende kommt und es wäre ihnen behaglicher, wenn es so etwas wie ein Schlag gar nicht gäbe, was so ohne Vorboten wie ein Blitz aus blauem Himmel, so wie sie wenigstens glauben, das geliebte Leben bedrohen und vernichten könnte. Kurz, so etwas sollte, so meinen sie, auf dieser besten aller Welten nicht erlaubt sein. So meinen viele; es ist aber gar nicht immer so, wenn es auch in manchen Fällen sich wirklich so verhalten mag.

Flüssigkeit bewegt sich immer vom Ort höheren zu dem, wo ein tieferer Druck besteht, insoweit sich ihrer Bewegung kein unüberwindlicher Widerstand entgegensetzt. In den Arterien des Gehirns herrscht ein unvergleichlich höherer Druck als in der Schädelhöhle, als im Gehirn. Der intrazerebrale Druck mag rund gleich 100 mm Wasser oder rund $7^1/_2$ mm Quecksilberdruck angenommen werden. Der arterielle Druck wird in den Gehirngefäßen, aus denen erfahrungsgemäß eine Blutung am häufigsten erfolgt, etwa 150 mm Hg betragen, es herrscht also ein Überdruck von etwa 140 mm Hg, der bestrebt ist, die Arterienwand nach außen zu treiben oder zu durchbrechen. Wir haben gesehen, daß der intrazerebrale Druck immer gleich sein muß der Differenz: arterieller Druck minus Gefäßspannung. Jetzt müssen wir uns daran erinnern, daß es zweierlei Kräfte sind, die in der Gefäßwand wirksam sind, die elastischen Kräfte, die eigentliche Spannung der Wand und die Kräfte, die lediglich der Festigkeit dienen und dafür sorgen, daß der Zusammenhalt der Teile gewahrt bleibt. Es ließe sich ein vollständig starres Rohr denken, das natürlich dann ohne alle Spannung die Übertragung des Gefäßdruckes aufs Cavum cranii ein für allemal verhindern würde, trotzdem alle Spannung fehlte. Ein Grenzfall, der niemals ganz streng verwirklicht sein kann. Genug, auch die Festigkeit, diese sogar in erster Linie, hält das Blut ab durch einen Druck von innen her die Gefäßwand zum Nachgeben zu zwingen und hilft vor allem den Bruch der Wand hintanzuhalten. Wir müssen das vorausschicken, um uns über die Rolle klar zu werden, die der intrazerebrale Druck bei der Entstehung der Gehirnhämorrhagie spielt. Jedenfalls steht zunächst einmal so viel fest: Eine Durchbrechung der Gefäßwand ist cet. par. um so leichter möglich, je größer die Druckdifferenz Gefäßdruck minus intrazerebraler Druck geworden ist, je größer der Innendruck in der Arterie, je kleiner der Druck in der Schädelhöhle. Bleiben wir zunächst beim ersten, beim Blutdruck. Alles, was zu einer Erhöhung des Blutdruckes führen kann und erfahrungsgemäß führt, wird ja eigentlich in den Lehrbüchern der Herzkrankheiten abgehandelt und mein eigenes macht da keine Ausnahme. Um aber das wichtigste wenigstens zur Hand zu haben, so sei daran erinnert, daß erstens manche Herzfehler eine Hypertrophie des linken Ventrikels hervorgerufen, mit der Folge gesteigerten arteriellen Drucks. In erster Reihe wäre hier die Insuffizienz der Aortenklappen zu nennen, wo die Erweiterung und Verstärkung des linken Ventrikels die höchsten Grade zu erreichen pflegt. Demnächst ist die Arteriosklerose zu erwähnen, in deren Gefolge ebenfalls linksseitige Herzhypertrophie und Steigerung des Drucks oft bis zu ganz gewaltiger Höhe beobachtet wird. Vor allem aber ist auch die Nierenschrumpfung, sowohl die sekundäre wie die genuine Schrumpfniere ein Leiden, bei dem die gewaltigste Drucksteigerung geradezu zum Krankheitsbilde gehört. Druckwerte bis über 200, ja 250 mm Hg können erscheinen. Demgegenüber sind die Druckschwankungen im Cavum cranii verhältnismäßig unbedeutend. Es mögen einmal 150 mm Wasser sein, dann wären es eben statt $7^1/_2$ vielleicht 11 mm Quecksilberdruck, einem so hohen Gefäßdruck gegenüber nicht sehr ins Gewicht fallend. Das wären nun Fälle, wo der Druck im Gefäßsystem dauernd in die Höhe getrieben wäre. Ihnen gegenüber stehen aber die, bei denen von einer Gelegenheitsursache ausgelöst der Druck nur für verhältnismäßig kurze Frist in die Höhe geht, um nachher wieder zu sinken. Und die Erfahrung lehrt, daß gerade solche zeitlich kurze Blutdruckerhöhungen nicht so gar selten zum Riß eines Gehirngefäßes, zum blutigen Hirnschlag Veranlassung geben. Solche Druckerhöhungen werden z. B. beim Pressen, bei anstrengender körperlicher Leistung beobachtet. Wenn einer bei geschlossener Glottis und heftig angespannten Bauchmuskeln den intraabdominellen Druck steigert, so steigt damit auch der intrathorakale, das Blut wird unter erhöhtem Druck in den Arterien aus dem Brustkorb hinausgetrieben und kommt unter diesem erhöhten Druck auch ins Gehirn. Und geradeso ist es mit dem Pressen bei hartem Stuhl, beim Geburtsgeschäft oder auch bei einem sehr heftigen Hustenanfall.

Es gibt auch noch andere Ursachen der Blutdrucksteigerung; ein Exzeß in Bacho, ein kohlensäurehaltiges Getränk oder Kohlensäure in einem CO_2-Bad eingeatmet. Es ist ferner festgestellt, daß sexuelle Erregung schon vor dem Orgasmus den Blutdruck in die Höhe treibt, der schließlich Werte von 200 mm Hg und mehr erreichen kann. Das, was in der Jugend eben einfach physiologisch und ohne Bedenken ist, kann im Alter zum Verhängnis werden. Ich habe selbst erlebt, wie ein würdiger Herr in seinem 71. Jahr auch noch im Herrn tätig sein wollte und in den Armen der Ehegemahlin vom Schlage gerührt worden war, um nach wenigen Tagen das Zeitliche zu segnen.

Der nämliche Vorgang, der in der Jugend gar nichts zu bedeuten hat, ist im Greisenalter von höchstem Einfluß, darüber wundert sich kaum jemand, aber das ist auch mechanisch zu verstehen. Nehmen wir an, der arterielle Druck steigt, dann erweitern sich die Arterien, sofern sie noch nachgiebig sind, wie sie sich in der Jugend erweisen, und damit wird der intrazerebrale Druck erhöht. Beide, der Gefäßdruck und der intrazerebrale Druck, würden sogar im gleichen Maße erhöht werden, wenn nicht an den erweiterten Arterien auch die gedehnte Wand in stärkere Spannung geriet. Diese erhöhte Spannung im Verein mit dem gestiegenen intrazerebralen Druck halten dann dem Gefäßdruck vollkommen das Gleichgewicht und müssen es tun, wie wir gesehen haben, denn immer ist

$$A = S + D.$$

Daß es dazu kommt, daran ist die Nachgiebigkeit der Arterienwand schuld. Ist diese aber nicht mehr nachgiebig, wie es bei Atherom vorauszusetzen ist, dann steigt bei Erhöhung des Blutdruckes der intrazerebrale Druck nicht, denn die starren Arterien erweitern sich auch nicht. Dann fällt natürlich auch die Erhöhung der Wandspannung weg und übrig bleiben nur die Kräfte, die der Festigkeit dienen und zunächst vielleicht den Riß verhüten. Im Wesen dieser Festigkeitskräfte liegt es, wie wir gesehen haben, nicht allmählich nachzugeben, sondern wenn sie es tun mit einem Schlage und irreparabel. Eine gedehnte Arterie kann sich wieder verengern, eine geborstene ist entzwei und bleibt es. Einigermaßen kommt der Festigkeit der Arterien die Festigkeit der Gehirnmasse zu Hilfe, insofern als die Gefäßwand eine Versteifung erfährt. Viel wird das aber wohl kaum ausmachen, sonst wären die Blutungen an freien Stellen, an der Oberfläche, in den Ventrikeln verhältnismäßig häufiger anzutreffen als dies erfahrungsgemäß der Fall ist.

Beim Pressen aus irgendeinem Anlaß wird nicht nur der arterielle, sondern in eben dem Maße auch der venöse Druck erhöht und dieser Druck pflanzt sich ohne Zweifel fast restlos aufs Cavum cranii fort, denn die Wandungen der Venen sind nachgiebig und können auch ohne daß ihre Spannung sich erhöht, mehr gefüllt werden. Das ist der Grundunterschied zwischen Arterien und Venen: Die ersteren haben immer einen kreisrunden Querschnitt und mehr Blut geht in sie nicht hinein, ohne daß ihre Spannung wesentlich steigt. Die Venen sind, wenn sie weniger gefüllt sind, flach, haben einen spaltförmigen Querschnitt und fassen noch eine Masse Blut, ohne daß der Druck in ihnen merkbar in die Höhe ginge, sie nehmen nur einen dem Kreise sich nähernden Querschnitt an. Da geht jetzt viel mehr in sie hinein. Erst wenn die Kreisform erreicht ist, dann erst setzt sich der Mehrfüllung ein Steigen der Spannung entgegen. Vorher aber bedeutet die größere Füllung schon eine Erhöhung des intrazerebralen Drucks, denn die Füllung der Venen bis zum kreisförmigen Querschnitt beansprucht Raum.

So ist es also zu erklären, daß starkes Pressen doch Erhöhung des intrazerebralen Drucks und des arteriellen zeigt bis zu einer gewissen Grenze und so lang mag die Gefahr der Rhexis nicht gar zu groß sein. Die gefüllten Venen haben dabei, wie man annehmen muß, den Liquor zum Teil aus der Schädelhöhle verdrängt und jetzt kommt der entscheidende Augenblick. Einmal muß das Pressen doch aufhören. Es ist der Druck im Schädel erhöht worden und das hat dazu geholfen, dem arteriellen Druck Widerstand zu leisten. Jetzt läßt das Pressen nach, jetzt entleeren sich die angeschwollenen Gehirnvenen, es wird Platz im Schädel, der Druck sinkt jetzt im Augenblick, in dem der arterielle Druck noch hoch ist und die Übermacht an sich reißt, noch eine schwache Stelle im Gefäßrohr, dann gibt diese nach und der Gehirnschlag ist fertig.

Wohlgemerkt, wo der arterielle Druck einseitig erhöht ist, wie bei psychischen Erregungen wie beim oben erwähnten pflichttreuen Diener des Herrn, da ist die Sache anders, da spielen die Venen und ihre Füllung überhaupt keine Rolle; nur da, wo durch Anstrengung der Bauchpresse die Drucksteigerung erfolgt, da ist der Augenblick der Druckentlastung der gefährliche. Besonders wenn auch noch, wie so oft, auf das Pressen eine tiefe Einatmung folgt, die für sich noch die Venen nach dem Brustkorb hin entleert und den intrazerebralen Druck senkt.

Mit dem Vorstehenden ist das Notwendigste über die Ätiologie der Hirnhämorrhagie schon gesagt. Es muß nur noch ein Blick auf die Beschaffenheit der Gefäßwand geworfen werden, denn bisher ist nur von den Kräften gesprochen worden, die bei der Gehirnblutung in Wirksamkeit treten und denen es gelingt, dem Widerstand Herr zu werden, den die Festigkeit der Gefäßwand der Blutung entgegensetzt. Im allgemeinen zu sagen, daß eben die Arterienwand im Alter weniger widerstandsfähig sein wird als in der Jugend, ist wohlfeil, trifft aber im ganzen doch wohl das Richtige. Das Arterienrohr hat, seit das Herz arbeitet, ohne Rast und Pause die Stöße aushalten müssen, die rund 100 000 an der Zahl täglich als Pulsschlag die Wand trafen. Es wäre eine unerhörte Ausnahme von aller Regel, wenn das nicht endlich zu einer Schädigung und Verminderung der Widerstandskraft hätte führen sollen. Sklerose und Atherom sind auch wirklich die nachweisbaren Folgen, die sich an der Arterienwand endlich einstellen und um so schwerer, je länger das Leben angedauert und je öfter also die mechanische Schädigung sich wiederholt hat. Auch die Stärke des Pulsschlages, bei Herzhypertrophie viel bedeutender, muß hier in Rechnung gezogen werden. Hieraus begreift sich, daß der Hirnschlag vorwiegend eine Krankheit der vorgerückteren Jahre ist, daß er in Fällen von Herzhypertrophie auch von dem Standpunkt der mehr oder weniger guten Gefäßwand aus eher kommen kann, daß vor allem auch die ganze Anlage des Gefäßsystems, die von Haus aus mehr oder weniger gute, da die größte Rolle spielen kann, das versteht sich von selbst. Mit anderen Worten: eine erbliche Belastung bezüglich der Wahrscheinlichkeit, eines Tages dem blutigen Hirnschlag zum Opfer zu fallen, ist, wie auch die Erfahrung lehrt, oft genug nachweisbar. Es ist eben die eine Wasserleitung nicht so gut angelegt und geht eher zugrunde als eine andere. Der Eine bekommt seine Sklerose und Atherom eher als der Andere und die Rolle dieser degenerativen Vorgänge, der Sklerose und des Atheroms, darf aus zwei Gründen nicht unterschätzt werden. Früher, da hatte man keinen Zweifel daran, daß Atherom die wichtigste Ursache für den blutigen Hirnschlag darstelle. Da fand man die ominösen miliaren Aneurysmen an den kleinen Arterien und glaubte die verletzlichen Stellen des Gefäßsystemes unter den Händen zu haben und bald war es antiquiert noch Atherom als Ursache für die Rhexis anzusehen. Meines Erachtens liegt die Sache nunmehr so: Atherom der Arterien vermindert wohl kaum die Festigkeit und Wiederstandsfähigkeit der Arterienwand in erheblichem Grad. Aber wenn Atherom und Sklerose an den Gehirnarterien einigermaßen vollentwickelt sind, dann wird es wohl auch an den anderen Gefäßen, auch an den großen der Aorta, wo es ja zu beginnen pflegt, nicht anders sein. Damit ist dann die Ursache für linksseitige Herzhypertrophie und die Steigerung des Blutdrucks auch schon gegeben und die wichtigste Ursache für die Rhexis. Denn die Veränderungen an den peripheren Gefäßen, sie sind ja selber wieder abhängig vom immer wiederkehrenden mächtigen Anprall des Blutes. Und jetzt kommt es nur darauf an, wo die schwächste Stelle im Gefäßrohr liegt. In vielen Fällen ist es wirklich ein miliares Aneurysma, eine Erweiterung der Gefäße an den allerkleinsten Arterienästchen. Hier fehlt jedenfalls die normale Festigkeit, die sich anderswo noch erhalten hat und oft gelingt es dort dem Blut sich den Weg freizumachen. Wie oft, darüber sind die Meinungen noch geteilt. Die Anzahl der miliaren Aneurysmen schwankt ja an und für sich ungeheuer, bald ist es eine Unzahl, bald nur ein einziges, das post mortem gefunden wird und aus dem einzigen kann es geblutet haben. Zu leugnen ist es aber ferner durchaus nicht, daß sich die schwächste Stelle auch einmal an einer anderen nichtaneurysmatischen Stelle finden mag und auch wer gar kein miliares Aneurysma besitzen sollte, ist deswegen vor dem Hirnschlag durchaus nicht sicher. Und andererseits braucht einer, der ihrer viele besitzt, nicht am blutigen Hirnschlag zu sterben. Das miliare Aneurysma gibt wohl die Stelle an, wo die Gefäßwand geschwächt ist, eine Stelle, wo kein Aneurysma sitzt, kann es aber auch sein, nur daß man es nicht so gut erkennen kann.

Die miliaren Aneurysmen sind selber wieder durch den starken Blutdruck entstanden, das muß man wohl bedenken. Sie finden sich auch demgemäß in besonders großer Zahl gewöhnlich an den Verzweigungen der Arteria fossae Sylvii. Von den Verzweigungen der Carotis interna ist diese A. cerebri media der stärkste. Je weiter eine Arterie ist, desto höher pflegt in ihr der Druck zu sein; in den feineren ist schon mehr an Druck, an potentieller Energie verbraucht worden zur Überwindung der Reibung. Von der Arteria fossae Sylvii gehen nach den Untersuchungen von Duret ab: 1. die Art. striées internes, 2. die Artt. striées externes treten an die Außenseite des 3. Glieds vom Linsenkern und von da in die graue Substanz desselben. Sie bilden die Artt. lenticulostriées vorn und die Artt. lenticulo optiques hinten. Eine Arterie, eine von den lenticulo striées, steigt im 3. Glied des Linsenkerns auf, gelangt zum oberen Teil der Capsula interna, geht zum Nucleus caudatus und verläuft in diesem sehr weit nach vorn. Das ist die Arterie, die von allen das stärkste Kaliber aufweist und die am häufigsten der Sitz einer Hämorrhagie ist (nach Wernicke).

Die Gegend der Stammganglien mit der inneren Kapsel ist die normale Stelle für die Gehirnhämorrhagie, alles andere tritt an Häufigkeit dahinter zurück. Danach kommt die Großhirnrinde, das Großhirn wird überhaupt viel häufiger betroffen als das Kleinhirn. Seltener noch als diese sind die Pons von einer Blutung befallen, nur ausnahmsweise Vierhügel, Hirnschenkel, Medulla oblongata; Blutungen im Balken, der Fornix, dem Ammonshorn gehören zu den größten Seltenheiten.

Das Blut ergießt sich allermeist in die Gehirnsubstanz an der Oberfläche der Großhirnhemisphären auch wohl in den Subarachnoidealraum. Blutungen in einen Ventrikel hinein, auf die freie Oberfläche gehören zu den äußersten Seltenheiten, wenn man von dem häufigen Durchbruch einer Blutung in den Stammganglien nach einem Ventrikel hin absieht und nur die Blutungen berücksichtigt, die aus den Gefäßverzweigungen des Ependyms im Auge behält. Daß man außer dem letzten hämorrhagischen Herd auch noch da und dort ältere nachweisen kann, das ist bei der Neigung der Hirnblutung zu Rezidiven und weil doch bei weitem nicht alle Fälle gleich tödlich enden, kein Wunder. Sehr selten ist es jedoch, daß zu gleicher Zeit oder fast zur gleichen Zeit an zwei Stellen Blutungen erfolgen. Die Menge von Blut, die sich ergießt, wechselt von Fall zu Fall sehr, es kann sehr wenig und sehr viel sein, das hängt von verschiedenen Umständen ab. Vor allem wird natürlich die Größe des Risses hier in Betracht kommen. So groß wie ein Hirsekorn, wie ein Mohnsamen und so groß wie eine Männerfaust oder größer kann der Blutherd sein. An den Stellen, wo die Blutungen am seltensten sind, da pflegen sie auch am kleinsten zu bleiben. Die ganz kleinen, punktförmigen oder streifenförmigen Blutherde treten nicht selten zu ihrer mehreren oder vielen auf, besonders in den Großhirnhemisphären und namentlich bei weitverbreiteter Degeneration der Gefäße, im Greisenalter kommt dergleichen vor.

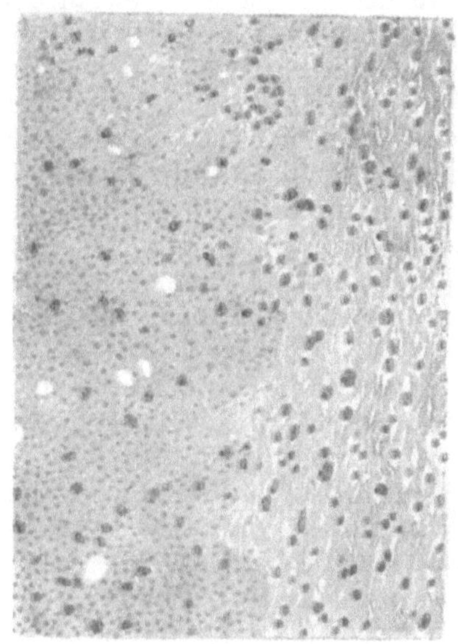

Abb. 24. Blutung ins Gehirn (aus Herxheimer).

Ein mittelgroßer Blutherd, etwa von Kirsch- oder Kirschkerngröße, hat in Faserzüge eingebettet, eine streifenförmige, den Faserzügen parallele Gestalt, sonst eine runde bis länglich runde. Das Blut, das bei seinem Erguß natürlich hellrot war, ist schon nach kurzer Zeit kirschrot geworden. Größere Blutungen sind eine richtige Laesio continui und gewöhnlich mit Trümmern von Gehirnsubstanz vermengt. Entweder in der Mitte oder vom Rande aus beginnt die Gerinnung. Das ausgeschiedene Fibrin durchzieht entweder den Blutherd und das Endergebnis ist dann eine apoplektische Narbe oder das neugebildete Bindegewebe schließt den Blutherd gegen die Umgebung ab und es bleibt eine apoplektische Zyste zurück. Die kirschrote Farbe verblaßt, allmählich wird sie rostfarben und wirklich enthält der Herd dann auch Eisenrost, daneben auch Hämatoidin. Ganz kleine Herde zertrümmern die Gehirnmasse nicht, sondern schieben sie nur zur Seite, ja manche bleiben innerhalb der Gefäßscheide stecken, ohne sie zu durchbrechen. Sie bilden dann ein sog. Aneurysma dissecans. Massenhafte Blutergüsse drängen die Gehirnsichel nach der anderen Seite. Der erhöhte Hirndruck macht sich im Verstreichen der Sulci, in der Abplattung der Gyri kenntlich. Manche umfangreiche Blutergüsse, die durchgebrochen sind, finden auch ihren Weg in den Wirbelkanal, wie ich das auch schon gesehen habe.

Der Eintritt der Gehirnhämorrhagie kündigt sich an durch eine Reihe von Allgemeinerscheinungen, worunter in einem schweren oder mittelschweren Fall der Verlust des Bewußtseins obenansteht. Der Schlaganfall, der apoplektische Insult wird eingeleitet gewöhnlich durch ein „sonderbares Gefühl“, wie die Kranken sagen, wenn sie noch reden können und noch Zeit dazu haben. Es läßt sich verstehen, weil natürlich dem Kranken etwas Derartiges noch nicht vorgekommen ist, eine Veränderung im Gehirn, über die er sich infolgedessen auch nicht klar werden kann. Es ist kein Schmerz, was mit der Erfahrung übereinstimmt, daß die Gehirnsubstanz nicht schmerzempfindlich ist. Es ist eben wie jede durchaus neue Empfindung „sonderbar“. Ganz ähnlich muß es sein, wie man bei kleinen Kindern ein Erstaunen beobachtet, wenn sie zum erstenmal in ihrem kurzen Leben niesen müssen, auch ein Erstaunen darüber, daß es so etwas auf der Welt gibt. Auch Schwindel wird gelegentlich angegeben, die Kranken werden taumelig, suchen nach Hilfe und Halt. Schon versagen die Glieder ihren Dienst, die Sprache verfällt, auch der Mund ist verzogen und bewußtlos sinken oder fallen die Kranken zurück oder auf den Boden. Betrachtet man einen im Insult, so liegt gewöhnlich vollständige Bewußtlosigkeit vor. Der Kranke ist auf keine Weise zu wecken. Es besteht eine schlaffe Lähmung aller vier Extremitäten. Die Augen sind geschlossen. Öffnet man sie, so schauen beide Augäpfel nach einer Seite aufwärts, das ist die sog. konjugierte Deviation der Bulbi. Sie ist von der Seite abgewendet, auf der später halbseitige Lähmung angetroffen werden wird. Diese steht dem Herd im Gehirn gegenüber. Die Kranken sehen also, wie man sich ausdrückt, den Herd im Gehirn an. Die Pupillen sind in der Regel reaktionslos, meistens eng. Der Konjunktivalreflex ist erloschen und im Anfang ist es mit allen andern Reflexen ebenso. Die Atmung ist meist ruhig wie bei einem Tiefschlafenden. Der Puls ist vielleicht ein wenig beschleunigt, etwas besonderes zeigt er aber zunächst gewöhnlich nicht.

In einem solchen Zustand kann zunächst noch alles Mögliche vorliegen. Eine Vergiftung, ein Herzschlag, ein paralytischer Anfall, eine Pachymeningitis oder ein Gehirnschlag. Für einen solchen spricht, wenn sie da ist, zunächst die konjugierte Deviation. Bald kommen noch mehr Zeichen für die halbseitige Schädigung, die eingetreten ist und damit die Unterscheidung gegenüber der Vergiftung und gegenüber dem Herzschlag. Immer noch bleibt der Zweifel möglich, ob ein blutiger Hirnschlag oder eine Verstopfung einer Gehirnarterie, eine Embolie z. B., vorliegt. Über die Differentialdiagnose soll später noch gesprochen werden. Am nächsten Tag kann man schon etwas weiter kommen, kann mehr untersuchen, auch wenn der Kranke noch völlig bewußtlos ist. Jetzt bemerkt man schon, daß sich die Reflexe auf beiden

Seiten verschieden verhalten. Der erste und wichtigste ist der Obliquusreflex. Er geht auf der einen Seite, auf der anderen nicht. Auf dieser wird später die halbseitige Lähmung kommen. Auch das Kniephänomen ist verschieden rechts und links. Auf der einen Seite ist es merkbar stärker, wieder ein Zeichen, daß hier, diesmal auf der gleichen Seite, die Lähmung sich einstellen wird. Hebt man Arm und Bein passiv hoch, so sinken zwar auf beiden Seiten die erhobenen Glieder wieder zurück wenn man sie losläßt, und fallen auf die Bettdecke herab, aber es ist heute doch ein kleiner Unterschied dabei, der eine Arm und auch das Bein der gleichen Seite fallen ein wenig langsamer, wie wenn der Kranke das Fallen ein klein wenig hemmen wollte und auch könnte. Diese Seite bleibt dann von der Lähmung verschont, diese Seite wird ihre volle Beweglichkeit wieder bekommen, wenn nur einmal die Insulterscheinungen vorbei sind. Und so geht es auch allmählich. Der Kranke hatte vielleicht am ersten Tag schon versucht, einiges zu murmeln, ein hochwichtiges Zeichen, daß er sich überhaupt wieder erholen soll. Oder er hat die Augen einen Augenblick nur, aber er hat sie doch einmal aufgemacht und man kann dann sicher sein, daß er es wieder tun wird. Er tuts, er tuts länger, er schaut sich vielleicht um und man glaubt den Ausdruck des Erstaunens an ihm wahrzunehmen; er murmelt vielleicht etwas, was man nicht verstehen kann, er wird ein andermal deutlich wach, ist begreiflicherweise noch sehr schläfrig und so geht das Ding weiter, sehr langsam, aber immer besser und nach einiger Zeit ist wieder der gewöhnliche Wechsel von Schlaf und Wachen eingetreten. Mittlerweile, nachdem die Insulterscheinungen zurückgetreten sind, hat man Muße gehabt, den Schaden zu übersehen, den der Schlaganfall zurückgelassen und angerichtet hat. Jetzt kann man schon versuchen den Kranken willkürliche Bewegungen ausführen zu lassen, er gehorcht und so läßt sich leicht eine halbseitige Lähmung feststellen, die Arm und Bein einer Seite und auf der gleichen auch die unteren Äste des Fazilis und der Zunge betroffen hat. Dazu noch eine Sprachstörung, wenn die Hemiplegie auf der rechten Seite sitzt. Das ist das Bild, wenn eine mittelschwere Blutung an der gewöhnlichen Stelle eingetreten ist. Was weiter daraus werden kann und alles, was über Prognose und Therapie zu sagen wäre, wollen wir uns auf später aufsparen.

Der apoplektische Insult kann in sehr verschiedenem Grade entwickelt sein. Es gibt Fälle, die augenblicklich töten. Wie vom Blitz getroffen stürzen die Kranken zu Boden und sind tot. Deswegen heißt man einen solchen Anfall auch Apoplexie foudroyante. Das ist die Form, die auf keine Weise vom Herzschlag unterschieden werden kann und wenn keine Sektion gemacht wird, so kann man nie über Vermutungen betreffs des plötzlichen Todes hinauskommen oder besser gesagt, man wird irrtümlich stets einen Herzschlag annehmen. Hat einer aber früher schon einmal einen Schlaganfall überstanden, dann kann man eher auf die richtige Vermutung kommen.

Auf der anderen Seite stehen wieder Fälle, bei denen der Insult nur ganz leicht entwickelt ist. Kaum, daß es den Kranken schwindelig wird, auch ganz ohne dieses Gefühl kann die Sache ablaufen, ohne daß man eigentlich berechtigt wäre, überhaupt von einem Anfall zu sprechen. Freilich spielt sich die Sache dann gewöhnlich im Schlaf ab und am Morgen, vielleicht nach etwas spätem Erwachen, siehe da, da bemerkt der Kranke, daß er z. B. den einen Arm nicht heben kann oder ein Bein versagt den Dienst oder den Angehörigen fällt auf, daß der Mund schief steht oder die Sprache versagt oder ist wenigstens verändert, kurz, der Schlaganfall, wenn einer da war und vom Kranken verschlafen wurde, ist schon vorbei und man hat nur die Folgen desselben vor sich. Analog kann es aber auch im Wachen vor sich gehen, was mehr als Beweis gelten darf, daß es Gehirnhämorrhagien ohne Insult gibt: Es merkt einer bei irgendeiner Beschäftigung — sie braucht gar nicht anstrengend zu sein, sagen wir abends beim Kartenspiel —, daß ihm die Zigarre aus dem Munde fällt, seine Freunde sehen, daß ihm die Mundspalte schief steht, werden besorgt und führen den Kranken nach Hause und er muß sich ins Bett legen. Nun am nächsten Morgen ist die Fazialislähmung deutlich, vielleicht, dies ist aber nicht nötig, ist noch mehr hinzugekommen, ein Arm, ein Bein oder beide sind auch gelähmt oder wenigstens schwach und unsicher geworden.

Das ist dann schon eine Zwischenform vom protrahierten Insult, wenn mittlerweile, was auch möglich ist, der Kranke über Nacht sein Bewußtsein verloren haben sollte. So ein protrahierter Insult läßt, wie auch die Herdsymptome sich allmählich entwickeln, das Bewußtsein allmählich nur schwinden und es ist anscheinend nicht anders, als wenn der Kranke allmählich einschliefe. Zuckungen können dabei vorkommen und werden beim protrahierten Insult leichter beobachtet, weil eben mehr Zeit zur Beobachtung bleibt. Wodurch unterscheiden sich die verschiedenen Grade des apoplektischen Insults und welches mechanische Moment verschuldet überhaupt den Schlaganfall, den Insult? Nach der bisherigen Auffassung bilden die Erscheinungen des Insults überhaupt nur Allgemeinerscheinungen und es liegt dabei gar kein Herdsymptom vor. Namentlich die Störung des Bewußtseins, von der leichtesten Umnebelung bis zum vollständigen Koma wird wohl allgemein auf eine Verletzung und Störung in der Großhirnrinde bezogen, ohne daß man irgendeine Stelle genauer für die Bewußtlosigkeit verantwortlich machen dürfte. Wenn sich Blut aus einem Gefäß ergießt, so wird zuerst die Stelle der Blutung, dann rasch die nähere, dann die weitere Umgebung und nach nicht sehr langer Frist das ganze Kavum unter den vollen Druck gesetzt, der im geborstenen Gefäß an der Bruchstelle herrscht. Der erhöhte Druck beeinflußt dann alle Gefäße in der Schädelhöhle überhaupt. Überall werden sie enger, die Venen, dann die Kapillaren zuerst, die Arterien viel weniger, die Sinus gar nicht. Mit dem Engerwerden der Gefäße steigt in ihnen der Widerstand und wohl mit Recht mag man in dieser plötzlich einsetzenden Adiämorrhysis die Ursache für die Lähmung des Großhirns und den Verlust des Bewußtseins suchen. Je größer das geborstene Gefäß, desto höher der Druck in seinem Innern, je größer der Riß, desto schneller ergießt sich das Blut und desto schneller wird die Steigerung des intrazerebralen Drucks allgemein. Je nach den Varianten hierin muß es auch Varianten in der Schwere des Insults geben. Bei einem mittelschweren oder gar schweren apoplektischen Anfall ist der Ort ziemlich gleichgültig, wo die Blutung erfolgt, der Grad der Bewußtseinsstörung ist, wie es scheint, nicht vom Ort der Blutung abhängig, mit Ausnahme der lebenswichtigen Zentren in der Medulla oblongata, wo auch eine kleine Blutung den augenblicklichen Tod zur Folge hat; aber das ist sehr selten. Wenn meine oben ausgesprochenen Vermutung über den Sitz des Bewußtseins etwas mehr als eben nur eine noch nicht zu begründende Vermutung wäre, dann könnte man erwarten, daß gerade Blutungen an gewöhnlicher Stelle, in den Stammganglien leicht zur Bewußtlosigkeit führen dürften, weil die hypothalamischen Zentren ganz in der Nähe sind und eben auch vom Stoß des ergossenen Blutes getroffen und geschädigt werden könnten. Ganz klar sind diese Verhältnisse noch durchaus nicht und die Mechanik des Insults bei Gehirnhämorrhagie ist im ganzen noch recht dunkel, wenn man von Fällen absieht, wo es sich um eine Massenhämorrhagie handelt. Ja, wenn ein faustgroßer Blutherd da ist, wenn sich das Blut in einen Ventrikel oder an die freie Gehirnoberfläche ergossen hat, wenn auch an der Leiche die abgeplatteten Gyri und die verstrichenen Sulci deutlich den gesteigerten Hirndruck ankündigen, kann kein Zweifel darüber bestehen, daß die Adiaemorrhysis acuta die Schuld an den Allgemeinhirnerscheinungen, an der Bewußtlosigkeit und auch am Tode trägt, der alsbald folgen muß.

Ob ein so hoch gesteigerter intrazerebraler Druck besteht, darüber muß man sich sobald als möglich zu unterrichten suchen, und sobald als es gehen will, muß schon aus diesem Grunde die Untersuchung des Augenhintergrundes mit dem Augenspiegel geschehen. Es ist nicht immer leicht, ich weiß es wohl, bei einem Menschen, der nicht fixieren kann, aber es muß geschehen. Eine Stauungspapille ist das wichtigste und zugleich auch im ganzen das sicherste Zeichen für hohen Gehirndruck, aber es gibt auch noch andere Zeichen dafür. Dahin gehört der verlangsamte Puls, der „Vaguspuls“, wie man ihn heißt, weil er seine Entstehung aller Wahrscheinlichkeit nach einer Reizung des Vagus, des hemmenden Nerven für die Herztätigkeit, verdankt. Kennt man den Kranken schon von vorher und kann bestätigen, daß der Puls von 60 Schlägen in der Minute und darunter nicht nur jetzt selten ist, sondern selten geworden ist, so ist das von großer Bedeutung für die Diagnose, denn ein an und für sich seltener Puls beweist noch nicht einmal, daß der Träger überhaupt krank ist, geschweige denn, daß sein Hirndruck erhöht ist. Nach Rollet beträgt die Pulsfrequenz

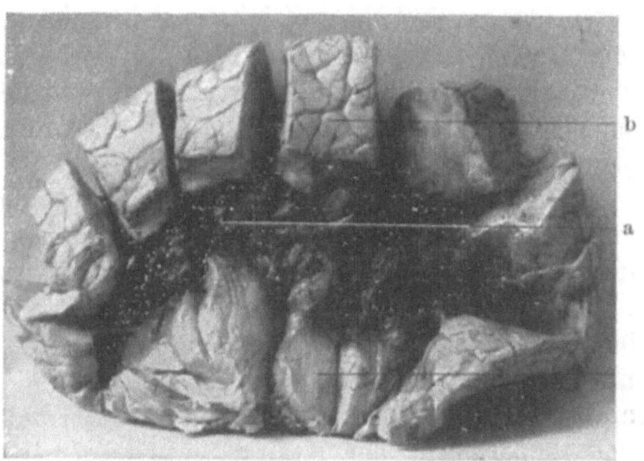

Abb. 25. Große Blutung mit Perforation in dem Seitenventrikel (bei a). Gehirnrinde bei b. (Aus Herxheimer.)

am Ende des Fötallebens 144—133,
beim Neugeborenen im 1. Jahr 143—123,
im 10.—15. Lebensjahr 91—76,
im 20.—60. Lebensjahr 73—69 mm Hg.

Nach meinen eigenen sehr zahlreichen Untersuchungen an besonders gesunden und kräftigen jungen Männern (Fliegeruntersuchungen) leite ich eine mittlere Pulsfrequenz im Liegen von 70 in der Minute ab. Die Pulsfrequenz ist im Liegen im Mittel um 12 Schläge seltener als im Stehen, doch wechselt dieses Verhältnis oft sehr bedeutend. Man pflegt von einer Bradykardie, einer pathologisch verminderten Pulsfrequenz erst zu sprechen, wenn sie auf 60 Schläge und darunter gesunken ist. Auch noch nicht sicher! Denn meine Fliegeruntersuchungen an Tausenden von jungen Männern haben gezeigt, daß Zahlen von 60 und 54 im Liegen gar nicht selten vorkommen, und selbst 48 Pulsschläge, allerdings viel seltener, gezählt werden. Man muß also vorsichtig sein, wenn man eine Pulszahl von 60 oder darunter ohne weiteres als ein Zeichen für „Hirndruck", wie man kurz sagt, verwerten will bei einem Kranken, den man nicht schon vorher gekannt hat. Es gibt aber noch weitere Zeichen für Gehirndruck. Erbrechen ist bei Hirndruck häufig, kommt aber auch sonst vor, namentlich bei Schwindel aller Art, bei Meningitis, sogar bei Otitis. Wichtiger ist schon der kahnförmig eingezogene Leib. Tief wie eine Schüssel kann er manchmal sein. Doch auch das kommt, namentlich bei Kindern mit einem verdorbenen Magen, recht oft vor und nach häufigem Erbrechen in der stärksten Entwicklung. Die Stauungspapille ist immer noch bei weitem das verläßlichste Zeichen, aber es ist auch bei gesteigertem Hirndruck nicht immer da, oft noch nicht da und kommt vielleicht erst später zur Entwicklung. Bei Hirnhämorrhagie ist sie immer zugleich ein Zeichen, daß sich ein Massenerguß eingestellt hat und die Aussicht, daß der Kranke den Insult übersteht, ist dann sehr klein.

Was die Prognose des Schlaganfalls anlangt, so stirbt nur ein kleiner Teil der Kranken gleich oder in den nächsten Tagen an den Folgen des Insults, ein ganz kleiner Teil erholt sich wieder so vollständig, daß nichts zurückbleibt und die Mehrzahl kommt zwar für den Augenblick durch, behält aber einen größeren oder geringeren Schaden gewöhnlich fürs ganze Leben und dazu die ziemlich sichere Anwartschaft eine Wiederholung des Schlaganfalls zu erleiden und ihm oder einem noch späteren zu erliegen. Die Zwischenzeit, was der Kranke, was namentlich seine Umgebung dabei auszustehen hat, das ist nicht viel Gutes und der Gewinn für den Kranken selbst ist nicht groß, wenn er den Schlaganfall übersteht. Und doch, so schwer ist die ärztliche Pflicht und so grausam ist der Mensch, müssen wir alles daransetzen, die Gefahr zu beschwören und den Kranken dem elenden Schicksal zurückzugeben, nur weil ganz allgemein die Angehörigen natürlich es sehnlichst wünschen und weil auch der Kranke selber, könnte man ihn noch fragen, der gleichen Ansicht wäre. Man kann ihn aber nicht fragen und da bleibt nur die unverbrüchliche Vorschrift, alles zur Rettung des Kranken aufzubieten, was nur geschehen kann. Nur einmal in meinem Leben war es anders. Mit einem Vetter kam ich auch einmal auf diese Dinge zu sprechen, und da erklärte er die Bestrebungen, das unnütze Leben um jeden Preis zu verlängern, auch den Todeskampf länger hinzuziehen, für eine Grausamkeit. „Richard ich sage Dir — jetzt kann ich noch reden, dann aber nicht mehr — bei mir machst Du, wenn Du da bist, es anders, ich verbitte mir das alles ausdrücklich, den Kampfer und alles andere". Ein paar Jahre nachher stand ich eine halbe Stunde nachdem ihn der Schlag gerührt hatte, an seinem Bett. Er ist nicht wieder aufgewacht. Die Sektion ergab eine Massenhämorrhagie.

Es gibt im Schlaganfall schlechte Zeichen, aber wenig gute, was die Erhaltung des Lebens angeht. Doch kann man, wenn entweder das Bewußtsein nicht oder nur wenig und kurz gestört ist, im ganzen einen guten und auch für die Folgen eher leichten Verlauf vorhersehen. Besonders günstig ist auch baldiges Erwachen aus dem Koma, oder wenn es nur zum leichten Schwindel, zu einem „Schwächeanfall“, wie es die Leute euphemistisch taufen, gekommen war. Ob die Lähmung ausgebreitet oder von geringem Umfang zu sein scheint, ist weniger von Belang, im Anfang ist das ja schwer zu übersehen, nur leichte und umschriebene Lähmung gestaltet die Vorhersage besser, eine sehr verbreitete sagt über die Prognose gar nichts aus, bevor der Insult vorbei ist und man einmal klarer sehen kann.

Von großer Bedeutung ist das Verhalten der Atmung. Ruhiges Atmen gibt gewiß keine Sicherheit über den günstigen Verlauf. Dagegen das stürmische, schnaubende Atmen läßt mit Wahrscheinlichkeit auf eine Massenblutung schließen, die töten wird. Ausnahmen davon werden immer selten bleiben, obwohl manche Pathologen, so Rokitanski, auch geheilte Ventrikelblutungen gesehen haben. Von ganz übler Vorbedeutung ist das rhythmische Atmen, das Cheyne-Stokes'sche Phänomen. Es kommt nicht gleich, es entwickelt sich nach Stunden oder Tagen. Vorher setzt die Atmung vielleicht ab und zu ein wenig aus und das gibt sich wieder, wenn der dienstbeflissene Arzt seinen Kampfer oder Äther unter die Haut spritzt. Dann werden die Pausen länger und die Atmung hebt sich danach nicht auf einmal mit tiefen Zügen, sondern ganz allmählich leis und sanft beginnend wird sie stärker und dann stürmisch, um ebenso allmählich abzuklingen und mit einer Pause abzuschließen, die mit jedem Male des gleichen Zyklus immer länger wird. Dieses Cheyne-Stokes'sche Phänomen ist immer ein Zeichen für ein schwer erschöpftes Atemzentrum. Der Sauerstoffmangel und die Überladung mit H-Ionen genügt da nicht mehr, um das Atemzentrum zu reizen und die Atmung wird seichter und seichter, um endlich ganz auszusetzen. Jetzt wird natürlich der Sauerstoffmangel und der Gehalt des Blutes an H-Ionen noch größer, das Atmungszentrum hat mittlerweile nichts getan, hat nur ausgeruht und so kommt die Atmung wieder in Gang, allmählich, denn die ersten Atemzüge, die das erschöpfte Zentrum fertig bringt, sind seicht und oberflächlich, sie genügen bei weitem noch nicht, den Reiz zu dämpfen. Er steigt, die bisher geringe Leistung des Atemzentrums gab weitere Frist zur Erholung, die Atemzüge werden tiefer, stärker, stürmisch und sind ganz dazu angetan, um das Atemzentrum weiter zu erschöpfen und weil mittlerweile das Blut durch das heftige Atmen dekarbonisiert ist, sinkt der Reiz, sinkt das Atemzentrum in seine Ruhe wieder zurück und das Spiel kann dann von vorn angehen. Das Cheyne-Stokes'sche Atemphänomen ist immer das bedenkliche Symptom eines meist schon länger und schwer geschädigten Atemzentrums und kann mancherlei Ursachen haben. Eine Einengung des intrazerebralen Raums mit steigendem intrazerebralem Druck, ein subdurales Hämatom z. B., oder die Zirkulation ist überhaupt schlecht, nicht nur in der Schädelhöhle, wie z. B. bei der Myokarditis, oder das Gehirn und mit ihm das Atemzentrum ist vergiftet wie bei der Urämie. Wie man sieht, lauter schöne Ursachen für das Cheyne-Stokes'sche Phänomen und man begreift leicht, daß man es nur mit Schrecken kommen sieht — wenn es das richtige Cheyne-Stokes'sche Phänomen überhaupt ist. Denn es gibt auch solche Abänderungen des Atmens, die dem Cheyne-Stockes'schen Phänomen recht ähnlich sehen, aber eine ganz andere physiologische Bedeutung und nicht die ungünstige Prognose haben, die diesem zukommt.

Für die Aussicht auf Erhaltung des Lebens ist vielleicht nichts wichtiger als die Dauer der Bewußtlosigkeit. Das fällt, wie mir scheint, noch mehr ins Gewicht als ihre Schwere. Man kann sagen, daß nur sehr wenig Aussicht, fast keine, besteht, daß der Kranke je wieder erwacht, wenn er nicht während der ersten 24 Stunden wenigstens für einen Augenblick aufgewacht ist. Wo anscheinend Ausnahmen vorkommen, betreffen sie allemal nicht Hämorrhagie, sondern Embolie oder Thrombose einer Gehirnarterie.

Scheint sich das Krankheitsbild zu bessern und tritt dann weiter eine deutliche Verschlimmerung ein, so handelt es sich um eine wiederkehrende Blutung, einen seltenen Fall, und der Kranke ist sicher verloren. Ein nicht unbeträchtlicher Teil der vom Schlag Betroffenen stirbt nicht gerade an diesem selbst. Aber es handelt sich ja zu allermeist um betagte und hochbetagte Leute und man weiß, wie gefährlich denen eine Lungenentzündung zu werden pflegt, die sie zur Bettruhe zwingt oder im Bett befällt. Dieser Gefahr ist der vom Schlag gerührte in hohem Maße ausgesetzt und man kann sagen, daß da eine vollentwickelte Pneumonie das Schicksal des Kranken besiegelt. Davon habe ich keine einzige Ausnahme erlebt.

Deshalb ist es auch dringend geboten, am nächsten Tag und von da an regelmäßig wenigstens einmal täglich, am besten des Abends, den Kranken aufzurichten und die Unterlappen zu untersuchen, ob sich nichts ansetzen will. Das erste Zeichen einer beginnenden hypostatischen Pneumonie ist allemal die leichte Verkürzung des Perkussionsschalls, findet man sie, so darf nicht gezögert werden und der Kranke muß auf die gesunde Seite gelagert werden. Am nächsten Tag ist dann vielleicht auf der anderen Seite eine Verkürzung des Schalls und so ist man mitunter gezwungen, alle 4 oder 6 Stunden die Lage wechseln zu lassen. Zuerst pflegt die Seite befallen zu werden, auf der sich die halbseitige Lähmung eingestellt hat, ein Zeichen dafür, daß sie auch an den Rumpfmuskeln nicht spurlos vorübergegangen ist, wenngleich dies für gewöhnlich nicht in den Vordergrund tritt. Auch wenn schon deutlichere Dämpfung, Knisterrasseln oder gar Bronchialatmen da sein sollte, ist die Lagerung auf die gesunde Seite noch ein Mittel um die Hypostase auszugleichen. Freilich, wenn einmal Fieber da ist und die Hypostase zur richtigen Entzündung geworden, dann kann man den tödlichen Ausgang mit Sicherheit am nächsten Tag oder nach wenigen Tagen erwarten, mag man dann auch noch Kampfer, Digitalis oder etwas Ähnliches geben, „um die Herzkraft hochzuhalten". Ich gebe ja dann noch, wenn mans dem Kranken beibringen kann, Kreosotal in großen Dosen, 3 mal im Tag einen Kaffeelöffel, es ist nur gegen die Entzündung, gerettet habe ich damit noch keinen Kranken. Jetzt ist ja die Zeit gekommen, wo man die Herzreize nicht sparen darf, um das Leben des Kranken noch so weit zu verlängern, wie es die ärztliche Kunst vermag. Was man da gibt, ist ziemlich gleichgültig, meistens wird die Sache auf Subkutaninjektionen von Kampferöl hinauslaufen, wovon man am ersten und raschesten einen freilich vorübergehenden Erfolg zu sehen bekommt, insofern sich der geschwächte Puls wieder hebt, der Kranke vielleicht noch einmal erwacht, seinen Angehörigen einen lieben Blick oder ein freundliches, wenngleich nicht verstandenes Murmeln gönnt, oder den telegraphisch herbeigeholten Sohn anschaut, wie man hofft noch erkannt und sich gefreut hat, im Ganzen doch eine erfreuliche Folge des Kampfers. Oder auch der letzte des

Monats ist gekommen, von morgen an beginnt ein neuer Termin für die Nachzahlung des Gehalts, da verschafft man der Witwe noch einen Monatsgehalt mehr, wenn der Kranke etwa erst nach 12 Uhr nachts stirbt statt vielleicht schon um 10 Uhr. Er spürt doch nichts mehr und leidet nicht, da kann er mit seinem verlängerten Todeskampf wenigstens noch ein paar hundert Mark für die Seinen verdienen. An solche Nebendinge muß man am Krankenbett auch denken. Nicht zu vergessen ist ferner, daß es für die Angehörigen ein großer Trost ist zu sehen, wie immer wieder etwas geschieht und später sich sagen zu können, daß nichts, aber auch gar nichts versäumt wurde, das teuere Leben zu retten.

Im allerersten Anfang, wenn man erst dazu gekommen ist, einen blutigen Hirnschlag zu diagnostizieren, aber noch nicht weiter, fragt es sich, was zunächst zu geschehen hat. Voraussichtlich steht die Blutung noch nicht oder noch nicht fest und die erste Pflicht erfordert alles zu unterlassen und zu vermeiden, was die Blutung unterhält oder neu anregt. Sobald der Kranke vorsichtig ins Bett gebracht ist, bedarf er vor allem der Ruhe. Er wird mit mäßig erhöhtem Kopf in die Kissen gelagert und wenn man das zur Hand hat, gleich auf ein Wasser- oder Luft- oder auch Spreukissen, um das Aufliegen zu verhüten und damit man später ihn nicht unnötig deswegen aufzuheben braucht. Die beengenden Kleidungsstücke am Hals werden aufgeknöpft, geht es, so wird der Kranke jetzt oder besser am nächsten Tag ausgezogen. Eine Eisblase bekommt der Kranke nicht auf den Kopf. Hat sie ein anderer schon aufgelegt, so läßt man sie in Gottes Namen liegen. Die Kälte bewirkt, wenn überhaupt etwas, eine spastische Verengung der Arterien, also Herabsetzung des intrazerebralen Drucks. Das muß vermieden werden, denn dem ausströmenden Blut setzt sich ja der intrazerebrale Druck entgegen. Den intrazerebralen Druck vermindern heißt also die Blutung befördern. Ich bin überzeugt, daß mindestens die Höhe der Schädigung, die sich nach dem Insult herausstellt, in Form einer weitverbreiteten Lähmung zu nicht geringem Teil der Eisblase auf Rechnung gesetzt werden darf. Man überlege: Die Kälte trifft vermutlich die pialen Gefäße der Konvexität, sehr zweifelhaft, ob auch die Gefäße in der Gegend der inneren Kapsel, wo die Blutung meist sitzt, daß das blutende Gefäß sich verengert, die Hoffnung muß klein sein. Die Verengerung der pialen Gefäße schafft aber vor allem Raum in der Schädelhöhle und vermindert den Druck und das macht sich auch in der Tiefe geltend, auch an der Stelle der Blutung. Was anderes ist es jetzt, wenn stürmische Erscheinungen sich melden, auch wenn der Kranke innerhalb der ersten 24 Stunden gar nicht einmal wenigstens erwachen will, und sei es nur für einen Augenblick. Dann kann er für verloren gelten, wenn es nicht gelingen will, dem Gehirn Luft zu verschaffen, denn es will augenscheinlich an seiner Adiämorrhysis ersticken. Dann kann man wohl seine Eisblase auflegen, dann muß aber mehr geschehen. Zu dieser Frist bin ich entschieden für einen Aderlaß, wenn er ausgiebig gemacht wird, jedenfalls das beste Mittel, den Blutdruck und damit indirekt auch den zu hohen Druck im Schädelinnern herabzusetzen. Ich will aber ganz offen sein, theoretisch ist die Venaesektion ganz gewiß gerechtfertigt und angezeigt, ich würde sie im gegebenen Fall auch wieder machen, in den wenigen Fällen, in denen ich sie machen mußte und auch gemacht habe, habe ich aber nie den geringsten Erfolg davongesehen. Vielleicht, damit tröste ich mich, war der Aderlaß zu klein, ich habe aber doch 300 ccm herausgelassen, oder zu spät ausgeführt, was mir wahrscheinlicher ist, oder der Herr Professor Geigel ist eben ein Theoretiker und entscheidend ist nur die Praxis. Doch darf man nicht vergessen, daß es noch nicht so gar lang her ist, da stand am Bett eines jeden vom Schlag Getroffenen sehr bald die Schüssel mit dem Blut und um den Arm hatte der Kranke unweigerlich seine rote Binde und es wäre noch zu erforschen, ob damals die Statistik der Gehirnhämorrhagie eine schlechtere oder eine bessere gewesen ist im Vergleich mit der Neuzeit.

Vor mehr als 30 Jahren schon habe ich als Ersatz für den Aderlaß das Abbinden aller vier Extremitäten empfohlen. Die fassen schon viel Blut, wenn man mit mäßigem Druck, der nicht die Arterien, nur die Venen verschließt, so wie man es auch beim Aderlaß macht, eine starke venöse Stauung verursacht, und nun die Binden einige Stunden liegen läßt. Dann ist auch eine ganze Masse Blut vom Kreislauf ausgeschaltet, ihm sogar entzogen wie beim Aderlaß auch, aber wenn man es wieder braucht, kann es durch Lösung der Binde dem allgemeinen Kreislauf wieder zugeführt werden und es kann schon Fälle geben, wo man recht froh ist, das Blut nicht unwiderbringlich vergossen zu haben. Unter dem Namen „unblutiger Aderlaß" ist diese Methode von anderen in der neueren Zeit als etwas Neues bei den verschiedensten Indikationen für den Aderlaß als Ersatzmethode anempfohlen worden, doch war vom Gehirnschlag dabei keine Rede.

Zu essen und trinken bekommt der Kranke zunächst gar nichts, auch wenn er zu schlucken fähig wäre. Alles, was nach Anstrengung nur aussieht oder das Herz erregt, muß vermieden werden. Eine Entleerung des Darms wäre wünschenswert, aber damit kann man auch noch bis zum nächsten Morgen warten, wenn nicht schon bei einem ganz Bewußtlosen eine Entleerung mittelst einer Eingießung von Glyzerin mit Wasser zu gleichen Teilen, davon 30 g, oder ein Glyzerinzäpfchen den Stuhl heute noch herbeiführt. Von da ab ist durch Einläufe jeden anderen Tag nachzuhelfen und gewöhnlich ist man erstaunt, wie große Mengen Stuhl bei einem zutage kommen, der fast gar nichts gegessen hat. In den allernächsten Tagen ist in der Tat nur Zufuhr von kleinen Mengen Milch nötig, wenn der Kranke schlucken kann, außerdem Einläufe, kleine von Milch mit Nährpräparaten, mit Ei oder was man sonst will, die Hauptsache ist, genügend, aber ja nicht zuviel Flüssigkeit zuzuführen. Die Lippen, die trocken werden wollen, und die Mundhöhle müssen angefeuchtet werden und vom übernächsten Tag ab nachgesehen, ob sich kein Soor entwickelt hat, in welchem Fall sogleich Reinigung mit einem feinen, zarten Leinwandläppchen, das in Boraxlösung, 1 Kaffeelöffel auf 1 Schoppen Wasser, getaucht ist, in die Wege geleitet werden muß, aber vorsichtig, denn erbrechen darf der Kranke nicht.

Am allernächsten Tag, spätestens am folgenden, muß nachgesehen werden, ob nicht die Blase des Kranken gefüllt ist. Wenn die Perkussion der Blase Hochstand ihrer Grenzen ergibt oder wenn die Blase gar als ein Tumor fast bis zum Nabel gesehen und gefühlt werden kann, so kann man oft erleben, daß ein Stöhnen des bewußtlosen Kranken nach der Entleerung des Urins durch den Katheter aufhört, zum Zeichen, daß auch noch der Bewußtlose leiden kann, freilich nicht klagen und Abhilfe fordern. Wer den Füllungszustand der Blase nicht berücksichtigt, kann sich einer schweren Unterlassungssünde schuldig machen.

24 Stunden nach dem Anfall muß ferner der Kranke vorsichtig im Bett auf die Seite gedreht und muß nachgesehen werden, ob die Kreuzbeingegend nicht rot geworden ist, nicht ein Dekubitus droht, der Dekubitus, der die häufigste und ernsteste Gefahr in der Rekonvaleszenz bedeutet. Täglich muß die Kreuzbeingegend mit Franzbranntwein abgewaschen, für peinliche Sauberkeit nach den Entleerungen gesorgt werden. Am ersten Tag schon muß der Kranke eine Bettflasche eingelegt bekommen, ob von selbst Stuhl entleert wurde, danach muß eine sorgfältige Pflege oftmals sehen.

So kommt man allmählich über das schwerste hinweg und die Pflege hat da fürderhin nichts Besonderes mehr an sich. Nur müssen wir gleich noch auf einen Punkt aufmerksam machen, der leider nur allzuoft übersehen wird. In der Rekonvaleszenz, wenn die Kranken schon selber essen können oder auch dann, wenn man sie noch füttern muß, unterschätzt man das Nahrungsbedürfnis derselben ganz regelmäßig und ungemein. Der Pfleger ermüdet und der Kranke erst recht und dann glaubt man, daß er genug habe. In solchen Zeiten lege ich hohen Wert auf die Ernährung mit der Schlundsonde. Das geht bei Bewußtlosen schon und da ist es die einzige Möglichkeit, sie auf die Dauer hinreichend zu ernähren. Die Rektalernährung tut nur tage-, selten wochenlang gut, bald behält der Darm nichts mehr und was die Belästigung des Kranken und des Pflegepersonals angeht, so ist diese bei der Sondenfütterung entschieden geringer. Bei daran Gewöhnten liegt gar keine Schwierigkeit vor, und wenn man die Sonde, wie ich es empfehlen möchte, durch die Nase einführt, so geschieht das auch in der allerschonendsten Weise für den Kranken. Nicht mit Unrecht befürchtet man bei öfters wiederholter Sondeneinführung, ganz besonders bei Bewußtlosen, die Gefahr der Schluckpneumonie. Man kann aber, wenn man die Sonde nicht wie gewöhnlich durch den Schlund, sondern durch die Nase einführt, um diese Gefahr herumkommen. Ich bin so vorgegangen und habe bei einer hochbetagten Greisin die Sondenernährung so viele Monate lang durchgeführt, noch dazu bei völliger, dann bei nahezu völliger Bewußtlosigkeit. Die Einführung gelingt leicht auch in Rückenlage bei mäßig erhobenem Oberkörper. Am besten eignen sich dazu die sog. englischen Sonden, Nr. 18—20. Bekanntlich müssen sie in heißem Wasser weich und biegsam gemacht werden, dabei gibt man dem Schnabel die gewünschte Biegung und taucht sie dann, damit sie bleibt, kurz in kaltes Wasser. Da es der Kranke nicht schmeckt, so kann man die Sonde ruhig einölen. Das letzte, was durch die Sonde läuft, muß immer reines Wasser sein, für den Fall, daß doch einmal etwas in die falsche Kehle kommen sollte. Es ist ein wohlfeiler Trost, „daß alte Leute nicht mehr viel zum Leben brauchen“, „daß sie mit ein paar Schalen Milch im Tag genug haben“. Ich habe in meiner allernächsten Familie bei einer hochbetagten Greisin, die eine Embolie der Arteria fossae Sylvii erlitten hatte und die viele Monate hindurch nicht fähig war, zu essen, die Ernährung mit der Sonde durchgeführt und zu meiner Freude erlebt, wie die schon vorher furchtbar heruntergekommene Kranke wieder auflebte, voller und kräftiger wurde, fünfmal im Tag, auch während der Nacht wenigstens einmal, sehr reichlich genährt wurde, mit Milch, Eiern, Nährpräparaten. Dabei hat man auch noch die Möglichkeit, Medikamente zur Zeit, wo der Kranke noch nicht schluckt, per os einzuführen und großes Gewicht möchte ich darauf legen, einem vorher nicht ganz genau Bekannten gleich die Ricord'sche Mixtur einzuflößen. Man kann von vornherein doch nicht wissen, ob bei einem Schlaganfall die Syphilis mit im Spiel ist. Was kann man sonst viel machen, was wirklich nützen kann, ist es aber Syphilis, so wirkt die Ricord'sche Mixtur manchmal Wunder.

Umbetten kann, genügende Hilfe vorausgesetzt, am dritten Tag vorsichtig geschehen. Es ist wichtig, daß der Kranke bald, wenigstens für ganz kurze Zeit, in aufrechte Lage kommt, am fünften Tag kann man versuchen, ihn mit gehöriger Unterstützung in einen Stuhl zu setzen, bis das Bett wieder frisch gemacht ist.

Jetzt kommt die Zeit der genaueren topischen Diagnose und zugleich die Behandlung des angerichteten Schadens.

Die Blutung erfolgt, wie schon erwähnt, zumeist im Gebiet der Arteria fossae Sylvii, von der die Stammganglien mitsamt der inneren Kapsel versorgt werden. Auch wenn die Blutung nicht gerade in der inneren Kapsel sitzen sollte, so ist sie doch derselben fast allemal so nahgelegen, daß eine Störung der in ihr verlaufenden Bahnen eigentlich etwas Selbstverständliches ist. In der Capsula interna verläuft vor allem die große kortikomuskuläre Bahn zu der Muskulatur der gekreuzten Seite, die Pyramidenbahn und die Fasern zum Fazialis von Wange und Kinn, vom Hypoglossus, der zur gegenüberliegenden Seite der Zungenmuskeln geht. Das gewöhnliche Bild, das also durch eine Gehirnhämorrhagie hervorgerufen wird, besteht in einer halbseitigen Lähmung, auf der dem Blutherd gegenüberliegenden Seite, durch die die Muskeln der Wange, des Kinnes (die zwei untersten Äste des Fazialis), die Zungenmuskulatur und die Muskeln von Arm und Bein sowie des Rumpfes getroffen sind. Die Lähmung der Rumpfmuskeln macht sich dem Kranken kaum bemerkbar; über ihre Bedeutung bezüglich einer Pneumonie, die viel lieber auf der gelähmten Seite kommt, ist schon gesprochen worden. Die Ärzte pflegen auch nicht viel Wesens mit der Lähmung der Rumpfmuskeln zu machen, da die der Arm- und Beinmuskeln für die Kranken bei weitem wichtiger ist, wahrscheinlich aber aus noch einem Grunde. Sie ist von Haus aus nicht so auffallend wie die Lähmung von Arm und Bein. Die Veränderung der Körperlage und Stellung kann im Anfang bei dem bettlägerigen Kranken nicht geprüft werden und nachher wird sie auch, weil es ziemlich gleichgültig ist, im ganzen Krankheitsbild vielfach übersehen und wenig berücksichtigt und untersucht. Wahrscheinlich gleicht sie sich auch in vielen Fällen aus oder war gleich nicht ganz so stark entwickelt wie die Lähmung der Extremitäten. Je mehr irgendein Glied daran gewöhnt ist, zu ganz isolierten Bewegungen seinen Antrieb vom Ich zu empfangen, desto mehr ist es in seinen Bewegungen abhängig von der ganz bestimmten und isolierten Innervation von der gegenüber liegenden Seite der Zentralwindungen; darin besteht zum guten Teil die Möglichkeit, nur den rechten Arm, nur den rechten Daumen zu bewegen und nicht gleichzeitig auch den linken; daß eben die linke Zentralwindung den Antrieb auch von rechts und die rechten Zentralwindungen keinen zugleich nach rechts senden, daß so mit anderen Worten Arm, Daumen usw. gar nicht von beiden Seiten her innerviert werden, das ermöglicht erst die ausschließliche Bewegung von rechts und links. Dazu ist das Nervensystem und sind die Bahnen im Gehirn erzogen und wenn da eine Pyramidenbahn einseitig unterbrochen ist, so ist halt die Lähmung da und bleibt, so lang die

Unterbrechung der Bahn eben anhält, bei einer Zerstörung der inneren Kapsel z. B. lebenslang. Die Zentralwindungen der anderen Seite haben sich von Kindheit an um die auf ihrer eigenen Seite liegenden Muskeln keinen Deut gekümmert und sie sind nicht in der Lage, etwa vikariierend einzugreifen. Wo aber von Kindheit an homologe Muskeln auf beiden Seiten oft oder vorwiegend zusammen in Tätigkeit gesetzt wurden, wo die gleichzeitige oder zusammengehörende Tätigkeit geradezu zu ihrem Zweck gehört, da ist die Sache offenbar anders. Dann ist der linken Zentralwindung auch die linke Muskulatur nicht ganz gleichgültig, denn wenn sie die Muskeln am rechten Bein etwa zum Sprung ansporntoder beim Stehen in Tätigkeit versetzt, so wird der Zweck, das Stehen, das Springen gar, nur möglich, wenn die andere Seite auch mittut. Und so kommt es, daß die Muskeln der einen Seite zwar vorwiegend, aber doch nicht so ausschließlich ihren Antrieb von der entgegengesetzten Gehirnseite, sondern auch, in geringerem Grade, von der gleichen Seite her erhalten. Dann ist auch mehr die Möglichkeit vorhanden, daß mit Ausfall der einen, der hauptsächlich wirksamen Leitung die andere, gesunde, stellvertretend eingreifen kann. So geschieht es auch wahrscheinlich mit der Lähmung der Rumpfmuskeln, die nicht auf die fein isolierte Tätigkeit eingestellt sind wie die Muskeln der Hand und der Finger. Auch beim Beine tritt die auf einzelne Teile und Glieder streng beschränkte Tätigkeit gegenüber Arm, Hand und Fingern schon mehr zurück und damit mag es zusammenhängen, daß wenn eine Besserung der halbseitigen Lähmung in Gang kommt, das allemal am Bein sich zuerst bemerkbar macht. Wahrscheinlich kommt da der Einfluß der Leitung auf der noch gesunden Seite allmählich zur Geltung. Noch mehr, gerade die Muskeln der Hand und des Arms, die die Greifbewegungen ausführen, also fast immer zusammengearbeitet haben, erholen sich viel früher, die Antagonisten bleiben gelähmt, die Greifmuskeln im Gegenteil geraten in Kontraktur. Beim Fazialis ist es ähnlich. Das Fazialisgebiet läßt gewöhnlich am frühesten und ausgiebigsten eine Besserung erkennen. Denn die mimische Gesichtsmuskulatur war von jeher gewohnt, beiderseits im gleichen Zeitmaß sich zusammenzuziehen, keiner lacht oder weint nur mit einer Seite des Gesichts. Das trifft für die mimische Tätigkeit der Gesichtsmuskeln allgemein zu, soweit sie unter dem Einfluß von Affekten in Tätigkeit treten. Was anderes ist es, wenn der Mensch einmal seinen Mund von rechts nach links verziehen will, das kann er auch und dazu benützt er ausschließlich die Bahn zur entgegengesetzten Seite. Die Folge davon ist, daß bei einer halbseitigen Lähmung der Mundwinkel auf der gelähmten Seite hängt, die Nasolabialfalte verstrichen ist und der Kranke nicht fähig ist, den Mund nach der gelähmten Seite willkürlich zu verziehen. Er kann auch nicht lachen, wenn man ihn dazu auffordert, er versucht es, aber nur die gesunde Seite seines Gesichts verzieht sich dabei. Jetzt gelingt es vielleicht, einen guten oder schlechten Scherz anzubringen und der arme Teufel lacht wirklich darüber und jetzt lacht er mit beiden Seiten des Gesichts und kein Mensch sieht dabei etwas von der Fazialislähmung. Willkürlich kann der Kranke nicht auf beiden Seiten den Mund verziehen; im Affekt geht es leicht und anstandslos. Hier kennt man nun auch den Weg, auf dem die gesunde Seite des Gehirns stellvertretend eingreift. Er führt durch den Sehhügel. Wenn ausnahmsweise diese Bahn ebenfalls befallen ist und das affektive

Lachen auch nicht möglich ist, dann kann auf eine Beteiligung des Thalamus geschlossen werden.

Bei der zentralen Fazialislähmung ist der Reflex erhalten, bei Berührung des Bulbus oder der Bindehaut wird das Auge geschlossen.

Nur in einem sehr kleinen Teil postapoplektischer Lähmung tritt gar keine Besserung im Laufe der Zeit ein. Am häufigsten wird das noch beobachtet, wenn ausnahmsweise gar keine Hemiplegie vorliegt, sondern eine Monoplegie, also z. B. nur eine Lähmung eines Arms oder eines Beines. Dann sitzt aber auch der Herd nicht an der gewöhnlichen Stelle in der Gegend der inneren Kapsel, sondern gegen die Hirnrinde zu oder in dieser selbst. Dann ist die Bahn für Arm oder Bein selbst getroffen, die anderen sind frei geblieben. Da sind es lauter direkte Herdsymptome und gar keine indirekten, die vorliegen. Bei einer Blutung handelt es sich gewöhnlich um beides: Ein Teil der Bahnen ist durch die Blutung zerstört und dieser erholt sich nicht wieder. Es ist nachgewiesen, daß irgendwie zerstörte Teile des Zentralnervensystems nicht wieder neu gebildet werden, weder die Nervenzellen, noch wachsen die zerstörten Leitungsfasern wieder nach. Die ausgezeichneten Untersuchungen von Borst lassen darüber keinen Zweifel. Aber auch in die Umgebung pflanzen sich die schädlichen Folgen einer Gehirnhämorrhagie fort. Der Blutherd drückt auf seine Umgebung, hat sie verschoben, gepreßt, blutleer gemacht und für den Augenblick gelähmt, anscheinend so gut wie die wirklich zerstörten Teile. Das aber kann wieder zurückgehen. Der Blutherd wird, wie wir sahen, entweder von Bindegewebe durchzogen und die Narbe schrumpft dann, oder es bildet sich eine Zyste, die sich auch verkleinert, da der Inhalt nach und nach zum Teil aufgesaugt wird. In dem Maß, in dem sich der apoplektische Herd verkleinert, nimmt der Druck auf die Umgebung ab und so können die indirekten Herdsymptome auch wieder zurückgehen. Gerade bei einer Monoplegie sind nun indirekte Herdsymptome überhaupt unwahrscheinlich, sonst wäre es keine Monoplegie, sondern die Lähmung wäre wahrscheinlich weiter verbreitet. Daher die meist große Hartnäckigkeit vieler Monoplegien. Ausnahmen können vorkommen. Dann liegt aber gar kein direktes Herdsymptom vor und die ganze Monoplegie ist ein indirektes, die Bahn für Arm oder Bein ist gar nicht Sitz des Blutherdes, sie ist nur von der Nachbarschaft her durch den Herd gedrückt usw. Der Herd ist eben da in eine „stumme Stelle" des Hirns gefallen. So erklären sich auch die Fälle, bei denen überhaupt keine Herderscheinungen zutage treten, obwohl augenscheinlich ein Schlaganfall da gewesen war. Bei anderen Hirnkrankheiten werden wir noch manchmal solchen „Stummen Gehirnstellen" begegnen, d. h. solchen, deren Verletzung keine uns bisher bekannte Störung des Gehirnlebens zur Folge hat.

Der Fortgang bei der nach Blutung an der gewöhnlichen Stelle zurückbleibenden Lähmung vollzieht sich, man möchte sagen, gesetzmäßig, d. h. in der überwiegenden Zahl aller Fälle wird es mit der Lähmung zuerst am Bein besser, so daß die Kranken meist schon wieder gehen können, freilich mühsam und unvollkommen, bevor sich am Arm nur etwas zum Besseren rührt. Der Gang ist dann ein paralytischer, und seine Störung beruht zum größten Teil eben auf der motorischen Lähmung. Das gelähmte Bein wird mühsam nachgeschleppt und weil seine Muskeln noch sehr wenig leisten können, helfen die Kranken mit den Rumpfmuskeln nach, um nur das Becken auf der erkrankten Seite zu heben und den Fuß soweit, wie es unumgänglich notwendig ist, vom Boden zu erheben. Das gelingt unvollkommen, das Bein wird im Bogen nach außen vorgezogen und bleibt dennoch mit der Fußspitze am Boden kleben. Der Nachdruck fällt auf den gesunden Fuß, der ohne Schwierigkeit nach vorn bewegt wird, dann kommt wieder ganz langsam und mit Mühe das kranke Bein an die Reihe. Der Fuß steht in Equinovarusstellung, Spitze und äußerer Fußrand sind gesenkt und schon am Schuhwerk des Kranken, das an der Spitze und außen abgewetzt ist, kann man den paralytischen Gang erkennen. Das Peronäusgebiet erweist sich als vorzugsweise gelähmt und dazu gesellt sich ganz regelmäßig eine Kontraktur der Antagonisten. Diese setzen jedem Versuch, die Stellung auszugleichen, schon nach einiger Zeit starken Widerstand entgegen. Die Kontraktur kommt aber nicht auf einmal, sondern entwickelt sich doch erst nach und nach. Das Knie ist leicht gebeugt und auch hier ist eine Kontraktur der Beuger zu bemerken. Die Bewegungen im Hüftgelenk sind freier. Auch an der oberen Extremität ist die Kontraktur bestimmter Muskeln deutlich. Der ganze Arm wird an den Brustkorb angedrückt gehalten, der Vorderarm im Ellbogen gebeugt, proniert, die Hand gebeugt, die Finger sind eingeschlagen und nach und nach können die Nägel, wenn das nicht durch sorgfältige Pflege hintangehalten wird, sich in die Haut der Hohlhand eingraben. Auch ist die Hohlhand oft der Sitz lästiger Ekzeme, die Schweißbildung ist hier, schon weil die Faust immer geschlossen gehalten wird, vermehrt. Überhaupt machen sich auch vasomotorische und trophische Störungen oft bemerkbar. Die gelähmten Extremitäten sind kälter als die gesunden, was allerdings zum Teil von dem Fehlen der Muskeltätigkeit kommt und hier der Blutumlauf nur sehr dürftig ist.

Das alles ist sehr lästig und um so unangenehmer, als man nach Ablauf etwa eines halben Jahres auf keine weitere Besserung mehr zählen kann. Solange dauert es ungefähr, bis die indirekten Herdsymptome sich soweit ausgeglichen haben, wie man das nach der Lage des Falles überhaupt hoffen kann. Aber dazu kommt noch leider die Störung der Sprache, die bei rechtsseitiger Hemiplegie und bei Rechtshändern fast nie ausbleibt. Bei Linkshändern tritt die Aphasie ein, wenn der Blutherd an gewöhnlicher Stelle, aber rechts sitzt. Selbst habe ich das nie gesehen, aber es wird glaubwürdig berichtet und ist auch glaubwürdig.

Die Häufigkeit der Sprachstörung nach einem Schlaganfall ist auch im Volk bekannt genug und mit Bangen harren die Angehörigen des Augenblicks, wo sie sich darüber klar werden, ob der Kranke „die Sprache verloren hat". Im Anfang ist natürlich von einer Probe nicht die Rede. Ich rate auch gar nicht dazu, sie sobald als möglich anzustellen. Wo der Kranke noch halb benommen oder noch von seinem Anfall nicht recht erholt ist, da ermüdet ihn die Probe ungemein und ist auch nicht ganz sicher und zudem wirkt ein schlechter Ausfall ungemein betrübend auf Kranke, wenigstens, wenn sie den gebildeten Ständen angehören und endlich: für den Kranken ist es wirklich gleichgültig, wie bald man es merkt, ob eine Sprachstörung da ist, denn wir können doch nichts daran ändern oder so gut wie nichts. Übrigens dauert es doch gewöhnlich nicht lang, so merkt man auch ohne genauere Untersuchung, daß die Sprache gestört ist. Wenn erst das Bewußtsein wiedergekehrt ist und der Kranke wieder Anteil an seiner Umgebung nimmt, auch Klagen und Wünsche hat, dann will er auch reden und da merkt man, daß er es nicht kann. Man merkt es an der augensichtlichen Mühe, die er sich gibt, an den unartikulierten Lauten, die er nur herausbringt, an den Verziehungen des Mundes, bis er dann, offenbar erschöpft, den Ausdruck des Unwillens im Gesicht, von seinen Bemühungen für diesmal abläßt. Die nähere Untersuchung ergibt als die häufigste Form die motorische Aphasie. Der Kranke findet einfach die Worte nicht für die Begriffe, die er offenbar noch hat. Ist nicht zugleich auch sensorische Aphasie mit dabei und kann man sich mit dem Kranken noch verständigen, so gelingt oft der Nachweis, daß die Intelligenz, auch die Urteilskraft gar nicht Not gelitten haben. Man könnte sich beim Kranken, wenn der Schlaganfall schon weit zurückliegt, sogar mit Vorteil Rat erholen, wenn es sich um eine wichtige Angelegenheit handelt und der Kranke seiner Bildung und Lebenserfahrung nach geistig entsprechend hochstehend war und ist. Dadurch unterscheidet sich die Hirnhämorrhagie einigermaßen vom enzephalomalazischen Herd, der sonst ein so ungemein ähnliches Krankheitsbild erzeugt und auch so oft Aphasie zur Folge hat.

Liegt nicht gleichzeitige sensorische Aphasie auch vor, dann versteht der Kranke alles, was man ihm vorsagt; infolgedessen tut er auch, was man von ihm verlangt. Sucht er ein Wort und kann es nicht finden, was man an seinen Gebärden, wenn man sich lang mit ihm beschäftigt hat, wohl merkt, so kann man ihm darauf helfen und wenn man das verlangte und gesuchte Wort gefunden und dem Kranken vorgesagt hat, dann nickt er erfreut und gibt deutlich zu erkennen: Ja, das ist es. Ob er es auch nachsprechen kann, das hängt von der Unversehrtheit der Bahn durch die Insel ab, durch die die Verbindung zwischen Temporalwindung und Broca'scher Windung hergestellt ist. Liegt hier eine Störung vor, dann kommt das sensorische Wortbild von der Temporalwindung aufgefangen und dem Ich auch richtig übermittelt, den dazugehörigen Begriff auslösend, doch nicht zu dem Ort, wo das Wortbild zum motorischen Ausdruck gelangen soll, der Broca'schen Windung, und das Nachsprechen ist nicht möglich. Oder der Kranke bringt es noch fertig, aber weil die Kontrolle mit dem sensorischen Wortbild nicht mehr tadellos geht, verspricht er sich häufig und den Unwillen merkt man ihm dabei dann an, wenn er das gesprochene Wort nicht innerlich vergleicht, sondern hört: vorausgesetzt, daß das sensorische Feld noch so weit in Ordnung ist, daß er den Vergleich des innerlich bekannten Wortes mit dem gehörten doch noch einigermaßen durchführen kann. In anderen Fällen ist das ganz unmöglich und den Kranken stören die unaufhörlichen Irrtümer in der Sprachbildung und das unausgesetzte Versprechen in keiner Weise.

Je nach der geistigen Stufe, auf der der Kranke vor dem Schlaganfall gestanden hatte und je nach der Mühe, die man sich nachher mit ihm gibt, gelingt es manchmal doch, ganz geringe Fortschritte und Besserungen in der Sprachbildung herbeizuführen. Geistig hochstehende Kranke finden zuweilen Energie genug, um immer und immer wieder die Wortbildung zu erzwingen. Im höchsten Fall ist der Erfolg bei weitem nicht so, daß der Kranke wieder einigermaßen sprechen könnte und er bringt nur allenfalls einige Worte und Redewendungen heraus, die er dann immer und immer wieder anbringt, auch da, wo sie nicht passen, nur damit wenigstens wieder einmal gesprochen wurde. Ich erinnere mich eines geistig ungemein hochstehenden, mir väterlichen und hochverehrten Mannes, der anfangs der Fünfziger vom Schlag gerührt und motorisch-aphasisch geworden war. Er verstand alles und man konnte ihn, wenn er nur durch Mimik zu bejahen und zu verneinen brauchte, über alles mit Vorteil um Rat fragen. Sprechen konnte er ein paar Jahre, bis ihn ein zweiter Anfall mit diesmal rechtsseitigem Herd dahinraffte, nur noch „Meinen Sie", was er bei jeder Gelegenheit anbrachte. Merkwürdig, daß das Kind mit seinem unbeschriebenen Gehirn reden lernt, je nachdem es rechtshändig ist oder linkshändig mit der linken oder mit der rechten Broca'schen Windung und wenn es als Mann die linksseitige Broca'sche Windung verloren oder ausgeschaltet bekommen hat, dann kann es mit der rechtsseitigen Broca'schen Windung nicht mehr sprechen lernen. Könnte man, wie man wollte, so müßte man eigentlich zuerst mit Einübung des rechtsseitigen sensorischen Rindenfeldes, mit der rechten 1. Temporalwindung beginnen, vielleicht gelänge dann auch die Einübung der rechtsseitigen 3. Stirnwindung. Zukunftsmusik! Merkwürdig ist es, daß bei vollkommener motorischer Aphasie zuweilen unter dem Einfluß eines lebhaften Affektes die Sprachbildung ganz tadellos vonstatten geht und die nämliche Äußerung darauf erfolgt, die der Kranke automatisch, fast könnte man sagen reflektorisch, im Affekt unzählige Male gebraucht hat, so oft, daß er sich gar nichts mehr dabei gedacht hat. Wer einmal auf die eigene und anderer Sprache achtgibt, kann leicht solche Vorkommnisse bemerken. Gut, also der Kranke, der außer der erwähnten Redewendung einfach nicht sprechen konnte, rief doch einmal laut und deutlich „Donnerwetter", um seiner Erregung Ausdruck zu verleihen. Auch Krankenschwestern haben mir mehrfach von Sprachlosen berichtet: „Ja, denken Sie nur, fluchen, das kann er". Eine eigentliche Behandlung der Aphasie kennen wir leider nicht. Zum Glück gibt es seltene Fälle, in denen sich von selbst die verlorene Sprache wieder einstellt, in denen offenbar die Aphasie nur ein indirektes Herdsymptom gewesen war. Da kann man den Heilvorgang oft auch wirklich durch Sprechübungen mit fleißigem Nachhelfen des Kranken unterstützen. Das ist ja noch das einzige, was sich bei Sprachstörungen machen läßt. Der Krankheitsherd im Gehirn läßt sich wohl kaum beeinflussen. Man kann den elektrischen Strom versuchen, über dessen Wirksamkeit bei Erkrankungen des Nervensystems ich hier ein für allemal gleich ein paar Worte sagen will.

Bei Einführung des elektrischen Stroms in die Therapie mit großen Hoffnungen begrüßt, gleich anfangs auch durch günstig lautende Beobachtungen empfohlen, hängten sich hochgespannte Hoffnungen und Erwartungen an die neue so interessante und rätselhafte Naturkraft. Zu denken gab, daß bald eine Spaltung in zwei Lager gewissermaßen sich vollzog. Zwei der bedeutendsten Vertreter der Elektrotherapie gingen in ihren Meinungen schroff auseinander. Duchenne de Boulogne bevorzugte den faradischen Strom bei weitem, Remak verwendete so gut wie ausschließlich den konstanten Strom und beide hochbedeutende Forscher stimmten nur darin miteinander überein, daß sie der anderen Methode jede Wirksamkeit absprachen. Kein Zweifel, daß überhaupt die Wirksamkeit der Elektrizität und zwar beider Stromesarten eine höchst zweifelhafte genannt werden muß und es gibt genug

Ärzte, die die ganze Wirkung nur auf Suggestion beziehen wollen. Das geht meiner Ansicht nach auch wieder zu weit und ich habe doch in 2 Fällen, sage in zwei Fällen, peripherer Nervenlähmung, eine Wirkung beobachtet, die ganz sicher als reell angesprochen werden mußte. Andererseits muß man wieder zugeben, daß die allermeisten Ärzte, die einen elektrischen Apparat besitzen und deswegen auch Elektrotherapie gelegentlich treiben, davon überhaupt nicht das allermindeste verstehen. Schon wer die Elektroden sieht, die einem kleinen transportablen faradischen Apparat beigegeben sind, weiß auf den ersten Blick, daß der Besitzer entweder keine größeren Platten hat und sich solche nicht anschaffen kann oder daß er, wenn er solche Elektroden anwendet, nicht einmal weiß, daß mit solchen kleinen Dingern jeder therapeutische Erfolg ausgeschlossen ist, nach den Grundzügen der Elektrotherapie, von deren einfachsten rein physikalischen Grundlage der Arzt eben keine Ahnung hat. Und mit den physiologischen Grundlagen ist es nicht besser. Habe ich es doch selber erleben müssen, wie ein hervorragender Vertreter der Chirurgie eine schwere spastische Lähmung der Beine nach einer operierten Fissur der Halswirbelsäule mit dem faradischen Strom behandelte und nicht etwa mit schwellenden Strömen, sondern wirklich einfach mit dem faradischen Strom.

Wenn man in der neueren Zeit viel weniger Wert auf die elektrische Behandlung von Nervenkrankheiten legt als etwa in den sechziger Jahren, so dürfen wir das keineswegs nur auf die schärfere Kritik und die Aufklärung der Neuzeit schieben. Ein älterer Arzt, der gefragt würde, möchte nicht ganz mit Unrecht sagen: ganz recht, aber lernt erst einmal etwas und wenn dann die Erfolge ebenso negativ sind, dann könnt ihr recht haben. Der elektrische Strom ist bei der Behandlung der Gehirnhämorrhagie wirklich so gut wie wirkungslos — in der Hand der neuzeitlichen Ärzte, wollen wir vorsichtshalber hinzufügen. Ich habe nichts davon gesehen, aber ich erinnere mich noch recht gut eines Falles von äußerst schmerzhaftem Nervenleiden, an dem ich meine Kunst ohne jeden Erfolg versucht hatte. Da kam der Kranke in die Hand von Erb, der ihn in einigen Monaten, und zwar durch Anwendung des konstanten Stromes, völlig wieder herstellte. Wir wollen versuchen, wenigstens die Regeln aufzustellen, wie man vernünftigerweise die elektrische Behandlung nach Hirnhämorrhagie einleiten und durchführen kann. Denn, auch das muß gesagt werden, die Elektrotherapie ist oft die letzte Hoffnung des Kranken und eine Hauptaufgabe des Arztes in den meisten Fällen beruht darauf, die Hoffnung des Kranken, der ja nichts anderes mehr hat, möglichst lange aufrecht zu erhalten und das gelingt besser, wenn der Arzt es versteht, mit seinen Maßnahmen abzuwechseln und immer wieder etwas Neues auf Lager zu haben.

Etwa vier Wochen nach dem Schlaganfall kann man mit Faradisation der gelähmten Muskeln an Arm und Bein, vorsichtig auch im Gesicht beginnen. Eine Elektrode muß groß sein etwa 100 qcm: sie dient nur als Schließungselektrode und kommt auf eine indifferente Stelle, eine nicht beteiligte Hand, aufs Sternum oder wohin man sonst will, die Reizelektrode muß eine Meyer'sche Unterbrechungselektrode sein und darf einen kleineren Knopf tragen, aber nicht kleiner als 3 qcm, weil der Strom sonst zu weh tut.

Man setzt die Reizelektrode auf einen Muskel oder Nervenpunkt des gelähmten Gliedes auf, der Strom wird geschlossen und die Muskeln geraten in Tetanus. Damit begnügt man sich aber nicht, wie man das immer sieht. Nach zwei Sekunden muß der Strom wieder geöffnet werden, dann wieder geschlossen, kurz, nicht der Tetanus, die gleichmäßige Anspannung der Muskeln will man erzielen, sondern die rhythmische Zusammenziehung und Erschlaffung, kurz, das Arbeiten der Muskeln. Tetanus leistet keine Arbeit, immer wieder aber in Tetanus geraten und dabei etwas zu leisten und sei es nur die Überwindung der eigenen Schwere, das ist Arbeit für den Muskel und da steht es uns noch frei, die Arbeit zu erschweren durch Widerstand oder Anbringen einer Last, die noch mitgehoben werden muß. Nur so erzielt man Übung einer- und bessere Durchblutung andererseits. Damit ist freilich gegen die zentrale Lähmung gar nichts geleistet, aber die Inaktivitätsatrophie wird doch aufgehalten und wenn sich wieder Beweglichkeit einstellen sollte, so steht da ein besser arbeitender Muskel zur Verfügung. Im Anfang zweimal in der Woche, später vier- und sechsmal, immer 5—10 Minuten mag man das mehrere Wochen fortsetzen. Dann muß wieder etwas Neues kommen, später kann die periphere Faradisation gleichwohl wiederholt werden.

Auf den Blutherd im Gehirn soll die Galvanisation des Gehirns wirken. Daß Stromesfäden in einer Stärke und Dichtigkeit, wie wir sie verwenden, wirklich in meßbarer Weise in die Schädelhöhle und ins Gehirn eindringen, das ist durch Versuche hinreichend bewiesen. Man setzt die beiden wohlbefeuchteten Elektroden eines galvanischen Apparates zuerst sich selbst rechts und links auf die Schläfe, schaltet erst ein, dann zwei und mehr Elemente ein und schließt und öffnet den Strom. Die Stromesstärke, bei der man mit geschlossenen Augen dabei einen leichten Blitz sieht, das ist die richtige maximale Stromesstärke, die man dem Kranken zumuten darf und auch nicht gleich auf einmal. Vielmehr werden die großen Elektrodenplatten (beide 100 qcm) stromlos dem Kranken auf die Schläfen gesetzt und dann der Strom langsam, am besten mit einem Rheostaten verstärkt bis zu der vorhin als lichtblitzerzeugenden Stromesstärke. Anfangs 1—2—3 Minuten läßt man den Strom durchgehen und dann durch wieder ganz allmähliches „Ausschleichen" aufhören. Der Kranke spürt dabei gar nichts und man muß ihn vorher darauf aufmerksam machen, daß er gar nichts spüren darf, sonst wird er baldigst unzufrieden mit der Methode, „die nichts helfen kann". Anfangs zwei-, später bis zu viermal in der Woche kann man so das Gehirn galvanisieren, immer höchstens 4 Minuten lang. Der galvanische Strom hat sowohl erfrischende, erregbarkeitssteigernde als erregbarkeitsherabsetzende, beruhigende Eigenschaften; die letzteren nehmen mit der Dauer der einmaligen Sitzung zu. Die ganze galvanische Kur mag 4—6 Wochen lang durchgeführt werden. Auf andere Arten der Behandlung gehe ich hier nicht ein. Der „Galvanisation des Sympathikus" wird von sehr erfahrenen Elektrotherapeuten viel Gutes nachgesagt.

Was man sich theoretisch von dieser direkten Behandlung des Blutherdes versprechen oder besser von ihr erhoffen kann, ist folgendes: Die nicht vernichteten, wohl aber geschwächten Leitungsbahnen sollen „erfrischt" werden und leistungsfähiger werden. Die kataphorischen Eigenschaften sollen sich auf den Blutherd direkt erstrecken und die Fortschaffung der zertrümmerten Gehirnmasse und der Blutreste beschleunigen. Diesem Punkte möchte ich noch am meisten Vertrauen entgegenbringen. Die Beschleunigung des Saftstroms in der einen, der im Saft suspendierten Fixa in der anderen Richtung ist als eine elementare Eigenschaft des konstanten Stromes mit aller Sicherheit nachgewiesen worden und ich sehe nicht ein, warum sich der Strom in dieser Beziehung im Gehirn anders verhalten sollte. Vielleicht haben auch die recht, die sagen, daß mit der Galvanisation des Gehirns, mit der man meistens 2—3 Monate nach dem Schlaganfall zu beginnen pflegt, viel zu spät angefangen wird und daß man überhaupt viel energischer vorgehen müsse, um etwas Greifbares zu erreichen. Ich habe mich noch nicht soweit durchgerungen. Jeder konstante Strom erzeugt das Gefühl des Schwindels um so leichter, je mehr sich der Winkel, den er mit der Sagittalebene bildet, einem rechten nähert. Irgend stärkere Stromesfäden müßten bei der geschilderten Methode starken Schwindel erzeugen. Die kataphorischen Wirkungen des Stroms würden bedeutend wirksamer werden, wollte man häufige Wendungen, sog. Volta'sche Alternativen, anwenden. Statt dessen gilt die Regel ein für allemal, die Anode auf die Seite zu bringen, wo der Blutherd sitzt und alle Stromesschwankungen oder gar Wendungen aufs sorgfältigste zu vermeiden. Schwerer zu ertragen würde dann die Methode sicher sein, wenn man bei stärkeren Strömen auch noch die Wendungen hinzufügen wollte. Da ich mich selbst so etwas noch nicht getraut habe, kann ich es auch noch nicht empfehlen — aber recht haben vielleicht die andern.

In einem Punkt ist aber bei der Hemiplegie therapeutisch wirklich etwas zu leisten, worauf ich schon vor 24 Jahren und später noch mehrmals aufmerksam gemacht habe. Es war oben schon von der sekundären Kontraktur die Rede, die sich an den gelähmten Gliedern allmählich aus der schlaffen Lähmung geradezu gesetzmäßig entwickelt. Wie die Lähmung am Arm hartnäckiger und schwerer zu sein pflegt, so auch die Kontraktur.

Man hat sich früher vorgestellt, daß die von Türck entdeckte „absteigende Degeneration" der in der Gegend der inneren Kapsel zerstörten Nervenfasern die Ursache für diese sekundären Kontrakte abgebe. Die absteigende Degeneration der Nervenfasern vollzieht sich bekanntlich von der Stelle der Läsion an in langsamem Zeitmaß fortschreitend durch Hirnschenkelfuß, Pyramiden, Seitenstränge und bis dahin, wo mit den großen multipolaren Ganglienzellen in den grauen Vordersäulen des Rückenmarkes ein „neues Neuron" beginnt. Dieser Degenerationsvorgang sollte wie ein Reiz auf die zentrifugal davon noch leitenden Nervenfasern wirken und so die von diesen versorgten Muskeln zur Dauerkontraktion, zur Kontraktur, bringen.

So geistreich diese Theorie auch erdacht war, so läßt sie sich angesichts der Versuche von H. Munk nicht mehr aufrecht erhalten. Dieser experimentierte an Affen, denen er an der Hirnrinde die „Extremitätenregion" exstirpierte. Es zeigte sich, daß der Eintritt einer Spätkontraktur nur davon abhängt, ob das operierte Tier nach dem Eingriff sich und namentlich die geschädigten Extremitäten bewegt oder nicht. Es ist die Untätigkeit der gelähmten Glieder, was die Kontraktur herbeiführt. Den Beginn der Kontraktur (frühestens in der dritten Woche nach der Verletzung) verrät der „abnorme Widerstand", den gewisse Muskeln an den geschädigten Extremitäten leisten, wenn man die Glieder im Sinne der Antagonisten zu bewegen sucht. Die Muskeln, welche hierbei passiver Dehnung Widerstand leisten, geraten später bei fortschreitender Ruhe der Glieder in Kontraktur. Üben und bewegen die Tiere das Glied, so bleibt die Kontraktur aus. Wird die Übung für Tage unterbrochen, so wächst die Steifigkeit und geht auch dann nicht mehr zurück, wenn die Bewegungen wieder aufgenommen werden. Durch diese kann der schon eingetretene Schaden nicht wieder rückgängig gemacht, sondern nur weiteres Fortschreiten verhindert werden.

Nun erhalten Affen, denen die Extremitätenregion exstirpiert wurde, ihre aktive Beweglichkeit relativ leicht wieder, im Gegensatz zum hemiplegischen Menschen.

Bei diesem müssen statt der aktiven Bewegungen passive eintreten, wenn die Kontraktur verhütet werden soll. Und hier ist wieder folgende Beobachtung von H. Munk (am operierten ruhenden Affen) von der größten Wichtigkeit. „Werden die Glieder von der Zeit an, zu welcher ein Widerstand bei passiven Bewegungen eben bemerklich wird, täglich durch 5 bis 10 Minuten so bewegt, daß die mit Kontraktur bedrohten Muskeln öfters die maximale Dehnung erfahren, so bleiben die Kontrakturen aus und man stößt nur jeden Tag von neuem auf denselben kleinen Widerstand, wenn man mit den passiven Bewegungen beginnt. Unterläßt man aber nach mehreren Wochen die künstlichen Dehnungen, so findet man einige Tage später die Kontraktur entwickelt und kann sie durch fernere Dehnungen nicht mehr zurückbilden.“

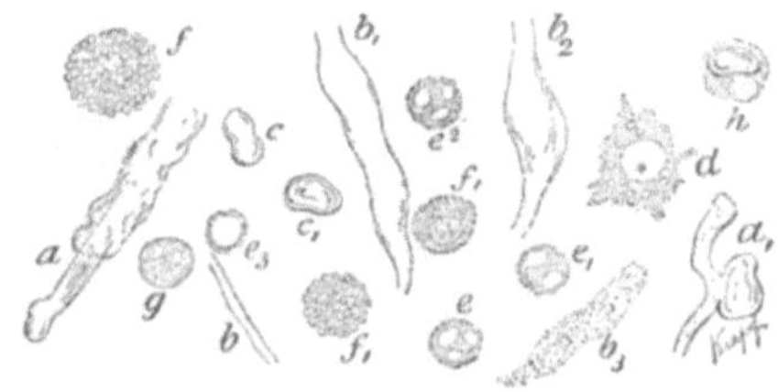

Abb. 26. Zupfpräparat aus einem Erweichungsherd 250:1 a, a_1 Achsenzylinder mit gequollenem Mark, z. T. der erstere frei, b, b_1, b_2, nackte z. T. stark gequollene Achsenzylinder b solcher mit körniger Trübung. c, c_1 Myelintropfen (freies Mark) d in Zerfall begriffene Ganglienzelle mit Fetttropfen. e, e_1, e_2, e_3 Wanderzellen, f, f_1 Fettkörnchenzellen, f_2 Wanderzellen mit einigen Fetttropfen, g Wanderzelle, die 4 rote Blutkörperchen aufgenommen hat, h solche mit einem Myelintropfen. (Aus Herxheimer.)

Hiermit ist ohne weiteres eine Vorschrift gegeben, wie man eine Kontraktur beim Hemiplegischen vermeiden kann, vorausgesetzt, daß die Sache sich beim Menschen gerade so verhalten sollte wie beim Affen und sie verhält sich gerade so, wie mich die paar Beobachtungen lehrten, die ich selber anstellen konnte, denn die anderen Ärzte haben die ganze Sache mausetot geschwiegen.

Spätestens 14 Tage nach dem Schlaganfall muß damit begonnen werden, täglich für 5—10 Minuten auf der gelähmten Seite den Oberarm möglichst weit zu abduzieren, den Unterarm, die Hand und Finger zu strecken, letztere zu spreizen, den Daumen zu abduzieren, den Unterschenkel zu strecken, Dorsalflexion von Fuß und Zehen mit Heben des äußeren Fußrandes auszuführen. Das muß monatelang mit der größten Ausdauer durchgeführt werden, da ja, wie die Versuche von H. Munk lehren, jedes Versäumnis mit einer irreparablen Verschlechterung sich rächen würde. Von einer gewissen Zeit an kann allerdings der Kranke selbst mit seiner gesunden Hand die Überstreckung der gelähmten übernehmen, und dann ist es gut, wenn man ihm derartige fleißige Dehnungen der steifwerdenwollenden Muskeln dringend empfiehlt.

Ich habe in Fällen von frischer Hemiplegie derartige Dehnungen zweimal täglich für 5—10 Minuten angeordnet und kann versichern, daß man so in der Tat eine Kontraktur vermeiden kann, die man sonst sicher hätte erwarten dürfen. Der funktionelle Vorteil davon schien für die Kranken nicht unbedeutend zu sein, ich hatte wenigstens entschieden den Eindruck, als wenn die Glieder gebrauchsfähiger geworden wären, als man dies sonst nach der Schwere des Falles hätte erwarten sollen.

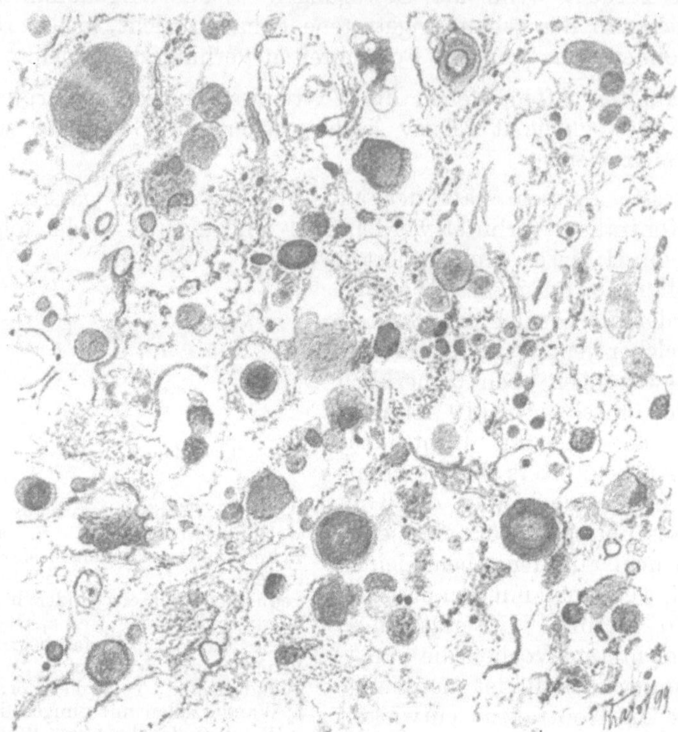

Abb. 27. Beginnende weiße Erweichung vom Rande eines ganz frischen Herdes 250 : 1. An Stelle der Nervenfasern kugelige und unregelmäßig gequollene Massen; die Neureglia gelockert, vielfach eingerissen, ihre Maschenräume erweitert. (Aus Herxheimer.)

Embolie und Thrombose der Gehirnarterien.

In den Lungen und Lungenvenen, im linken Herzohr, an der Mitralis und an den Aortenklappen kann das Material sitzen, wovon ein Teil eines Tages losgerissen, vom Blutstrom erfaßt und fortgeführt wird, bis es wegen seiner Größe und Form irgendwo in einer Arterie stecken bleibt, die für ihn zu eng ist. Dabei kann es wohl vorkommen, daß an diesem *Embolus*, dem Pfropf, der stecken blieb, zunächst das Blut in dünnem Strahl noch vorbeifließt, bald aber wird sich Gerinnung anschließen und die Thrombose macht dann den Verschluß des Gefäßes vollständig. Das Kaliber der Arterie, die so verstopft wird, richtet sich nach der Größe des Embolus. Weiche Pfröpfe können auch noch, wenn sie stecken bleiben, zerfahren und die kleinen Teilstücke können zerstreut in die allerfeinsten Arterien, selbst bis in die Kapillaren gelangen und so kapilläre Embolien herbeiführen. Gerade dann, wenn Infektionskeime dem Embolus anhängen oder wo von Haus aus Kokkenmaterial im großen Kreislauf ausgestreut wird, wie bei der Endocarditis septica so oft, sind solche kapilläre Embolien häufig.

Thrombose der Gehirnarterien stellt sich da ein, wo der Blutstrom sich bedeutend verlangsamt hat. Die Ausscheidung von Fibrin, die Gerinnung wird durch die Bewegung des Blutes verzögert oder verhindert. Für gewöhnlich finden sich die Thrombosen nur in den feineren Gehirnarterien, während eine Embolie auch einen größeren Arterienast, z. B. die Arteria fossae Sylvii oder die Basilaris befallen und verschließen kann. Man nimmt an, daß ein Gehirnteil, dessen zuführende Arterie verschlossen wird, rettungslos der Erweichung verfällt, wenn nicht baldigst, längstens nach etwa ein- bis zweimal 24 Stunden durch einen Kollateralkreislauf seine Ernährung aufrecht erhalten wird. Länger erträgt die Gehirnsubstanz den gänzlichen Mangel an Nährmaterial nicht, vor allem nicht den Mangel an Sauerstoff: Einfache weiße Erweichung, wenn Blutungen in den Herd hinein fehlen, je mehr sie ausgebildet sind, desto mehr kommt die gelbe oder rote Erweichung zum Vorschein. Ein solcher Erweichungsherd kann durch Bindegewebsbildung und Wucherung in der Umgebung abgekapselt werden, was besonders leicht bei jugendlicheren Individuen vorkommt und kann bei der nachfolgenden Umwandlung der Zerfallsprodukte der Gehirnsubstanz sowie des abgelagerten Blutfarbstoffs später von einer alten Hirnhämorrhagie sich durch nichts mehr unterscheiden. Liegt der Herd nahe an der Gehirnoberfläche, so sinkt diese ein und der freiwerdende Raum wird durch vermehrte Subarachnoidealflüssigkeit ausgefüllt.

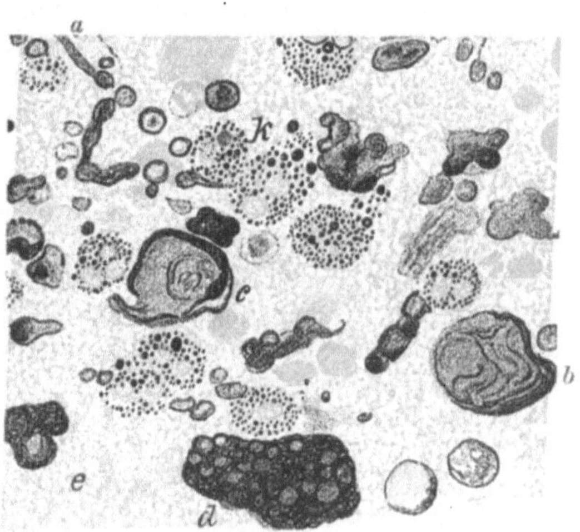

Abb. 28. Schnitt aus einem mit Osmiumsäure behandelten Stückchen von einem frischen anämischen Erweichungsstand aus dem Gehirn. 250 mal vergr. Die fettigen Substanzen sind durch die Osmiumsäure geschwärzt, das übrige in gelbem Grundton. a gequollener Achsenzylinder. b, c, d Myelinkörper. k Fettkörnchenzellen. e körnig zerfallene Masse mit einzelnen myelinen Schollen (gelb). (Aus Herxheimer.)

Die Größe und Zahl solcher Erweichungsherde schwankt ungemein. Bald vermag sie nur das Mikroskop zu entdecken, bald sind sie makroskopisch wohl sichtbar, doch klein, dabei so massenhaft vorhanden, daß der sog. Etat criblé des Gehirnes zum Vorschein kommt, bald sind erbsen-, haselnußgroße Herde vorhanden oder ganz große Provinzen des Gehirnes sind der ischämischen Enzephalomalazie verfallen. Wie groß aber ein solcher enzephalomalazischer Herd auch sei, stets fehlen, auch in frischen Fällen, am Gehirn die Zeichen erhöhten Druckes, im Gegensatz zur Hirnhämorrhagie. Viele kleine Herde finden sich häufiger an der Hirnrinde als Folge von Gefäßveränderungen in der Pia, während größere, solitäre auf dem Wege der Embolie sich oft im Gebiet der Arteria fossae Sylvii oder einer anderen größeren Stammarterie einstellen. Man kann in den letzteren Fällen den Embolus in der Arterie, meist reitend auf einer Gabelungsstelle nachweisen. Sklerose und Atherom der Gehirnarterien künden sich an den verengten Gefäßen als Verdickung und Erhärtung der Intima mit Rauhwerden der Innenfläche an, welche Veränderungen sich auch auf die anderen Häute der Gefäßwand fortsetzen können, man sieht dann am Durchschnitt des Gehirnes die starren Gefäße hervorragen.

Über die weiße Gehirnerweichung ist kein Wort weiter zu verlieren, es ist ein gewöhnlicher Vorgang der Nekrobiose, wie er auch an anderen Orten des Zentralnervensystems vorkommt und der mechanischen Deutung gar keine Schwierigkeiten macht. Mit der roten Erweichung ist das aber anders und ihre Erklärung ist nicht nur viel schwieriger, sondern auch für die ganze Auffassung der Embolie, sogar für die einzuschlagende Therapie wichtig. Man muß sich klar werden, woher das Blut bei der roten Erweichung kommt und wie sein Erguß zu erklären ist. Die Fragestellung ist die gleiche wie beim hämorrhagischen Lungeninfarkt und die Meinung, daß das ergossene Blut aus den Venen stammt, weil ja die Arterie verschlossen ist, ist hier wie dort gleich falsch.

Von vornherein ist zuzugeben, daß plötzlicher und vollständiger Verschluß einer Arterie keine rote Erweichung nach sich ziehen kann, sondern nur eine weiße, wie auch in der Lunge augenblicklicher und vollständiger Arterienverschluß keinen eigentlichen Infarkt nach sich zieht, wie es sich in den bekannten Versuchen von Grawitz herausgestellt hat. Aber Embolie und Verschluß einer Arterie sind nicht ein und dasselbe. Man weiß lang, daß ein Embolus die Strombahn auch nur einengen kann, nicht hermetisch in das verstopfte Rohr hineinpaßt, auf dem Sporn einer Gabelungsstelle reitet u. dgl. Auf diese Fälle wollen wir blicken und nachsehen, was geschehen wird, wenn und solange ein Embolus ein Gefäß nicht vollständig verschließt.

Hierzu wollen wir uns erinnern, daß die hydrostatischen Gesetze in einer strömenden Flüssigkeit nicht mehr gelten, daß hier für den hydrostatischen Druck der ganz andere hydrodynamische in Geltung tritt, eine Unterscheidung, die unbegreiflicherweise, soviel ich weiß, in der ganzen Pathologie überhaupt noch niemals gemacht worden ist.

Der Druck, den eine im Rohr strömende Flüssigkeit auf die Wand des Rohres ausübt, ist allemal geringer als der hydrostatische Druck, den sie in ihrer Ruhe unter sonst gleichen Bedingungen ausüben würde. Und zwar ist diese Verringerung gleich der kinetischen Energie der bewegten Flüssigkeitsteilchen, also eine Größe, die proportional dem Quadrat der Geschwindigkeit wächst und abnimmt. In einer Flüssigkeitssäule, die durch einen sehr hohen Druck am Anfang in Bewegung gesetzt wird, kann ja bekanntlich an einer anderen Stelle der Druck negativ werden, so daß ein freier Strahl im Rohr entsteht, wenn man nur dafür sorgt, daß an dieser Stelle die Geschwindigkeit eine besonders große wird. Dies geschieht durch Verengerung des Querschnitts, denn ein zweiter Satz aus der Hydrodynamik, den wir hier notwendig brauchen, lautet, daß bei konstant fließendem Strom durch jeden

Querschnitt des Stromlaufs stets in der Zeiteinheit die gleiche Menge von Flüssigkeit durchfließt, in einem sechsfach so großen Querschnitte die gleiche Menge wie in einer sechsfach engeren, im letzteren Falle also sechsmal so schnell als im ersteren.

Um die Untersuchung nicht gleich im Anfang zu sehr zu verwickeln, wird es gut sein, zuerst einige einschränkende Bedingungen zu setzen, die der Wirklichkeit allerdings nicht entsprechen, und die wir dann erst, wenn wir so zu einem Resultat gekommen sind, eine nach der anderen wieder beseitigen, um der Wirklichkeit entsprechende oder wenigstens sich ihr hinreichend nähernde Verhältnisse zu bekommen. So verfährt man ja bekanntlich durchgehends bei Problemen der Hydraulik.

Wesentlich einfacher wird die Betrachtung, wenn wir zuerst folgende Bedingungen (nach Föppl) als gegeben annehmen.

1. Das Blut soll als „ideale Flüssigkeit" angesehen werden. Heißen wir μ die Masse, die bei überall gleicher Dichte an die Raumeinheit kommt, so ist $\mu = \text{Const.}$ Die Flüssigkeit soll inkompressibel sein. Schubspannungen sollen in der Flüssigkeit nicht vorkommen können. Der Koeffizient der inneren Reibung soll = Null sein.

2. Alle Vorgänge sollen sich bei der gleichen Temperatur abspielen; das wird in der Pathologie wohl immer hinreichend genau zutreffen.

3. Die Kontinuitätsgleichung

$$\frac{\partial v_1}{\partial x} + \frac{\partial v_2}{\partial y} + \frac{\partial v_3}{\partial z} = 0$$

(worin v_1, v_2, v_3 die rechtwinkeligen Komponenten der Geschwindigkeit $\mathfrak{v}$ sind), soll erfüllt sein, d. h. in einem Raume, der im Innern der Flüssigkeit gedacht ist, soll zu jeder Zeit auf der einen Seite ebensoviel hinein- wie auf der anderen Seite hinausfließen (Kontinuitätsbedingung).

4. Das Linienintegral der Geschwindigkeit längs des durch eine beliebige geschlossene Linie dargestellten Integrationsweges soll für jede gewählte Wegstrecke stets = Null sein, also

$$\int_{0}^{0} \mathfrak{v}\, d\mathfrak{s} = 0$$

d. h. die Flüssigkeit soll wirbelfrei sein.

5. Wollen wir ferner von den pulsatorischen Druckschwankungen absehen, nur den mittleren Druck in den Gefäßen ins Auge fassen.

Der Druck wird bekanntlich in den Arterien durch die Arbeit des Herzens erzeugt und im ganzen auf der gleichen Höhe gehalten. Dieser Druck wird durch die Schwere erhöht oder vermindert, je nachdem die betrachtete Stelle tiefer oder höher im Raume liegt, und zwar ist der Druck an einer um h tieferen Stelle um γh höher als an einer höheren, wenn γ das Gewicht der Volumeinheit und h der Höhenunterschied ist. Auf diesen Punkt kommen wir weiter unten nochmals zurück, für den Anfang unserer Betrachtungen wollen wir aber h = o setzen, d. h. alle untersuchten Stellen der Gefäßbahn sollen in gleicher Höhe liegen.

Ist nun der Druck in einem mit Flüssigkeit gefüllten Rohre $= p_0$, so sinkt dieser Druck, wenn sich die Flüssigkeit mit der Geschwindigkeit v bewegt, um die Größe $\frac{\delta v^2}{2}$, worin δ die Masse der Volumeinheit ist, und der neue, jetzt vorhandene Druck p, der hydrodynamische Druck, wie er im Gegensatze zum hydrostatischen Druck p_0 heißt, ist demnach

$$p = p_0 - \frac{\delta v^2}{2}.$$

Durch die Bewegung einer Flüssigkeit nimmt also der Druck um eine Größe ab, die proportional dem Quadrat der Flüssigkeitsbewegung wächst, bei stationärer Strömung ist der Druck in engen Gefäßabschnitten geringer als in weiteren.

Betrachten wir jetzt den Zustand einer Arterie, in welche ein Embolus hineinfahren wird, vor diesem Ereignis. Im Ursprung des Gefäßes herrscht der hydrodynamische Druck = p, und dieser ist zu setzen $p = p_0 - \frac{\delta v^2}{2}$. Wo der Querschnitt des Gefäßes oder die Summe der Querschnitte seiner sämtlichen Äste größer ist als der Querschnitt am Ursprung, ist nach der Kontinuitätsbedingung v kleiner geworden und damit der hydrodynamische Druck p größer. Dies trifft, wie man weiß, bei jeder Teilung des Arterienrohres und in ganz besonderem Maße bei der Aufteilung in die Kapillaren zu. Hier ist der Gesamtquerschnitt erheblich größer als in der zuführenden Arterie, nimmt dann in den Venenwürzelchen und Venen p wieder ab, übertrifft aber auch hier immer noch den Querschnitt der Arterie. So muß also der größte hydrodynamische Druck in den Kapillaren, und in den Venen immer noch ein größerer als in der Arterie herrschen. Das Blut bewegt sich also wirklich eine Zeitlang von Stellen niederen gegen solche höheren Druckes. Es kann dies nicht befremden, denn für die Fortbewegung des Blutes kommt nicht nur als beschleunigende Kraft der Druck, sondern auch die schon im Blut enthaltene Geschwindigkeit in Betracht, besser die kinetische Energie $\frac{\delta v^2}{2}$. Sie treibt ebenfalls das Blut gegen die Venen hin und sie wächst mit dem Quadrat der Geschwindigkeit, die in den Arterien entsprechend dem kleineren Querschnitt größer ist als in den Kapillaren. Fährt jetzt ein Embolus in die Arterie, bleibt an einer Stelle stecken und verschließt das Gefäß hier nicht ganz, so ändert sich dem vorigen Zustand gegenüber nur sehr wenig. In dem engen, noch freibleibenden Wege zwischen Pfropf und Gefäßwand steigt die Geschwindigkeit sehr bedeutend, hier sinkt der Druck stark; oberhalb und unterhalb der engen Stelle aber ist alles beim alten geblieben, so lange unsere Voraussetzung, daß es sich um eine ideale, reibungslose Flüssigkeit handle, zutrifft. Blut aber, noch mehr als Wasser, weicht in seinem Verhalten davon ab. Blut ist noch zäher als Wasser, hat einen größeren Koeffizienten der inneren Reibung, die Schubspannungen, die bei seiner Fortbewegung auftreten, sind nicht = Null, auch nicht so klein, daß sie vernachlässigt werden dürften.

Setzt man auf ein überall gleichweites Rohr, in dem sich Wasser bewegt, an verschiedenen Stellen Druckmesser („Piezometer") auf, so findet man, daß jedes Piezometer einen höheren Druck zeigt als das an einer stromabwärts gelegenen Stelle, umgekehrt einen niedrigeren als weiter oben. Ein Teil der beschleunigenden Kraft des Druckes ist für die Fortbewegung verloren gegangen, er ist zur Überwindung einer entgegenstehenden Kraft, der

Reibung, verwendet worden; die Differenz im Stande zweier Piezometer ist geradezu das Maß für den Widerstand, den die Flüssigkeitsmasse auf dem Wege von einem zum anderen hat überwinden müssen. Dieser Widerstand ist, wie man weiß, von manchem abhängig, er ist cet. par. in engen Röhren, an engen Stellen größer als in weiten. Verengerung weiter Röhren erhöht den Widerstand nur wenig, sehr stark wächst dieser aber, wenn enge Röhren noch enger werden. Das Poisseuille'sche Gesetz, das höchstens bis zu Röhren von 1 mm Durchmesser Gültigkeit hat, sagt aus, daß die Ausflußmenge proportional ist dem Quadrat des Querschnittes, also der 4. Potenz des Diameters. In Röhren, wie sie in der Technik gebraucht werden, wird die Wasserbeförderung noch nicht sehr verringert, wenn das Rohr an einer Stelle bis auf die Hälfte verengert wird. Anders ist es gewiß bei einer Embolie einer Arterie, die doch wesentlich enger ist und wobei doch meist ein großer Teil des Querschnitts durch den Pfropf verstopft wird. Geschieht dies, so wächst hier der Widerstand bedeutend, und die Folge ist Verlangsamung der Geschwindigkeit an jeder Stelle, nur nicht in der Verengerung selbst, wo die Geschwindigkeit wächst, wenn die Verengerung nicht bis aufs alleräußerste getrieben, die Reibung ganz kolossal gesteigert wird. Mit Abnahme der Geschwindigkeit steigt der hydrodynamische Druck, er steigt oberhalb der verengten Stelle und unterhalb derselben. Die starkwandige Arterie wird dem erhöhten Druck leichter Widerstand leisten können, es ist aber zu erwarten, daß die dünnwandigen Kapillaren nachgeben und weiter werden. Damit muß hier die Geschwindigkeit, entsprechend dem vergrößerten Gesamtquerschnitt, wieder sinken, der Druck wieder steigen, bis die gedehnten und gespannten Kapillarwände und das umgebende Gewebe einer weitergehenden Querschnittsvergrößerung erfolgreich widerstehen. Ob dieser Vorgang in wesentlichem Maße sich vollzieht, läßt sich nicht einmal vermuten, möglich aber ist es immerhin, daß jetzt schon Erweiterung der Gefäße, die Diapedesis des Blutes oder Rhexis der Gefäße das Entstehen des hämorrhagischen Infarkts einleitet. Sicher aber wird dieser durch einen zweiten Vorgang hervorgebracht werden, der sich jetzt anschließt in Form der Blutgerinnung in den Kapillaren selbst. Die Gerinnung erfolgt im Blut bekanntlich leicht, wenn die Blutgeschwindigkeit bis zu einem gewissen niederen Grade gesunken ist. Von oben, durch die zum Teil verschlossene Arterie, kommt wenig Blut, es durchfließt den großen Gesamtquerschnitt der Kapillaren mit sehr kleiner Geschwindigkeit, hier gerinnt es. Kommt es so, dann muß der hämorrhagische Infarkt sich ausbilden.

Nehmen wir den Fall an, daß sämtliche Kapillaren des von der embolisierten Arterie versorgten Stückes thrombotisch verstopft sind, dann steht die Blutsäule von dem Ursprung der Arterie bis zum Verschluß in den Kapillaren still, der Druck steigt hier, und zwar bis zur vollen Höhe des hydrostatischen Druckes p_0. Die Geschwindigkeit v ist überall = Null geworden, damit wird in der Gleichung $p = p_0 - \frac{\delta v^2}{2}$ auch der Subtrahent rechts = Null. Jetzt kommt auch die oben angenommene Bedingung der Wirbelfreiheit in Wegfall. Die Gleichung $\int_o^o \mathfrak{v}\, d\mathfrak{s} = o$ sagte aus, daß andere Geschwindigkeiten als die längs des Integrationsweges, daß tangentiale Geschwindigkeiten angeschlossen sein sollten. Das Auftreten von solchen, von Wirbeln, ist stets mit dem Verbrauch kinetischer Energie verbunden und kann für die Fortbewegung von Flüssigkeiten von großer Bedeutung sein. Solang sich das Blut in den Gefäßen bewegte, ist es sicher zu keiner Zeit wirbelfrei gewesen, und wenn ein Embolus in eine Arterie hineinfährt, in ihr stecken bleibt und eine Stenose erzeugt, so ist dort eine bedeutende Wirbelbildung zu erwarten. Wenn wir für die Wirbelbildung die gerichtete Größe $\mathfrak{w}$ einführen, so hängt sie mit der Geschwindigkeit v nach der Gleichung $\mathfrak{w} = \text{rot}\ \mathfrak{v}$ zusammen und war in Wirklichkeit nie = Null, wie wir der Einfachheit halber zu Anfang annahmen. Sie wird aber in der ruhenden, zähen Flüssigkeit = Null, diese ist wirbelfrei und auch kein Bruchteil der beschleunigenden Kraft p wird zur Erzeugung von tangentialen Geschwindigkeiten mehr verbraucht.

Während für zähe Flüssigkeiten in der Bewegung an derselben Stelle der Druck nicht für alle Schnittrichtungen überall den gleichen Wert zu haben braucht, so ist dies für alle ruhenden Flüssigkeiten, die reibungslosen und die zähen, der Fall.

So steht denn schließlich die ganze Gefäßbahn im Bereich der embolisierten Arterie überall unter demselben Druck, der den früheren arteriellen noch übertrifft. Da ist es selbstverständlich, daß der vom Gefäß versorgte Bezirk gegen früher ein größeres Volumen annimmt und daß an vielen Stellen Blut unter dem abnorm hohen Druck die Gefäßbahn verläßt, um in die Gehirnsubstanz zu gelangen. Es entstehen die zerstreuten Blutungen. Alles das kann sich nicht abspielen, wenn der Embolus die Arterie sofort mit einem Schlage vollständig verstopft. Ist aber der hämorrhagische Infarkt einmal ausgebildet und wahrscheinlich ist dazu keine sehr lange Zeit notwendig, dann kann recht wohl die teilweise Verlegung an der Stelle der Embolie nachträglich zu einer vollständigen werden, indem an den Embolus sich noch seitliche Thrombose anschließt. Das wird sogar sehr leicht geschehen, denn jetzt ist auch hier die Blutgeschwindigkeit auf Null gesunken. Für den jetzt schon fertigen hämorrhagischen Keil ist dies jedoch mechanisch gleichgültig, nicht freilich für die Fortdauer der Blutung.

Wie man sieht, läuft der ganze Vorgang der Infarktbildung, wie wir ihn uns gedacht haben, auf die Annahme hinaus, daß die thrombotische Verstopfung in den Kapillaren früher erfolgt als die endgültige Verschließung des Arterienrohres. Diese Annahme ist aber auch in der Tat berechtigt. Nach dem Hineinfahren des embolischen Pfropfes ist der enge Weg zwischen ihm und Arterienwand die einzige Stelle, wo zunächst die Geschwindigkeit der Strömung größer wird, an allen anderen wird sie kleiner. Hier ist also am allerwenigsten Gelegenheit zur Anlage von thrombotischem Material gegeben, und so bleibt es, bis an anderer Stelle vollständiger Verschluß und damit Stagnation überall, jetzt auch im Spalt neben dem Embolus, eingetreten ist. Nun mag die Oberflächenbeschaffenheit des Embolus recht wohl Thrombose und nachfolgenden vollständigen Verschluß begünstigen.

Noch einen Punkt möchte ich nicht unbesprochen lassen, weil er vielleicht, wahrscheinlich freilich nur theoretisch, für die Behandlung der Embolie in Betracht kommt.

Bezeichnet man (nach Föppl) mit v das Potential der äußeren Massenkräfte (die potentielle Energie), mit μ die spezifische Masse, mit $\mathfrak{v}$ die Geschwindigkeit und mit p den Druck, so gilt für alle Stellen der stationären, wirbelfreien Strömung die Gleichung

$$\frac{1}{2}\mu\mathfrak{v}^2 + v + p = \text{const.}$$

Nun ist aber, wenn zwei Massenteilchen einen Höhenunterschied = h haben und das Gewicht der Volumeinheit γ beträgt, der Druck unten um γh höher als oben:

$$p' = p + \gamma h.$$

Lassen wir die oben aufgestellte Voraussetzung, daß alle Vorgänge sich in der gleichen Höhe abspielen, fallen, dann ist in der Gleichung

$$\frac{1}{2}\mu\mathfrak{v}^2 + v + p = \text{const.}$$

die Energie der Lage v nicht mehr = const. und dann auch

$$\frac{1}{2}\mu\mathfrak{v} + p$$

nicht mehr = const.

Ändern wir die Lage eines Kranken mit Lungenembolie, so ändern wir evtl. dadurch $\mathfrak{v}$ und damit die Summe $p + \frac{1}{2}\mu\mathfrak{v}$. Theoretisch wäre also hiernach zu fordern, daß die Stelle, wo der hämorrhagische Infarkt durch verstärkten arteriellen Druck sich bildet, der Kranke auf die gesunde Seite gelegt wird, denn damit wird mechanisch der Entstehung und Ausbildung des Infarktes entgegengearbeitet. Eine andere Betrachtung freilich fordert vor allem zur Ruhigstellung der befallenen Seite auf. Fixierung der erkrankten Seite und Morphium würde ich in Anwendung bringen. Verfehlt ist es ferner gewiß, ohne dringende Gefahr Herzreize anzuwenden, durch die der Blutdruck gesteigert wird, eher ist Morphium angezeigt, schon wegen des Bluthustens.

Es ist nicht schwer, die oben angestellten Betrachtungen auch auf die Entstehung des enzephalomalazischen Herdes durch Embolie oder Thrombose der Gehirnarterien zu übertragen. Man unterscheidet, wie schon gesagt, eine rote und eine weiße Erweichung, je nachdem es in den Herd und in die Umgebung merkbar geblutet hat oder nicht. Wir gehen wohl nicht fehl, wenn wir auch hier die rote Erweichung in den Fällen, und nur in den Fällen, erwarten, wo der Verschluß der Arterie durch Embolie oder Thrombose zunächst kein vollständiger war und wollen die ganze Beweisführung nicht nochmals wiederholen. Dagegen lohnt sich vielleicht ein anderer, weiterer Ausblick.

Es ist bekanntlich schwer, oft selbst unmöglich, anatomisch einen Herd roter Erweichung von einem richtigen apoplektischen Herd durch Blutung zu unterscheiden, namentlich, wenn der Herd schon älter ist. Das wundert mich gar nicht, denn nach meiner auf die oben ausgeführten Betrachtungen gestützten Auffassung ist die akute rote Erweichung durch Embolie und Thrombose gar nichts anderes als richtige Gehirnblutung, ein wahrer apoplektischer Herd. Nur ist die Blutung hier durch rein lokale Blutdrucksteigerung als Folge des teilweisen Arterienverschlusses, beim gewöhnlichen blutigen Hirnschlag als Folge allgemeiner Blutdrucksteigerung etwa bei Schrumpfniere zu erklären. Tritt man dieser Anschauung bei, so wird manches auch im klinischen Bilde der Gehirnembolie verständlicher. Ich meine die Herdwirkungen bei Embolie, nicht die Allgemeinwirkungen, den apoplektischen Insult, der bei Embolie einer Gehirnarterie, weniger bei Thrombose gerade so aussehen kann wie bei Gehirnhämorrhagie.

Die gegebene Erklärung über den Mechanismus bei der Embolie einer Gehirnarterie gilt, wie man leicht sieht, für die Fälle, wo der Verschluß des Lumens nicht im ersten Augenblick vollständig ist und das Blut ergießt sich, wenn überhaupt, aus den Gefäßen nicht anders als bei der Gehirnhämorrhagie, nur nicht so arg, denn es kommt kaum aus stärkeren Verzweigungen einer Arterie, sondern der Hauptsache nach aus Endstücken und aus Kapillaren. Doch gibt die erläuterte Mechanik in mancher Beziehung noch zu denken. Alle Autoren sind sich darüber einig, daß dem enzephalomalazischen Herd, eben weil er nur ein Erweichungsherd und kein Blutherd ist, jede Fernwirkung abgeht, die dem Blutherd zukommt. Und es ist richtig, daß man wohl noch nie bei der Enzephalomalazie post mortem am Gehirn die Zeichen gesteigerten Drucks wahrgenommen hat. Mir ist es wenigstens nie gelungen. Aber, so darf man fragen, wie oft wird denn Hirndruck bei einem hämorrhagischen Herd nachgewiesen, im Leben an einer Stauungspapille, bei der Sektion durch abgeplattete Gyri und verstrichene Sulki? Jedenfalls, wenn ich meine Erfahrungen zu Rate ziehe, nur in Ausnahmsfällen, bei Massen hämorrhagien. Ein Blutherd, nicht größer als es dem bei roter Erweichung ergossenen Blute entsprechen würde, führt ganz gewiß nicht zu Hirndruck.

Es steht dem also nichts entgegen, daß man die rote Erweichung in dieser Hinsicht auch als Hämorrhagie auffassen darf. So streng, wie man das gewohnt war, läßt sich der Erweichungsherd nicht vom blutigen abtrennen. Man leugnet ja jede Einwirkung des enzephalomalazischen auf die Nachbarschaft. Nur direkte Herdsymptome soll es da geben, keine indirekten. Darauf gründet sich auch die Vorliebe, mit der embolische Vorgänge zum Studium der topischen Diagnose verwendet werden, indem man sich mit Ausschluß der indirekten, der Drucksymptome, natürlich auf sichererem Boden zu bewegen glaubt. Auch die hartnäckige Dauer jeden Schadens, den eine Embolie angerichtet hat, erklärt man in dieser Weise. Betrachtet man aber die Sache näher, so stellt es sich heraus, daß das alles nur für die Fälle gilt, bei denen es nicht blutet und die nur die sog. weiße Erweichung nach sich ziehen. Da trifft das alles wirklich zu. Keine Fernwirkung, sichere topische Diagnose, wenig oder keine Aussicht auf Besserung des angerichteten Schadens. Für alle Fälle aber das Gleiche anzunehmen, das ist nicht richtig. Ich selbst habe Ausnahmen davon gesehen. Ein Fall, der vor Jahren sich ereignete, bestärkt mich in dieser Auffassung. Linksseitige Lähmung ohne eigentlichen Insult, ausgiebige Besserung, fast vollständige Heilung in einigen Wochen, dann tödliche Massenhämorrhagie. Bei der Sektion fand sich als Grundlage für die erste Attacke keineswegs eine Blutung in der Nachbarschaft der kortikomuskulären Bahn, etwa in der Umgebung der inneren Kapsel, wie man erwarten durfte, sondern ein Embolus in der rechten Arteria fossae Sylvii. Die Embolie hatte mechanisch gewirkt wie eine Blutung und war auch nichts anderes gewesen als eine lokal durch Embolie verursachte Blutung. Links saß die tödliche Blutung mit Durchbruch in den Ventrikel.

Aber nicht nur Fälle von Embolie, die mit Blutung einhergehen, führen zu einem Insult wie beim blutigen Hirnschlag, was man nach dem Gesagten wohl begreifen könnte; im vorangehenden Fall war nicht einmal ein Insult beobachtet worden, allerdings lag die Nacht dazwischen und was in ihr vorging, konnte niemand wissen. Aber im allgemeinen kann man sagen, daß zwischen Insult bei Gehirnhämorrhagie und Gehirnembolie so wenig ein Unterschied besteht, daß alle Bemühungen, sie klinisch und diagnostisch auseinanderzuhalten, vergeblich sind. Bei Thrombose, da fehlt allerdings der Insult allermeist, da vollzieht sich auch der Verschluß der befallenen Arterie so langsam, daß wohl nur äußerst selten ein Insult zur Beobachtung kommt. Warum aber bei der Embolie ebensogut Allgemeinerscheinungen ausgelöst werden wie beim freien Erguß, einer Blutung mit ihren Fernwirkungen, mit der Erhöhung des intrazerebralen Drucks, das ist nicht ohne weiteres klar. Auf der einen Seite soll der enzephalomalazische Herd durch den gänzlichen Mangel an Fernwirkung ausgezeichnet sein und auf der anderen bewirkt er die Insulterscheinungen so gut und ohne daß man irgendeine Unterscheidung beider anbringen könnte. Vor allem die Störung des Bewußtseins läßt sich wenigstens nach dem jetzigen Stande unserer Kenntnisse nur auf eine Störung der Rinde des Großhirns beziehen. Und auch mit einem Zentrum des Bewußtseins, wovon wir oben einmal träumten, wäre die Schwierigkeit der Sache kaum beseitigt. Im Gegenteil, da könnte nur eine Embolie der Arterie, die das fragliche Zentrum des Bewußtseins versorgt, bei ihrem embolischen Verschluß zur Bewußtlosigkeit führen, sonst aber keine andere wegen des Fehlens jeder Fernwirkung. Es bleibt also zu zeigen, wie auch eine Embolie eine Mitbeteiligung des gesamten Gehirns nach sich ziehen muß und dabei denke ich vor allem auch an die weiße Erweichung; denn für die rote könnte man sich — etwas gezwungen zwar — immerhin mit der Erwägung trösten, daß wohl die gleiche Mitbeteiligung des Gesamthirns erfolgen könne wie bei der Gehirnblutung durch Erhöhung des intrazerebralen Drucks und Adiämorrhysis allenthalben im Gehirn.

Wenn wir in nachfolgendem versuchen, eine befriedigende Erklärung des apoplektischen Insults bei Embolie einer Gehirnarterie zu geben, so lautet die richtige Fragestellung naturgemäß folgendermaßen: Läßt sich bei plötzlichem Verschluß einer Gehirnarterie aus den im betroffenen Gefäßgebiet entstehenden Veränderungen eine mechanische Folge ableiten, welche einerseits zu einer so erheblichen Veränderung der übrigen, nicht direkt betroffenen Gehirnprovinzen führt, daß ein „apoplektischer Insult“ davon abhängig gemacht werden kann und welche anderseits nur vorübergehender Natur sind? Denn von den Symptomen des Insults bleibt ja, wenn er nicht direkt und unaufhaltsam zum Tode führt, für die Folge nichts zurück, im Gegensatz zu den dauernden Herdsymptomen im Bereich der embolisierten Arterie. Diese so gestellte Frage kann man, wie ich vor 34 Jahren zeigte, befriedigend beantworten, noch dazu auf Grund einer einfachen Überlegung und ohne daß man höhere Hilfsmittel als die einfachsten der elementaren Mathematik heranziehen müßte.

Wir wollen wieder wie früher den Schädel als unnachgiebige Kapsel mit gegebenem Volum rein physikalisch betrachten und nun zunächst, um möglichst einfache Verhältnisse zu bekommen, annehmen, daß nur zwei Gefäße in den Schädel eintreten. In beiden Gefäßen soll der gleiche arterielle Druck $a = a_1$ herrschen, sowie die gleiche Gefäßspannung $s = s_1$ bestehen, der Druck in den bezüglichen aus dem Schädel austretenden Venen soll ebenfalls der nämliche $v = v_1$ mit den Spannungen $\sigma = \sigma_1$ sein. Nach dem früher schon erwähnten unbestreitbaren Satz ist dann der intrazerebrale Druck

$$d = a - s = a_1 - s_1 = v - \sigma = v_1 - \sigma_1.$$

Es soll ferner in einem bestimmten Falle $v = v_1 = o$ sein, was ja tatsächlich möglich ist. Nebenbei bemerkt wird dann auch $\sigma = \sigma_1$ und auch $d = o$ sein. Man sieht, daß wir hier recht viele einschränkende Bedingungen angenommen haben. Bei der später versuchten allgemeinen Lösung werden wir eine nach der andern eliminieren können.

Wird jetzt das zweite Arterienrohr durch einen Embolus vollständig verlegt, so kommt für dasselbe der arterielle Druck in Wegfall, das Gefäß steht nur noch mit seiner Vene, wo der Druck = Null herrscht, in freier Verbindung.

Am embolisierten Gefäß bestrebt sich, sobald durch den Embolus der arterielle Druck ohne Wirkung bleibt, die Gefäßspannung mit ihrer vollen Größe $= s_1$, die Arterie zu verengern. Durch den inkompressiblen Inhalt der Schädelkapsel pflanzt sich diese Zugwirkung nach hydrostatischen Gesetzen auch auf die Wand des unveränderten Gefäßes fort und erstrebt hier eine Erweiterung des Rohres, zieht die Wandungen desselben nach außen mit der Kraft $= s_1$. Nach innen wird aber diese Gefäßwand von vornherein durch ihre eigene Spannung $= s$ gezogen. Ist, wie angenommen, $s = s_1$, so hat dann also die Gefäßwand der nicht embolisierten Arterie einen Moment lang gar keine Spannung, d. h. für das darin enthaltene Blut ist physikalisch genommen in diesem Augenblick gar keine Seitenwand da, oder mit anderen Worten, an einer solchen Stelle ist für den Blutstrom eine Ausflußstelle vorhanden. Wie groß aber auch der Binnendruck in einer durchflossenen Röhre sein mag, an der Ausflußöffnung ist derselbe nach bekannten hydraulischen Gesetzen stets = Null. In der Tat wird also das Blut in der nichtembolisierten Arterie nicht gegen die Venen zuströmen, sondern die Wand, die gar keinen Widerstand leisten kann, nach außen drängen, komplette Stase in den Kapillaren muß also die Folge sein.

Dieses Verhältnis dauert aber, wie nochmals ausdrücklich hervorgehoben werden muß, tatsächlich nur einen Augenblick, denn schon im nächsten kleinen Zeitabschnitt ändert sich die Sachlage. Vom Herzen her rückt neues Blut in die nichtembolisierte Arterie und treibt wirklich die Gefäßwand nach außen und während diese im ersten Zeitabschnitt keinen Widerstand zu leisten vermochte, gewinnt sie, je mehr sie sich erweitern muß, um so mehr an Spannung. Denn je mehr sich die nicht embolisierte Arterie erweitert, desto mehr vermag sich die embolisierte Arterie, ohne daß im Schädel ein Vakuum entsteht, zu kontrahieren. Durch letzteres Moment wird s_1 immer mehr und mehr verkleinert, schließlich = Null, somit wächst die Wirkung der entgegengesetzt gerichteten Spannung s bis zu ihrer früheren Größe und die nämlichen Durchströmungsverhältnisse wie vorher sind im unverschlossenen Gefäße erreicht, wenn die embolisierte Arterie durch zunehmende Kontraktion und Ausstoßung ihres Blutes gegen die Vene all ihre Spannung verloren hat. Solang dieser Vorgang dauert, herrscht in der nicht embolisierten Arterie Adiämorrhysis, dann wieder Eudiämorrhysis oder vielmehr sogar Hyperdiämorrhysis, weil das ganze Strombett ein weiteres und demnach der Widerstand für den Blutstrom cet. par. ein geringerer geworden ist.

Besteht nun aber in den Venen irgendein Druck $v \lesseqgtr 0$, so gestalten sich die Verhältnisse folgendermaßen. Der Kontraktion des embolisierten Gefäßes wirkt von innen heraus der Druck $= v$ entgegen. Es vermag sich also nur mit der Kraft $s_1 = v$ zu verengern. Diese Zugkraft überträgt sich auf die nicht embolisierte Arterie und in der Gleichung $a = s = d$ wird s um $s_1 - v$ verkleinert. Hieraus folgt

$$a - [s - (s_1 - v)] = d \text{ oder da } s = s_1 \text{ ist,}$$
$$a - s + s - v = a - v = d,$$

d. h. das Gefälle in der nicht embolisierten Arterie oder die Triebkraft des Blutes darin ist gleich dem intrazerebralen Druck, oder in diesem Augenblick ist es nur der intrazerebrale Druck, der im nicht embolisierten Gefäß das Blut von der Arterie nach der Vene hin treibt.

Man sieht leicht, daß in dieser allgemeinen Gleichung auch der oben angenommene besondere Fall, wo $v =$ Null ist, mit einbegriffen ist, weil dann, wenn v und $d =$ Null werden, auch a Null werden muß. Im übrigen kann man jedenfalls in die Gleichung

$$a - v = d$$

für d den Wert $= v - \sigma$ einführen, woraus sich ergibt

$$a = 2v - \sigma,$$

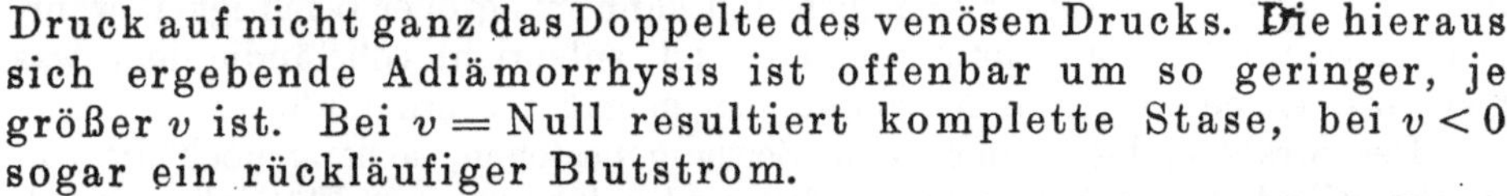

Abb. 29.

d. h. im Augenblick der Embolie fällt in der nicht embolisierten Arterie der arterielle Druck auf nicht ganz das Doppelte des venösen Drucks. Die hieraus sich ergebende Adiämorrhysis ist offenbar um so geringer, je größer v ist. Bei $v =$ Null resultiert komplette Stase, bei $v < 0$ sogar ein rückläufiger Blutstrom.

Die Richtigkeit meiner Behauptungen experimentell zu demonstrieren, ist mir durch eine einfache Vorrichtung gelungen. Der Versuch wurde vor 24 Jahren in der physikalisch-medizinischen Gesellschaft zu Würzburg vorgeführt.

Der Apparat, Abb. 29, besteht aus einer Woulff'schen Flasche, deren drei Tubuli (1, 2, 3) durch doppelt durchbohrte Stopfen hermetisch verschlossen sind. Diese Flasche soll die Schädelkapsel darstellen. Sie wird durch je ein Loch des Stopfens 1 und 3 mittelst dicht eingeführter Glasröhren mit inkompressiblen Inhalt — Wasser — angefüllt, dann werden die Glasröhren, welche oben in Gummischläuche enden, vermittelst zweier Quetschhähne geschlossen. Auch durch die anderen Löcher der Stopfen 1 und 3 führen flutdichte Glasröhren: a und a_1, sie werden je von einem etwa $1^1/_2$ m hochstehenden Wasserbehälter gespeist, mit dem sie durch Schläuche verbunden sind; sie stellen die beiden Arterien dar, von denen oben die Rede war. a und a_1 setzen sich als elastische Gummischläuche durch das Wasser in G fort und treten im Stopfen 2 in je einer Glasröhre v und v_1 aus G aus. Die beiden

Glasröhren v und v_1 reichen bis fast auf die Höhe der Wasserbehälter, in meinem Versuch bleiben sie etwa 40 cm unter der Oberfläche derselben. Ihre Spitze ist ausgezogen und abgebrochen, so daß eine Öffnung von etwa 1 mm Durchmesser entsteht. Um die im Versuch auftretenden Veränderungen einem größeren Auditorium sichtbar zu machen, ist bei c und c_1 je ein Kondom aus Gummi luftdicht eingebunden, weil die Elastizität käuflicher Gummischläuche sich als zu träg für einen Demonstrationsversuch erwies. a und a_1 können durch einen Quetschhahn gesperrt werden. Öffnet man beide Hähne von a und a_1, sowie einen Hahn (f) des Stopfens 3, so stürzt Wasser mit beträchtlichem Druck in die Kondoms c und c_1, diese erweitern sich, verdrängen durch f Wasser aus G und erlangen dadurch beide eine gewisse, gleiche Spannung; bei v und v_1 entsteht natürlich je ein Springbrunnen von gleicher Höhe. Jetzt wird f gesperrt, die „Schädelkapsel" G also zu einer wirklich geschlossenen gemacht, und wir haben nun das Schema vor uns, das wir verlangen, indem zwei gleiche elastische Röhren von gleicher Spannung und Druckhöhe den inkompressiblen Inhalt des Gefäßes G durchsetzen. Beide Röhrensysteme stehen, das soll nochmals ausdrücklich hervorgehoben werden, in gar keinem Zusammenhang miteinander.

Ist der Versuch soweit gediehen, so springen die beiden Fontainen bei v und v_1 gleichhoch solang fort, als das Wasser der Behälter ausreicht. Jetzt ahmen wir den Vorgang der Embolie nach und unterbrechen beispielsweise a_1 plötzlich durch rasche Kompression des Schlauches mit den Fingern außerhalb von G. Augenblicklich fällt die Fontäne v_1, gleichzeitig aber auch der gar nicht beteiligte Strahl bei v. An beiden ist ein plötzlicher Ruck, ein sofortiges Sinken zu bemerken, das sich aber nicht bis zum völligen Ausbleiben des Strahles gestaltet, weil ein solches nach unserer Deduktion in der Tat nur eine äußerst kleine Zeitlang bestehen kann, so daß es unseren Sinnen entgehen muß. Nur die darauf noch folgende Schwächung des Stromes in a v ist der Beobachtung zugänglich und kann mit großer Leichtigkeit wahrgenommen werden. Was jetzt weiter erfolgt, entspricht vollständig dem, was man unseren entwickelten Anschauungen gemäß fordern muß.

Der Strahl v_1 bleibt noch eine Zeitlang bestehen, so lang noch die elastische Wand des embolisierten Gefäßes (der Kondom c_1) Flüssigkeit durch ihre Kontraktion auszutreiben vermag, sinkt dabei immer mehr und stockt dann ganz. Gerade solang, d. h. solang die Zugkraft (s_1) des embolisierten Gefäßes noch zu wirken vermag, bleibt die Fontäne v_1 auf ihrem tiefen Stand stehen, dann steigt sie rasch an, sogar etwas über ihre alte Höhe.

Die Fontäne v_1 erholt sich, weil sie ja keinen Zufluß von a_1 erhält, natürlich nicht mehr — enzephalomalazischer Herd —; solang die Spannung dieses embolisierten Gefäßes noch wirkt, besteht im Bereich der anderen Arterien Adiämorrhysis: apoplectischer Insult.

Es ist wohl kaum noch die Bemerkung nötig, daß genau das nämliche geschehen muß, wenn nicht zwei, sondern mehr, vielleicht n gleiche Arterien das Gehirn versorgen, von denen nur eine (a_1) embolisiert wird. Denn dabei vermag die Spannung (s_1) nach hydraulischen Gesetzen der Spannkraft aller n—1 anderer Gefäßwände das Gleichgewicht zu halten, weil die anderen Kräfte zwar ihr n—1fach überlegen sind, aber auch an einem n—1mal so großen Raum n angreifen.

Etwas anders liegen die Sachen, wenn die n Gefäße bezüglich ihres Drucks und dementsprechend ihrer Spannung unter sich verschieden sind und das trifft sogar immer zu; denn in jeder einzelnen Arterie nimmt gegen die Vene zu der Druck und damit auch die Spannung ab.

Immer aber wird sich an jeder Arterie irgendeine Stelle finden, wo die gleiche Spannung der Wand besteht, wie am Ort der Embolie, sofern es sich um eine arterielle und nicht um eine kapillare Embolie handelt. Von diesem der embolisierten Stelle gleichwertigen Abschnitt der übrigen Arterien an stromabwärts müssen sich die entwickelten Vorgänge mit Notwendigkeit einstellen.

Als Resultat meiner Deduktionen ergibt sich also, daß im Augenblick der Embolie eine mächtige Zirkulationsstörung im ganzen Gehirn platzgreift. Alle nichtembolisierten Arterien erweitern sich und pressen das Blut aus dem embolisierten Bezirk aus. Solang dieser Vorgang dauert, wird ein entsprechendes Quantum Blut in den nicht embolisierten Arterien zu Ausdehnung derselben verwendet und geht also solang für die Kapillaren verloren. Dieser Vorgang bedingt ohne Zweifel den apoplektischen Insult bei Embolie.

Die hierdurch bedingte akute Ernährungsstörung des Gehirns, die Adiämorrhysis, fällt um so geringer aus, je rascher Blut vom Herzen aus nachrückt und je höher die für die Kapillaren noch verwertbare Triebkraft in den nichtembolisierten Arterien bleibt. Wie oben gezeigt wurde, ist diese

$$\mathrm{a} - v = \mathrm{d} = v - \sigma \text{ und}$$

$$\mathrm{a} = 2\,v - \sigma,$$

d. h., je größer der Druck in den Venen ist, desto geringer muß cet. par. der apoplektische Insult ausfallen.

Von selbst ergeben sich hieraus als hauptsächliche therapeutische Indikationen: Steigerung der Herzkraft und Erhöhung des venösen Drucks durch Tieflegen des Kopfs.

Ein größerer praktischer Wert wird diesen Indikationen freilich erst dann zuzugestehen sein, wenn es gelungen sein wird, die differentielle Diagnose zwischen Embolie und Apoplexia sanguinea mit Sicherheit zu stellen.

Die Verhältnisse im menschlichen Gehirn weichen von dem Schema meines Versuchs in einigen Punkten ab, was ohne genauere Überlegung leicht zur Annahme verführen könnte, daß meine Deduktion überhaupt nicht aufs Gehirn eine Anwendung zuließe.

Ich meine hier die Anwesenheit des Liquor, der zum Teil nicht von starren, sondern von elastischen Wänden begrenzt ist. Zu allem Überfluß habe ich auch noch die Verhältnisse des Versuchs dementsprechend abgeändert und dem Wasser im Gefäße G zum Teil eine elastische Umgrenzung gegeben, dadurch, daß eine Luftblase im Gefäß G gelassen wurde. Außerdem habe ich, um den Druck im Venensystem möglichst klein, ähnlich wie beim Gehirn zu gestalten, die beiden langen Röhren v und v_1 durch ganz kurze ersetzt und dafür nach dem elastischen Teil in G je eine sehr enge Kapillare eingefügt. Hierdurch wurde der Widerstand (wie in den Kapillaren des Gehirns) so groß, daß die beiden Fontänen trotz eines arteriellen Überdruckes von etwa 1,5 m nur 2—3 cm hoch sprangen. Dennoch war das gleichzeitige Fallen beider Fontänen bei Kompression einer Arterie deutlich zu erkennen.

Mit dem beschriebenen Apparat läßt sich noch ein Versuch anstellen, der für meine oben entwickelten Anschauungen nicht ganz ohne Bedeutung ist. Aus meinen obigen Deduktionen ergab sich der Schlußsatz, „daß für die Eudiämorrhysis die Gefäßspannung von ausschlaggebender Bedeutung sei, nicht allein der arterielle Druck". Danach wird man billig fordern, daß auch ein starker Blutdruck ohne alle Gefäßspannung keine Stromgeschwindigkeit liefern kann. Und die Richtigkeit dieses Satzes läßt sich allerdings durch einen einfachen Versuch darlegen.

Hängt man nämlich bei geschlossenen Arterien a und a_1 die Kondoms in schlaffem Zustande in die Woulff'sche Flasche, schließt letztere luftdicht, wie in der Abbildung, öffnet plötzlich a und a_1, so daß der volle Druck in ihnen zur Geltung kommt, so springen die Fontänen bei v und v_1 nicht, und als Ursache ergibt sich, daß der volle arterielle Druck sich durch die schlaffe Wand der Kondoms auf den Inhalt der Flasche übertragen und die beiden Gummischläuche komplett plattgedrückt hat. Durch letztere sickert nur ganz allmählich Wasser gegen v und v_1 hin, indem die plattgedrückte Gestalt nicht dem Gleichgewichtszustand der Schläuche entspricht, letztere vermöge ihrer eigenen Elastizität sich vielmehr zu erweitern streben.

An dem, was wir soeben theoretisch abgeleitet haben, ändert die Tatsache, daß es einen Liquor cerebrospinalis gibt, nicht das allermindeste. Die ganze Mechanik des Insults bei Embolie spielt sich in so kurzer Zeit ab, vielleicht in noch kürzerer als die Hämorrhagie, daß weder ein Zufluß noch ein Abfluß des Liquor, noch viel weniger eine Änderung in Sekretion und Resorption dieser Flüssigkeit sich irgendwie geltend machen kann.

Die Diagnose der Hirnembolie wird gegenüber der Gehirnhämorrhagie immer eine sehr schwierige bleiben und nicht in vielen Fällen gelingen. Ich bin selten über die diagnostische Regel hinausgekommen, die ich einer gelegentlichen Äußerung meines Vaters entnommen habe. Wenn ein junger Mensch vom Schlag getroffen wird, dann hat er entweder einen Herzfehler oder die Syphilis. In der Tat, wenn man von leicht erkennbaren und sehr seltenen Fällen absieht, wo z. B. eine Blutkrankheit, Hämophilie, perniziöse Anämie oder dgl. oder eine ganz übermäßige Steigerung des Druckes vorliegt, wie bei den heftigsten Paroxysmen während des Keuchhustens oder wenn ausnahmsweise eine Schrumpfniere sich frühzeitig zu ihrer vollen Höhe entwickelt haben sollte, ist für eine Hämorrhagie in jungen Jahren kein Boden gegeben. Einen Herzfehler kann man auch in der Jugend bekommen und dann natürlich auch eine Embolie; selbst angeborene Herzfehler können zu einer Embolie führen und wenn auch oft einige Zeit vergeht, bis sich Material für embolische Verschleppung angesammelt hat, so kann ja schon während einer Endokarditis es zur Gehirnembolie kommen, noch bevor der Herzfehler fertig ist. Es ist nicht so überaus selten, daß, namentlich bei einer Endocarditis lenta, erst die Gehirnembolie die Diagnose auf die richtige Spur bringt: Endokarditis. Die Thrombose weicht vom embolischen Verschluß einer Gehirnarterie einigermaßen ab. Selten vollzieht sich der Verschluß so rasch wie bei jener und das Kaliber des verstopften Gefäßes ist auch selten so groß wie bei der Embolie. Die Folge muß sein, daß der Insult so gut wie immer fehlt. Dafür treten Thrombosen sehr oft gehäuft in vielen Einzelfällen zugleich oder nur durch längere und kürzere Pausen voneinander getrennt auf, gegen die Hirnrinde zu oder in dieser selbst, und so findet man als anatomische Folge die vielfachen Erweichungsherde vor, von denen oben schon die Rede war. Das ist der Vorgang, der im Volk vorzugsweise den ominösen Namen der Gehirnerweichung trägt und mit dem in der Tat ein erheblicher Rückgang der geistigen Fähigkeiten verknüpft zu sein pflegt.

Als Ursache für die Thrombose sind Veränderungen der Gefäßwand zu betrachten, die entweder Altersveränderungen darstellen oder eine Folge der Endarteriitis syphilitica sind. Die Kenntnis dieser Krankheit verdanken wir Heubner. Sie ist keine Seltenheit, bei jeder Gehirnkrankheit, möge sie mit oder ohne Herderscheinungen verlaufen, muß man auch an ihre Möglichkeit denken schon deswegen, weil sie oft geheilt werden kann und alle anderen Krankheiten im Gehirn so selten! Und diese Veränderung der Gefäßwand tritt auch in jungen Jahren auf. Was im Alter aber entsteht, kann sowohl Hämorrhagie wie Embolie oder auch Thrombose sein. Man hat als bezeichnend angegeben, daß der Kopf bei der Hämorrhagie rot, bei der Embolie blaß sei. Das kann im Einzelfall stimmen oder auch nicht. Mehr möchte ich sagen: wenn der Kopf rot ist, dann liegt eine Hämorrhagie vor, aber der umgekehrte Schluß ist nicht gültig. Immerhin ist das schon etwas; ich habe schon gesehen, wie der rote Kopf die Diagnose, „auf Anhieb" möchte man sagen, ermöglichte. Es war bei einem Kranken in den vierziger Jahren, mit Schrumpfniere wie sich später herausstellte. Blutroter Kopf, tiefes Koma, konjugierte Deviation der Augen, schnaubender Atem. Diagnose Gehirnhämorrhagie, Sektion Massenblutung. Aber hundert Fälle kann es deswegen wieder geben, wo man bei einem Kranken in vorgerückteren Jahren über eine Vermutungsdiagnose „Embolie oder Blutung" nicht hinauskommt und wo manchmal nur, aber auch nicht sicher, aus dem weiteren Verlauf vielleicht noch ein Schluß auf das eine oder das andere zulässig ist. So spricht die weitgehende Besserung der Herderscheinungen im Laufe der Zeit entschieden für Hämorrhagie und gegen Embolie. Wie man sich auch hierin täuschen kann, dafür habe ich schon ein Beispiel gebracht. Oder auch, das gilt wenigstens für viele Fälle: Ein verhältnismäßig leichter Insult mit rascher Rückbildung der Herderscheinungen, nicht erst im Laufe der Zeit, sondern gleich mit Rückgang der Insulterscheinungen, ist auch bei Embolie häufiger als bei Hämorrhagie. Mehrere oder viele Schlaganfälle hintereinander, jede ohne schwerere Folgen in ihrer Gesamtheit, aber das geistige Leben immer mehr schädigend, auch allmählich körperliche Schäden, Paresen, Sprachstörungen zurücklassend, sprechen für das Bild der multiplen Thrombose auf Grundlage der Arteriosklerose oder der Endarteriitis syphilitica.

Die Vorhersage ist bei Embolie und Thrombose der Gehirnarterien für den einzelnen Anfall entschieden günstiger als bei der Hämorrhagie. Es ist selten, daß bei Embolie das Leben gefährdet ist. Auch bezüglich des baldigen Widererwachens braucht man nicht so ängstlich zu sein wie beim blutigen Hirnschlag. Es kommt oft genug vor, daß die Kranken erst nach zweimal 24 Stunden zum erstenmal erwachen und doch mit dem Leben davonkommen. Ich habe selbst erlebt, wie eine Kranke, die Tag und Nacht nicht aus den Augen gelassen wurde, damit ja nicht das leiseste Zeichen von Aufwachen übersehen werde volle 88 Stunden schlief ohne jede Spur des Bewußtseins. Sie war ohne sonstige Erscheinungen anscheinend bei Wohlbefinden abends eingeschlafen und wachte am Morgen nicht auf und schlief Tag und Nacht fort und nach 88 Stunden öffneten sich die Augen einmal und nur kurz und dennoch erfüllte sich die Hoffnung, daß die Dauer des Wachens sich vergrößern würde. Das Erwachen wurde länger und kam öfters und dann mußte man sich überzeugen, daß eine rechtsseitige Hemiplegie vorlag mit motorischer Aphasie. Die Kranke hat noch $^3/_4$ Jahr gelebt und dann erfolgte der Tod durch Katarrhalpneumonie. Nebenbei auch ein Fall, wo jede Kontraktur durch die oben beschriebenen passiven Bewegungen vollkommen vermieden, wo die Kranke durch monatelang fortgesetzte Sondenernährung nicht nur erhalten wurde, sondern auch an Ernährung und Kräften sichtbar zunahm. Die Aphasie besserte sich nicht, einmal nur kam auch eine der erwähnten reflektorischen Äußerungen. Ein wunderschöner Blumenschmuck aus Jasmin und Grün wurde gebracht und da sprach sie laut und vollkommen deutlich und sichtlich überrascht und erfreut: „O, wie schön!"

Über die Behandlung der Insulterscheinungen wurde schon gesagt, was theoretisch erforderlich ist. Bei der Unsicherheit der Diagnose wird man kaum von dem abweichen, was bei der Gehirnblutung geschehen muß. Bei dieser, die man ja nur selten ganz ausschließen kann, würde alles, was die Blutung begünstigt, schweren Schaden anrichten können und die rote Erweichung ist ja auch schließlich nichts anderes als Blutung. Vollends die Nachbehandlung, das, was man gegen die bleibenden Herdsymptome anfangen kann, unterscheidet sich von dem, was nach Hirnhämorrhagie zu geschehen hat, in keinem Stücke.

Bei der Thrombose der Gehirnarterien ist die wichtigste Frage die, ob Syphilis im Spiel ist. Liegt auch nur der Verdacht darauf vor, so ist eine sofortige antisyphilitische Kur das erste, was eingeleitet werden muß. Auch dann, wenn es sich nicht wie so oft um lauter kleine Anfälle oder ohne solche um fortgesetzte mehr schleichende Verschlimmerungen handelt, sondern um regelrecht ausgebildeten apoplektischen Insult. Mit Freude erinnere ich mich eines Kranken, der mich, ein 62jähriger geistig hochstehender, allgemein geschätzter Mann, eines Tages um Rat fragte. Hatte $^1/_4$ Jahr vorher ohne Insult plötzlich eine Lähmung von linkem Arm und Bein erlitten. Bei der Untersuchung zeigte er sich verfallen und träg, keine Veränderung an den inneren Organen, der Puls unregelmäßig, bisweilen aussetzend, etwa 78. Kniephänomen links stärker als rechts, Sehnervenpapillen leicht rot, keine Stauung am Augenhintergrund. Der Gang gut, die Sprache langsam. Im Urin eine Spur Albumen und metamorphosierte Zylinder. Im Röntgenbild leichte Vergrößerung des Herzens. Die Diagnose lautete: Myocarditis chronica, Enzephalomalazia, Nephritis. Der Kranke hatte schon Strophantus und Sajodin, er bekam dazu noch Koffein. 3 Tage später zum Konsilium gerufen, erfuhr ich, daß der Kranke am Abend zuvor einen „neuen Anfall" mit Schluckbeschwerden und Diarrhöen bekommen hatte. Schläft ruhig, ist, aufgeweckt, zuerst stumm, spricht dann langsam und mühsam, aber ganz klar. Am rechten Unterlappen Kollapsknistern, das aber rasch vergeht, am Herzen nichts, Puls aussetzend. Strabismus divergens. Links angeblich Doppelbilder gleichseitig, ganz unsicher — aber ich wußte jetzt, daß er in der Jugend einmal eine Infektion gehabt hatte — also! Trotz der Diarrhöe bekam er sogleich die Ricord'sche Mixtur. Nach einer Woche: Schläft, nach Erwachen klare Antworten. Aber Temperatur erhöht, im rechten Unterlappen Dämpfung, Knistern und feines Rasseln, Puls regelmäßig 102; am Herzen nichts. Ich glaubte, da eine hypostatische Pneumonie unzweifelhaft vorlag, das Ende nah, verordnete Digipuratum, Kreosotal und linke Seitenlage. Am nächsten Tag besser, kein Fieber, Puls 90, rechts und links unten reichlich Knistern und leichte Dämpfung; vergeht nicht ganz bei tiefem Atmen. Gegen Verstopfung jetzt Glyzerineinspritzung, evtl. Cascara sagrada verordnet. Am nächsten Tag kein Stuhl, Resp. 26, Puls 84 regelmäßig, gut. Beide Unterlappen Knistern und Knattern, Ord. Kreosotal und Digipurat, von diesen heute nur ein Stück, soll mehrere Stunden außer dem Bett verbringen, Rizinusöl. 5 Tage später viele Stunden außer Bett. Sehr große Knollen Stuhl, der letzte mit hellrotem Blut entleert. Nur rechts hinten unten sehr spärlich Knacken. Puls 96 gut. An den Augen nichts. Hat noch Ricord und Strophantus. Und jetzt nach 12 Jahren geht er, manchmal begegne ich ihm ohne geistige oder körperliche Überbleibsel der Krankheit, mit seiner Frau spazieren, als wenn er es gar nicht gewesen wäre.

Topische Diagnose.

Hier, bei der Enzephalomalazie infolge von Embolie und Thrombose, wollen wir einmal stehen bleiben und weil gerade hier die topische Diagnose mit verhältnismäßiger Leichtigkeit und auch verhältnismäßiger Sicherheit zu stellen ist, wollen wir noch einige Sätze aufstellen, die bei der topischen Gehirndiagnose berücksichtigt werden müssen. Noch ein Grund veranlaßt uns, gerade hier diesen Gegenstand zu berühren. Wenn eine Blutung stattgefunden hat, so findet sie sich so oft an der „gewöhnlichen Stelle", d. h. im Bereich der Stammganglien, in der Gegend oder in der Nachbarschaft der inneren Kapsel, daß man, wenn die Erscheinungen einmal auf eine andere Stelle hinweisen, geradezu an der Diagnose „Blutung" zweifeln muß. Die selteneren Verteilungen eines Herdes an andere Orte wird fast ausschließlich von Erweichungsherden oder Tumoren oder Entzündungen eingenommen, für welche pathologische Vorkommnisse eben keine Prädilektionsstellen bestehen, wie für die Blutung und — kann man noch hinzufügen — für die Embolie, insofern auch diese oft genug das Gebiet der Arteria fossae Sylvii bevorzugt, ohne sich indessen mit der gleichen Regelmäßigkeit daran zu halten wie die Blutung.

Als obersten Grundsatz bei der topischen Gehirndiagnose wollen wir den Grundsatz aufstellen, daß man womöglich nur einen einzigen Herd annehmen soll und davon nur unter den zwingendsten Umständen abgehen, wenn aber, dann wieder muß man sich mit den wenigstmöglichen Herden begnügen. Sonst kommt man zu den gewagtesten nicht nur, sondern auch zu den unvernünftigsten und in fast allen Fällen unrichtigen Annahmen.

Zweitens muß der Herd zunächst als mittelgroß angenommen werden, nicht ungeheuer groß, aber auch nicht vom allerkleinsten Ausmaß. Ein einfaches Beispiel mag diese zwei diagnostischen Regeln erläutern und zeigen, wohin man kommt, wenn man sie nicht berücksichtigt.

Es sei ein Fall von Blutung „an gewöhnlicher Stelle“ gegeben, und es liege halbseitige Lähmung von Arm, Bein, unterem Fazialis und Hypoglossus vor.

Das alles könnte durch einen Herd in der Großhirnrinde verursacht sein. Dieser Herd müßte aber die Zentralwindungen auf der linken Seite so ziemlich von oben bis unten ergriffen haben. Oben liegt, in der vorderen und hinteren Zentralwindung, auch im Lobulus paracentralis die Gegend für das Bein, weiter unten für den Arm, noch weiter unten das Zentrum für Fazialis und Hypoglossus. Eine ungeheure Ausdehnung für einen einzigen Herd! Dieser braucht aber keine so ungeheuren Dimensionen zu zeigen, wenn er an einer Stelle sitzt, wo die Fasern für Arm, Bein, Gesicht, Zunge näher beieinander liegen. Das ist in der inneren Kapsel der Fall. Hier könnte nur ein sehr kleiner Herd bloß einen Teil der Fasern für Arm oder Bein oder Fazialis oder Hypoglossus treffen. Einer von mittlerer Größe würde alle zusammen getroffen haben und das stimmt mit dem Krankheitsbild, das wir angenommen haben. Liegt einmal eine Monoplegie vor, die Lähmung nur eines Arms, nur eines Beins, der unteren Äste des Fazialis oder eine Zungenlähmung, die nachweislich nicht peripherer Natur sein kann, so ist, wieder einen Herd mittlerer Größe angenommen, der Sitz des Herdes nur dort möglich, wo die Fasern der großen kortikomuskulären Bahn soweit auseinanderliegen, daß sie auch jede für sich mit Ausschluß der anderen getroffen werden konnten. Das ist da der Fall, wo sie vor der Sammlung in der inneren Kapsel noch ziemlich weit auseinanderliegen, also in der Hirnrinde, in der Gegend der Zentralwindungen. Wir haben also in einer Monoplegie schon ein Symptom einer Rindenaffektion vor uns. Eine nähere Überlegung ergibt dann nach Früherem die Stelle, wohin die Verletzung zu verlegen ist, je nachdem der Arm, das Bein, der Fazialis oder der Hypoglossus getroffen sein muß. Als ein wichtiges Rindensymptom gilt mit Recht auch das Auftreten von Zuckungen Sie werden im unteren Verlauf der Fasern zu Arm, Bein usw. nicht ausgelöst. Was hier schädigt, führt nur zur Lähmung, je nach der Stärke der Verletzung zu Paralyse oder zur Parese. Hier können die Fasern nur gelähmt, nicht gereizt werden. Anders ist es an der Stelle, wo physiologisch schon der Wille reizt, in den Zentralwindungen. Von den Zentralwindungen aus erfolgen auch in pathologischen Fällen Zuckungen, sogar wenn der Einfluß des Willens ausgeschaltet ist, können sie vorkommen. Zuckungen in Muskeln, Zuckungen in Arm und Bein, in den Muskeln, die vom Fazialis versorgt werden, sind ein wichtiges Zeichen für Störung in den Zentralwindungen, ob nun die Muskeln, die zucken, übrigens vom Willenseinfluß ausgeschaltet sind, ob sie gelähmt sind oder nicht.

Im allgemeinen tut man gut bei der topischen Diagnose, zwischen direkten und indirekten Herdsymptomen zwar fürs erste zu unterscheiden und alles, was an Befund erhoben wird, zunächst als direktes Herdsymptom aufzufassen. Wenn sich dann bei späterer Erwägung ein Herd als wahrscheinlich erweist, dem man seiner Natur nach indirekte Fernwirkungen wohl zutrauen kann, wie bei einem Blutherd oder gar bei einem Hirntumor, dann erst kann man auch mit der Möglichkeit rechnen, daß ein Teil des Krankheitsbildes, diese oder jene Lähmung vielleicht auf Fernwirkung zu beziehen ist. Halbseitige vasomotorische Lähmung spricht nach Berger für Herde innerhalb der Rinde oder in nächster Nähe der motorischen Region. Hier liegt ein vasomotorisches Zentrum für die gekreuzte Seite.

Diabetes insipidus wird bei Erkrankung der Hypophyse oder des basalen Zwischenhirns beobachtet, auch bei Traumen, Basisfraktur, Hirnerschütterung.

Agraphie läßt den Herd im Parietookzipitalhirn vermuten, kommt aber auch ohne Herd vor.

Die Raumempfindung setzt sich aus der Wirkung von mehrerlei Eindrücken zusammen. Hoch obenan stehen natürlich die optischen Erinnerungsbilder, die im lateralen Okzipitalhirn aufbewahrt werden. Die Tastsphäre sitzt im mittleren Drittel der hinteren Zentralwindung und im angrenzenden Scheitelhirn, der Muskelsinn im oberen Scheitelhirn, der für dir Augenmuskeln im Gyrus supramarginalis. Rindenblindheit tritt bei doppeltee Zerstörung der Kuneusrinde ein.

Bei Seelenblindheit ist der eigentliche Wahrnehmungsvorgang nicht gestört, die Störung liegt auf dem Gebiet des Erkennens (Identifikation, assoziative Störung, Agnosie).

Je mehr ein Herd okzipitalwärts rückt, desto mehr ist die optisch räumliche Funktion gestört. Bezeichnend ist das Fehlen oder die Schwierigkeit, eine Anzahl gleichwertiger Eindrücke z. B. auf einem großen Bilde optisch zusammenzufassen. Man unterscheidet sehr schwere Defekte, z. B. nach Schlaganfällen (gewöhnlich vorübergehend) und sonstigen schweren Bewußtseinsstörungen, z. B. traumatischer Hirnschädigung (selten dauernd) und die viel häufigeren leichteren Störungen im optischen Zusammenfassen. Das zentrale Höhlengrau, wo auch die Kerne vom Okulomotorius, Vagus liegen, auch zentral sympathische Apparate, gilt als Sitz des Gemütslebens. Von hier aus werden die Begleiterscheinungen ausgelöst, von denen Affekte begleitet zu werden pflegen: Die Gesten, die Mimik, Körperhaltung, Art der Stimme, Erscheinungen, die vom Sympathikus abhängen, wie Pupillenerweiterung, vermehrte Herztätigkeit, Erröten und Erblassen. Beeinflussung von Drüsen (Schweiß-, Speichel-, Tränendrüsen), ein Einfluß auf willkürliche Muskeln, Versagen der Glieder, Zittern, Steigerung der Sehnenreflexe.

Das Sehfeld erkennt man mit dem bloßen Auge am Vic d' Azyr'schen Streifen (einer Verstärkung des Baillager'schen oder Gennari'schen Streifen), es liegt in der Kalkarinarinde. Die untere Kalkarinalippe entspricht dem oberen Quadranten, die obere dem unteren Quadranten, die Stelle der Makula eine Stelle am weitesten okzipitalwärts gelegen. Ein Zentrum für das Sehen der Farben soll an der lateralen Seite der Kalkarinarinde liegen.

Das Stirnhirn hat Beziehungen zum Gemüts- und Willensleben. Doppelseitige Schädigung führt zu Bewegungsarmut ähnlich der Katatonie, unwillkürlicher Stuhl- und Urinentleerung, dabei besteht gute Laune. Auch Übererregbarkeit, Schreckhaftigkeit, Jähzorn, Herabsetzung der Entschluß- und Leistungsfähigkeit kommen vor.

Verletzungen von Stirnhirn und Parietalhirn, auch Streifenhügel und Linsenkern geben katatonieähnliche Bilder.

Konjugierte Deviation entsteht durch Störungen im Stirnhirn, Scheitelhirn, in den großen Ganglien und der inneren Kapsel.

Verletzung im Okzipitalhirn bringt Neigung zu Ruhe, Apathie,
im Stirnhirn Reizbarkeit, Wut, Zorn.

Das Kleinhirn ist ein Organ, das proprioreceptive und labyrinthäre Einflüsse indirekt über das Striatum und den Cortex modifiziert erhält, und mittelst dieser Impulse synergisch Bewegungskoordinationen reguliert; anfänglich nur die lebenswichtigsten, die Statik und Lokomotion, später aber auch solche, die mit den genannten Mechanismen nicht mehr in direktem Zusammenhang stehen (Marburg).

Die Kleinhirnfunktion wird übrigens noch sehr verschieden aufgefaßt. Wenigstens beim Menschen keine segmentäre Gliederung. Zur Zeit nur festzustellen, daß es zwei große Gegenden des Kleinhirns gibt, deren Funktion es sıt, die Eumetrie, die Eutonie und Eusthenie zu unterhalten und zu bewahren.

Für Kleinhirnerkrankungen sind Störung der für Gewichts- und Größenschätzung wichtige Symptome.

Beim Kaninchen bewirkt starke Verletzung des Wurms Glykosurie, elektrische Reizung Blutdrucksteigerung.

Von den Augenbewegungen ist zu erwähnen:

1. Die langsame Bewegung des vestibularen Nystagmus wird in den primären Augenmuskelkernen ausgelöst (Bahn: Labyrinth, Deiter's Kern, hinteres Längsbündel, Eigenmuskelkerne).

2. Die willkürlichen Augenbewegungen haben ihren kortikalen Sitz in den kontralateralen Hemisphären, die Bahnen kreuzen sich unter dem Aquäduktus Sylvii, ziehen zu den Blickzentren, unter Umständen weiter zu den primären Augenmuskelkernen. Die seitlichen Blickzentren sind in der Pons, die Zentren für den Blick nach oben und unten in oder unter den Vierhügeln.

3. Sind die willkürlichen Augenbewegungen nach der Seite gelähmt, hingegen die langsamen vestibularen Augenbewegungen ungestört, dann ist eine supranukleäre oder subkortikale Läsion vorhanden.

4. Ist die rasche Bewegung des vestibularen Nystagmus intakt, so ist die Läsion subkortikal; ist sie verlangsamt oder aufgehoben, so ist die Läsion supranukleär (Weber).

Der Thalamus ist Sitz der Schlafstörungen (Trömmer).

Ammonshorn und Fascia dentata, die empfindlichsten Teile des Hirns für krampferregende Ursachen. Bei Epilepsie oft Sklerose des Ammonshorns (Berger).

Verletzung der Ptäfrontalregion bewirkt nach Berger.

1. Fehlende Krankheitseinsicht.

2. Unsinnige und sich widersprechende Handlungen. Nichtgewahrwerden von handgreiflichen Widersprüchen in den eigenen Gedankengängen und den Äußerungen anderer.

3. Erhöhte Beeinflußbarkeit.

4. Verwirrtheitszustände mit illusionärer Verkennung der Umgebung, sowie auch echter Halluzinationen.

5. Erhaltenbleiben früher erworbener Kenntnisse und Fähigkeiten, z. B. des Rechnens.

6. Fehlen von aphasischen, apraktischen agnostischen Störungen.

Epiphyse. Ein Teil der Fälle von Diabetes isipidus beruht sicher auf Erkrankung der Neuroepiphyse (Domak, auch Nonne).

Dysarthrie (Leyser). Fälle von zentraler Störung zerfallen in pyramidale und extrapyramidale. Die erste Gruppe (pseudobulbäre) entsteht durch Störung der kortikomuskuären Leitungsbahn. Die Läsion muß doppelseitig sein. Hemiplegiker haben keine Dysarthrie. Bezeichnend ist die Erschwerung der einzelnen Laute. Mund-, Zungen- und Gaumenbewegungen werden langsam und plump und ungeschickt wegen der Muskelparese, namentlich sind die Zungenlaute darauf zu beziehen. Dann wird man mit seiner Diagnose auch etwas zurückhaltender sein müssen, und z. B. statt die innere Kapsel einfach als Sitz der Erkrankung anzunehmen, sich vorsichtiger ausdrücken und vielleicht nur sagen: Ein Herd in der Gegend der inneren Kapsel liegt vor. Eine größere Gewißheit kann dann nur der weitere Verlauf der Krankheit bringen. Was von Lähmung zurückgeht, kann nur Fernwirkung gewesen sein, der umgekehrte Schluß ist aber nicht durchaus bindend. Auch ein bloß durch Fernwirkung geschädigter Teil kann endgültig gestört bleiben. Oft kann im Verlauf der Krankheit statt der Rückbildung auch ein Fortschritt der Erscheinungen sich ergeben und damit die ganze topische Diagnose auf einen anderen Weg geleitet werden. Es sei z. B. eine Hemiplegie von Arm und Bein gegeben und es kommt dazu eines Tages noch ein Fazialislähmung auf der gekreuzten Seite. Dann kann es sich nicht etwa um eine Ausbreitung der Störung in der inneren Kapsel mehr handeln etwa durch Verbreitung in den hinteren Schenkel der Capsula interna, denn hier würde die Lähmung des Fazialis die gleiche Seite betreffen, wo auch schon Arm und Bein gelähmt sind, dem Hirnherde gegenüber. Denn alle Fasern, die in der inneren Kapsel verlaufen, erleiden später eine Kreuzung und treten auf die andere Seite hinüber. Sind linker Arm und Bein gelähmt, so kann nur der linke Fazialis gelähmt werden, wenn der Herd in der inneren Kapsel sitzt oder in deren Umgebung. Wird aber der rechte Fazialis gelähmt, so muß der Fazialis da getroffen sein, wo seine Fasern schon gekreuzt sind, immer unter der fürs erste maßgebenden Voraussetzung, daß es sich nur um einen einzigen Herd handelt. Jetzt suchen wir, wo ein einziger Herd sitzen müßte, der zugleich oder nacheinander Arm und Bein der auf der einen und den Fazialis auf der anderen Seite treffen und schädigen könnte. Und nun erinnern wir uns, daß die Fazialisfasern sich früher kreuzen, in der Brücke. Wenn gerade da ein Herd sitzen würde, dann würden Arm und Bein auf der dem Herd gegenüberliegenden Seite, der Fazialis aber auf der gleichen Seite mit dem Herd getroffen und gelähmt sein. Gekreuzte Lähmung von Fazialis und von Arm und Bein sind bezeichnend für Ponserkrankung.

Ähnlich geht man überhaupt bei der topischen Diagnose vor.

Zum Beispiel wird man bei einer Lähmung des Okulomotorius, bei der alle Fasern zusammen gelähmt sind, eine Ophthalmoplegia totalis vorliegt, zunächst den Herd in den Okulomotoriusstamm verlegen, wo alle Fasern am engsten beieinander liegen und wird sein Hauptaugenmerk auf die Orbita, die Fissura orbitalis superior, Hirnbasis richten und suchen, ob sich dort etwas Krankhaftes nachweisen läßt. Unterstützt wird dieser Verdacht ohne weiteres, wenn auch der Abduzens und der Trochlearis getroffen sind. Dann sucht man weiter, wo Okulomotorius und die beiden anderen Nerven sich am nächsten liegen, ob auch noch Störungen des Trigeminus oder des Optikus mit dabei sind.

Umgekehrt, wenn nur einzelne Äste des Okulomotorius Störungen aufweisen, so liegt der Herd wahrscheinlich im Kern dieses Nerven, denn nur dort sind die Fasern für das innere Auge, die für den Sphincter pupillae und den für den Musculus ciliaris von denen für die äußeren Muskeln hinreichend weit getrennt, so daß die einen allein von einem Herd getroffen sein können. Und ist auch noch nur ein Rectus superior z. B., kurz nur ein einziger Augenmuskel gelähmt, so ist, wenn eine Erkrankung der Orbita ausgeschlossen werden kann, wieder Kernlähmung des Okulomotorius anzunehmen. Und beim Optikus wieder ist vor allem die genaueste Untersuchung der Sehschärfe, des Gesichtsfeldes, ist die Pupillenreaktion zu prüfen, ist nachzusehen, ob der Kranke auch erkennt, nicht nur sieht und erst dann kann man daran gehen, den Ort zu suchen, an den die Störung der Sehbahn zu verlegen ist. Liegt keine Trübung der Medien vor und der Kranke ist trotzdem auf dem einen Auge blind oder hat nur ein sehr herabgesetztes Sehvermögen, bei normalem Augenhintergrund, so liegt die Schädigung am N. opticus bis zum Chiasma. Ist das Chiasma zerstört, so entsteht dadurch eine halbseitige Blindheit. Ein Krankheitsherd, etwa eine Geschwulst im vorderen Winkel des Chiasma, bewirkt gekreuzte Hemianopsie und die äußeren Hälften des Gesichtsfeldes fallen beiderseits aus und ein Tumor im hinteren Winkel des Chiasmas zieht ebenso gekreuzte Hemianopsie mit Ausfall der lateralen Hälfte des Gesichtsfeldes nach sich. Ein Krankheitsherd, der seitlich an das Chiasma herantritt, erzeugt auf dem Auge der gleichen Seite Ausfall der inneren Hälfte des Gesichtsfeldes und Erkrankung des einen Nervus opticus führt zur kontralateralen Hemianopsie und jede Störung, die die Sehnervenbahn vom Chiasma an bis zum Okzipitalhirn befällt, tut das gleiche. Eine Atrophie des Nervus opticus stellt sich dabei dann ein, wenn die Störung im Raum zwischen Auge und einem Zentrum in den Vierhügeln oder dem Kniehöcker eintritt. Eine Erkrankung in der Gegend der Fissura calcarina, des Cuneus führt ebenfalls zur kontralateralen gleichseitigen Hemianopsie, eine in der ersten Okzipitalwindung der linken Seite zieht Rindenblindheit nach sich.

Wenn noch einige Fasern des Sehnerven erhalten sind, z. B. das Gesichtsfeld konzentrisch eingeschränkt ist, gar nichts am Augenhintergrund nachgewiesen werden kann, nur die Einschränkung des Gesichtsfeldes bei sogar gut erhaltener zentraler Sehschärfe, so sitzt der Herd im Okzipitalhirn. Solche Fälle werden ohne fachmännische Untersuchung oft verkannt. Der Kranke klagt von Anfang, daß er nichts sehe, daß er blind sei. Er empfindet den Ausfall der Bilder vom größten Teil des Gesichtsfeldes sehr unangenehm, der Umgebung fällt auch auf, wie er seitlichstehende Gegenstände nicht bemerkt, vom Tisch stößt und hört nur die Klagen, daß er sie eben nicht gesehen habe. Andermale wird einem berichtet, „er sieht doch nicht so schlecht, er hat vorhin die Tauben auf jenem fernen Dach sehr wohl erkannt und uns darauf aufmerksam gemacht“. Und dann erst, wenn die Untersuchung des Auges nach allen Regeln vorgenommen wird, stellt sich der oben beschriebene Befund heraus und wo man an eine lokale Störung im Auge hätte glauben mögen, entpuppt sich ein ernstes Leiden im Gehirn.

Die Einengung des Gesichtsfeldes, unregelmäßig, größer noch für Farben, namentlich oft für Rot-Grün, ist einigermaßen bezeichnend für jene sich langsam entwickelnde Atrophie der Sehnerven, wie sie bei Syphilis des Zentralnervensystems vorkommt, die als Tabes dorsalis und was uns hier, wo von Gehirnkrankheiten die Rede ist, mehr angeht, als progressive Paralyse der Irren auftritt. Schon bevor die Degeneration, die graue oder die weiße Atrophie, des Sehnerven am Augenhintergrund sichtbar wird, tritt schon als sehr beachtenswerte und drohende Mahnung des nicht fernen Unterganges vom Augenlicht die Rotgrünblindheit, zuerst außen im Gesichtsfeld dann auch zentral ein, dann kommt die unregelmäßige, im ganzen aber doch von außen nach innen fortschreitende Einengung des Gesichtsfeldes, zuletzt auch zentrale Herabsetzung der Sehschärfe und dann — die Amaurose. Später wird Abb. 33 eine von mir vor Jahren beobachtete, in der hiesigen Augenklinik aufgenommene bedeutende Einschränkung des Gesichtsfeldes bei einer Tabes zeigen, die ohne diesen Augenbefund kaum zu diagnostizieren gewesen wäre, später aber sehr deutlich wurde. Die weiteren Abbildungen zeigen das Gesichtsfeld nach einer von mir eingeleiteten Behandlung mit Strychnin und mit Röntgenstrahlen.

Reflektorische Pupillenstarre ist ein Zeichen, das nicht ohne jede Ausnahme, aber doch recht bezeichnend ist für die beiden erwähnten syphilitischen Krankheiten des Zentralnervensystems, die Tabes und die Paralyse.

Lähmung des Trochlearis weist auf eine Erkrankung des Stammes oder des Kernes hin. Auf erstere mehr, wenn auch Nerven in der Nachbarschaft (Okulomotorius, Abduzens) mitbeteiligt sind. Eine Erkrankung an der Hirnbasis oder in der Orbita ist dann wahrscheinlich. Ist aber die Trochlearislähmung eine isolierte, so ist Kernerkrankung das Nächstliegende. Ähnlich verhält es sich mit dem Abduzens. Hier aber kommt noch etwas in Frage, was mit zu den einleitenden Erscheinungen bei der Tabes dorsalis gehört. Das sind jene flüchtigen Lähmungen eines Rektus und unter diesen gerade auch des äußeren, vom Abduzens versorgten Muskels, die akut einsetzen, ein paar Wochen anhalten und dann wieder vergehen. Sie lassen den Ausbruch der Tabes dorsalis fast mit Sicherheit befürchten. Die subjektiven Erscheinungen, gleichseitige Doppelbilder, fordern unbedingt zur ungesäumten Prüfung des Lichtreflexes, auch des Kniephänomens auf.

Wenn bei Anfällen von Gesichtschmerz, Neuralgien des Trigeminus keine Ursache gefunden wird, keine Erkrankung der Zähne, des Ohrs, der Galea aponeurotica und die Schmerzen das Ausbreitungsgebiet aller Äste des Trigeminus betreffen, so wird die Ursache wohl an der Gehirnbasis sitzen. Außerdem sind Neuralgien und Schmerzen anderer Art auf dem Gebiet eines einzigen Astes oft wichtige Zeichen für den Ort, wo ein anderer Hirnnerv, etwa der Okulomotorius, getroffen sein könnte. Das muß in der Gegend sein, wo die beiden Nerven nebeneinander verlaufen, wovon ja schon die Rede gewesen ist. Anästhesie im Gesicht weist auf Lähmung des Trigeminus hin, meistens nur des einen oder anderen Astes, und kann sowohl zentraler wie auch peripherer Natur sein. Auf eine solche Lähmung, die dem Kranken, weil sie eben keine Schmerzen verursacht, nicht immer deutlich wird, weist auch schon eine Keratitis neuroparalytica mit ihrem so oft verhängnisvollen Verlauf fürs Auge hin. Ferner kommt der Herpes oft genug bei einer Störung des einen oder des anderen Astes vom Trigeminus in Betracht. Ob bei Anästhesie im Bereich des Trigeminus eine zentrale oder eine periphere Störung vorliegt, ist oft schwer genug zu unterscheiden. Ist der dritte Ast der befallene und liegt nicht gleichzeitig eine Lähmung der Kaumuskeln vor, so ist eine Störung im Kern wahrscheinlich, wo die motorische Portion noch vom sensiblen Teil abgetrennt liegt.

Daß eine Lähmung des Fazialis, die sich nur auf die unteren 2 Äste beschränkt und die Muskeln der Stirne und des oberen Augenlids frei läßt, in hohem Grade verdächtig auf zentralen Ursprung ist, wurde schon mehrfach erwähnt. Gleichseitig mit Lähmung von Arm und Bein spricht sie für Beteiligung des hintern Teils der inneren Kapsel. Unterstützt wird diese Diagnose, wenn auch Lähmung der Zungenmuskeln vorliegt, und wenn auch Hemianästhesie besteht. Bedingung für all dies ist aber, daß keine Zeichen für den peripheren Charakter der Fazialislähmung vorliegen. Die Reflexe dürfen nicht fehlen, eine Entartungsreaktion darf nicht nachweisbar sein, auch keine auffallende Atrophie der Muskeln darf da sein und fibrilläre Zuckungen müssen fehlen.

Man kann beim N. facialis die topische Diagnose noch viel weiter treiben und nachweisen, ob die Ursache im Bereich des Felsenbeins liegt, wie so oft, oder weiter oben. Eine Störung des Gehörs spricht schon für Erkrankung des Felsenbeins, wo, wie wir sahen, Fazialis und Akustikus am Porus acusticus internus und dann noch eine kleine Strecke weit dicht aneinandergeschmiegt verlaufen. Im Felsenbein gesellt sich zum Fazialis die Chorda tympani, und wenn die Prüfung an der Zunge ergibt, daß die Geschmacksfasern in ihrer Leistungsfähigkeit gestört sind, so liegt die Ursache für die Lähmung des Fazialis in der Gegend vom Ganglion geniculatum bis zum Abgang der Chorda von ihm, also wieder im Felsenbein, nur genauer lokalisiert. Ebenso spricht die Mitbeteiligung der Gaumenbögen an der Lähmung, das Hängen eines Gaumenbogens tiefer herunter als der andere, das Zurückbleiben einer Seite beim Intonieren, dafür, daß die Lähmung an einem Orte stattgefunden hat, wo die Fasern für den Gaumenbogen, also die Nervi palatini descendentes sich noch beim Stamm des Fazialis befinden, also zentral vom Ganglion geniculatum oder in diesem selbst. Denn vom Ganglion geniculatum aus begeben sich die Gaumennerven, getrennt vom Stamm, zu ihren Muskeln.

Störungen von seiten des Ohrs können sich nach zwei ganz verschiedenen Richtungen bemerkbar machen. Erstens beruht das Gefühl des Schwindels, das man ja gemeiniglich als Allgemeinerscheinung gedeutet hat, in sehr vielen Fällen auf einer Erkrankung des Vestibulum und des N. vestibularis. Welcher Art eine solche ist, diese Unterscheidung überläßt der Arzt meistens besser dem Facharzt. Im übrigen müssen die bereits (S. 88) angegebenen Untersuchungsmethoden angewendet werden.

Alle Störungen des Akustikus im Felsenbein, alle Erkrankungen des äußeren, mittleren und inneren Ohrs fallen in das Gebiet des Ohrenarztes. Ist auch die Knochenleitung gestört, was man mit aufgesetzter Stimmgabel herausbringt, dann handelt es sich um eine Erkrankung des Labyrinths oder des N. acusticus selber. Ist auch am Fazialis eine Störung zu bemerken, oder findet man am Felsenbein etwas Krankhaftes, z. B. Schmerz bei Druck auf den Tragus oder auf den Processus mastoideus, so wird eine Mittelohrerkrankung vorliegen. Ist das nicht der Fall und kann man sich nicht von einer Erkrankung des Felsenbeines überzeugen, liegt keine Karies vor, kein Schmerz, kein laufendes Ohr, dann muß man auf die Vermutung kommen, daß der Akustikus in seinem zentralen Teil gestört sein mag. Jetzt wird der ganze Verlauf des Nerven hergenommen und wird nachgesehen, ob er irgendwo in der Nachbarschaft einen anderen Hirnnerven hat, der mitbeteiligt sein könnte. Ist das nicht der Fall, so ist die Akustikuslähmung isoliert und dann bleibt die Kernlähmung und die zentrale Lähmung allein noch übrig.

Ein besonderes Symptom bei Erkrankungen des Vestibularis ist das Erbrechen. Es begleitet eine Otitis media nicht selten und kann zusammen mit den Kopfschmerzen, die vom Ohr ausstrahlen, sogar den Verdacht einer Meningitis erwecken, zumal da ja auch von einer Otitis ausgehend eine Meningitis wirklich angeregt werden kann. Sogar eine einfache Injektion des Trommelfells kann Erbrechen hervorbringen, da braucht gar kein Exsudat hinter dem Trommelfell zu sitzen. Habe ich auch schon gesehen. Dabei ist das Erbrechen ein ausgesprochen zephalisches. Das heißt, es liegt erstens gar keine Ursache für das Erbrechen von seiten des Magens vor. Das ist das wichtigste. Der Magen ist nicht krank, auch nicht überladen, kein Diätfehler liegt vor, bei Kindern das allererste, das Peritoneum ist frei, ganz schmerzlos, keine Spannung („défense") bei Druck, namentlich auch die Perkussion ganz schmerzlos, Stuhl in Ordnung, das alles muß erst geprüft sein, bis man zur Diagnose „zephalisches Erbrechen" kommt. Für das letztere spricht dann noch mancherlei. Übelsein geht dem zephalischen Erbrechen entweder gar nicht oder nur kurz vorher. Bezeichnend für zephalisches Erbrechen ist Erbrechen bei leerem Magen, das „Wasserbrechen", am Morgen nüchtern. Immer ein höchst verdächtiges Zeichen, daß eine sehr schwere Krankheit vorliegt: im Gehirn eine Meningitis, ein Tumor, oder auch eine Vergiftung, oft eine Urämie. Das Erbrechen meldet sich oft überaus rasch, eine Lageänderung des Kranken, kann genügen oft ist gar keine Ursache nachweisbar und nur ganz unerwartete und kurze Explosionen bilden das Erbrechen, das auch von keinen Nachwehen gefolgt ist.

Gefühle, die man auch wohl mit dem Namen Schwindel bezeichnet, und die sogar von Übelsein und Erbrechen gefolgt sein können, und die dennoch ganz anders zu beurteilen sind, werden von Störungen der Koordination ausgelöst. Die statische Ataxie geht nicht selten mit einem Gefühl einher, das man wegen der Verwandtschaft mit der Vertigo, dem eigentlichen Schwindel, am besten mit dem Namen Drehschwindel belegen würde. Kenntlich wird die Störung durch das Taumeln, wie man es auch an Leuten bemerken kann, die an einer akuten Alkoholvergiftung leiden. Liegt dergleichen nicht vor, woran man immer in erster Reihe denken muß, so ist ein Krankheitsherd in der hintern Schädelgrube wahrscheinlich, am Wurm, oder auch an einem Brückenschenkel, falls sich Zwangsbewegungen immer nach einer Richtung geltend machen.

Störungen des Geschmacks, „Ageusie", weisen auf den Glossopharyngeus hin, wenn auch der Zungengrund mit den Papillae circumvallatae betroffen ist. Geschmackslähmung nur an den Seiten der Zunge sind auf die Chorda zurückzuführen. Sind die motorischen Äste des Glossopharyngeus gelähmt, so handelt es sich allermeist um eine Kernlähmung und die Schlucklähmung ist nur eine Teilerscheinung einer Degeneration mehrerer Kerne am Boden des 4. Ventrikels, in der Medulla oblongata und man wird zu allermeist noch mehr Störungen des Fazialis, des Hypoglossus, des Akzessorius usw. finden, kurz wenn auch noch der Nachweis gelingt, daß sich Atrophie der Muskeln mit meist partieller Entartungsreaktion entwickelt hat, so wird die Diagnose Bulbärparalyse meist nicht schwer sein. Dazu gehört freilich auch oft die Störung der Sprache im Sinn der Anarthrie und da muß wieder unterschieden werden, ob es eine richtige bulbäre oder eine zentrale ist. Ganz die gleichen Veränderungen der Sprache, das Silbenstolpern, die undeutliche Aussprache vieler Konsonanten, dann auch der Vokale, das alles kann auch bei unversehrten Kernen in der Medulla oblongata zutreffen, obwohl man an diese zuallererst denken muß. Ist, nebenbei oder besser in erster Reihe, auch eine Lähmung der kortikomuskulären Bahn da, also ein Herd in der Gegend der inneren Kapsel, so liegt der Gedanke viel näher, daß die Anarthrie zentral bedingt sei.

Nach Kattwinkel ist es erwiesen, daß Assoziationsbündel von der 3. linken Stirnwindung aus in die rechte Gehirnhälfte durchs Balkenknie gehen und eine Läsion dieser Verbindung macht nach Pacetti Dysarthrie. Nach Freund findet man bei Läsionen der rechten Hemisphäre verhältnismäßig oft Aphasie, namentlich bei den Kindern, wo die Differenzierung der beiden Hirnhemisphären noch nicht so streng durchgeführt ist wie später. Nach den Untersuchungen von Kattwinkel ist diese Erklärung nicht mehr notwendig und Kattwinkel macht darauf aufmerksam, daß bei linksseitiger Hemiplegie sich in 82% Dysarthrie findet (wie bei rechtsseitiger die Aphasie) und in die 3. rechte Stirnwindung ist das Zentrum für die Artikulation zu verlegen. Eine Verbindung findet vom Sprachzentrum nach links durch beide Corpora quadrigemina statt. Wenn ein Herd in einem oder beiden Putamina sitzt, kann diese Verbindung gestört werden. Man beachte wohl, daß es sich hier um ein der Broca'schen Windung untergeordnetes Zentrum handelt, das aber für die grobe Arbeit bei der Sprachbildung, eben für die Artikulation, verantwortlich ist. So wie die grobe Arbeit bei der Sprachbildung auch von den diesbezüglichen peripheren Nerven und ihrer Leistung abhängt, so auch von der Einteilung, die von der Hirnrinde her ihnen zufließt. Und diese Einteilung geschieht zunächst von der rechten Hemisphäre aus. Die Erscheinung der Anarthrie erfordert also eine nähere Erkundigung, ob Kernlähmung, ob Störung im Artikulationszentrum, ob „Bulbär"- oder „Pseudobulbärparalyse" vorliegt. Neuere verlangen für diese Form der Anarthrie eine Verletzung beiderseits.

Übrigens ist nicht zu vergessen, daß auch eine gewisse psychische Frische und Leistungsfähigkeit dazu gehört, damit die Sprachorgane richtig in Gang gesetzt und im Gang gehalten werden. Achtet man darauf, so findet man gar nicht so selten, wie aus Müdigkeit oder Nachlässigkeit Konsonanten schlecht und undeutlich ausgesprochen werden, die ganze Sprache mehr oder weniger anarthritisch wird und man Mühe hat ihr zu folgen. Es ist bald, wie man bei einem Kinde immer wieder sagen müßte: sprich ordentlich, rede deutlich, verschlucke nicht halbe Wörter und wie in der Kindheit ernste Mahnung Abhilfe schaffen kann, so vermag auch der Erwachsene sich zusammenzunehmen und besser, deutlicher zu reden und die ganze Anarthrie geht vorüber, um freilich, wenn der erste Zustand der vollständigen Wurstigkeit wiederkehrt, sich von neuem einzustellen. Es ist eine Hauptkunst, bei irgendwie pathologischen Erscheinungen zu erkennen, ob dergleichen nicht auch bei Gesunden vorkommen kann und unter welchen Umständen. Gerade auf dem Gebiet der Gehirnkrankheiten muß man sich oft daran erinnern, daß namentlich im Greisenalter mit dem Nachlaß der ganzen geistigen Spannkraft vieles noch als physiologisch gelten muß, was sonst sogar eine sehr ernste krankhafte Bedeutung hätte. So ist es auch mit häufigem Fehlschlucken. Eine Schlucklähmung könnte das ankündigen mit der Aussicht auf Bulpärparalyse, oder auch eine periphere Nervenlähmung, z. B. nach Diphtherie, könnte vorliegen, wenn Schwierigkeiten beim Schluckakt sich einstellen, wenn öfter Fehlschlucken vorkommt, die Speisen in die Nase gelangen. Im Greisenalter erweckt das ganze mehr Mitleid und Besorgnis, daß wirklich einmal eine Schluckpneumonie sich entwickeln könnte, aber an eine Hypoglossuslähmung braucht man da nicht gleich zu denken, wo nur die allgemeine Ermüdung zutage liegt und nicht nur auf dem Gebiete eines einzelnen Hirnnerven.

Die Stammganglien bestehen aus dem Sehhügel und dem Streifenhügel, letzterer aus dem Linsenkern und dem Schwanzkern, die beide voneinander quer durch die innere Kapsel getrennt sind. Doch hängt vorn der Nucleus caudatus mit dem Nucleus lentiformis direkt, außerdem durch eine ganze Anzahl von Verbindungsfasern zusammen, welche die innere Kapsel quer durchbrechen. Am Linsenkern wird das Putamen vom Globus pallidus unterschieden. Die innere Kapsel, in der die große kortikomuskuläre Bahn auf engem Raum zusammengedrängt verläuft, um später sich zum größten Teil in den Pyramiden zu kreuzen und dann auf der gegenüberliegenden Seite zur quergestreiften Muskulatur des Rumpfs und der Extremitäten zu gelangen, durchbricht, wie gesagt, die Stammganglien und trennt den geschwänzten Kern vom Linsenkern. Diese motorische Bahn heißt das Pyramidensystem. Erst die neuere Zeit hat gelehrt, daß die Stammganglien selbst etwas mit den motorischen Funktionen des Gehirns zu tun haben, freilich zu ganz anderen Zwecken dienen als die Pyramidenfasern und diese zerebrofugalen im allgemeinen Sinn, also auch motorischen, Fasern für die die Stammganglien nur zum Teil Durchgangsstation zu anderen, namentlich aber auch Zentralstation sind, heißt man das extrapyramidale System.

Phylogenetisch sind die zwei Teile: Nucleus caudatus und Putamen einer-, Globus pallidus andererseits wohl unterschieden. Letzterer kommt schon bei niederen Tieren der Wirbeltierreihe, zum Teil in recht großen Ausdehnungen vor; ersterer erst von den Reptilien an. Und ontogenetisch ist es gerade so. Bei Säuglingen ist die Markscheidenentwicklung nur im Globus pallidus vollendet, sie vollzieht sich im geschwänzten Kern und im Putamen erst später. Nicht mit Unrecht hat man daher in neuerer Zeit den Globus pallidus oder kurz das „Pallidum" Palaeostriatum, die andern, Putamen und Nucleus caudatus, das Neostriatum getauft. Auch histologisch unterscheiden sie sich in bemerkenswerter Weise. Der Bau des Neostriatum ist entschieden hirnrindenähnlich. Es finden sich hier zwei Arten von Nervenzellen: kleine mit weitverzweigten Dendriten, die sich rasch aufteilen, entsprechend der kleinzelligen Schicht des Großhirns, und große multipolare Ganglienzellen. Das Pallidum dagegen hat nur eine Art von Nervenzellen. Das „Striatum", wie das Neostriatum auch kurz im Gegensatz zum „Pallidum" genannt wird, hat reiches, das Pallidum nur ein dürftig entwickeltes Gefäßnetz. Zum Pallidum rechnet man nach physiologischen und pathologischen Erfahrungen auch die Substantia nigra, zum Striatum auch noch den Nucleus amygdalae. Sein Blut erhält das Pallidum aus sehr feinen Arteriolen von der Karotis durch die Art. cerebri anterior und die Anfangsstücke der Art. cerebri media, Communicans post. und Chorioidea ant. Die Gefäße haben keine Anastomosen. Das Striatum hat dagegen längere Gefäße, Äste der Arteria cerebri ant., media und chorioidea. Alle Arterien sind Endarterien in Cohnheim'schem Sinne und da sie auch noch den Thalamus opticus und die innere Kapsel versorgen, so begreift man, wie große Schwierigkeiten für die genauere topische Diagnose entstehen müssen, wenn durch eine Erkrankung der Gefäße, etwa durch eine Verlegung des Lumens, eine bedeutendere Störung der Zirkulation sich in dieser Gegend einstellt.

Der Stoffwechsel scheint im Striatum und Pallidum verschieden zu sein. Kalkkonkremente finden sich fast nur im Pallidum und eine reichlichere Anordnung derselben grenzt das Pallidum ziemlich scharf vom Putamen ab. Die Kalkkonkremente sind in die Kapillaren und in die Arterienwände eingelagert. Im Pallidum und in der Substantia nigra ist Fett mittels der Scharlachrotfärbung nachweisbar. Außerdem zeigt das extrapyramidale System allgemein eine starke Affinität zu Eisensalzen. Man hat es ein „Ferraffines System" genannt. Es enthält doppelt so viel Eisen wie die Rinde des Frontallappens und man geht vielleicht nicht fehl, wenn man dem Eisen im Stoffwechsel des extrapyramidalen Systems eine bemerkenswerte Rolle zuschreibt.

Das extrapyramidale System ist empfindlich gegen die Vergiftung mit Kohlenoxyd; schon lang weiß man, daß Leuchtgasvergiftung namentlich hier angreift, auch Guanidin und Mangan soll an dieser Stelle besonders schädlich wirken, einzelne Nervenkrankheiten wirken durch Schädigung des extrapyramidalen Systems, ebenso auch Diphtherie, und Diabetes mellitus. Ob hier Glykosurie oder Azetonvergiftung das Schädliche darstellt, ist noch nicht ausgemacht. Einzelne Nervenkrankheiten wirken auch auf das extrapyramidale System ein, vorwiegend oder ausschließlich die Chorea, der Morbus Wilson, die Pseudosklerose von Westphal - Strümpell. Auch die progressive Paralyse zieht das System in ihren Bereich, bemerkenswerterweise aber nur das Striatum, während das Pallidum frei bleibt. Für die Erscheinungen der Paralysis agitans, den Morbus Parkinson, kommt das extrapyramidale System vorzugsweise in Betracht und der „Parkinsonismus", wie die ganze Gruppe der hier zu beobachtenden Krankheitserscheinungen genannt wird, findet seine Ursache in Störungen des Striatum und Pallidum.

Die Leistung des pyramidalen Systems ist verhältnismäßig recht einfach. Sie dient der willkürlichen Bewegung der einfachsten Form. Die große kortikomuskuläre Bahn wird in den Zentralwindungen vom „Ich" erregt, die Erregung pflanzt sich bei ungestörter Bahn fort bis zu einem quergestreiften Muskelbündel oder vielen derart und die Folge der Zusammenziehung dieser Muskeln oder Muskelgruppen ist eine willkürliche Bewegung. Dazu, daß hiermit ein bestimmter Zweck des „Ich" auch wirklich erreicht, sowie daß er unter möglichst geringem Kraftverbrauch, daß er zweckmäßig, vernünftig möchte man sagen, erreicht wird, dazu gehört mehr als die bloße willkürliche

Zusammenziehung von Muskeln oder Muskelgruppen auf dem Wege der Pyramidenbahn, dazu muß sich vor allem auch die Tätigkeit des extrapyramidalen Systems hinzugesellen.

Die mechanische Leistung einer Muskelzuckung ist bekanntlich nicht nur von der Stärke dieser Zuckung abhängig, sondern auch von der Anfangsspannung, von der ausgehend die Zuckung beginnt. Niemals ist die quergestreifte Körpermuskulatur vollkommen schlaff und ganz ohne Spannung, vielleicht nicht einmal in der tiefsten Narkose und man heißt diese Spannung den Tonus des Muskels. Seine Größe wird von manchen Dingen beeinflußt, er wechselt schon unter normalen Bedingungen bedeutend, vor allem aber ist er abhängig von der Wirkung des extrapyramidalen Systems. Hinreichender Tonus der Muskeln macht aber nicht nur die Einzelzuckung ausgiebiger, mechanisch wirksamer, sondern auch den Muskel bereiter, auf einen daherkommenden Reiz mit einer Zusammenziehung zu antworten. Der Reiz aber wieder braucht gar keine Folge eines Willküraktes zu sein, er kann auch als sog. Mitbewegung mit einer benachbarten Willkürbewegung verknüpft sein. Von der Größe des Muskeltonus hängt es also ab, ob bei Willkürbewegungen auch Mitbewegungen stattfinden, wie stark, in welchem Tempo. Niemals erfolgt eine zweckmäßige Willkürbewegung ausschließlich durch Zusammenziehung der Muskeln allein, deren Kontraktion in erster Linie die Erreichung des Zwecks ermöglicht, der „Agonisten"; stets ist zur Erreichung des Zwecks auch das Spiel der „Antagonisten" erforderlich, die den Agonisten entgegenwirkend, zum mindesten die ungezügelte Kraft abstufen, gerade bis zu dem Maß, das der gewünschte Enderfolg zu seiner Erzielung erfordert. Bei vielen Bewegungen der Extremitäten ist ferner eine bestimmte Stellung des Gliedes und der Gelenke notwendig, wenn überhaupt nur einige Gewalt von seiten der in Tätigkeit versetzten Muskeln zu gewärtigen sein soll. Beispiele hierfür sind aus dem täglichen Leben in großer Zahl bekannt. Ich erinnere mich noch sehr gut der Zeit, als ich als blutjunger Assistent an der psychiatrischen Klinik in Würzburg tätig war. Da zeigte mir der Chef, Rinecker, wie man sich augenblicklich und leicht von einem Griff, auch des stärksten Mannes, befreien und seine Faust öffnen kann. Wenn man das Handgelenk stark beugt, so öffnet sich die Hand ganz von selbst und ist nicht imstande irgend etwas festzuhalten.

Zum Teil schlagen die beschriebenen Funktionen des Striatum in das Gebiet der Koordination und ihre Störungen demzufolge in das der Ataxie. Zum Teil aber handelt es sich auch um Bewegungen, die von diesem Gebiet aus angeregt werden wie die willkürlichen von den Zentralwindungen aus, nur mit dem großen Unterschied, daß der Wille dabei keine Rolle spielt und demgemäß auch von Vernunft keine Rede sein kann, deren Ausdruck ja der Wille ist. So kommen vielfach Krämpfe zustande oder Zitterbewegungen, wodurch entweder die Ruhe unterbrochen wird, ohne daß es der Kranke beabsichtigt, oder daß wohl intendierte und erwogene, auch abgemessene Bewegungen unterbrochen, verunstaltet werden durch Zusammenziehen von Muskeln, die der ganze Bewegungsvorgang nicht das geringste angeht oder die durch unbeabsichtigte Änderung des Kraftaufwandes den richtigen Ablauf der willkürlichen Bewegung merklich stören. Bei verwickelteren Bewegungen, die auf das genaueste zusammengesetzt und abgestuft sein müssen, wenn der Zweck überhaupt erreicht werden soll wie beim Schreiben, um nur ein Beispiel zu nennen, erfahren diese Nebenbewegungen eine große Wichtigkeit und die leisesten Störungen können gerade bei solchen Gelegenheiten am besten erkannt werden.

Hierher gehören die mannigfachen Formen des Zitterns, auch der Krämpfe. Obwohl sie keine Willensakte darstellen, gewinnt der Wille doch gelegentlich Einfluß auf ihren Ablauf, sie können dann unterdrückt oder abgeschwächt werden. Ist einmal ein Willensimpuls im Gang, so trägt er oft die Neigung sich nicht nur plötzlich und einmal auszuwirken, sondern sein Antrieb bleibt, wenigstens noch eine kurze Zeit lang wirksam. Das wird aber für gewöhnlich durch Einflüsse vom extrapyramidalen System her gehindert und tritt hier eine Erkrankung, eine Störung ein, so setzt sich die vom Willen eingeleitete Bewegung noch eine Zeitlang fort, auch wenn es gar nicht mehr im Interesse und Willen des Ich gelegen ist. Hierher gehören beispielsweise die Symptome der Propulsion und Retropulsion, denen wir bei der Paralysis agitans noch begegnen werden.

Zu den zentrifugal leitenden Nerven gehören auch solche, die ohne der eigentlichen Motilität zu dienen ihren Einfluß auf die Tätigkeit von Drüsen ausüben, sowie auf die glatte Muskulatur der Gefäße und in einer uns noch ganz dunklen Weise auf Ernährung, Wachstum u. dgl. Kurz die vasomotorischen, die trophischen Nerven spielen auch eine Rolle, die ihnen, wie man jetzt weiß, vom extrapyramidalen System aus wenigstens zu erheblichem Teil zugemessen werden. Störungen auf diesem Gebiet, der Trophik, der Ernährung, der Temperaturregelung und ähnlichem begegnet man demgemäß auch bei Krankheitsprozessen, die das Striatum, das Pallidum und die wenigen anderen noch hinzugehörigen Teile befallen haben. Vermehrte Bildung von Schweiß und Speichel, erhöhte Temperatur ohne eigentliches Fieber, vermehrte Abscheidung auch von Talg (Salbengesicht), Verstärkung der Urinbildung und -entleerung, Pollakisurie und Diabetes insipidus, manchmal auch Glykosurie wie beim klassischen Stich nach Claude Bernard, gehören hierher.

Erst in der neueren Zeit hat man herausgebracht, daß in manchen Drüsen statt oder neben ihrem wohlbekannten Drüsensekret auch Stoffe gebildet werden, die ohne Ausführungsgang direkt ins Blut oder in die Gewebssäfte aufgenommen werden und sich hier von der allergrößten Wichtigkeit auf den verschiedensten Gebieten des Lebensprozesses erweisen. „Hormone“ hat man diese Stoffe geheißen und auch im Gehirn mußte man solche Drüsen mit innerer Sekretion annehmen, wie die Hypophysis, auch die Zirbel. Nun ist es aber wahrscheinlich geworden, daß das extrapyramidale System mit der Tätigkeit der Drüsen mit innerer Sekretion in bestimmter Beziehung steht, nicht nur mit der Hypophysis, sondern auch mit ganz entferntliegenden Drüsen des Körpers. So hat man bestimmte Krankheiten des Striatum und Pallidum häufig mit eigentümlichen Veränderungen der Leber verknüpft gesehen, so oft, daß man an einem Zusammenhang beider nicht wohl zweifeln kann, zumal diese Veränderung an der Leber eigenartig genug ist und kaum unter anderen Bedingungen beobachtet wird. Zweifelhaft ist nur, was als das Primäre angesehen werden muß, die Veränderung an der Drüse oder die in den subthalamischen Zentren. Es wäre denkbar, daß die innere Sekretion angeregt und unterhalten wird von der Tätigkeit der nervösen Zentren, aber auch denkbar, daß der Wegfall oder die Störung der inneren Sekretion die nervösen Zentren schädigt und alles andere im Krankheitsbild in letzter Linie nichts anderes ist als die Folge einer infizierten, vergifteten oder sonstwie geschädigten Drüse. Auf diesem Gebiet wird eifrig fortgearbeitet, vorläufig herrscht aber die Ansicht vor, daß das Striatum und das Pallidum mit dem, was sonst noch dazu gehört, gegenüber gewissen Krankheitsgiften eine eigentümliche Affinität besitzt, gegen die schon genannten chemischen Gifte und die auch schon erwähnten Erreger oder Toxine der Diphtherie, der Chorea minor, so namentlich auch gegenüber dem Krankheitsgift der Encephalitis epidemica. Und hier kommen wir zu der Tatsache, daß, man kann sagen, so gut wie alles, was wir jetzt von den Funktionen des extrapyramidalen Systems wissen, oder mit größerer oder geringerer Sicherheit annehmen, erst gereift ist, seitdem diese Krankheit in epidemischer Form und in vielen Fällen auftretend das Objekt klinischer, pathologisch-anatomischer und experimenteller Forschung geworden ist. Bei der unten folgenden Besprechung kann und soll noch manches nachgetragen werden, was hier vorläufig wegbleiben mag. Um den großen Fortschritt recht zu würdigen, den die Encephalitis epidemica im Verlauf von wenigen Jahren in unserer Kenntnis des Gehirnlebens gezeitigt hat, darf daran erinnert werden, daß einer der berufensten Kenner auf diesem Gebiet Edinger in seinem ausgezeichneten Werk über den Bau der nervösen Zentralorgane noch im Jahre 1911 sich über den fast vollständigen Mangel unserer Kenntnisse betreffend die Stammganglien sehr beklagen konnte. Obwohl auch heute hier noch viel umstritten und nicht genügend geklärt ist, so weiß man doch schon recht viel von dem, was sich hier abspielt und von diesen tiefgelegenen Zentren geleistet wird. Denn, daß es sich hier keineswegs um Durchgangsstationen nur handelt, sondern um wirkliche Zentren und zwar allerwichtigster Art, davon darf man schon heute überzeugt sein. Nicht mit Unrecht hat einer der berufensten neueren Forscher, Spatz, das Putamen eine tiefgelegenere Hirnrinde genannt, unter deren Einfluß das untergeordnete Pallidum steht. Forscher wie Economo, wie Nonne haben sich dem angeschlossen und haben vor allem auch betont, daß sich die Grenze vom Psychologischen zum Neurologischen in bedeutendem Maße und sehr bemerkenswert gegen das Neurologische verschoben hat. Die Grenze zwischen Psychosen und Neurosen ist in sehr bemerkenswerter Weise verwischt worden. Erscheinungen der Hemmung, der katatonischen Willenssperrungen u. dgl. können jetzt, sie, die noch vor kurzem nur psychologisches Interesse hatten, in eine bestimmten Gegend des Gehirns verlegt werden. Die Gegend des Subthalamus kommt für Vasomotoren, Bewegungen der Pupillen, für Schweißsekretion, für die Wärmeregulation, für den Stoffwechsel, sowohl für Eiweiß wie für Fett- und Kohlehydratumsatz, für den Wasserhaushalt in Betracht. Dystrophia adiposogenitalis hängt mit Erkrankung der Zentren an der Zwischenhirnbasis zusammen, wo auch der Fettstoffwechsel reguliert wird. Im Mittelhirn, und zwar an der Stelle, die an der hinteren Wand der Infundibulargegend liegt, und wo sich der Kern des Okulomotorius für die Lidmuskeln findet, da liegt auch ein Zentrum für den Schlaf. Trömmer verlegt das Schlafzentrum in den Thalamus. Economo äußert sich über den Schlaf: „Von dem großen, bloß zum Teil aus nervösen, zum Teil auch aus hormonalen und zum großen Teil wohl auch aus peripheren, noch unbekannten Ursachen bestehenden Apparat, der die eigenperiodischen Schwankungen des Schlafens und Wachens, die

Gezeiten unseres Organismus, der Ebbe und Flut vergleichbar, bedingt, liegen einige der wichtigsten Kettenglieder des nervösen Teiles dieses Apparates im Zwischen- und Mittelhirn eingeschaltet und werden durch lokale, organische Schädigungen, wie sie die Encephalitis lethargica eben hervorruft, direkt gestört. Diese Gegend ist speziell die hintere Wand des dritten Ventrikels und das an dieselbe anstoßende Grau der Interpedikulargegend des Aquäduktes und der Haube." Man überlege wohl, was das bedeutet! In der Tat, wenn es gelingt, für den Schlaf ein Zentrum aufzufinden und es an eine bestimmte Stelle des Zentralnervensystems zu verlegen, dann hat man damit auch die Stelle gefunden, an die man das Bewußtsein verlegen muß, nicht das Bewußtsein selbst. — Sehr zweifelhaft, ob uns das nicht für immer verborgen und unbegreiflich bleiben wird, aber doch die materielle Unterlage, ohne die es eben kein Bewußtsein geben kann, so wie in den Zentralwindungen zwar nicht der Wille greifbar vor Augen liegt, aber der Wille sich nicht betätigen könnte, ohne die Ganglienzellengruppen der Windungen auf beiden Seiten der Rolando'schen Furche — das wird man finden. In diesem Sinn kann man ja die erwähnte Gegend der Hirnrinde das psychomotorische Zentrum für die Körpermuskulatur nennen.

Die Aneurysmen der Gehirnarterien

sind am häufigsten noch an der Gehirnbasis, im ganzen selten, ich habe nie eines gesehen. Verhältnismäßig öfter kommen sie an der Arteria basilaris und an der Arteria cerebri media vor. Auch in der Mehrzahl können sie erscheinen und ihre Größe von einer Erbse oder Bohne bis zu der eines Tauben-, ja selbst eines Hühnereies schwanken. Bei einer solchen Größe verfällt die gedrückte Umgebung der Erweichung. Zum Teil handelt es sich um eine gleichmäßige Erweiterung (A. cylindriforme, fusiforme), zum Teil um die Bildung eines seitlich sitzenden Sackes (A. sacciforme). An einer Erweiterung einer Arterie sind alle Häute des Gefäßes beteiligt, auch die Adventitia, wo eine solche vorhanden ist. Die Erweiterung geht an der Intima an, insofern diese erkrankt oder einem übermächtigen Blutdruck nicht mehr standhalten kann. Damit rücken die Muskelfasern der Media auseinander, sie werden für den jetzt größeren Umfang zu kurz und können dem von innen her wirkenden Druck nicht den gehörigen Widerstand entgegensetzen. Nur die Adventitia, die mitunter bedeutend wuchert, vermag noch den Riß zu verhüten — wieder sofern sie da ist.

Zwei Ursachen braucht man, um eine Erweiterung der Arterien zu erklären. Jede normale Arterie hält jedem Druck stand, der je vorkommen kann. Hält sie nicht stand, so muß sie vorher schon verändert, muß krank gewesen sein. Und zweitens kann auch der Blutdruck unter krankhaften Verhältnissen so gewachsen sein, daß er die Norm ganz gewaltig übertrifft und man nicht mehr von Druckgrößen sprechen kann, die jeweilig, d. h. unter normalen Verhältnissen, vorkommen können. Dazu kommt noch, daß Veränderungen der Gefäßwand selbst wieder zu Erhöhung des Blutdruckes führen können. So begreift sich, daß die Gefäßveränderung, die man mit den Namen Arteriosklerose und Atherom bezeichnet, um so eher zur aneurysmatischen Erweiterung des Gefäßrohres führen kann, als sich in ihrem Gefolge eine noch dazu recht beträchtliche linksseitige Herzhypertrophie hinzugesellen kann. Das alles ist theoretisch wohl richtig und ich möchte nicht in Abrede stellen, daß dergleichen wirklich vorkommen kann. So habe ich beim Aneurysma der Aorta selbst gesehen, daß durch Schrumpfniere mit Herzhypertrophie in den sechziger Jahren ein Aneurysma entstehen kann, ohne daß die gewöhnlichste und wichtigste Ursache für die Aneurysmenbildung vorlag: die Syphilis. Beim Aneurysma einer Gehirnarterie möchte ich auf diesen Punkt ein noch größeres Gewicht legen als bei den Aneurysmen der Körperarterien, denn das Aneurysma im Gehirn ist gar nicht eine Krankheit vorgerückterer Jahre, sondern fällt in seiner Entstehungszeit mehr in die mittleren ja in die Jugendjahre. Da kann man sich schwer vorstellen, was da die Arterienwand soll geschädigt und widerstandsunfähig gemacht haben, wenn nicht die Syphilis. Für mich unterliegt es keinem Zweifel, daß eine spezifische Endarteriitis die Grundlage für die Aneurysmen im Gehirn abgibt, noch ausschließlicher als dies beim Aneurysma der Aorta beispielsweise allgemein angenommen wird. Dabei braucht man die unterstützende Wirkung von Gelegenheitsursachen durchaus nicht zu bestreiten. Was man von Herzhypertrophie, vom Einfluß heftigen Pressens, z. B. bei hartem Stuhl, gesehen und berichtet hat, das mag alles seine Richtigkeit haben, aber die Grundlage, die Endarteriitis syphilitica, muß den Boden vorbereitet haben, sonst gäbe es kein Aneurysma im Gehirn. Das gleiche gilt auch für die Erfahrungstatsache, daß sich Aneurysmen gern an Teilungsstellen der Gefäße und namentlich auch an Stellen einer Embolie den bilden. Diese Stellen sind auch Lieblingssitz von pathologischen Veränderungen der Intima und wie bei Embolie einer Arterie der hydrodynamische Druck in den höheren hydrostatischen übergeht oder wenigstens sich ihm nähert, davon war weiter oben schon die Rede.

Mechanisch wirkt das Aneurysma nicht anders als ein Tumor, der als solcher Platz beansprucht. Insofern wirkt er gerade so wie ein anderer Tumor auch, und hier brauchen wir nur auf die Besonderheiten zu sprechen zu kommen und das übrige können wir uns für den Abschnitt „Tumor“ aufsparen. Im ganzen fällt die Diagnose „Aneurysma“ mit der Diagnose „Tumor“ zusammen, und wenn man einmal bis zur Diagnose Tumor vorgeschritten ist, dann muß bei der weiteren Überlegung über die Natur desselben auch die Möglichkeit eines Aneurysma in Erwägung gezogen werden. Mißlich ist dabei, daß viele Aneurysmen nicht zu einer Stauungspapille führen. Das mag damit zusammenhängen, daß zur Stauungspapille meist — nicht immer — eine gewisse Größe des Tumors gehört, die vom Aneurysma oft deswegen nicht erreicht wird, weil vorher durch die Blutung, die wieder dem Aneurysma besonders zukommt, das Leben vernichtet wird.

Was den Verlauf des Aneurysma anlangt, so ist so viel sicher, daß manche lang, vielleicht zeitlebens gar keine Erscheinungen machen oder solche, die man nicht deuten kann, und daß manche Aneurysmen erst bei der Sektion gefunden werden. Wieder bei anderen ist man im Leben über die Diagnose Tumor nicht hinausgekommen. Kopfschmerz besteht meistens, aber was will man mit einem so vielsagenden Symptom anfangen? Wie bei anderen Arten des Tumors der Sitz im Hinterhaupt, so ist für das Aneurysma einigermaßen bezeichnend der pulsierende Charakter des Schmerzes. Man kann keine Diagnose darauf gründen, aber die Aufmerksamkeit kann doch der

Möglichkeit eines Aneurysma sich zuwenden, wenn der Kranke spontan angibt, daß die Schmerzen sich verstärken wie der Puls schlägt. Wenn man das Symptom den Kranken hinein examiniert, verliert es allen Wert. Ein Teil der Aneurysmen wird erst im Augenblick offenbar oder macht erst im Augenblick überhaupt Erscheinungen, wo der Sack birst. Ein plötzlicher apoplektischer Insult, der fast ausnahmslos tödlich endet, beginnt und schließt das ganze Krankheitsbild. Nicht immer ist die Blutung stürmisch, es gibt auch Fälle, wie auch beim Aneurysma der Aorta, wo das Blut sich nicht aus einem großen Riß ergießt, sondern aus einer ganz kleinen Öffnung nur allmählich heraussickert. Sogar bei Aneurysmen, die der Haut naheliegen und mit ihr verwachsen sind, kann man solches beobachten. Und so kann es sich auch mit Aneurysmen einer Gehirnarterie verhalten. Dann kommt der „protrahierte Insult zutage oder der „Insultus ingravescens", wie er auch genannt wird. Ganz allmählich schwindet da das Bewußtsein; ganz allmählich kommt und entwickelt sich ein Lokalsymptom nach dem andern und ist die Szene auch nicht so stürmisch, tödlich enden sie allemal.

Man hat Gewicht darauf gelegt, daß beim Aneurysma einer Gehirnarterie ein mit dem Herzschlag synchrones Geräusch hörbar sein soll. Die Möglichkeit will ich nicht bestreiten, lokalisieren kann man es aber bei den Fortleitungsbedingungen im Schädel ganz gewiß nicht. Sicher wäre das Geräusch keineswegs beweisend für eine Erweiterung der Blutbahn, denn Geräusche kommen, worauf schon von verschiedenen Seiten hingewiesen wurde, auch durch andere Ursachen im Kopf zustande. Namentlich am kindlichen Schädel sind Geräusche nicht so selten. Bei chronischem Wasserkopf, beim Morbus Basedowi, bei schwerer Anämie, auch bei angeborener Verengerung einer Arterie, wie der Karotis bei ihrem Eintritt in das Felsenbein, können solche Geräusche beobachtet werden. Auch von einer komprimierten Karotis außerhalb des Schädels kann das Geräusch fortgeleitet sein und nicht einmal die Beobachtung, daß es aufhört, sobald die Karotis bis zur Pulsleere zusammengepreßt wird, gilt den Autoren für beweißkräftig.

Man muß die Herdsymptome kennen, die vom Aneurysma zu erwarten wären, wenn es an einem seiner gewöhnlichen Sitze Platz genommen hat.

Ein Aneurysma der Arteria fossae Sylvii kann zu Aphasie, Lähmung der kortikomuskulären Bahn (Hemiplegie, Monoplegie) führen durch Druck auf die Gehirnsubstanz, oder auf einen Hirnnerven drücken, den Olfaktorius, den Okulomotorius. Den Lähmungserscheinungen gehen Zuckungen nicht selten vorher. Viele Aneurysmen dieser Gegend bleiben bis ans Lebensende verborgen. Beim Aneurysma der A. basilaris sind Brückensymptome zu erwarten, Hemiplegie mit gekreuzter Fazialislähmung, bulbäre Lähmungen, Hinterhauptskopfschmerz, der nebenbei bemerkt immer etwas Besonderes bedeutet und mehr als mit dem halbverächtlichen Wort „eben Kopfweh" abgetan werden darf. Es ist richtig, wie oft und oft bedeutet der Kopfschmerz gar nichts Sonderliches, wenn er wie zu allermeist in der Stirn oder auch über den ganzen Schädel hin geklagt wird, ein Schmerz im Hinterhaupt bedeutet aber allemal etwas Ernsteres und ist nie auf die leichte Achsel zu nehmen. Noch ein anderes Zeichen ist hier nicht selten, das für die Diagnose eines Aneurysma in der hinteren Schädelgrube wertvoll zu sein scheint. Das ist eine Atemnot, die von der Lageänderung des Kopfes deutlich abhängig ist.

Starkes Vor- oder Rückwärtsbeugen des Kopfes führt bisweilen mit großer Regelmäßigkeit zu Anfällen von Atemnot. Auch Stillstand der Atmung ist dabei beobachtet worden. Beim Aneurysma der A. cerebri ant. ist der Olfaktorius und der Optikus am meisten gefährdet.

Beim Aneurysma der Carotis interna können starke Gesichtsschmerzen im Bereich des 1. Astes des Trigeminus entstehen, Anästhesie, Keratitis neuroparalytica können bemerkbar werden, vom Optikus aus Amblyopie, Hemianopsie, Verlust des Geruches, Störungen am Okulomotorius. Ein Druck auf den Sinus cavernosus verrät sich durch Venenstauung am Augenhintergrund, Stauung in den Gesichtsvenen. Reißt das Aneurysma im Bereich des Sinus cavernosus, so entsteht ein pulsierender Exophthalmus. Das Blut aus einem geborstenen Aneurysma kann sich bis in den Wirbelkanal ergießen und dann ausstrahlende Schmerzen um den Rumpf, in den Armen usw. erzeugen. Dann könnte man das Blut auch wohl durch eine Lumbalpunktion nachweisen und so die Diagnose erhärten. Die Lumbalpunktion ist aber selbstverständlich, da sie den Druck im Cavum cranii herabsetzt und rasch herabsetzt, bei Verdacht auf Aneurysma nicht erlaubt; sie könnte den Riß augenblicklich herbeiführen. Als ich noch zu meinem späteren Unheil Medizin studierte, da stellte mein Lehrer Gerhardt einen Hirntumor vor und sagte am Schluß: „Sollte es ein Aneurysma der Basilararterie sein, so würden die Symptome sehr gut damit stimmen“. Weiter wird man auch heutigen Tages mit einer Diagnose wohl kaum oft kommen.

Die Prognose ist schlecht; es sollen Spontanheilungen vorgekommen sein, wie auch bei anderen Aneurysmen solches berichtet wird. Bei einem oberflächlichen Aneurysma des Bogens der Aorta kann man wenigstens die Gerinnselbildung im Innern, auf die man solche Spontanheilungen bezieht, durch gewisse Maßnahmen begünstigen, vornehmlich durch die Galvanopunktur. Davon kann beim Aneurysma der Gehirnarterien natürlich keine Rede sein. Ob man schon die Gelatineeinspritzungen nach Lancereaux versucht hat, weiß ich nicht. Jedenfalls kann die

Therapie bis jetzt fast gar nichts leisten, schon deswegen, weil die Diagnose des Leidens sich nur äußerst selten bis zu einer gewissen Sicherheit erheben wird. Man wird, wo ein Aneurysma auch nur vermutet wird, alles vermeiden, was den Blutdruck in die Höhe treibt, für weichen regelmäßigen Stuhl sorgen und wird vor allem an die Grundlage des Aneurysmas, die Syphilis bei der Behandlung in erster Linie denken müssen. Jodkali wird auch wohl von allen Autoren empfohlen. Ich würde nicht anstehen, wenn mir ein sicherer Fall vorkäme, auch das Quecksilber, am liebsten mit Jod zusammen in der Form der Ricord'schen Mixtur zu verordnen. Mechanische Eingriffe: Kompression oder gar Ligatur der Karotis wurden auch schon versucht; die letztere ist gefährlich und die Ergebnisse fordern noch nicht zur Nachahmung auf.

Sklerose und Atherom der Gehirnarterien.

Die anatomische Untersuchung erkrankter Arterien gewährt kein buntes Bild. Hyaline Degeneration, produktive Entzündung mit ihren Folgezuständen: der Nekrobiose, dem Atherom, der fettigen Usur, der Verkalkung und Verknöcherung erschöpfen so ziemlich die Nomenklatur. Das sind Dinge, die vorwiegend nur histologisches Interesse darbieten. Eines ist aber allen pathologischen Vorgängen an den Arterien gemeinsam: die Änderung der physikalischen Beschaffenheit der Wand.

Meiner Ansicht über Ätiologie, Prophylaxe, Pathologie und Therapie des Atheroms, über ihr ganzes Wesen habe ich an anderem Orte schon mehrfach Ausdruck verliehen, zuletzt in meinem Lehrbuch der Herzkrankheiten, so daß ich nicht noch einmal darauf zurückkommen will. Hier soll im besonderen nur die Sklerose der Gehirnarterien Gegenstand der Besprechung sein.

Wie an anderen Orten, so sind Sklerose und Atherom auch im Gehirn Krankheiten vorwiegend der vorgerückten Jahre. Bei geistig Arbeitenden, namentlich aber auch bei Alkoholikern, kann, wie man glaubt, sich beides schon in verhältnismäßig jungen Jahren entwickeln. Von der allergrößten Bedeutung ist meiner Ansicht nach die ganze, oft genug erbliche Anlage des Gefäßsystems. Wie andere Eigentümlichkeiten auf körperlichem und seelischem Gebiet oft bis zum Erschrecken bei Verwandten, bei Kindern und Enkeln wiederkehren, so ist es auch ohne Zweifel mit der Anlage des Gefäßsystems der Fall. Das eine ist eben besser und haltbarer angelegt, das andere weniger. Ja noch mehr, es ist nicht selten, daß eine besonders widerstandsunfähige Anlage nicht nur im allgemeinen, sondern immer wieder an einem Teil und immer wieder an dem gleichen Teil des Gefäßapparates wiederkehrt. So kann man z. B. von manchen Familien sagen, daß in ihnen die Neigung zu Schlagfluß erblich sei eben wegen der schlechten Haltbarkeit der Gehirnarterien, wie in anderen geistige Störungen oder Neigung zu Neubildungen u. dgl. ebenfalls erbliche Eigentümlichkeiten darstellen. Geleugnet soll aber nicht werden, daß auch der Lebenslauf manches aufweisen kann, was die Bildung von Sklerose und Atherom unstreitig begünstigt und wenigstens ihre Entwicklung um Jahre, selbst Jahrzehnte beschleunigt. Man glaubt, daß übermäßige Tätigkeit rascheren Verbrauch eines Organs herbeiführen könne, auch Mangel an Gebrauch allmähliche Atrophie, dagegen hinreichender, aber nicht übermäßiger Gebrauch, gute Ausbildung und Haltbarkeit Gewähr leistet. Hier beruft man sich wohl auf die Erfahrungen, die man namentlich an der quergestreiften Muskulatur machen kann. Es ist richtig, daß vernünftiger ausgiebiger Gebrauch der Muskeln ohne Übermaß sie zu stärken vermag, daß Untätigkeit sie zur Atrophie bringt. Aber das läßt sich hier, bei den Muskeln, begreifen und aus der Zu- oder Abnahme der Ernährung verstehen, die mit Arbeit des Organs, der Muskeln, notwendig verknüpft sein muß. Die Durchblutung eines Muskels ist nicht ausschließlich nur vom Gefälle in der Blutbahn abhängig, auch an Ort und Stelle, in den Muskeln selbst ändert sich die Durchblutung, je nachdem der Muskel arbeitet oder ruht, indem das Blut durch jede Zusammenziehung des Muskels ausgepreßt und zwar immer nach den Venen hin ausgepreßt wird. Die Venenklappen verhindern es, daß das aus der Muskelsubstanz gequetschte Blut nach den Arterien hin entweicht. Zudem herrscht in den Arterien stets ein höherer Druck und so kann das Blut bei Zusammenziehung des Muskels nur in der gehörigen Richtung, nach den Venen hin entweichen. Dazu kommt freilich noch, daß bei körperlicher Arbeit auch die Tätigkeit des Herzens zuzunehmen pflegt und beide Momente bewirken es, daß im arbeitenden Muskel, wie angegeben wird, 8 mal so viel Blut durchfließen kann als wie durch einen ruhenden. Im Anfang pflegen, dieweil in der Zeiteinheit mehr Nährmaterial zugeführt wird, die assimilatorischen, später, im Lauf der Jahre, aber auch die dissimilatorischen Vorgänge das Übergewicht zu bekommen, wobei die sich entwickelnde Sklerose der Gefäße unzweifelhaft eine wichtige Rolle spielt. Nun hat man es sich wohl zu leicht gemacht, wenn man die am Muskel gewonnenen Erfahrungen einfach aufs Hirn übertragen hat und annimmt, daß erhöhte Arbeit auch hier Vermehrung des Stoffverbrauchs und Hyperdiämorrhisis, bessere Ernährung des Gehirns nach sich ziehe, weil bei der Tätigkeit der „Arbeit des Gehirns" der Blutbedarf wächst. Der gesteigerte Kreislauf soll dann wieder Abnützung der Rohrsysteme und damit Sklerose und Atherom herbeiführen. Der Gedankengang ist einfach genug und es ist auch möglich, daß sich die Sache wirklich so verhält. Es fehlt nichts als der Beweis und es ist auch mechanisch nicht leicht, den Vorgang klar zu überblicken.

Was soll man eigentlich sich unter Tätigkeit und „Arbeit" des Gehirns vorstellen? Was ist namentlich Arbeit? Handelt es sich da auch um einen Vorgang, der nach Art körperlicher Arbeit und nach dem Gesetz der Erhaltung der Energie um so mehr Stoff verbraucht, in erster Linie Sauerstoff zu Verbrennungsvorgängen? Das muß ja bei der Muskelarbeit notwendig der Fall sein. Wenn einer ein Gewicht von 10 Pfund 1 Meter hoch hebt, so verbraucht er dabei eine gewisse Menge Sauerstoff zur Verbrennung von Fett und Kohlehydraten, wenn er 20 Pfund gleichhoch hebt, 2mal so viel und wenn er es 40mal hochhebt, wieder 40mal so viel und der Sauerstoff, Fett und Kohlehydrate müssen ihm durch den Blutstrom beigeschafft werden. Wie ists aber mit dem Gehirn? Was ist da Arbeit, was ist schwer, was leicht? Wird im Gehirn, das 2 Stunden lang arbeitet auch wirklich 2mal so viel Stoff verbrannt wie in einer Stunde? Erfordert eine „schwere" Rechnung z. B. mehr Aufwand von potentieller Energie als eine leichte?

In der Tat, hierüber weiß man gar nichts, als was jeder selbst spürt, wenn er sich nach langer und schwerer geistiger Anstrengung auch geistig ermüdet fühlt. Und ohne Zweifel wird in der folgenden Ruhepause, namentlich im Schlaf, der Zustand wieder hergestellt, der nachher wie vorher die Möglichkeit gibt, größere „Arbeit" zu leisten. Über diese lediglich auf Analogie aufgebaute Erklärung sind wir in keiner Weise hinausgekommen. Die Analogie wird noch weiter getrieben durch die Erfahrungstatsache, daß das Gehirn auch geübt werden kann wie etwa der Bizeps eines Turners, daß allzu lange Ruhe ebenso schadet wie übertriebene Anstrengung, daß es auch ein überarbeitetes, erschöpftes Gehirn gibt und daß sich dieser Zustand gegen das Ende des Lebens ebenso sicher einstellt, wie die Abnahme der körperlichen Kraft und Leistungsfähigkeit auf allen andern Gebieten, auch namentlich auf dem der Muskeln.

Eine andere Frage ist die — und die möchte ich bejahen —, ob dem allem nicht eine gemeinsame wohlumschriebene Ursache zugrunde liegt. Es ließe sich denken, daß der menschliche Organismus eben wie jeder andere auch seine festbestimmte Lebensfrist vor sich hat, die er in keiner Weise überschreiten kann. Eine einjährige Pflanze wächst, blüht, entwickelt Samen und stirbt dann ab. Eine zwei- und mehrjährige treibt nochmal im nächsten Jahr, oder mehrmals. Die Statistik lehrt, daß der Mensch nur ganz ausnahmsweise das Leben über 120 Jahre aushalten muß; dann endlich sicher! Aber die

Statistik lehrt ferner, daß ein so spätes Ende nur in den allerseltensten Ausnahmen erreicht wird, auch wenn keine besonderen Krankheiten oder Verletzungen eintreten. Da ist es die Sklerose und das Atherom, die als Altersveränderungen kommen und für sich schon unweigerlich dem Leben ein Ziel setzen. In diesem Sinn, jedenfalls mit Recht, hat man gesagt, der Mensch sei so alt wie seine Arterien.

Und beim Gehirn ist es nicht anders. Es ist überaus selten, daß sich die geistige Kraft und Rüstigkeit bis in ein hohes Alter unverändert erhält. Früher oder später macht sich ein Rückgang in dieser oder jener Beziehung geltend und wird mehr oder weniger bemerkbar, je nach den Anforderungen, die beruflich oder sonstwie an die alternde Persönlichkeit gestellt werden. Und da liegt allerdings nichts näher als auf die Beschaffenheit der Gehirngefäße und ihre Veränderungen zurückzugreifen.

Wie weit auch die Veränderungen durch Sklerose und Atherom gediehen sein mögen, von ausschlaggebender Bedeutung ist die Frage, ob mit der Erhärtung der Arterienwand und mit ihrer Verdickung zugleich auch eine Verengerung des freien Lumens Hand in Hand gegangen ist oder nicht. Im letzteren Fall ist der sklerotisierende Vorgang auch keineswegs gleichgültig für die Eudiaemorrhysis cerebri. Da das Blut in den Arterien nicht in gleichmäßigem Strom, sondern pulsierend sich vorwärts bewegt, so kommt für seine Bewegung nicht nur das Gefälle, sondern auch der Stoß des Blutes mit jedem Pulsschlag in Betracht. Ein Teil der Stoßkraft geht allemal für die Bewegungsenergie verloren, daran ist nichts zu ändern. Nie wird kinetische Energie in Energie anderer Form irgendwie umgesetzt, ohne daß dabei ein Teil in Wärme verwandelt wird. Wie viel aber beim Stoß in Wärme umgesetzt wird und für die mechanische Leistung verloren geht, das ist auch von der Beschaffenheit der gestoßenen Fläche im Gefäßrohr abhängig. Das meiste von mechanischer Arbeit wird zurückgewonnen, wenn die Arterienwand nachgiebig und dabei möglichst vollkommen elastisch ist. Wird das Arterienrohr starr, so geht bei jedem Stoß verhältnismäßig viel kinetische Energie verloren, wird nicht zurückgewonnen, indem die Arterienwand dem Pulsschlag nachgibt und sich dann wieder vollständig zusammenzieht, wie es die jugendliche Arterie tut. Zudem geht auch die Fähigkeit der Arterien verloren, je nach Bedarf des Gehirns, die Blutzufuhr zu regeln. Wir haben ja gesehen, und ich will nicht nochmal darauf eingehen, wie mit veränderlichem Querschnitt der Arterien sich die Eudiämorrhysis in Adiämorrhysis oder Hyperdiämorrhysis cerebri sich umwandeln kann. Von dem allem kann keine Rede mehr sein, wenn die Arterien starr geworden sind. Immerhin ein Schaden groß genug in einem Organ, das, wie wir wissen, für Schwankungen in der Blutversorgung so außerordentlich empfindlich ist. Mit dem Atherom wird ferner die Oberfläche der Arterienwand rauh, innen wie außen und damit wächst die Reibung, die sich dem Blutumlauf entgegensetzt.

Vollzieht sich das Dickenwachstum der Wand aber nicht bloß nach außen, sondern wie so oft auch nach innen zu, so wird die Sache um vieles schlimmer. Nicht nur eine weitere Ursache für Vermehrung der Reibung, namentlich in engen Röhren wächst der Widerstand mit Abnahme des Querschnittes ganz ungeheuer, sondern die Gefahr der Thrombose und des vollständigen Verschlusses wird jetzt drohend. Und so sieht man auch ungemein häufig, daß Gefäßverlegungen auf dem Boden der Arteriensklerose auftreten und demgemäß in der Regel sehr zahlreiche Erweichungsherde da und dort, am meisten an der grauen Hirnrinde, sich entwickeln.

Die Erscheinungen der arteriellen Sklerose im Gehirn und des Atheroms der Gehirnarterien müssen sich im großen ganzen in zweierlei Weise geltend machen. Erstens einmal als Allgemeinerscheinungen, als ein allgemeiner Rückgang in den Lebensäußerungen des Gehirns. Obwohl das eigentlich ein Gegenstand für die Psychologie und Psychiatrie ist, so wollen wir nicht ganz daran vorübergehen, denn das gehört eben auch zum vollständigen Bild.

Die Atheromatose ist durchaus nicht immer im Körper überall gleichmäßig entwickelt. An der Aorta geht sie ja gewöhnlich an, dann aber bevorzugt sie bald diese, bald jene Gegend, namentlich bald wird sie erkennbar an den Temporalarterien und es wäre ganz verfehlt, wenn diese geschlängelt und auch verhärtet sind, daraus einen Schluß auf die Beschaffenheit auch der Gehirnarterien zu ziehen. Nicht die Beschaffenheit des dem Auge und der tastenden Hand zugänglichen Gefäßes muß auf die Möglichkeit auch im Inneren ausgebildeter und verbreiterter Atheromatose leiten, sondern in erster Linie das Alter, auch wohl der Vergangenheit und der Beruf des Kranken, insofern hier die wichtigste Frage des Alkohols zur Sprache kommen muß. Mein Standpunkt hierin ist bekannt. Wirklicher Abusus des Alkohols, nicht Trinken, sondern Saufen, ist unstreitig auch eine Ursache für die Veränderungen der Arterien. Die Atheromatose kommt aber auch ohne Alkohol, sie ist auch den Moslemin nicht fremd, obwohl die keinen Alkohol zu sich nehmen.

Auf die Allgemeinuntersuchung gebe ich, gerade wo das Atherom der Gehirnarterien in Frage steht, nicht gar viel, obwohl sie natürlich nicht unterbleiben darf. Die Hauptsache ist das, was am geistigen Leben der Kranken vor sich geht. Ein allgemeiner Rückgang könnte man sagen, wenn man ein einziges Wort gebrauchen will. Eine gewisse Gleichgültigkeit gegenüber der äußeren Welt gehört oft zu den ersten auffallenden Erscheinungen. Dann auch eine früher unerhörte Vergeßlichkeit. Sie betrifft in hohem Grade oft Erlebnisse aus der jüngsten Zeit, weniger werden früher, vor langen Jahren, in der Kindheit erlebte Vorgänge vergessen. In der Schule erlernte Dinge, Fertigkeiten, wie das Rechnen, das geht alles eine Zeitlang noch tadellos. Die Aufnahme neuer Eindrücke, die Assoziation, läßt mehr und mehr zu wünschen übrig. Auch was apperzipiert wurde, läßt das Ich im ganzen mehr in Ruhe als man dies an ihm in früheren Jahren gewohnt gewesen. Die Affekte lassen nach und wenn auch einmal das Gleichgewicht gestört ist, so dauert das meistens nicht gar lang. Zornesausbrüche kommen wohl vor, Reizbarkeit kann zu großer Vorsicht im Umgang mit dem Kranken mahnen, aber tiefergehende Beeinflussungen des Gefühls, der Stimmungen kommen zwar vor, sind jedoch im ganzen selten. Bei vorwiegender Erkrankung des Frontalhirns sollen dergleichen Erregungen häufiger sein, während die hintere Gegend des Hirns, wenn sie von starker Atheromatose befallen wird, mehr zu Apathie, ja zum Stupor geneigt macht. Mit Fortschreiten des Leidens wird das ganze geistige Leben mehr und mehr ein innerliches und wie das Interesse des greisen Individuums sich immermehr von seiner Umgebung abwendet, so verschwindet auch mehr und mehr die Rücksicht, die der Kranke der Umgebung schuldet und die er früher doch nie außer acht gelassen hatte. Da kommt es dann vor, daß die natürlichen Bedürfnisse an Orten und zu Zeiten verrichtet werden, wo es sich nicht gehört, wo das Schamgefühl anderer verletzt wird und in Reden und Gebärden herrscht die gleiche Rücksichtslosigkeit. Zum Teil liegt hier aber noch eine andere Ursache für die anscheinende Nachlässigkeit des Kranken vor. Mit Erkrankung des Okzipitalhirns geht die räumliche Orientierung des Kranken zu Verlust und so glaubt der Kranke auf der Straße oder in Gesellschaft sich in seinem Schlafzimmer zu befinden und glaubt mit gutem Recht hier seine natürlichen Bedürfnisse befriedigen zu können. Er geht auch auf den Straßen, den ihm wohlbekannten, häufig irr, verläuft sich, bleibt, zu Hause mit Sorgen erwartet, aus, wird endlich aufgefunden und von Fremden heimgebracht. Das ist die Periode des Leidens, die für die Angehörigen sehr peinlich zu sein pflegt, denn daß man dem Kranken das Narrenrecht einräumen müßte, daß es sich um einen unzurechnungsfähigen Geisteskranken handelt, so weit ist um diese Zeit die Sache noch nicht. Doch ist es oft schon dahin gekommen daß der Alte nicht mehr wie früher der Leiter und Herr in allen Dingen sein und für die Familie Bedeutung haben kann, und daß er gut tut, sich auch manchmal und in manchen Dingen von den Jüngeren etwas dreinreden zu lassen. Auch auf Unaufmerksamkeiten, Nachlässigkeiten aufmerksam machen und behüten vor Unachtsamkeit muß zu dieser Zeit die Aufgabe der Umgebung des Greises sein. Geiz, falsche Beurteilung der wirtschaftlichen Lage, Anklänge an richtige Geistesstörung ergeben sich allgemach. Die Vergeßlichkeit kann sich steigern, die Gehirnanomalien treten in den Vordergrund. Das Greisenalter neigt stark zum Egoismus und verliert die Einsicht in das, was als recht und billig gelten muß. Bei Herden im Stirnhirn besteht die Neigung zu Wut und Zornesausbrüchen, bei solchen im Parietookzipitalhirn im Gegenteil zu Apathie und krankhafter Ruhe im Geistesleben. Dabei sind zwar die Affekte im ganzen herabgesetzt, aber gelegentlich kann doch eine gesteigerte Erregbarkeit zu Gewalttat und auch zum Suizidium Veranlassung geben. Sexuelle Aufregungszustände gehen mit dem Verlust des geordneten Seelenlebens und dem zunehmenden Egoismus gar nicht so selten Hand in Hand. Die Eheschließung im Greisenalter, oft sehr zum Kummer und Schaden der nächsten Angehörigen, aber auch strafrechtliche Delikte können die Folge der senilen Störung sein. Der Mangel an Spontaneität kann sich bis zur Katatonie oder bis zum Stupor steigern, der Ausfall des Gedächtnisses, das Bild des Korsakow'schen Symptomenkomplexes erzeugen. Dazwischen kommen wieder Zeiten der Besserung, was oft genug ein zu hartes Urteil über den doch nicht mehr ganz verantwortlichen Kranken Veranlassung gibt. So entsteht ein geistiger Verfall, der im ganzen mehr noch eine Charakteränderung bedeutet als Störung auf dem Gebiet der Intelligenz und der Urteilskraft. Im Gegenteil, manchmal überrascht ein ungemein zutreffendes Urteil die Umgebung des Kranken und so kann ein Greis auch wohl einmal die Weisheit zeigen, die ihm im allgemeinen zugeschrieben wird. Meistens sinkt aber das Gespräch allmählich auf eine niedere Stufe. Nicht nur wird die Aussprache undeutlicher, auch kraftloser, träger, auch der Inhalt an Gedanken wird steriler und eintöniger. Zuletzt nur noch kaum verständliches Lallen gibt von der früheren Geistesklarheit und Schärfe eines vielleicht berühmten Redners gar keine Vorstellung mehr.

Das Nämliche zweimal, immer und immer wieder sagen, nicht immer mit anderen Worten, gehört auch mit zum Bilde. Das kann sich bis zur „Logoklonie" steigern, bis zum taktmäßigen Äußern von einzelnen Silben. Mit den Störungen der Sprache gehen Hand in Hand die der Schriftsprache oder vielmehr sie gehen ihnen sogar vorher. Schon lange ist es den Leuten der gebildeten Stände selbst aufgefallen, wie undeutlich und schwer zu lesen ihre Schrift geworden ist, „so daß ichs selbst nicht mehr lesen kann" sagen sie. Die Schrift wird kleiner, zitterig, einzelne Buchstaben bleiben aus, Schlußsilben werden ausgelassen (Fig. 24 u. 25). Dann bleibt der Kranke nicht mehr in der Zeile wie ein ABC-Schütze und zuletzt kommt nur noch ein Gekritzel zustande. Wenn es so weit ist, so ist auch schon wochenlang eine geistige Armut, ein Mangel an Initiative deutlich geworden, vorher kann von all dem auch keine Spur bemerkbar sein. Durchaus nicht immer geht die ganze Entwicklung in stetigem Fortlauf weiter. Noch häufiger als zeitweilige Besserungen, machen sich Verschlechterungen bemerkbar, oft sehr plötzliche und sehr schwere.

Namentlich die Formen, die mit einer Verengerung des Lumens einhergehen, liefern den Boden, auf dem ein rascher und völliger Verschluß und demgemäß eine Erweichung in der Gehirnsubstanz entstehen kann. Das kann sogar den Beginn des Leidens anscheinend eröffnen. Der Kranke erleidet einen Schlaganfall und nachher ist er, wie die Leute sagen, „nie wieder geworden, wie er vorher war". Es ist schwer zu sagen, was hier lediglich als Folge des Schlaganfalls zu deuten ist, was auf die Grundlage bezogen werden darf, ohne die es nicht zum Schlaganfall gekommen wäre, auf die Atheromatose. Oft genug wiederholen sich kleinere Anfälle von Thrombose, immer mehr engt sich das geistige Leben ein und wenn auch diese rudimentären Anfälle nicht in dem Maße und für den Augenblick bedrohlich sind wie eine Hirnhämorrhagie (auch diese kommt übrigens vor), so gehen mit der zunehmenden Zahl der Erweichungsherde die Kranken um so sicherer ihrem Ende, oft nach jahrelanger Dauer des Leidens entgegen. Das ist dann der Zustand, für den das Volk die Bezeichnung der „Gehirnerweichung" ganz besonders geprägt hat.

Ausfall einzelner Funktionen des Gehirns, Nachlaß und Störungen auf dem Gebiet der höheren Sinne, des Gesichts, des Gehörs beruhen nur zum Teil auf Veränderungen im Gehirn, zum größten Teil auf Erkrankung von Auge und Ohr selbst, die freilich ihrerseits wieder als Altersveränderungen gedeutet werden müssen.

Ich weiß wohl, daß ich mit diesen Zeilen zum Teil in das Gebiet der Presbyophrenie und der Dementia senilis hinübergegriffen habe. Das war um so weniger zu vermeiden, als meiner Ansicht nach auch diese beiden Gebiete vorwiegend durch die Wirkung der Sklerose und des Atheroms der Gehirnarterien zustande kommen. Ein näheres Eingehen darauf können wir uns sparen, die Psychiatrie ist hierfür zuständig und das für uus wichtigste wurde schon erwähnt.

Wie schon gesagt, ist die Atheromatose, auch die der Gehirnarterien, ausgesprochenermaßen eine Krankheit des Greisenalters. Will man eine Zahl als Grenze angeben, so möchte man sagen, daß die Erscheinungen mit dem sechzigsten Jahre anfangen können. Doch gibt es bekanntlich hierin große

Schwankungen. Schopenhauer hat ja den Menschen im Alter von über 60 Jahren eine eigentliche Produktivität abgesprochen.

Es ist ein vielen geläufiges Wort, daß der Mensch in seinem Alter wieder zum Kind wird. Manches ist daran wahr. Von dem, was sich an Erfahrung und Lebensweisheit erst in einem langen Leben angesammelt hatte, ging auch wieder vieles verloren. Die geistigen Ansprüche, so gering im Kindesalter, gehen im Greisenalter wieder zurück und der Greis kann über Dinge lachen, die dem Mann kaum ein Lächeln abgezwungen hätten. Und ähnlich ist es mit dem Weinen, zu dem das hohe Alter sich leicht rühren läßt, so wie auch das Kind. Selbst in rein physiologischen Dingen geht das so. Das kleine Kind kennt nicht Tag und Nacht auseinander, wie viele Säuglinge machen zum Ärger der Eltern die Nacht zum Tag, wie oft kann man die Klage einer jungen Mutter (noch mehr des Vaters!) vernehmen, daß das Kleine, das sie so hoch beglückt und doch den ganzen Haushalt mit seinen winzigen Händchen sofort auf den Kopf gestellt hat, am Tag schläft und in der Nacht schreit und wacht. Und ganz ähnlich ist es auch beim Greis mit seinen verhärteten Arterien. Sein Schlaf ist kürzer, leiser, schlechter geworden; am Tag schläft er viel, in der Nacht kaum. Ja, er beginnt nicht selten des Nachts sein Bett zu verlassen, um zu wandern und seine Umgebung in Unruhe und Sorge zu versetzen. „Raubtiernatur“ hat man es geheißen, dieses nächtliche Wandern, weil Raubtiere verschiedenster Art, wie namentlich das Katzengeschlecht, in der Tat Nachttiere sind. Eine ganz unpassende und lächerliche Bezeichnung! Mit der Natur der Raubtiere, dem Katzengeschlecht im besonderen, hat die Natur des Greisenalters gar nichts zu tun, so wenig wie der deutsche Pazifist mit einem Löwen. Im Gegenteil, als Zeichen für das Greisenalter kann eine zunehmende Zaghaftigkeit gelten, die auch wieder eine Umstimmung des Charakters ausmacht, die freilich im einzelnen Fall in sehr verschiedenem Grad entwickelt sein kann.

Fragt man mich, was ich nun für das eigentlich Schädliche halte, was wirklich die Veränderungen im Gehirnleben bewirkt, die wir soeben, zum wichtigsten Teil wenigstens, hervorgehoben haben, so möchte ich sagen: Es ist die Unterernährung des Gehirns. Durch die sklerotisch gewordenen Röhren wird dem Gehirn in der Zeiteinheit nicht mehr genug Nährmaterial zugetragen, nicht mehr so viel, wie es selbst mit seiner gegen früher herabgesetzten Tätigkeit beanspruchen muß. Daher hat das Gehirn von selbst auf irgend ausgiebige Tätigkeit verzichten müssen. Und dabei, das ist meiner Ansicht nach das Wesentliche, betrifft der Ausfall in der Ernährung diesmal weniger den Sauerstoffmangel als die Zufuhr der übrigen lebenswichtigen Bestandteile des Blutes. An anderen Stellen der Pathologie haben wir nicht daran zweifeln können, daß bei schlechter Blutversorgung, bei Adiaemorrhysis cerebri, zu allererst Verschlechterung der Verbrennungsvorgänge eintritt und der Sauerstoffmangel und die Überladung des Blutes mit H-Ionen das Schädliche für das Gehirn darstellt. Daß es bei den Altersveränderungen im Gehirn, bei Atherom und Sklerose seiner Arterien ebenso sei, dafür spricht gar nichts. Natürlich kann auch ein Greis noch an anderen Krankheiten leiden, vornehmlich auch an Atherom an anderen Körperstellen, am Herzen, er kann auch ein Emphysem haben, aber wenn er über Atemnot klagt, wenn er nachts sich deswegen nicht legen kann und sitzen muß, so hat das allemal seinen Grund in so einer Komplikation und nicht im Atherom der Gehirnarterien. Dazu treten die Erscheinungen der Atemnot, des Asthma viel zu wenig in den Vordergrund und sind die Mittel dagegen auch gewöhnlich viel rascher wirksam, als daß man sie auf die Erhärtung der Gehirnarterien beziehen dürfte, gegen die es kein oder nur in längeren Fristen wirksame Mittel gibt.

Die „Verkalkung der Gehirnarterien", wie man es gewöhnlich kurz heißt, und wie es wenig Zartfühlende unter den Ärzten dem Kranken manchmal ins Gesicht sagen, ist ein Leiden, das mit langsamerem oder rascherem Schritt unaufhaltsam zum Tode führt und auch das Publikum kennt recht gut die traurige Vorhersage. Trotzdem stehen wir dem Übel nicht ganz machtlos gegenüber. Das Jod, das Mittel, das sich von allen am besten gegen Atherom überhaupt bewährt, spielt auch hier wieder die wichtigste Rolle. Bei Männern schien es mir immer besser zu wirken als bei Frauen. Wo die Schilddrüse vergrößert ist — niemals versäume man diese Untersuchung — und das kommt beim Weibe öfter vor als bei Männern, da ist der Gebrauch von Jodkali, Sajodin, Jodglidin und wie die tausend Präparate heißen mögen, kurz ist alles, was Jod enthält, unbedingt ausgeschlossen. Eine erschreckende Abmagerung mit geistiger Störung ernster Art, sogar Delirien, Unruhe, Herzpalpationen, Angstgefühlen, melancholischer Verstimmung, im besten Fall für mehrjährige Dauer könnte die Folge sein. Sonst aber ist das Jod ein köstliches Mittel, namentlich bei jahrelangem Gebrauch gehen selbst ernstere Störungen des Gehirnlebens wieder zurück. Unterstützt wird die Kur ganz wesentlich — und damit komme ich auf meine berührte Anschauung über das Wesen der Sklerose im Gehirn zurück — durch den längeren Gebrauch eines Nährpräparates wie beispielsweise des Sanatogen. Ich habe mich zu deutlich von seinem Nutzen überzeugt, habe gesehen, wie mit Hebung des Gesamternährungszustandes auch die Gehirnerscheinungen wieder zurückgingen, um nicht ein warmes Wort für diese Form der Überernährung einzulegen. Wo die Verhältnisse es gestatten oder gar dazu auffordern, mag man sich auch an das erinnern, was ich weiter oben von der Sondenernährung gesagt habe.

Das frühe Auftreten namentlich der psychischen Erscheinungen schon in den 40er und 50er Jahren heißt Alzheimer'sche Krankheit.

Das Atherom ist nicht überall gleichmäßig entwickelt und kommt bisweilen an einzelnen Stellen recht deutlich zum Vorschein, wo es anderswo noch recht lang braucht, um sich so weit zu entwickeln, daß es klinische Erscheinungen macht. Wie es ganz falsch wäre, auf eine Hirnarterienveränderung einen Schluß zu ziehen, wo z. B. die Temporales stark geschlängelt sind (überhaupt das schlechteste Zeichen für Athermatose), so gibt der bekannte Greisenbogen dafür auch keinen Anhalt. Der Arcus senilis entsteht durch schlechte Blutversorgung der Kornea allerdings und besteht in einer Trübung der vorher glashellen Hornhaut an ihrem Rand. Sie beginnt erst wie eine schmale Sichel, umgreift aber schließlich den ganzen Hornhautrand wie ein breites, opakweißes Band. Auch der Greisenbogen beweist gar nichts für die Beschaffenheit der Gehirnarterien, nichts für verminderte Leistungsfähigkeit des Gehirns selbst und gibt nicht einmal einen Anhaltspunkt dafür, der Träger werde einstens einem Hirnschlag erliegen. Ich weiß aus eigener Anschauung, daß Kölliker Jahrzehnte lang einen ordentlichen Arcus senilis aufzuweisen hatte und erst in hohem Alter ist er an einer Lungenembolie gestorben. Ebenso war an Röntgen lang vor den X-Strahlen ein starker Greisenbogen zu sehen und wieder war es kein Hirnschlag, dem er in hohem Alter erlag.

Andererseits kommt auf dem Boden von Atheromatose eine echte Epilepsie vor. Früher als im 30. Jahr entwickelt sich der Morbus sacer kaum je, es gibt aber spät noch eine Altersepilepsie und die Ursache ist ohne Zweifel in der Vorkalkung der Gehirnarterien zu suchen.

Die Thrombose der Hirnsinus.

Für eine Gerinnung des Blutes liegen die Verhältnisse in den Hirnsinus im ganzen nicht ungünstig. Die Hirnsinus können mit Abnahme der Blutmenge im ganzen sich nicht der verringerten Menge anpassen, sie können nicht zusammenfallen wie andere Venen, sie bleiben ziemlich gleichweit und demgemäß muß nach der Kontinuitätsbedingung sich der Blutstrom in ihnen verlangsamen. Dazu kommt noch, daß eine Anzahl von Trabekeln das Lumen der Sinus durchziehen, die einen befördernden Einfluß auf die Gerinnung ausüben wenn sie ihres Endothelüberzuges beraubt sind, was bei Infektionskrankheiten, bei der Einwirkung von Kokken, vorkommen kann. Man pflegt zwei Formen von Sinusthrombose zu unterscheiden, eine primäre und eine sekundäre. Die primäre ist eine rein marantische Thrombose und findet sich bei Herzschwäche, bei Verlangsamung des Blutstroms, besonders häufig bei kleinen Kindern und dann wieder bei Greisen. Oft genug gibt eine schwere Infektionskrankheit, die zu Erschöpfung namentlich auch des Herzens führt, die Veranlassung für die Thrombose. Oder es sind ungebührlich hohe Wasserverluste, wie bei heftigen Durchfällen im Kindesalter, die zur Abnahme der Blutmenge und auch zu Eindickung des Blutes Veranlassung gaben, was dem Ausbruch des Leidens vorherging.

Auch in den letzten Zeiten einer Krebskachexie oder einer anderen zehrenden Krankheit, einer Lungenphthise z. B., kann es zur „marantischen" oder „kachektischen" Sinusthrombose kommen. Im Sinus findet man post mortem den Gerinnungspfropf an der Wand fest haften, solange er frisch ist von graurötlicher oder roter, später von grauer oder blasser Farbe. Der Bereich, aus dem der Sinus sein Blut bezog, ist mit dunkelrotem Blut überfüllt, Blutergüsse da und dort kommen vor. Fast ausschließlich ist es der Sinus longitudinalis, der große Längsblutleiter, der von einer marantischen Thrombose befallen wird.

Die sekundären oder auch septischen Thrombosen werden von der Umgebung aus angeregt durch Infektionskeime, die aus der Nachbarschaft oder von außen, auch metastatisch im Verlauf einer Infektionskrankheit, ihren Einzug in die Sinus fanden, Streptokokken, Staphylokokken, Pneumokokken und manche andere. Als Ursachen kommen hiernach in Betracht Abszesse an der Dura, auch außen von ihr, Peripachymeningitis, ein Furunkel, ein Erysipel, irgendeine Wundinfektion, die auf dem Wege kleiner Venenwürzelchen ihr Gift in das Innere des Schädels fortleiten. Alle Sinus stehen direkt oder indirekt mit Venen der Haut am Kopf, im Nacken, im Gesicht in Verbindung und so kann von dort überall her die Infizierung eines Sinus erfolgen. Auch ein Hirnabszeß kann die Thrombosierung eines Sinus bewerkstelligen. Am allerhäufigsten ist es aber der Sinus transversus, der vom Ohr aus in Mitleidenschaft gezogen wird. Eine Mittelohrentzündung, namentlich auch eine akute oder chronische Entzündung der Zellen im Warzenfortsatz, Karies des Felsenbeins, kann der Ausgangspunkt für Thrombose dieses Sinus werden. Die Thrombose erstreckt sich oft rückwärts bis in die Venen hinein, aus denen der Sinus sein Blut bezieht, so aus dem Sinus rectus bis in die Vena magna Galeni und die Venae cerebri internae, mit der Folge eines Hydrozephalus internus, aus dem Sinus longitudinalis in die Venen der Konvexität des Großhirns.

Der infizierte Thrombus ist eitrig oder zerfallen eitrig, oder mißfarben, grünlich und man begreift, welch große Gefahr betreffs der Fortschleppung eitrig infizierten Materials besteht und wie nah die Möglichkeit der Verschleppung, einer Pyämie oder einer Metastase in den Lungen liegen muß.

Die Erscheinungen einer Sinusthrombose treten plötzlich auf. Kopfweh, Schwindel, Übelsein, auch Erbrechen. Ein andermal Nackenstarre, kurz ein Bild, das an Meningitis oft genug mahnt, aus dem man aber meist nichts Sicheres entnehmen kann. Bei den septischen Formen, z. B. bei einer Karies des Felsenbeins, kann auch sehr wohl gleichzeitig eine Meningitis vorliegen, die dann, indem die Entzündung der Wand des Sinus anliegt, die Infektion der Wand, hierdurch die Thrombose und schließlich die Infektion des Thrombus selber herbeiführt. In anderen Fällen liefern die Venen des erkrankten Knochens das Material für Thrombose und die weiteren Folgen. Die septischen Formen gehen mit unregelmäßigem Fieber einher. Jähe Sprünge, von Schüttelfrösten eingeleitete Temperatursteigerungen, an zerfließende Schweiße sich anknüpfende Senkungen der Temperatur sind häufig und kündigen den septischen Charakter des Fiebers deutlich genug an. Das alles kann immer noch eine Meningitis oder auch ein epiduraler oder ein Hirnabszeß sein und bezeichnend wird die Szene erst dann, wenn sich typische Stauungssymptome an der Oberfläche zeigen. Bei Thrombose des Sinus longitudinalis schwellen die Venen an der Scheitel-, Stirn- und Schläfengegend an, leichtes Ödem kann sich hier einstellen, die Nase kann bluten. Die Verbindung des Sinus mit den äußeren Venen erfolgt durch Foramina emissaria.

Bei Thrombose des Sinus cavernosus setzt sich die Stauung fort auf die Vena ophthalmica, Vena facialis anterior; Augenlider und Konjunktiven sind geschwollen, die Vena frontalis ist stark gefüllt. Es besteht Exophthalmus, Stauung am Augenhintergrund. Bemerkenswert ist die Nähe des Okulomotorius, des Trochlearis, Abduzens, des ersten Astes vom Trigeminus. So kann es leicht zu Augenmuskellähmungen, auch zu heftiger Neuralgie und zu trophischen Störungen, Ophthalmia neuroparalytica kommen.

Der Sinus transversus steht durch die Venae occipitales und auriculares posteriores durch Emissarien mit den tiefen Nackenvenen in Verbindung. So entsteht bei Thrombose dieses Sinus das sog. Griesinger'sche Zeichen, ein schmerzhaftes Ödem am hinteren Rand des Warzenfortsatzes oft mit schmerzhaftem Infiltrat der Nackengegend. Mit dem Sinus treten durch das Foramen jugulare der Glossopharyngeus, der Vagus und der Akzessorius aus und so erklärt es sich, daß auch Heiserkeit, Pulsverlangsamung, Schlucklähmung, Respirationslähmung, Krämpfe in Kukullaris und Kopfnicker auftreten können. Die Vena jugularis fällt ein, auch die Vena jugularis zuweilen, weil, wie C. Gerhardt es gedeutet hat, diese Vene ihr Blut leichter in die leergewordenen Jugularis interna ergießen kann.

So wird die Diagnose verhältnismäßig leicht, wenn und sobald diese Stauungserscheinungen entwickelt sind. Das sind sie aber keineswegs immer und dann wird die Diagnose sich über die Vermutung kaum erheben können. Besteht aber der Verdacht auf Thrombose des Sinus transversus und muß man annehmen, daß sie vom Ohr ausgehen könnte, so ist man meines Erachtens berechtigt, auch ohne Sicherheit in seiner Annahme den operativen Eingriff vorzunehmen, der bei Thrombose allein Rettung bringen kann. Ich habe mich immer gewundert, was in derartigen anscheinend verzweifelten Fällen einer eitrig infizierten Thrombose in einem weiten venösen Gefäß, das nicht zusammenfallen kann, in einem Sinus die Therapie noch leisten kann. Wenn nach Aufmeißelung des Knochens der Sinus bloßgelegt ist, wenn man beginnt, ihn auszuräumen und dann ein starker Blutschwall kommt (der auf Tamponade leicht steht), dann ist die Aussicht auf Erhaltung des Lebens nicht so gar schlecht. Bei nichtoperierten oder zu spät operierten Fällen infizierter Thrombose ist die Prognose ungünstig, eine marantische Thrombose kann allenfalls ausheilen oder nach endgültigem Verschluß des Sinus ohne weitere Folgen bleiben. Die Gefahren der septischen Thrombose bestehen natürlich in der Möglichkeit, man kann sagen in der Sicherheit, der Septikämie und des septischen Lungeninfarkts.

Die Entzündungen des Gehirns.

Der Hirnabszeß.

Die Infektion des Gehirns kann auf mancherlei Wegen erfolgen und die verschiedensten niederen Organismen hat man schon in einem Hirnabszeß gefunden; den Streptococcus pyogenes, Staphylokokken, den Staphylococcus pyogenes albus, aureus, citreus, den Pneumokokkus, das Bacterium coli, den Proteus vulgaris. Auch der Bacillus pyocyaneus, Typhusbazillen und Tuberkelbazillen fanden sich im Eiter.

Die Infektion erfolgt entweder von der Nachbarschaft her, weitaus am häufigsten vom Ohr, seltener vom Siebbein oder Keilbein oder durch eine Verletzung durch Stich oder Schuß, oder metastatisch vom Blut aus. Der traumatische Hirnabszeß gehört eigentlich vor das Forum der Chirurgie und soll nur der Vollständigkeit wegen hier berührt werden.

Die Größe eines Hirnabszesses schwankt von Erbsengröße bis zu der eines Eies, ja bis zu der einer Faust. Auch die Zahl schwankt bedeutend, es kann bei einem einzigen bleiben und es können ihrer viele, ja bis 100 sein. Die großen sind meist solitär, die zahlreichen bleiben klein.

Der traumatische Hirnabszeß beginnt wenige Tage, auch eine bis zwei Wochen nach der Verletzung seine Erscheinungen zu machen. Das erste, was sich einstellt, ist der Kopfschmerz; Nackenstarre, Fieber, Krämpfe, Verwirrtheit gesellen sich hinzu. Je nach dem Ort, wo die Verletzung statt hatte, sind die Herdsymptome natürlich verschieden. Eine Monoplegie oder Rindenepilepsie bilden sich aus, wenn der Abszeß in der Gegend der Zentralwindungen entstanden ist. Das ist nicht selten und die meisten traumatischen Abszesse entstehen begreiflicherweise im Frontal- und im Parietalhirn, weil hier auch die meisten Verletzungen eintreten. Die Kranken werden mehr und mehr benommen und nach 2—3 Wochen, manchmal schon nach wenigen

Tagen, erfolgt der Tod im Koma. Im Zustand des Kranken kann dazwischen eine leichte, aber bald vorübergehende Besserung sich bemerkbar machen. Von einer akuten Meningitis läßt sich das Krankheitsbild gewöhnlich nicht unterscheiden. Die Ursache, die Verletzung, der Kopfschmerz, Nackenstarre, Fieber, Erbrechen, das alles kommt der Meningitis gerade so zu wie dem Hirnabszeß. Auch die Pulsverlangsamung, auf die von manchen so viel Wert gelegt wird, kann bei Meningitis im Stadium der Druckerscheinungen ebenfalls vorkommen. Wenn bei etwas milderem Verlauf man im Ablauf einer Woche oder deren zwei Muße genug zur genaueren Beobachtung gewinnt, und es sich herausstellt, daß die Rindensymptome in den Vordergrund treten, dann gewinnt die Diagnose „Abszeß" gegenüber der Meningitis einigermaßen an Halt. Fehlen des Kernig'schen Symptoms, Fehlen des Babinski spricht auch mehr für Abszeß, während beim Sitz ganz an der Oberfläche, an der Pia mater nur der Tibiastrichreflex, wie es scheint, noch angeht indes der Babinski verschwindet. Mag man sich immerhin in manchen Fällen in der Diagnose irren und eine Meningitis oder auch einmal einen Hirnabszeß fälschlich annehmen, während das andere wirklich vorliegt — das Unglück ist nicht groß, namentlich für den Kranken nicht, zumal da auch beides vorliegen kann, ein Abszeß und dabei auch noch eine Meningitis.

Eine Infektion des Gehirns kann von jeder Gegend des Schädels aus erfolgen, auf dem Wege eines Furunkels, einer Phlegmone, eines Erysipels oder durch eine Erkrankung des Knochens. Bei weitem am häufigsten schließt sich aber ein Hirnabszeß an eine akute oder chronische Mittelohreiterung an oder an ein Cholesteatom oder eine Karies des Felsenbeins. Dabei besteht noch die Möglichkeit, daß als Zwischenstation eine eitrige Entzündung der Dura mater oder eine Sinusthrombose ihre Rolle spielt.

Karies der Knochen und Eiterung im Siebbein, in der Orbita, dem Keilbein, besonders nach Operationen, das alles kann vorkommen, doch tritt es an Häufigkeit bei weitem zurück gegenüber den Ohrkrankheiten, von denen die akuten Mittelohrentzündungen mit Stauung des Eiters und mit Fortleitung der Entzündung auf die Zellen des Warzenfortsatzes bei weitem am öftesten die Gefahr mit sich bringen, daß eine weitere Entzündung der Gehirnsubstanz, mit oder ohne vermittelnde Meningitis heraufbeschworen wird. Der Schläfenlappen ist von der Paukenhöhle nur durch das dünne Tegmen tympani getrennt, er kann auch vom Dach des Antrum mastoideum aus ergriffen werden. Die Infektion des Kleinhirns erfolgt von den Zellen des Warzenfortsatzes aus oder vom Labyrinth her. Die Fortleitung der Entzündung kann per contiguitatem geschehen, der Knochen wird bis zu seiner Oberfläche hin krank, steckt die Dura an, von da an führt dann eine Fistel in die Tiefe bis zum Abszeß oder auf dem Wege der Lymphscheiden um ein Gefäß herum erfolgte die Infektion der Gehirnmasse und der Abszeß ist dann wohl auch durch eine dünnere oder dickere Schicht normaler Gehirnsubstanz von dem primären Entzündungsherd getrennt. Auch entlang der Nerven, des Fazialis und des Akustikus, kann sich eine Entzündung des Mittelohrs in die Tiefe verbreiten. Ob nun dabei noch eine Meningitis oder eine Sinusthrombose Platz gegriffen hat, das ist für den Verlauf eines Gehirnabszesses von keiner Bedeutung wenn er einmal da ist, aber es ist im höchsten Grade wichtig, wenn es gelingt, die ersten alarmierenden Erscheinungen der Meningitis und der Thrombose richtig zu deuten, um sofort dagegen operativ vorzugehen und so die Entwicklung des Abszesses zu verhindern. Im vollentwickelten Krankheitsbild ist es ziemlich gleichgültig und in vielen Fällen auch diagnostisch unmöglich, die drei Krankheitsformen Meningitis, Sinusthrombose, Hirnabszeß reinlich auseinander zu halten und die eine oder zwei davon mit Sicherheit auszuschließen. Fieber, unter Umständen ein septisches mit Frösten und Schweißen, kann bei allen Formen, besonders auch bei den Mischformen in die Erscheinung treten, der septische Charakter des Fieberverlaufs, die starken Schwankungen mit den Frösten und den Schweißen läßt sich aber doch im allgemeinen für Sinusthrombose oder freilich auch für die Grundkrankheit Sepsis verwerten, falls der vermutete oder diagnostizierte Hirnabszeß auf dem Boden einer allgemeinen Septikopyämie sich eingestellt haben sollte. Die allgemeinen Reizerscheinungen, die Schlaflosigkeit, die Delirien, Nackenstarre, das Erbrechen sind Erscheinungen, die auf Meningitis an und für sich hinweisen, aber sie sind auch dem Hirnabszeß nicht fremd, auch ohne komplizierende Meningitis. Einen Hirnabszeß, der sich akut entwickelt im Anschluß an eine Otitis acuta, kann man nicht wohl übersehen, aber eine Verwechslung mit Meningitis, mit Sinusthrombose, mit einfacher Irradiation einer Otitis media auf die Umgebung, auch mit einer Meningitis serosa, das kann leicht vorkommen. Die überwiegende Mehrzahl aller Fälle bietet aber ein Krankheitsbild, das im Zusammenhalt aller Erscheinungen gewöhnlich keinen Zweifel über seine Natur aufkommen läßt, wenn auch keines der Einzelsymptome für sich allein als bezeichnend und beweisend angesehen werden darf. Schlimmer steht es mit dem Hirnabszeß, der als metastatischer entweder bei allgemeiner Septikopyämie, bei Endocarditis septica oder bei Eiterungsvorgängen im Wurzelgebiet der Lungenvenen, so bei Empyem, Bronchitis putrida, Bronchiektasie usw. vorkommt. Im Gegenteil, die meisten derartigen Formen, die sich allmählich chronisch und oft durch viele Jahre hindurch entwickeln, bleiben deswegen auch meist jahrelang verborgen, bis sie eines Tages, dann gewöhnlich sehr plötzlich, anfangen Erscheinungen zu machen. Nicht immer, aber doch zuweilen, sitzt ein Eiterherd an einer stummen Stelle des Hirns und macht dann gar keine Ausfall- oder Reizerscheinungen. Dabei kann er im Lauf der Zeit doch wachsen. Ein kleiner Abszeß umgibt sich im Verlauf von 1—2 Wochen mit einer bindewebigen Hülle, durch die er zunächst von der Umgebung abgeschlossen wird. In dieser Hülle kann er selbst jahrelang ruhen, dabei wächst er aber doch allmählich und langsam von dieser pyogenen Membran aus weiter. Nicht einmal die gewöhnlichsten Zeichen, nicht einmal Kopfweh oder Schwindel verraten, daß überhaupt ein Gehirnleiden vorliegt, bis eines Tages der größer gewordene Abszeß durchbricht und unter den stürmischsten Erscheinungen ein rasch zum Tode verlaufendes Krankheitsbild sich entwickelt. Ein hochberühmter Gynäkologe soll so gestorben sein, indem ein Abszeß im Gehirn, der wahrscheinlich gelegentlich einer Wundinfektion 20 Jahre früher entstanden, aber seither ganz symptomlos verlaufen war, eines Tages wie ein Blitz aus heiterem Himmel rasche schwere und schwer deutbare Erkrankung und den Tod herbeiführte. In der Tat, der Hirnabszeß wird, so unglaublich das klingen mag, hier und da als „Nebenbefund" bei einer Sektion entdeckt, von dessen Existenz der behandelnde Arzt keine Ahnung hatte. Auf der Klinik, an der ich Assistent gewesen, kam ein Kranker, der an einer ganz anderen Krankheit gelitten hatte und behandelt worden war — ich weiß nicht mehr an welcher — zur Sektion. Es fand sich wohl die diagnostizierte Krankheit, daneben aber noch in einer Großhirnhemisphäre ein Abszeß mit grüngelbem Eiter und der Pathologe Rindfleisch versicherte, daß er noch keinen anderen so großen gesehen habe. Und dabei hatte der Kranke wochenlang in ärztlicher Behandlung und Beobachtung gelegen und niemand war auch nur auf die Vermutung gekommen, daß das Gehirn einen Eiterherd berge, einen so großen auch noch!

Ein zweiter Fall ist mir auch noch in Erinnerung, der vor vielen Jahren auf der Syphilidoklinik zur Beobachtung kam. Es war eine Puella publica, wegen einer Genitalerkrankung in Behandlung und sie mußte sich sonst recht wohl fühlen, sonst hätte sie sich nicht zum Spaß für ihre Genossinnen eines Tages im Krankensaal auf den Kopf gestellt. Unmittelbar bei diesem unanständigen Scherz wurde sie vom heftigsten Kopfschmerz befallen, von Erbrechen, sie wurde bewußtlos und war am nächsten Tag eine Leiche. Hier fand sich auf dem Sektionstisch ein Hirnabszeß, der in den Ventrikel durchgebrochen war.

So etwas kommt vor und nicht einmal so selten. In anderen Fällen aber entwickelt der Hirnabszeß sich in etwas langsamerer Weise und so, daß man ihn auch ordentlich beobachten und diagnostizieren kann. Das ist gewöhnlich da der Fall, wo die Enzephalitis auf dem Wege der Embolie, etwa auf Grundlage einer Bronchoektasie, eines Empyems oder dgl. sich entwickelt. Da ist der Diagnostiker allerdings auch schon auf diese Möglichkeit mehr oder weniger vorbereitet und es überrascht ihn nicht sehr, wenn der Kranke plötzlich über Gehirnerscheinungen zu klagen anfängt oder wenn er von einem Schlaganfall betroffen wird. In der Tat, ein apoplektischer Insult kann die Szene eröffnen, wie wir dies auch schon bei der Embolie einer Gehirnarterie besprochen haben. Oder der Kranke klagt über Kopfweh, Schwindel, schlechten Schlaf und Fieber braucht nicht einmal da zu sein, wenn nicht das Grundleiden, die Krankheit der Lungen oder der Pleuren das Fieber herbeiführt. Es ist nicht selten, daß statt des apoplektischen Insults sich ein Anfall von Epilepsie meldet. Er vergeht wieder, aber es bleibt z. B. eine Monoplegie danach zurück. Der epileptische Insult wiederholt sich nach Wochen oder Monaten und wieder bleibt etwas Neues zurück, eine Verstärkung der Monoplegie oder aus dieser ist eine Hemiplegie geworden oder es hat sich zur Lähmung eines Arms auch noch eine des Fazialis oder eines Astes dieses Nerven hinzugesellt. So geht das Ding weiter, hie und da wird auch bei sorgfältiger Temperaturmessung gelegentlich leichtes Fieber festgestellt, das vorher nicht bestand. Jede Verschlechterung bedeutet eine Vergrößerung des Herdes, den man mittlerweile wohl erkannt und auch an die richtige Stelle im Gehirn verlegt hat und schließlich nach Verlauf gewöhnlich von Monaten erfolgt die Katastrophe in Form eines tödlichen apoplektischen Insults, aus dem der Kranke eben nicht mehr erwacht, oder in Form einer rasch verlaufenden Meningitis.

Die Art der Krankheit ist kenntlich an den Erscheinungen, die fast niemals fehlen, außer bei den schon erwähnten ganz verborgenen: am Kopfschmerz, der wahrscheinlich aber nur erscheint, wenn der Abszeß oberflächlich und den Gehirnhäuten nahe liegt, an Schwindel, Brechneigung, am Schmerz, der beim Beklopfen bestimmter Gegenden eintritt, die dem Sitz des Eiterherdes entsprechen. Hierfür gilt aber das gleiche, was schon vom Kopfschmerz im allgemeinen gesagt wurde. Tiefliegende Abszesse lassen dieses Symptom auch vermissen. Dazu kommt noch das eine oder andere Herdsymptom oder eine Neuritis optica, während Stauungspapille zwar vorkommt, aber doch nicht zum eigentlichen Bilde des Gehirnabszesses gehört. Das begreift sich leicht. Der Hirntumor verdrängt durch seine Masse die umliegende Hirnsubstanz und setzt sich an deren Stelle, er beansprucht Raum für sich und das ist nur möglich unter Steigerung des Drucks in der Schädelhöhle. Anders ein Abszeß. Hier wird Gehirnmasse eingeschmolzen und an deren Stelle sammelt sich der Eiter, nicht etwas Neues neben dem Alten, sondern statt des Alten. So begreift es sich, daß eine Stauungspapille in vielen Fällen fehlt und eine Erklärung verlangen vielmehr jene, bei denen eine solche wirklich beobachtet worden ist. Einmal kann es sich dabei um eine Drucksteigerung handeln, die durch die Eitersekretion herbeigeführt wurde, und wie bei jedem Entzündungsvorgang, so kann auch hier die Hyperämie und der unter verstärktem Druck ausgeschiedene Eiter zu allgemeiner Drucksteigerung Veranlassung geben, oder es spielt hier die Hirnquellung im Sinne von Reichardt die ausschlaggebende Rolle. Wir sind über die Bedingungen, unter denen es entweder zur Quellung kommt oder unter denen sie ausbleibt, noch lang nicht genug unterrichtet, um Genaueres angeben zu können.

Der Liquor ist beim Gehirnabszeß nicht verändert, so lang dieser nicht gegen die Meninx oder in die Ventrikel durchgebrochen ist. Erst nach diesem Ereignis vermag man bei der Lumbalpunktion reichlicher Zellen, namentlich Leukozyten im Punktat festzustellen. Ein höherer Druck wird wohl unter den gleichen Umständen zur Beobachtung kommen wie die Stauungspapille.

Von der größten Wichtigkeit für die Diagnose „Encephalitis purulenta und Hirnabszeß" ist der Nachweis einer Ursache. Das Nötige hierüber wurde schon gesagt Eine Erkrankung eines Schädelknochens, eine Verwundung, ein Furunkel oder Erysipel oder eine Endocarditis septica oder eine Krankheit der Lungen und der Pleuren oder irgend etwas Derartiges, was als Ursache für die Eiterung im Gehirn angesehen werden kann, muß eben da sein, sonst hängt die Annahme einer solchen einfach in der Luft. Daraus ergibt sich aber zweitens auch noch der zuverlässigste Hinweis auf den Ort, den der Eiterherd eingenommen haben soll. Namentlich ist hier auch der Klopfschmerz an bestimmter Stelle von hohem Wert.

Vielfache kleine Herde, wie sie bei der Sepsis vorkommen, geben eine ganz ungünstige Vorhersage, in wenigen Wochen, auch in wenigen Tagen erfolgt ausnahmslos der Tod, ohne daß wir irgend etwas dagegen unternehmen könnten. Beim traumatischen Hirnabszeß und beim fortgeleiteten, im Verlauf einer Erkrankung am Siebbein oder im Felsenbein werden Viele durch eine frühzeitige Operation gerettet. Auch beim metastatischen Hirnabszeß besteht, wenigstens theoretisch, die Möglichkeit der Operation an richtig diagnostizierter Stelle und unsere ganze Sorgfalt muß darauf gerichtet sein, möglichst bald und möglichst genau den Hirnabszeß zu erkennen und zu lokalisieren. Manche Operateure scheuen den Eingriff beim Hirnabszeß, namentlich die Entleerung des Eiterherdes durch die Punktion aus der Tiefe des Gehirns wegen der Möglichkeit, daß dabei die Pia mater infiziert würde. Eine Vorsicht, die wohl zu weit geht in Fällen, die ohne Eingriff sicher verloren sind und in gar nicht so weit entfernter Frist. Dagegen gehöre ich nicht zu den Anhängern der

Punktion eines Hirnabszesses zu rein diagnostischen Zwecken. Man muß fest entschlossen sein, die Operation, die Entleerung des Eiters vorzunehmen, wenn sich nach Eröffnung des Schädels und nach erfolgter Probepunktion die Möglichkeit einer solchen ergibt, sonst unterläßt man besser den ganzen Eingriff. Die Wahl der Stelle richtet sich natürlich ganz nach der Lage, die man dem Abszeß nach wohlerwogener und reiflicher, aber nicht hinausgezögerter Überlegung zuweisen kann. Für die hauptsächlich bei Ohrenleiden in Betracht kommenden Sitze im Schläfenlappen und bei Kleinhirnabszessen aus der gleichen Quelle werden zwei Stellen empfohlen. Für den Schläfenlappen $^1/_2$—$^3/_4$ cm senkrecht oberhalb des oberen Ansatzes der Ohrmuschel, wo man die Basis der zweiten Schläfenwindung trifft. Bei den Kleinhirnabszessen sucht man sich erstens den Punkt in der Mitte zwischen Hinterhaupt und der Spitze des Warzenfortsatzes, zweitens den Punkt, der der höchste ist, den man bei Abtasten des hinteren Randes des Proc. mastoideus erreichen kann. Zwischen diesen beiden Punkten trifft man auf die Fossa sigmoidea, wo die Kleinhirnabszesse meistens sitzen. Wo ein Hirnabszeß nicht operativ angegriffen werden kann oder wo der gute Erfolg des Eingriffs ausbleibt, da kann nur systematisch verfahren werden, ohne Hoffnung, dem Kranken mehr zu leisten als ihm Linderung seiner Beschwerden zu bringen und zuletzt Euthanasie. Es soll hie und da auch Heilung vorgekommen sein, eine spontane, ohne Kunsthilfe, aber das ist gewiß so selten, daß man darauf keine Hoffnung gründen kann. Ganz kleine Abszesse sollen nach der Ansicht hervorragender Pathologen auch abgekapselt und unschädlich liegen bleiben können, wer weiß wie lang, und größere können von selbst durchbrechen und so ausheilen. Viele bezweifeln diese Möglichkeit oder haben sie selbst wenigstens nie gesehen. Man legt dem Kranken eine Eisblase auf den Kopf, was die Schmerzen einigermaßen lindert, pflegt ihn und ernährt ihn möglichst gut und gibt Morphium.

Encephalitis haemorrhagica acuta.

Nach dem derzeitigen Stande unseres Wissens wird jede Entzündung als die Folge der Tätigkeit von Spaltpilzen angesehen, nicht nur die eitrigen. Das muß auch für alle nichteitrigen Gehirnentzündungen gelten, nicht nur für den Abszeß, wenn es auch noch durchaus nicht möglich ist, im Einzelfall den Spaltpilz mit Sicherheit nachzuweisen, den man für die Krankheit verantwortlich machen kann. überdies ist es noch nicht festgestellt, was von der ganzen hier zusammengefaßten Gruppe anatomisch als wirkliche echte Entzündung angesprochen werden darf.

Die akute hämorrhagische Entzündung ist aber nach allem, was wir wissen, eine echte Entzündung und wohl sicher als eine Folge einer Infektion aufzufassen. Die verschiedensten niederen Organismen sind schon als Ursache für die Krankheit beschuldigt worden. Wahrscheinlich kann sie durch das Gift des Typhus, der Pneumonie, der Masern, des Scharlachs entstehen, wie man ja bei vielen Infektionskrankheiten gelegentlich eine derart heftige Giftigkeit der Bazillen wahrnimmt, daß durch ihre Wirkung an allen entzündlichen Erzeugnissen statt oder neben dem entzündlichen Exsudat, der Ausschwitzung, der Eiterbildung auch noch allenthalben oder an einzelnen Stellen das Blut seine Bahn verläßt und es zur hämorrhagischen Entzündung kommt. Dergleichen ereignet sich bei den akuten Exanthemen bekanntlich während fast jeder größeren Epidemie in einzelnen Fällen immer wieder und nach dieser Weise möchte ich auch die akute hämorrhagische Enzephalitis aufgefaßt wissen. Die Krankheit ist im ganzen selten. Ich erinnere mich nicht, sie außer in der letzten Influenzaepidemie gesehen zu haben. Da war ja jeder Entzündungsherd hämorrhagisch. In der Tat hat man auch zu anderen Zeiten den Influenzabazillus bei der in Frage stehenden Krankheit gefunden und ihn überhaupt als Ursache derselben bezeichnet, aber in dieser Allgemeinheit wohl nicht mit Recht.

Mit dem bloßen Auge erkennt man bei der Sektion bald mehr, bald weniger, bald größere, bald kleinere Herde, die rotgesprengelt sind von kleineren blutigen Ergüssen. Diese sind punktförmig oder streifenförmig angeordnet, auch größere Blutergüsse kommen vor, wie bei einer echten Hirnhämorrhagie. Besonders zeigt sich das Großhirn betroffen, viel seltener das Kleinhirn. Symmetrische Verteilung der Erkrankung rechts und links ist nicht ungewöhnlich, die einzelnen Herde sind im ganzen gegen die Umgebung ziemlich umschrieben abgegrenzt. Die Gehirnsubstanz ist feucht und geschwollen. Die Gefäße strotzen und aus ihnen hat sich das Blut in kleinen Herden in die Umgebung ergossen, in die Gefäßscheiden hinein oder in die Gehirnsubstanz. Außerdem findet man ausgewanderte weiße Blutzellen als Zeichen gewöhnlicher Entzündung. Im späteren Verlauf kommt es zur Bindegewebswucherung, zur Wucherung der Gliazellen und zum Auftreten von Körnchenzellen. Die nervöse Substanz zeigt die Erscheinungen der Reizung und des Zerfalls. Wahrscheinlich werden diese Stadien nicht immer voll und ganz erreicht, denn es gibt Fälle, wo alle klinschen Erscheinungen auch wieder vollkommen zurückgehen können. Manchmal folgt aber auf die Entzündung die bindegewebige Schrumpfung, die Sklerose, und die ist dann einer Rückbildung nicht mehr fähig.

Die Krankheit beginnt stets akut. Manchmal klagt der Kranke über Verstimmung, Kopfweh, Schwindel, bekommt einen Schüttelfrost und wird dann nach 1—2 Tagen bewußtlos. Oder er verliert das Bewußtsein auch ganz plötzlich mitten aus voller Gesundheit heraus. Der Sopor ist nicht so tief wie bei einer Apoplexie, die Pupillen reagieren auf Lichteinfall, die Hautreflexe sind erhalten (ob alle, auch der Obliquusreflex, vermag ich nicht anzugeben). Die tiefen Reflexe sind erhalten, es besteht Fieber und die Temperaturen steigen in den nächsten Tagen, bis in einem Teil der Fälle in kurzem der Tod eintritt, oder die Kranken sich von ihrer Bewußtlosigkeit wieder allmählich befreien und dann eine Reihe von Lähmungen darbieten. Dann kann man auch daran gehen, das Krankheitsbild gehörig zu studieren. Es kann ein Arm oder ein Bein gelähmt sein, allein oder vielleicht mit dem Fazialis zusammen. Bei rechtsseitiger Hemiplegie kann motorische Aphasie bestehen, gerade wie nach blutigem Hirnschlag. Epileptiforme Anfälle können wie im akuten Stadium auch noch nachher sich melden. Manchmal erblindet der Kranke durch retrobulbäre Neuritis. Die Neuritis optica läßt sich am Augenhintergrund nachweisen, auch eine Stauungspapille mitunter. Das alles kann aber wieder vergehen. Und das gleiche gilt auch für die Erscheinungen, die durch Herde im Kleinhirn, im Pons, in der Oblongata hervorgebracht werden. Früher wurden solche weiter hinten sitzende Krankheitsherde unter dem Namen akute Bulbärmyelitis oder auch Poliencephalitis acuta inferior beschrieben. Auch die Namen Poliomyelitis bulbi oder auch kurz akute

Enzephalitis waren gebräuchlich. Bei der Entwicklung in dieser Gegend ist das Auftreten der akuten Ataxie etwas häufiges.

Das akute fieberhafte Stadium kann durch allgemeine Unruhe, Verwirrtheit, Delirien, durch Zuckungen, auch richtige epileptiforme Anfälle kompliziert sein, auch durch Nackenstarre und die Verwechselung mit Sinusthrombose, Meningitis liegt so nah, daß ich in diesem Stadium die Diagnose für unmöglich halte. Mag man immerhin bei seinen Erwägungen die Encephalitis haemorrhagica wenigstens in den Bereich der Möglichkeit verweisen! Aber auch im Stadium der vollen Ausbildung der Schäden und in der Rekonvaleszenz erhebt sich die Diagnose meines Erachtens nicht viel weiter. Daß es keine Gehirnhämorrhagie sein wird, sagt in den meisten Fällen das Alter des Kranken. Die Enzephalitis kommt auch bei Greisen vor, aber selten, am meisten tritt sie bei Kindern und jungen Leuten auf, wo wieder der blutige Hirnschlag selten ist. Das Fieber mit der vermehrten Respiration und dem sehr häufigen Puls kann bei der Sinusthrombose und bei der Meningitis erst recht da sein. Bei der Meningitis ist die gesteigerte Pulsfrequenz aber nicht so konstant, der Puls wechselt mehr in seiner Schlagfolge und zuweilen in kurzen Intervallen bedeutend, um 10 oder 12 Schläge. Die beschleunigte Atmung ist wohl auf das Fieber in erster Linie zu beziehen, der Cheyne-Stokes'sche Typus kommt allen drei Formen gemeinsam zu. Gewinnt man Muße zur genaueren Untersuchung, so muß das Fehlen von Stauungserscheinungen an den sichtbaren Venen von der Diagnose Sinusthrombose und das Fehlen des Kernig'schen Symptoms von der Annahme einer Meningitis ablenken. Die Lumbalpunktion gibt manchmal Aufschluß, bei der Enzephalitis ist weder der Druck noch die Zahl der Zellen erhöht. Eine Apoplexie oder Epilepsie wird auch durch den plötzlichen fieberhaften Beginn durchaus unwahrscheinlich. Immerhin muß man aber zugeben, daß die Diagnose in vielen Fällen sich über die Höhe einer Vermutung nicht erheben wird, so daß man wenigstens nicht erstaunt ist, wenn bei der Sektion eine hämorrhagische Enzephalitis gefunden wird. Oft geht es so, daß ein Fall, bei dem die Diagnose post mortem bestätigt worden ist, veröffentlicht wird und die vielen Fehldiagnosen nicht. Das gibt dann einen guten Diagnostiker und das Zeichen, auf das er sich einmal mit Erfolg verlassen hat, gewinnt an Gewicht, sollte es auch in vielen anderen Fällen ganz im Stich gelassen haben.

Die Vorhersage ist immer eine sehr ernste. Ein guter Teil der Kranken erliegt ohne weiteres nach wenigen Tagen schon oder fast sogleich beim Ausbruch der Krankheit. Und nach wenigen Wochen ist er über diese Gefahr auch noch nicht hinaus. Im späteren Verlauf erweist erst das nächste halbe Jahr, ob sich die Sache wieder ausgleichen oder ein größerer oder kleinerer Schaden zurückbleiben wird.

Hat man schon im akuten fieberhaften Stadium den Verdacht auf hämorrhagische Hirnentzündung geschöpft, so kann man bei einer bestehenden Influenza große Dosen von Aspirin oder Salipyrin geben oder Unguentum colloidale einreiben lassen. Man legt eine Eisblase auf den Kopf und läßt den Kranken im Bett die größte körperliche und geistige Ruhe halten. Der Rekonvaleszent wird behandelt wie einer nach blutigem Hirnschlag.

Die Hirnentzündung, die zuweilen nach dem Gebrauch von Salvarsan beobachtet worden ist, zeigt anatomisch so ziemlich ganz das Bild der hämorrhagischen Enzephalitis, woraus sich die Warnung vor diesem Mittel bei der letzteren Krankheit von selbst ergibt. Die Krankheit bleibt nicht in allen Fällen auf das Gehirn und die gewöhnlichen Stellen beschränkt, zuweilen zeigt sich auch das Rückenmark mitergriffen und man spricht dann von einer

Polienzephalomyelitis,

bei der sich eine Lähmung entwickelt, die die motorischen Nerven des Hirns und Rückenmarks so ziemlich symmetrisch befällt und an den Hirnnerven zur Ophthalmoplegie, zur Lähmung der Gesichtsmuskeln, der Zungenmuskeln und Schlundmuskeln führt; außerdem auch noch zu spinaler Lähmung verschiedener Muskelgruppen.

Mitunter ist der Fortschritt der Krankheit deutlich zu beobachten, indem sich erst Lähmungen der Extremitäten, ferner wie bei der Landry'schen Paralyse Schlucklähmung das Bild der Bulbärparalyse entwickelt und dann gewöhnlich nach wenigen Tagen der Tod eintritt. Doch kommen auch Fälle von Heilung vor. Jedenfalls ergibt sich aber, daß man bei einem derartigen Krankheitsbild durchaus nicht sicher auf einen entsprechenden Sektionsbefund rechnen darf. Wie es scheint, kommen auch Fälle vor, bei denen es sich um Vergiftung durch die Stoffwechselprodukte niederer Organismen handelt, die selbst verborgen bleiben und auch keine anatomische Veränderungen bewirkten. Es ist wahrscheinlich, daß auch viele Fälle von Fleisch- und Wurstvergiftung usw. hierher gehören.

Da die krankhaften Veränderungen keineswegs immer streng auf die Kernregion beschränkt bleiben, sondern auch auf die weiße Substanz übergreifen können, auch eine Komplikation mit Meningitis serosa z. B. nicht ausgeschlossen ist, so begreift man wohl, wie wechselnd das Krankheitsbild ausfallen kann und wieviel unnötige Namen deshalb von den Autoren jeder Abweichung vom gewöhnlichen gegeben worden sind.

Am meisten verdient noch die Poliencephalitis acuta haemorrhagica superior als Krankheit für sich abgegrenzt und festgehalten zu werden. Das Krankheitsbild bietet in der Tat manches Eigentümliche, was zuerst von Gayet, dann von Wernicke erkannt und von letzterem zur Aufstellung dieser Krankheitsform benützt wurde. Sie unterscheidet sich von den anderen vor allem durch ihre Abhängigkeit vom Potatorium. Und zwar ist es der Schnaps, dessen chronischer Mißbrauch den Boden für die Krankheit vorbereitet, die ihren anatomischen Sitz außerdem vorwiegend, wenn nicht ausschließlich am Boden des 3. Ventrikels und im Aquaeductus Sylvii aufschlägt, auch wohl noch weiter abwärts im 4. Ventrikel und in der grauen Substanz des Rückenmarks. Überhaupt scheinen Vergiftungen auch anderer Art, wie Fisch-, Fleisch-, Wurstvergiftung, vielleicht auch mit Lysol oder Schwefelsäure eine ätiologische Rolle spielen zu können. Die Krankheit beginnt akut mit Kopfweh, Schwindel, Erbrechen, großer Unruhe oder Schläfrigkeit, Delirien. Es folgen Augenmuskellähmungen gewöhnlich unter Aussparung des Levator palpebrae sup. und des Sphincter iridis, Neuritis optica, zerebellare Ataxie, allgemeine Schwäche, der der Kranke meistens schon nach 1—2 Wochen erliegt. Dabei ist zwar der Puls beschleunigt, die Temperatur aber meistens normal. Die tiefen Reflexe fehlen nur selten, meistens sind sie erhalten oder sogar gesteigert.

Die Vorhersage ist eine sehr ernste, doch kommen Fälle von Heilung vor.

Die Behandlung ist zu führen wie bei der Encephalitis haemorrhagica. Bei der Verwandtschaft, die mit Ptomainvergiftungen zu bestehen scheint, könnte ich auch nichts gegen eine schleunige und ausgiebige Entleerung des Darms, etwa mit Rizinusöl, einwenden.

Die zerebrale Kinderlähmung.

Wir werden zu einem kleinen Kinde gerufen, das nach Aussage der Mutter ganz kurz vorher erkrankt ist. Es besteht etwas Fieber und sonst ist nirgends am Körper eine krankhafte Veränderung zu finden. Das Fieber vergeht nach kurzer Frist, aber das Kind ist danach an allen vier Extremitäten gelähmt. Doch bessert sich das, die beiden Arme gewinnen ihre Beweglichkeit wieder, nur ein Bein bleibt dem Willen des Kleinen endgültig entzogen und zwar fürs ganze Leben. Die Lähmung ist eine schlaffe und die Muskeln zeigen später ausgesprochene Atrophie und auch bei der Prüfung mit dem elektrischen Strom Entartungsreaktion. Die tiefen Reflexe sind erloschen und bleiben es. Es stellt sich heraus, daß mehr solcher Fälle zu gleicher Zeit in der Umgebung vorgekommen sind und die Erfahrung der letzten Jahre hat gelehrt, daß es wirklich eine epidemische Krankheit, die Heine-Medins'che gibt, die man als Ursache dieser Kinderkrankheit ansehen muß und die nur ausnahmsweise auch ältere Leute befällt. Nun gibt es aber auch viel seltenere Fälle, gewöhnlich häufiger zur Zeit einer solchen Epidemie, die der erwähnten Krankheit in vielen Beziehungen gleichen, aber doch wesentlich davon unterschieden sind und auch ohne Schwierigkeit diagnostisch davon unterschieden werden können. Die besprochene Krankheit ist die „spinale Kinderlähmung" und eine Poliomyelitis liegt ihr zugrunde. Je nach der Schwere des Falls, oben wurde ein mittelschwerer angenommen, sind in einem atrophischen Vorderhorn des Rückenmarks die großen multipolaren Ganglienzellen mehr oder weniger alle oder fast alle zugrunde gegangen und die Folge ist bleibende Degeneration der davon entspringenden peripheren Nerven und der von ihnen versorgten Muskeln. Diese Form geht uns eigentlich hier nichts an, wir haben sie aber erwähnt, weil wohl die gleiche Ursache, eine uns im übrigen nicht näher bekannte Infektion, seltener, aber, wie es scheint in letzter Zeit doch häufiger als sonst, die gleichen Veränderungen an der motorischen Region des Gehirns anrichten kann und so zur zerebralen Kinderlähmung führt. Poliomyelitis heißt die erste, Polioenzephalitis die zweite Form, die wir nun besprechen wollen. Auch hier wie dort der gleiche Beginn nach Art einer Infektionskrankheit. Nur treten hier die Gehirnerscheinungen schon im akuten Stadium in den Vordergrund. Kopfschmerz, Erbrechen, Konvulsionen, starke Benommenheit sind da, sonst aber auch hier zunächst weiter nichts. Und erst nach Stunden oder wenigen Tagen wird eine Lähmung deutlich, die häufig von vornherein als typisch für ein Gehirnleiden, nämlich als Hemiplegie, auftritt. Die Lähmung betrifft Arm und Bein, auch den Fazialis, seltener zugleich die Zungenmuskeln einer Seite. Sie unterscheidet sich wesentlich von der bei der spinalen Lähmung durch die Steigerung der Reflexe und dadurch, daß die elektrische Reaktion normal bleibt oder wenigstens nur zur allgemeinen Herabsetzung der Erregbarkeit für beide Stromesarten führt und nicht zur Entartungsreaktion. Im Verlauf von Wochen, spätestens nach Monaten, kann sich eine Besserung einstellen, die leider nur selten zur völligen Genesung führt, sonst höhere oder niedrigere Grade erreichen kann. Was dann von Funktionsstörung übrig bleibt, das ändert sich im Verlauf des ganzen übrigen Lebens nicht mehr.

Es ist möglich, daß im akuten Stadium der Tod eintritt, aber vom anatomischen Befund weiß man nur etwas in den veralteten Fällen. Da findet man eine Atrophie der Zentralwindungen, diese eingesunken, die Pia davon durch eine Zyste getrennt, die Flüssigkeit enthält. Wie groß und wie tief diese Porenzephalie ist — sie kann sich trichterförmig bis in den Ventrikel erstrecken —, das wechselt natürlich von Fall zu Fall.

Nun gibt es aber auch Fälle, die ebenso zur halbseitigen, dauernden Lähmung der Kinder führen und die auf einer ganz anderen Grundlage beruhen und nicht auf Infektion. Das sind jene Formen, die entweder schon im Mutterleib oder während der Geburt erworben oder im frühesten Kindesalter durch irgendeinen Unfall, kurz traumatisch entstanden sind. Mit Unrecht werden sie, die, möchte man sagen, mehr zufällig das gleiche klinische Bild hervorbringen, mit der eigentlichen zerebralen Kinderlähmung in einen Topf geworfen. Die richtige Abgrenzung verdanken wir Strümpell. In vielen Fällen handelt es sich hier um Schädigung des Gehirns bei der Geburt, durch starken Druck infolge engen Beckens durch die Zange oder durch eine mächtige Störung der Zirkulation, Verschlingung der Nabelschnur, Abreißen der Venen bei ihrem Eintritt in die Sinus, wie schon Virchow vor vielen Jahren lehrte, oder etwas Ähnliches. Häufig liegt eine meningeale Blutung vor. Die Zerstörung der grauen Hirnrinde kann ungeheuer groß sein und reicht dann in Trichterform oft bis in den Ventrikel hinein. Man unterscheidet wohl Formen, die vor, während und nach dem Geburtsakte erworben wurden; ob auch im fötalen Leben die gleiche Infektion mit dem Gift der Heine-Medin'schen Krankheit erworben und überstanden werden kann, darüber wissen wir um so weniger etwas Sicheres, als wir den Erreger der Krankheit nicht darstellen können.

Nicht selten beobachtet man neben der Lähmung auch Reizerscheinungen. Krämpfe, Zuckungen, choreatische Bewegungen und athetotische, epileptiforme Krampfanfälle können sogar derart in den Vordergrund treten, daß sie für den Kranken eine Hauptquelle der Klagen abgeben. Kein Wunder, da ja die motorische Region des Gehirns in hervorragendem Maße reizempfänglich ist. Man begreift wohl, daß ein Teil dieser Gegend in Reizzustand, einer vielleicht dicht daneben in Lähmung geraten kann. Das gilt für die Zuckungen, auch für die epileptiformen Anfälle. Chorea und Athetose müssen jedoch nach dem, was wir jetzt wissen, eigentlich auf die Stammganglien und Umgebung bezogen werden, auf das extrapyramidale System, und es wäre zu erwarten, daß diese Gegenden bei einer Erkrankung, die sich auf das pyramidale System beschränkt, durchaus verschont bleiben müßten. Es würde sich vielleicht lohnen, einmal die Literatur durchzumustern, ob nicht die angeborenen und die traumatischen Fälle vielleicht ausschließlich die darstellen, die solche motorische Reizerscheinungen aufzuweisen haben. Mir will es wenigstens so scheinen, als ob die reinen infektiösen Formen nach Art der Heine-Medin'schen Krankheit mit Chorea oder mit Athetose nichts zu tun hätten.

Die Vorhersage ist quoad vitam günstig, quoad valetudinem completam sehr ungünstig und die Therapie vermag gegen die infektiöse Form nichts, gegen die traumatischen Formen allerdings zuweilen etwas Entscheidendes zu leisten. Es ist freilich ein schwerer Entschluß für die Eltern, ihr ganz kleines Kind operieren zu lassen auf Tod und Leben, wenn sich unmittelbar nach der Geburt herausstellt, daß höchstwahrscheinlich ein meningealer Bluterguß sich eingestellt hat, der auf das Gehirn drückt und aller Voraussicht nach einen dauernden Schaden zurücklassen wird. In der Tat aber ist der Versuch, den Bluterguß nach Öffnung des Schädels zu entfernen, schon mit Glück ausgeführt worden. Wer so etwas bei einem so kleinen und zarten Geschöpf wagen mag, der kann es tun, aber wenn, dann bald, später ist gar keine Aussicht darauf vorhanden, daß sich die Schädigung des Gehirns je wieder ausgleichen möchte. Was man von interner Seite gegen die Folgen der zerebralen Kinderlähmung empfohlen und angewendet hat, verspricht gar keinen Erfolg und hat nur den Wert des Trostes, daß überhaupt etwas geschieht. Massage, Anwendung des elektrischen Stroms, des galvanischen und des unterbrochenen, aufs Gehirn direkt und auf die gelähmten Muskeln, alles das ist vollkommen zwecklos. Nicht einmal die eintretende Inaktivitätsatrophie läßt sich dadurch aufhalten oder auch nur verzögern. Die gelähmten Glieder bleiben im Wachstum zurück zum Zeichen, von wie großer Bedeutung für das Knochenwachstum der Zug der Muskeln ist. Ob man die nach einiger Zeit sich meldende Kontraktur ebenso verhüten kann wie nach blutigem Hirnschlag, weiß ich nicht, es ist mir aber wahrscheinlich. Viel nützen wird man dem Kranken damit wohl kaum, denn an eine Wiederkehr der Beweglichkeit nach mehr als einem halben Jahr und sei es auch nur in geringem Grad, ist doch nicht zu denken. Bis dahin mag man immerhin nach der oben angegebenen Methode der passiven Dehnung verfahren. Dagegen ist die Lähmung nach zerebraler Kinderlähmung ein Hauptfeld für die Orthopädie und die Maßnahmen, die von dieser Seite aus getroffen werden, können dem Kranken in der Tat viel nützen. Was hier zu geschehen hat, kann hier nicht erörtert werden, je nach Lage des Falles wird der Facharzt, dem der Fall von nun an ausschließlich gehört, bald diese, bald jene Maßregel treffen. Transplantation von Sehnen und von Nerven kann, wo einzelne Muskelgruppen gelähmt oder von Krämpfen befallen sind, zuweilen nützen, Prothesen die Gebrauchsfähigkeit der Glieder und die Ausnützung dessen, was davon noch übrig geblieben ist, für den Kranken erhöhen. Über den Nutzen der Foerster'schen Operation, der Resektion der hinteren Rückenmarkswurzeln bei Krampfsymptomen, bin ich mir nicht klar geworden.

Encephalitis epidemica.

Es war im Jahre des Heils 1889, da entstand im Osten eine „neue Seuche", von deren rasch zunehmender Verbreitung gar nicht genug erzählt werden konnte. Im nächsten Jahr schon war sie auch bei uns, sie hatte den Namen Influenza, beides war neu, auch den Ärzten die Seuche und ihr Name. Bald aber kam auch der Name Grippe in Aufnahme, ein altes Wort, den Ärzten nicht ganz unbekannt, aber kaum mehr geläufig. Als ich noch ein kleiner Knabe war, das erinnere ich mich noch sehr deutlich, da hatte die Mutter einen ganz ungewöhnlich argen Schnupfen und Husten, der Vater aber sagte, „das ist ja Grippe“. Freilich war der Vater ein Mann, den auch bedeutende historische Kenntnisse gerade in seinem Fach auszeichneten; ob er eine Grippeepidemie selbst schon erlebt oder gar als Arzt schon beobachtet hatte, weiß ich bis auf den heutigen Tag nicht. Genug, die Influenza blieb da, aber während ihr Verlauf sich so ziemlich mit dem deckte, was früher als Grippe bekannt genug gewesen sein muß, Katarrhe der Luftwege, Neigung auch zu Entzündungen der Lungen, dabei beträchtliche Entkräftung, das Allgemeinempfinden schwer getroffen, stellte sich allmählich eine Änderung des Krankheitsbildes ein, derart, daß häufiger Komplikationen sich meldeten, denen die Kranken nicht selten erlagen oder wenigstens für später langwierige Leiden davontrugen, mit lang hinausgezogener Rekonvaleszenz. Damals war die allgemeine Sterblichkeit hier auf das dreifache erhöht und als bezeichnend konnte es gelten, daß Alte und Geschwächte am meisten gefährdet waren und wenn einer eine schwache oder schadhafte Stelle am Körper hatte, der wurde von der tückischen Krankheit gerade daran gepackt. Die Seuche trat als Pandemie auf, aber aus den verschiedenen Weltteilen lauteten die Beschreibungen des Krankheitsverlaufes nur im ganzen ähnlich, unterschieden sich jedoch immer wieder und nicht nur in Kleinigkeiten voneinander. Mit ein Grund mehr, daß, als die Seuche endlich ganz oder fast ganz erloschen schien, alles noch Influenza hieß auch bei den Ärzten, was irgend mit Katarrhen der Atmungsorgane verlief oder begann oder was man sonst nicht gleich unter einem bekannten Krankheitsnamen mit Sicherheit zusammenfassen konnte. Es läßt sich nicht ganz in Abrede stellen, daß damals für Jahre „Influenza“ eine Verlegenheitsdiagnose darstellte für alles mögliche. Andererseits, das muß man auch zugeben, sträubte sich mancher gegen diese Diagnose aus allen Kräften und konnte doch gelegentlich nicht umhin, sich zu ihr zu bequemen. Dabei schien der Charakter der Seuche sich deutlich geändert zu haben. Die katarrhalischen Erscheinungen traten mehr in den Hintergrund, hatten viel von ihrer Gefährlichkeit verloren und die nervösen Beschwerden und Krankheitserscheinungen werden häufiger. Zunächst auch viel, was man in den bekannten Rahmen nur schwer unterbringen konnte. Die Krankheit blieb da, in verzettelten Einzelfällen, auch wieder in epidemieartiger Häufung und dann kam während des Krieges jene schreckliche Seuche, die „Spanische“, wie sie das Volk nannte, die ganz nach der Art verlief wie in den alten Büchern, von Hecker, von Haeser der „Schwarze Tod“ geschildert wird, noch viel tödlicher und viel rascher tödlich, als es die Influenza der Jahre 1889/90 fertig brachte, diesmal aber waren es hauptsächlich, fast ausschließlich möchte man sagen, gerade jugendliche, kräftige Organismen, solche, die alles im Krieg nicht nur freudig, sondern auch leicht ertragen hatten, die auserlesenen Opfer der Krankheit. In meinem Lazarett war es wochenlang eine gewöhnliche Erscheinung, daß ein Kranker die Treppe heraufgetragen wurde, mühsam ins Bett gebracht, die gefürchteten Zeichen der Blutung allenthalben, um am nächsten oder übernächsten Tag zu verscheiden. Eine interessante völkerpsychologische Erscheinung trat da wieder einmal hervor. Man weiß, was in Rußland immer wieder geschieht, wenn die Cholera Massenopfer fordert, da kommt es unweigerlich zum Glauben an die Vergiftung der Brunnen von seiten der Juden, sowie, daß die Ärzte die Kranken umbringen oder wenigstens lebendig begraben und kurzerhand werden beide totgeschlagen, die Juden und die Ärzte. Nun, wird man sagen, was Wunder, mehr als die Hälfte kann in Rußland weder schreiben noch lesen, was ist von solchen Viechern anderes zu erwarten. Wir aber in Deutschland mit unseren ausgezeichneten Schulen, der allgemeinen Schulpflicht, der Aufklärung des ganzen Volkes — ja wir mit alledem haben uns nicht so betragen, kein Jude ist wegen der spanischen Krankheit totgeschlagen worden und kein Arzt, weil damals die Revolution noch nicht ausgebrochen und die Bestie noch nicht fessellos geworden war. Gehört habe ich freilich, als ich im Kürschnerhof an zwei Landstürmern dicht vorbeiging, mit meinen eigenen Ohren die Rede: „Das ist der, wo die Leut' umgebracht hat", oder andermal: „Der hat auch Tausende auf dem Gewissen". Kurz, von den Qualitäten des Volkes, das mit dem gleichen und allgemeinen Wahlrecht seinen Fähigkeiten entsprechend begabt und belohnt ist, darüber habe ich so meine eigenen Ansichten und wenn ich nicht umhin kann und es zugeben will, daß die Russen der Masse nach als Viecher bezeichnet werden können, so denke ich doch noch weiter.

Und jetzt geschah noch etwas Neues. Die Influenza schleppte sich langsam fort, ohne großes Aufsehen zu erregen, einzelne Fälle mit ernsten Hirnerscheinungen, namentlich auch mit starker Schlafsucht, waren dabei, Dinge, an die man sich hintennach erinnerte, als so um das Jahr 1917 eine neue Krankheit aufgetreten zu sein schien, der die Ärzte wieder mit Erstaunen und ratlos gegenüberstanden — die Encephalitis epidemica, an deren Besprechung wir jetzt herangehen wollen. Sie gewann eine epidemische Verbreitung. Die erste Epidemie brach im Frühjahr 1918 in Hamburg aus (dauerte den Sommer bis in den Winter 1918/19), etwas später kam Stuttgart an die Reihe (Dezember 1918 bis Sommer 1919) und noch später München (Januar 1919 bis Sommer 1919), ohne daß von anderwärts irgend nennenswerte Meldungen eingingen. Dann begann im Dezember eine zweite Epidemie, anscheinend ziemlich gleichzeitig an vielen Stellen: im Ruhrgebiet (z. B. Dortmund, Barmen, Mühlheim a. d. Ruhr), am Rhein (Köln), auch in Danzig. In den ersten Monaten des Jahres verbreitete sie sich langsam, in Westdeutschland von Nord nach Süd, und von Ost nach West. Im Laufe des Winters war das größte Gebiet von Deutschland mehr oder weniger ergriffen. Wo die erste Epidemie seiner Zeit schon gewesen war, da kam die zweite später, so in München Ende Januar, in Kiel im Februar, in Stuttgart im März des Jahres 1920. Die Morbidität der Seuche war keineswegs sehr groß und stand hinter anderen, wie beispielsweise der Influenza im Jahre 1890 bei weitem zurück. Manche Orte, wie Allenstein, Altenburg, Bremerhaven, Cöthen, Detmold, Hof, Ingolstadt, Schwerin, Weimar, Wilhelmshaven blieben überhaupt verschont (nach Kayser-Petersen).

Das Krankheitsbild war damals und ist auch heute noch in vielen Fällen höchst auffallend. Im Vordergrund stand zunächst eine ungemein große Schlafsucht. Kein Wunder, daß man im Ernste daran dachte, es sei die tropische Schlafkrankheit eingeschleppt worden, wozu die Kriegsführung der Engländer und Franzosen ja die beste Gelegenheit gegeben haben konnte. Eine andere Meinung ging bald dahin, daß das bunte Bild der Influenza sich nun einmal den Seitensprung auf das Gehirn erlaubt habe. Zuzutrauen war das der tückischen Krankheit durchaus und deshalb habe ich mir die Abschweifung bezüglich der Influenza überhaupt erlaubt, weil auch heutzutage noch die Meinungen darüber geteilt sind, ob die „Grippe-Enzephalitis" mit der Grippe etwas zu tun habe, ob sie damit ätiologisch irgendwie zusammenhänge, etwa gar nichts anderes sei als der Ausdruck der Infektion mit Grippegift. Jedenfalls wurde schon bald die Bemerkung gemacht, daß dem Ausbruch der Krankheit gar nicht selten ein leichterer oder schwerer Anfall von Grippe beim Kranken selbst oder wenigstens in seiner Familie vorangegangen war.

Die Frage nach der Ätiologie ist bis auf den heutigen Tag keineswegs mit aller Sicherheit klargestellt. Eine ungeheure Mühe und Sorgfalt ist auf die Lösung dieser Frage verwendet worden und wir können allen Einzelheiten hier nicht nachgehen. Genug, der famose Influenzabazillus von Pfeiffer hat hier ganz versagt. Ist er ja doch bei der richtigen Influenza selbst in ganzen großen Gruppen von Fällen auch von den berufensten Untersuchern vermißt worden. Nach Untersuchungen von Doerr und Schnabel und dem gegenwärtigen Stand der Frage dürfte in erster Linie als Erreger das Gift des Herpes in Frage kommen. Jedenfalls ist es kein sichtbar darstellbarer niederer Organismus, kein Kokkus, kein Bazillus. Das Gift geht durch ein Berkley-Filter, ist also seiner Größe nach für die mächtigsten Mikroskope ununterscheidbar. Das Gift des Herpes kommt nun auch bei Gesunden vor, der nicht weiter bekannte Erreger findet sich als Saprophyt an der Schleimhaut des Rachens und der Nase. Und wenn er ausnahmsweise, im Verhältnis zu seiner Häufigkeit selten, eine Infektion bewirkt, so ist es meistens eine Herpes, also eine sehr leichte Krankheit, die er erzeugt und die Enzephalitis ist eine schwere, eine sehr schwere. Deswegen lehnen auch viele die Herpestheorie rundweg ab, andere meinen, daß wenigstens noch etwas hinzukommen müsse, um eine Umwandlung des Krankheitsgiftes herbeizuführen oder die Widerstandsfähigkeit des infizierten Körpers nicht sowohl herabzusetzen, als vielmehr derart umzustimmen, daß er in ganz anderer Weise als gewöhnlich auf die Infektion reagiert.

Und da käme wieder die Influenza in Frage. Es wäre schon, wenn auch nicht begreiflich, doch denkbar, daß sich auf eine Influenzaerkrankung die Enzephalitis aufpfropfen möchte, nachdem durch erstere Krankheit sich eine größere Empfänglichkeit und sogar eine andersgeartete Reaktion eingestellt haben würde. Auch bei den früheren Influenzaepidemien wurde noch lang nachher eine übergroße Empfindlichkeit gegenüber ganz anders gearteten Krankheiten festgestellt und was sich später Schlimmes einstellte, wurde auch von Ärzten gar zu gern auf die früher überstandene Grippe bezogen und vielleicht mit Recht. Die Influenza wird gegenwärtig in der Ätiologie der Enzephalitis, soweit ich sehe, von den meisten ziemlich abgelehnt, ich für meine Person gehe nicht so weit, vorläufig. Daß eine Seuche auf die andere folgt, das beweist noch gar nichts über ihren Zusammenhang. Früher hat man großes Gewicht auf die Erfahrungstatsache gelegt, die der Choleraepidemien und -Pandemien.

Im Krieg wäre die beste Gelegenheit für die Cholera gewesen, rasende Dimensionen anzunehmen: kurz vorher schwere Pandemie von Influenza, im Krieg war Infektionsstoff genug vorhanden, überall erhob die Cholera ihr Haupt und dennoch hat sie trotz der vielfachsten Einschleppung nirgends festen Fuß fassen können — Gott sei Dank! Wer glaubt, daß er durch seine

Schutzmaßregeln, allein durch Isolierung und Schutzimpfungen, an diesem hocherfreulichen Ausgang schuld ist, dem wollen wir seinen guten und erfreulichen Glauben nicht verderben und wollen nicht sagen: die Cholera hat glücklicherweise gerade zur schlimmsten Zeit nicht den Boden für ihre Verbreitung gefunden. Genug, so gut die Cholera der Influenza früher hat folgen können, ohne das mindeste damit zu tun zu haben, ebenso kann es mit der Enzephalitis und den Influenzaepidemien auch sein. Aus älteren Epidemien werden wir auch nicht klüger, weil die Identifizierung der aus früheren Jahrhunderten beschriebenen Seuchen mit unserer heutigen Influenza kaum in einzelnen Fällen mit einer an Gewißheit grenzenden Sicherheit gelingen will. Immerhin ist es auffallend, daß (nach Economo) 1775 Grant während einer Grippeepidemie Schlaffälle und Febris comatosa gesehen hat und danach die von Sydenham beschriebenen Fälle Schlaf- und Singultusepidemie als Grippe erkennen wollte. Und Economo (Kongr. f. inn. Med., Wien 1923) reiht dem noch weitere Beispiele aus der Geschichte der Seuchen an. Ich für meine Person möchte ein nicht kleines Gewicht auf die festgestellte Tatsache legen, daß die Influenza wirklich zuweilen unter mannigfacher Gestalt auftritt, etwas, was auch bei anderen Epidemien schon vielfach beobachtet worden ist, daß die Seuche zu Zeiten einen ganz anderen Charakter annehmen kann; ich meine aber, daß dies bei der Influenza doch noch auffallender zutage tritt als anderswo. Und da etwas Sicheres in keiner Hinsicht noch feststeht, kann jeder noch glauben, was er will und so möchte ich der Influenza jede Bosheit und auch die zutrauen, daß sie die Encephalitis epidemica verschuldet. Wenigstens frage ich in jedem diagnostisch unklaren Fall, der vielleicht hierher gehört, doch auch nach, ob nicht beim Kranken oder in seiner nächsten Umgebung Grippe vorgekommen ist und wahrscheinlich tun dies andere auch, gleichviel, welche Ansicht sie wissenschaftlich über die Ätiologie der Enzephalitis vertreten.

Ob die Enzephalitis von Person zu Person ansteckt, ist mehr als zweifelhaft. Es wurden Fälle zusammengestellt, wo eine derartige Übertragung mit Sicherheit nachweisbar war, wenn man aber hört, daß es günstigstenfalls **4,6%** gewesen sein sollen, so ist die Wahrscheinlichkeit, daß die Krankheit nicht kontagiös ist, nicht von Person zu Person ansteckt, für jeden, der einen Schimmer von Wahrscheinlichkeitsrechnung hat, recht groß. Was von dem Transport der Seuche nach weit entlegenen isolierten Dörfern erzählt wird, z. B. von Kling in Schweden und was auf den ersten Blick überzeugend wirkt, müßte ebenfalls nach den Regeln der Wahrscheinlichkeit rechnerisch behandelt werden, bevor man mit einer angebbaren Wahrscheinlichkeit sich einen Schluß auf gelungenen oder mißlungenen Nachweis gestatten kann.

Wer an Contagion glaubt und eine Tröpfcheninfektion annimmt, kommt konsequenterweise dazu, Bespülungen des Nasenrachenraums zu Zeiten einer Epidemie als prophylaktische Maßregel zu empfehlen. Die Spülungen sollen mit einer 1‰-Lösung von Kaliumpermanganat vorgenommen werden.

Der pathologisch-anatomische Befund ist aus vielen Sektionen wohlbekannt. Es handelt sich um eine echte Entzündung, weder eiterig, noch hämorrhagisch, der grauen Substanz. Sie ist in multiplen kleinen Herden ausgebreitet, in denen die graue Substanz sich infiltriert erweist, die kleineren Gefäße manschettenförmig infiltriert, mit kleinen Ringblutungen. Makroskopisch kann man oft nur wenig oder selbst gar nichts wahrnehmen, mikroskopisch aber findet man sehr zahlreiche kleine perivaskuläre Entzündungsherdchen im ganzen Hirnstamm, besonders im Linsenkern, in der Gegend des 3. und 4. Ventrikels, in den Vierhügeln. Bemerkenswerterweise unterscheidet sich dieser Befund von dem der eigentlichen Influenzaenzephalitis, d. h. der Krankheitsform, die nicht eine Folge und Nachkrankheit, sondern Begleiterscheinung, richtige Komplikation der Influenza ist, wesentlich und beide lassen sich wohl voneinander unterscheiden. Diese ist eine sehr schwere hämorrhagische Form der Hirnentzündung, die unter stürmischen Erscheinungen, Schmerz, Bewußtlosigkeit, Lähmungen und hohem Fieber gewöhnlich rasch zum Tode führt. Doch soll es nach Strümpell auch eine gutartigere Form der eigentlichen Komplikation mit Enzephalitis bei Influenza geben. Da soll auch Heilung vorkommen können. Dabei ist die Entzündung nicht auf das extrapyramidale System beschränkt, sondern weitverbreitet im Gehirn finden sich ödematöse Durchtränkung der Hirnmasse, sehr viele Hämorrhagien, Thrombosen kleiner Gefäße, sekundär Erweichung der nervösen Substanz, alles in den Hemisphären sowohl wie in den Stammganglien. Nebenbei bemerkt, ein Befund, zu dem auch eine Vergiftung mit Salvarsan führen kann um dann ebenfalls tödlich zu enden.

Die Dauer der Inkubation läßt sich natürlich nicht angeben, da weder Art noch Zeit der Infektion bekannt sind. Glaubt man an einen Zusammenhang mit Influenza, so wäre zu bemerken, daß sich die Enzephalitis bald, manchmal sehr bald, nur wenige Stunden später anschließt, manchmal aber verfließen Tage und viele Wochen, bis nach einer Grippe die Enzephalitis ausbricht.

Und das tut sie gemeiniglich sehr rasch. Ohne daß gewöhnlich Vorboten dagewesen wären, Gefühl von Krankheit, Müdigkeit, Abspannung, Kopfweh u. dgl., entwickelt sich ungemein schnell ein Krankheitsbild, das von vornherein einen schweren Eindruck macht oder wenigstens in kurzer Zeit dazu führt. Es ist nicht selten, daß einer anscheinend vollkommen gesund zu Bett ging, am nächsten Morgen aber nicht aufsteht, sondern entweder tiefschlafend getroffen wird oder mit starkem Krankheitsgefühl, mit Kopfweh, Übelsein, etwas Nackenstarre, einem Bild, das lebhaft an Meningitis erinnert. Im Vordergrund steht häufig, aber nicht immer die Schlafsucht, die dann meistens die genauere Untersuchung des Nervensystems erheblich erschwert. Sie kann so im Vordergrund stehen, daß alles andere demgegenüber ganz zurücktritt und häufig der „gute Schlaf", der friedliche Eindruck des Kranken nicht nur von den Angehörigen, sondern auch vom Arzte bemerkt wird. Die Atmung ist ruhig, auch der Puls nicht sonderlich beschleunigt, erhöhte Temperatur ist wohl da, aber nicht um viel, wie denn überhaupt der Fieberverlauf während der ganzen Krankheit nichts Besonderes und namentlich nichts Bezeichnendes aufzuweisen hat; doch kommen gelegentlich auch höhere Temperatursteigerungen vor. Der Schlaf ist auch gar nicht sonderlich tief, es gelingt, den Kranken zu wecken, zur Befriedigung seiner Bedürfnisse zu veranlassen, ihm Nahrung beizubringen, aber die Schlafsucht ist offenbar groß und der Kranke gibt ihr, wenn man ihn in Ruhe läßt, alsbald wieder nach. Kein Wunder, wenn das der Krankheit im Anfang, wo man noch keine näheren Untersuchungen anstellte, den Namen der Encephalitis lethargica eingetragen hat. Freilich kommt bald noch mehr: Zuckungen auf vielen Gebieten, oft bald in den Muskeln des Bauches, Nystagmus und wenn die nähere Untersuchung jetzt gelingt, so ist Doppelsehen eingetreten, oder Ptosis, kurz eine Störung auf dem Gebiet des Okulomotorius, die aber oft nur kurze Zeit anhält. Die Nähe des Okulomotoriuskerns, von dem früher schon die Rede war, macht sich geltend. Und da dies besonders für die vorderste Partie des Kerns gilt, wo die Fasern für die inneren Augenmuskeln entspringen, und der Sphincter pupillae gelähmt wird, so stellt sich auch reflektorische Pupillenstarre ein. Diese Erscheinung bleibt mitunter lange Zeit bestehen und kann, wenn die Krankheit schon lange abgelaufen ist, zu diagnostischen Irrtümern Veranlassung geben, wenn es sich um die Diagnose einer Paralyse oder einer Tabes handeln sollte. Die Untersuchung des Augenhintergrundes ergibt nichts oder eine Rötung der Papille mit verwaschenen Rändern, einen leichten Grad von Neuritis optica, aber keine Stauungspapille.

Die erwähnten Muskelzuckungen können beiderseitig oder auch halbseitig auftreten. Die Hyperkinese kann auch andere Formen annehmen und ein Bild wie bei der Chorea minor mag entstehen. Diese choreatischen Bewegungen können sich auch auf einzelne Gegenden beschränken, selten sind es athetotische Bewegungen, die an ihre Stelle treten. Sowohl im Stadium der Lethargie wie auch in der weiteren Entwicklung ist das dyskinetische Syndrom noch häufiger als die reine Hyperkinese und eine eigentümliche Starrheit der Muskulatur tritt ein, mit Bewegungsarmut im allgemeinen. Das Minenspiel hört auf, es entsteht ein Maskengesicht, die Glieder bleiben wie bei der Katalepsie in jeder Lage unbeweglich, die man ihnen gegeben hat, die Schrift wird, wo man sie prüfen kann, klein, kritzelnd, die Sprache wird leis, verliert den normalen Tonfall, kurz ein Bild, das mit Ausnahme des Zitterns, an das der Paralysis agitans erinnert.

Dazu kommen noch vasomotorische Störungen, Übererregbarkeit der Gefäße, Hitzegefühl; Speichelfluß, auch durch die vermehrte Abscheidung von Hauttalg das glänzende Salbengesicht.

Verwirrtheit mit Halluzinationen und Aufregungszustände kommen vor, in und nach dem Parkinsonismus eine Starre und Regungslosigkeit auch auf seelischem Gebiet so gut wie auf körperlichem. Ein „psychischer Rigor" hat sich entwickelt, ein Korsakow'scher Symptomenkomplex vielleicht auch, aber alles das, die ganze Veränderung des Charakters und des Seelenlebens, muß nicht da sein.

Wenn Komplikationen fehlen, ist der Liquor, den man der Rückenmarkshöhle entnimmt, durchwegs klar, keine Eiweißvermehrung, die Phase I nach Nonne-Apelt negativ, keine Vermehrung der Zellen, der Druck normal oder kaum erhöht. Das kann ja anders sein, wenn eine Mitbeteiligung des Rückenmarks und seiner Wurzeln das Leiden kompliziert. Beides kommt vor und bei zweien meiner Fälle, die in den Anfang der damals noch wenig bekannten Epidemie fielen, habe ich eine Polyneuritis nach Grippe diagnostiziert. Manche Fälle verlaufen auch nach dem Bilde der Landry'schen Paralyse oder der Polyneuritis ascendens, die, mit Lähmung der Beine beginnend, rasch nach oben steigt, den Bulbus ergreift, zu Schlucklähmung, dann zu Atmungslähmung und damit zum Tode in wenigen Tagen führt. Es gibt auch Formen, die apoplektiform einsetzen und rasch töten können, mitunter bei so geringer Entwicklung des anatomischen Vorgangs, daß man post mortem gar nichts findet und nur im Zusammenhang mit der gerade herrschenden Epidemie diagnostisch überhaupt etwas anfangen kann. Nicht immer aber verlaufen diese apoplektiformen Anfälle tödlich.

Die Prognose ist aber im ganzen schlimm genug. 5, aber auch bis zu 20% Todesfälle werden berichtet. Im Anfang glaubte man aber wenigstens, daß alles gewonnen sei, wenn der Kranke seine akute Krankheit nur einmal überstanden habe, dann sei alles gut. So schien es wirklich zu sein. Möglich, daß sich seither der Charakter der Epidemie geändert hat, möglich aber auch, daß wir jetzt erst wissen, wie lange Zeit nach der akuten Krankheit sich noch Folgen zeigen können, von denen die Erfahrung lehrt, daß eine Heilung nur in den seltensten Fällen erwartet werden kann, wenn auch Besserungen, selbst zu merkbarer, seltener bis zu völliger Erwerbsfähigkeit häufiger beobachtet werden. Nonne hat kürzlich (Kongr. f. inn. Med., Wien 1923) diesen Teil, die chronischen Folgen der Encephalitis epidemica, in einem zusammenfassenden ausgezeichneten Vortrag besprochen.

Ob das akute Stadium leicht oder schwer gewesen ist, das ist für die Frage vollkommen gleichgültig, ob sich darauf noch weitere Folgen anschließen und ob diese leicht oder schwer ausfallen werden. Die Zahl der chronisch werdenden Fälle soll in den einzelnen Epidemien schwanken. Wenn wir in Nachfolgendem uns den Ausführungen von Nonne anschließen, so möchte ich doch seine gehaltvolle Originalarbeit damit nicht ersetzen, sondern auf diese zum genaueren Studium ausdrücklich aufmerksam machen. Außerdem aber wird das Spätere eine vielleicht dem Leser willkommene Ergänzung zu dem früher über das extrapyramidale System Gesagte darstellen.

Es wird angegeben, daß nur 6,4% der akuten Fälle restlos heilten und daß noch spät nach 6 Monaten bis zu 2 Jahren in 50—60% Krankheitsfolgen nachweisbar waren. Sie betrafen psychische Eigenartigkeiten, motorische Erscheinungen und vegetativ-trophische Störungen. Veränderung des Charakters, zunehmendes Phlegma, zwangsmäßige Hemmung des Denkens, von den Kranken zum Teil kritik- und teilnahmslos hingenommen, zum Teil schwer ertragen, sind oft die Ursache, daß der seitherige Beruf nicht mehr oder nicht mehr voll und ganz ausgeübt werden kann. Bei Kindern wird nicht selten eine Veränderung des Charakters derart beobachtet, daß sie vordringlich auffallend gesprächig, dreist, frech, mit einem Wort werden wie einfach ungezogene Kinder, mit lebhaften Affekten. Manche Fälle sollen an die Form der moral insanity anklingen. Die Störung tritt dabei in einzelnen Anfällen auf, zwischen denen die Kinder sich ganz geordnet benehmen, auch Reue über das zeigen, was vorangegangen war. Auch die Witzelsucht (moria), von der wir schon früher sagten, daß sie nicht mehr als bezeichnend für Stirnhirnverletzung angesehen werden kann, wird beobachtet.

Als nicht selten wird der Parkinsonismus bezeichnet, die mehr subjektiven nervösen Störungen, über die Kranke mit Paralysis agitans so oft klagen, ob sie nun dabei den klassischen Tremor und die übrigen motorischen Symptome zur Schau tragen oder nicht und es sich um eine Forme fruste der Krankheit handelt. Man ist gerade durch das Studium der Encephalitis epidemica jetzt nicht mehr geneigt, psychische Störungen auch ohne Beteiligung der Hirnrinde anzunehmen und in subkortikale Zentren oder ihre Verbindungen mit jener zu verlegen.

Was auf dem Gebiet der Motilität beobachtet wird, betrifft Veränderungen des Muskeltonus, Nachlaß oder Verstärkung von Hemmungen, Nebenbewegungen, Zittern u. dgl. Es ist möglich geworden, diese Störungen in den Stammganglien und dem, was dazu gehört, kurz im extrapyramidalen System zu lokalisieren.

„Eine Erkrankung des Pallidum bewirkt: Erschwerung willkürlicher Bewegungen, Mangel oder Ausfall von Mitbewegungen, Mangel an Ausdrucksbewegungen, Fehlen der Beeinflussung durch Affekte, Erhöhung des Dehnungswiderstandes, Erhöhung der Fixationsspannung, Haltungsanomalien, erhöhten plastischen Muskeltonus, Tremor. Der reinste Repräsentant dieses Pallidumsyndroms ist der postenzephalitische „Pseudo-Parkinson". Diese ganze Zusammenfassung betrifft das akinetisch-hypertonische Syndrom (nach Foerster „hypokinetisch-rigiden Pallidumsyndrom"). Beim Pallidumsyndrom fehlen die charakteristischen Reflexsynergien, die wir beim Pyramidensyndrom kennen, in Form der Flucht- und Abwehrreflexe. Noch weiter: Beim Pallidumsyndrom fehlen die normalen Reaktionsbewegungen, daher die Propulsion und Retropulsion, weil die regulierenden automatischen Bewegungen ausfallen. Aus demselben Grunde, d. h. wegen des Ausfallens der Mitbewegungen, ist das Hinsetzen, das Aufstehen unmöglich oder behindert. Darauf ist auch das Fehlen der Mimik zurückzuführen, ebenso wie das Fehlen der Ausdrucksbewegungen des übrigen Körpers, wie das Pendeln der Arme beim Gehen, des individuellen Charakters der Bewegungen des Körpers, die jedem Individuum seine motorische Individualität geben.

Sehr in die Augen fallend ist das Symptom der Bewegungsarmut; diese läßt sich analysieren als Mangel an Spontaneität, durch Verlangsamung des Bewegungsbeginns, die wir wieder begreifen, durch eine Schädigung der über das Pallidum führenden kortiko-muskulären Bahn, ferner durch mechanischen Widerstand der in Fixationsspannung sich befindenden Antagonisten nnd Nachlassen des motorischen Impulses der Synergisten. Mit der Verlangsamung der Bewegungen hängt auch die geringe Ausgiebigkeit derselben zusammen und daraus erklärt sich die Brachybasie nnd die Mikrographie. Alle Muskelglieder sind gleichmäßig betroffen, im direkten Gegensatz zum Prädilektionstypus, den das Pyramidensyndrom zeigt, das wir durch Wernicke und Mann kennen gelernt haben.

Ein Affekt, sei es motorischer, psychischer oder sensorischer Art, beeinflußt das Pallidumsyndrom nicht.

Da der Einfluß des Großhirns ausgeschaltet ist, kommt es zuweilen zu phylogenetischen alten Gemeinschaftsbewegungen, die an Greif- und Kletterbewegungen erinnern und die, von Moro als Greifreflexe bei Kindern beschrieben, von Homburger neuerdings studiert wurden.

Die Vermehrung des Tonus wird, wie Foerster es darstellt, als die Folge des Wegfalls der Hemmung des Pallidum auf das zerebellare System bezeichnet. Das Zerebellum schickt nach Wegfall der Hemmung seitens des Pallidum ungehemmt seine Reize zum roten Kern und von dort durch die Monakow'sche Bahn zu den Pyramidensträngen des Rückenmarks und den Erfolgsorganen, den Muskeln.

Wir können nach allem sagen: Eine Erkrankung des Pallidum bewirkt: Erschwerung willkürlicher Bewegungen, Mangel oder Ausfall von Mitbewegungen, Mangel an Bewegungssukzessionen, Mangel an Ausdrucksbewegungen, Fehlen der Beeinflussung durch Affekte, Erhöhung des Dehnungswiderstandes, Erhöhung der Fixationsspannung, Haltungsanomalien und erhöhten plastischen Muskeltonus, Tremor. Der reinste Repräsentant dieses Pallidumsyndroms ist der postenzephalitische „Pseudo-Parkinson".

Wir kommen zum zweiten Syndrom, dem hyperkinetisch-hypotonischen Syndrom. Der reinste Repräsentant dafür ist die Athetose, und ihr wesentliches anatomisches Substrat ist eine Schädigung oder Ausfall oder Agenesie des Putamen und Nucleus caudatus, d. h. des Striatum. Auch hier zeigt sich der Wesensunterschied zwischen Striatum und Pallidum.

1. Die athetotischen Bewegungen werden durch Affekte physiologischer und psychischer Art vermehrt. Es besteht keine Erhöhung des plastischen, formgebenden Muskeltonus.

2. Es besteht kein abnormer Dehnungswiderstand.

3. Die Adaptions- und Extensionsspannung ist nicht reflektorisch gesetzmäßig.

4. Die Intensionsbewegungen sind intensiv auslösbar durch jeden sensitiven und sensorischen Reiz; das drückt sich auch in affektiven Bewegungen der Gesichtsmuskulatur aus, die oft nicht adäquat dem Affekt sind.

5. Es besteht kein Rigor in den Muskeln.

6. Mitinnervationen und Mitbewegungen fehlen nicht nur nicht, sondern sind abnorm lebhaft und abnorm ausgedehnt.

Demgegenüber hat das Striatumsyndrom mit dem Pallidumsyndrom gemeinsam die Ähnlichkeit mit Kletter- und Greifbewegungen, darüber hinaus sehen wir bei der allgemeinen Athetose, die wir auffassen als den Ausdruck eines angeborenen Defektzustandes des Striatum, Andeutung von Klettersprung, der phylogenetisch einen Fluchtreflex darstellt. Die Agonisten und Antagonisten sind nicht gleichmäßig ergriffen, sondern es besteht ein exquisiter Wechsel im Spiel der Agonisten und Antagonisten.

Es kommt uach zu Störungen des Kauens, des Schluckens, der Sprache, der Atmung, aber nicht durch dieselben Mechanismen wie bei der Pallidumerkrankung, sondern durch Irradiation des Willensimpulses auf Agonisten und Antagonisten. Wir haben es mit pseudobulbären Störungen zu tun."

„Nach C. und O. Vogt ist die anatomische Grundlage des hyperkinetisch-hypotonischen Syndroms eine Erkrankung des Striatum. Wenn wir annehmen, daß das Pallidum ein Koordinationssyndrom der Reaktions- und Ausdrucksbewegungen ist, müssen wir auf Grund der klinischen Feststellungen und der anatomischen Befunde im Striatum annehmen, daß das Striatum dem Pallidum superponiert ist, weil sein Ausfall diese Bewegungen enorm steigert. Wir können auch sagen, das Pallidum allein reagiert mit Massenbewegungen, was sich bei den niederen Tieren, die das Striatum noch nicht besitzen und nur mit dem Pallidum agieren, zeigt; das später in der Tierreihe auftretende und bei den höheren Tieren sich ontogenetisch erst später entwickelnde Striatum gibt nur die adäquaten Bewegungen frei. Wir wissen jetzt, daß ein neugeborenes Kind in bezug auf seine ungeordnete und nur Gemeinschaftsbewegungen darstellende Motorik ein Thalamo-Pallidumwesen ist, und damit stimmt vortrefflich die anatomisch festgestellte, schon früher von mir (Nonne) erwähnte Tatsache überein, daß bei der Geburt die Fasern des Pallidum schon markhaltig sind, während die Fasern des Striatum, d. h. des Nucleus caudatus und Putamen, noch marklos sind."

Torsionsspasmus und das Krampussyndrom, was auch als Folge von Enzephalitis auftreten kann, dürfte (wieder nach Nonne) als ein Ausdruck vereinzelter lokalisierter Hemmungen im Striatum aufzufassen sein. Für die von Bostroem aufgefundenen eigentümlichen Bewegungsstörungen, die er Parakinesen nannte, ist eine anatomische Lokalisation noch nicht möglich. Es handelt sich dabei um rhythmische Bewegungen, die dem Ausdruck dienen, wie Kratzen, Nesteln.

Die Huntingtons'che Chorea „beruht auf einem Ausfall der kleinen Übergangszellen im Putamen, während der Athetose eine Schädigung oder nach Streck Ausfall bzw. eine Agenesie der großen Zellen im Putamen zugrunde liegt.

Der Tremor, von Strümpell als durch Wechsel und Ungleichheit der Innervation der Agonisten und Antagonisten erklärt, kommt auch bei der Enzephalitis vor, in verschiedenen Formen, feinschlägig wie beim Basedow, sehr grob wie beim Morb. Wilson und der Pseudosklerose von Westphal-Strümpell.

Auch die Lehre vom Muskeltonus ist durch das Studium der Enzephalitis wesentlich gefördert worden. Nach F. H. Lewy bezeichnet man als Muskeltonus die Spannung, die der Muskel auf Grund äußerer Vorgänge, z. B. der Kontraktion der Antagonisten oder auch durch innere Vorgänge erfährt. Vermittler dieses Muskeltonus ist der marklose Muskelnerv, den Boeke beschrieben hat, ein sympathischer Nerv. Der Sympathikus soll auf dem Weg der Drüsentätigkeit die chemischen Vorgänge in den Muskeln, der Vagus die Wasserverschiebung beeinflussen. An der Grenze von Fibrillen und Sarkoplasma wird dadurch die Elektrolytenkonzentration hergestellt, vermehrt, vermindert und dem ganzen äußerst verwickelten und noch gar nicht klargestellten Vorgang gibt dann die Spannung, der Tonus des Muskels Ausdruck. Speziell in der Substantia nigra muß ein Zentrum für den Muskeltonus angenommen werden.

Ganz reine Formen nach dem hier entwickelten Schema sind um so seltener anzutreffen, als oft genug sich Übergänge von einem Syndrom in ein zweites, wenigstens im Verlauf der Krankheit oder der Rekonvaleszenz, einzustellen pflegen.

Vorwiegend handelt es sich im extrapyramidalen System nicht um exzitomotorische, sondern um regulierende Wirkungen, die in letzter Linie auf Hemmung beruhen. Da kann nun bei Ausfall eines Zentrums Hyperkinese bei Reizung desselben Akinese, Hypotonus usw. herauskommen, in jedem Fall aber Störung des geordneten Zusammenwirkens, Störung der Koordination, also Ataxie im weitesten Sinne des Wortes. Ähnliches beobachtet man sogar auf dem Gebiet der Schlafstörungen. Sie sind auch noch als Nachkrankheit ungemein häufig und dem Kranken lästig. Nicht nur handelt es sich dabei um Schlafsucht, die zwar die Erwerbsfähigkeit beeinträchtigen, den Kranken aber nicht gerade quälen kann, sondern ebenso auch um Schlaflosigkeit, ja der physiologische rhythmische Wechsel von Wachen und Schlaf kann, wie Economo erzählt, umgekehrt sein, so daß die Kranken nachts wachen und am Tag schlafen.

Es wäre noch sehr viel zu sagen über diese tückische und schwere, theoretisch freilich hochinteressante Krankheit. Das Gesagte kann vielleicht zur ersten Orientierung genügen. Zum näheren Studium kann auf die schon erwähnte Quelle (Verhandl. d. deutsch. Gesellsch. f. inn. Med., Wien 1923) verwiesen werden, wo Economo und Nonne eine sehr brauchbare und übersichtliche Zusammenstellung dessen bringen, was sie nicht nur selber, sondern auch viele andere in den letzten Jahren erforscht haben.

Manchmal ist auch nur ein einziges Krankheitszeichen gegeben, wie z. B. der Singultus. Über den kann ich recht gut berichten, denn ich habe ihn vor etwa 4 Jahren selber gehabt. Er ist auch bei vollentwickeltem Krankheitsbild nicht selten und oft recht hartnäckig. Ich selbst bin überhaupt geneigt dazu, wie es auch mein Vater als junger Mann gewesen ist. Ich wunderte mich also zunächst gar nicht, als ich ihn, den Singultus, damals wieder bekam. Alle paar Sekunden, bald noch häufiger, bald etwas seltener, kam der „Schluchzer" und diesmal war er sogar ungewöhnlich heftig. Es schien sich nicht nur um einen klonischen Krampf des Zwerchfells, als vielmehr aller Muskeln zu handeln, die die Einatmung besorgen. Die gewöhnlichen, von mir so oft schon und meist mit gutem Erfolg benützten Hilfsmittel, die das ganze Volk kennt: Den Atem anhalten, bis man nicht mehr kann und dann noch ein klein wenig länger, dreimal 3 Schlucke Wasser trinken, ohne dazwischen Atem zu holen, alles half nichts oder nur für ganz kurze Zeit. Es war gegen Abend und so hoffte ich zuversichtlich, daß die Sache im Bett mit dem Einschlafen vergehen werde, denn das geschah früher selbst in den hartnäckigsten Fällen bei mir immer, aber damit war's diesmal auch nichts. Die Sache ging fort zu meiner und meiner Umgebung Verdruß und Plage 2 Tage lang. Ich ließ am Neujahrsabend das Gebäck und den wirklich köstlichen Wein, damals eine große Seltenheit und wie lang von mir entbehrt, an mir vorübergehen, in der Nacht noch keine Ruhe und am nächsten Tag wieder ein Versuch wie schon so oft, das Schluchzen hörte wieder ein paar Atemzüge auf, aber — ganz plötzlich kam das sichere Gefühl: So, jetzt ists vorbei und es war vorbei. Das hatte mir noch gefehlt zur Diagnose: „zum Kuckuck, das ist ja hysterisch". Sollte ich das noch erleben, ich, dessen Nerven von der Hysterie ein Abgrund trennte. Damals wußte ich eben noch nichts rechtes von der Enzephalitis und erst recht gar nichts, daß, wie kurz darauf gemeldet wurde, es ganze Epidemien von Singultus gegeben hat. Jetzt weiß ichs, die Epidemien — die erste war in St. Petersburg gewesen — haben sich da und dort wiederholt, ob sie wirklich, wie man jetzt wohl allgemein annimmt, nur eine Teilerscheinung der Encephalitis epidemica darstellen, weiß man freilich nicht mit aller Sicherheit, weil keine Sektionen gemacht wurden, denn die Prognose ist für diese Fälle, auch darin stimmen alle Beobachter überein, quoad vitam absolut gut. Trotzdem kann man wohl mit Recht den Singultus epidemicus auch hierher rechnen, gerade wegen seines gehäuften Auftretens und wegen des zeitlichen Zusammenfallens mit Massenerkrankungen an echter Enzephalitis.

In ganzentwickelten Fällen von Enzehpalitis, wo man aus dem Vollen schöpfen kann, ist im akuten Stadium die Diagnose nicht allzuschwer. Das

Gesagte dürfte hierzu ausreichen. In rudimentären Fällen, namentlich wenn die akute Krankheit schon, vielleicht schon lang, vorbei ist und man nur die eine oder andere, vielleicht gerade ungewöhnliche Krankheitserscheinung vor sich hat, kann man auch an mancherlei anderes denken und sich leicht wenigstens für einige Zeit täuschen lassen. Da käme z. B. ein Tumor in Betracht. Eine Stauungspapille würde die Sache sofort aufklären, aber nicht bei jedem Tumor ist sie immer und von Anfang an nachweisbar. Im allerersten Beginn könnte schließlich auch eine ganz gewöhnliche Apoplexie vorliegen. Später kommt wie so oft die Hysterie im weitesten Sinn in Betracht, d. h. richtiger eine funktionelle Neurose, wenn nach dem Gebrauch der heutigen Psychiater der Ausdruck „Hysterie“ nur für Neurosen mit einem bestimmten Zweck aufgehoben bleiben soll. Man geht vielleicht nicht fehl, wenn man der Enzephalitis einfach alles zutraut und die Krankheit wächst sich, wie es scheinen will, zu einer diagnostischen Kalamität aus, die zu Verlegenheitsdiagnosen zu führen droht, wie ihre Mutter oder Amme, die Influenza auch.

Es ist klar, daß man einer so neuen, nicht so seltenen und dabei sehr ernsten, ja gefährlichen Krankheit gegenüber nicht die Hände in den Schoß gelegt hat. Alles mögliche hat man versucht: Impfung mit dem Serum des Kranken oder von Rekonvaleszenten, mit dem Liquor cerebrospinalis, Urotropin, Proteinkörper, kolloides Silber und was weiß ich noch, alles umsonst. In meinen paar Fällen habe ich wegen der angenommenen Verwandtschaft mit der Grippe Aspirin gegeben, auch Aolan und war ja nicht unzufrieden, aber ein deutlicher Erfolg ließ sich auch nicht nachweisen. In der jüngsten Zeit ist von Billigheimer das Quecksilber in Form einer Schmierkur warm empfohlen worden und neuerdings von Dattner, Economo, Pleps u. a. die intravenöse Injektion der Pregl'schen Lösung 10—15 mal und jedesmal 100 ccm. Das gilt für das akute Stadium; im chronischen liegt die Sache womöglich noch trostloser wie bei den allermeisten chronischen Nervenleiden überhaupt. Hier kommen nur in Betracht systematische gymnastische Übungen, Massage, bei Versteifung und bei Krämpfen warme Bäder, auch wohl zur Abwechslung einmal der galvanische und der faradische Strom. Die Hauptsache wird am guten Willen und der Ausdauer des Kranken selbst liegen, der nicht in seinen Versuchen erlahmen darf und mit eisernem Willen absolut wieder gesund werden will. Da schleift sich, wie es scheint, noch manche Bahn ein, manche Hemmung gelingt wieder und manches wird damit besser.

So stellt denn die Encephalitis epidemic eine recht merkbare und offenbar recht nötige Bereicherung des Arsenals dar, das der Büchse der Pandora in der allerjüngsten Zeit entquollen ist. Wer nur Naturforscher und kein Arzt ist, wer nur ein Hirn und kein Herz hat, der kann allerdings eine ungemischte Freude über die ganz wesentliche Bereicherung unserer Kenntnisse empfinden, die uns die neue Seuche bezüglich der Stammganglien und Umgebung, des extrapyramidalen Systems gebracht hat. Mit Nonne's eigenen Worten soll hier nochmals eine kurze Zusammenstellung davon gegeben werden.

„Der striopallidäre Apparat stellt den abführenden Teil eines Apparates dar, dessen zuführender Teil der Thalamus opticus ist. Der Thalamus opticus empfängt seine Erregungen vom afferenten Teil des Rückenmarks, vom Kleinhirn und dem Vestibularapparat, dessen Physiologie durch die Arbeiten von Magnus in Utrecht und seinen Schülern in den letzten Jahren durch die

Aufdeckung der Stell- und Stehreflexe in seiner für die niederen wie für die höheren Thiere und auch für den Menschen großen Wichtigkeit klargestellt worden ist. Ferner erhält der Thalamus opticus die Erregung auch von der Substantia nigra und dem roten Kern, aber auch vom motorischen Teil der Großhirnrinde, so daß er geradezu bezeichnet werden kann als ein großes Sammelbecken für sensible und sensorische Reize. Der Thalamus opticus gibt diese massenhaften und vielseitigen Anregungen sensibler und sensorischer, exterozeptiver und propriozeptiver Eindrücke weiter an den striopallidären Apparat. Dieser hat zu leisten Einstellinnervationen im weitesten Sinne des Wortes, sowohl bei motorischen als auch bei sensorischen Vorgängen. Er ist ein automatisch funktionierender Mechanismus und erfordert neben gewissen willkürlichen Innervationen, deren anatomisches Substrat in den von Nißl und anderen nachgewiesenen Faserverbindungen zwischen Thalamus und Großhirnrinde gegeben ist, im besonderen außerordentlich fein funktionierende automatische Innervationen. Das Pallidum wird reguliert und in geordnete Bahnen gelenkt durch das Striatum. Ist das Pallidum dem Einfluß des Striatum entzogen, so kommt es zu Störungen, die Ähnlichkeit mit primitiven Bewegungen bei Tieren, die das Striatum noch nicht besitzen, haben, d. h. zu Abwehr- und Fluchtbewegungen, die beim erwachsenen normalen Menschen noch rudimentär in Gestalt von sog. Fluchtreflexen und beim Säugling in den unkoordinierten Bewegungen als primitive Automatismen erkennbar sind. In den Dienst der Willkürbewegungen, die vom Großhirn auf den Pyramidenbahnen verlaufen, gestellt, reguliert der striopallidäre Apparat die Adaptation der Muskelinnervationen, die nötigen Hilfs- und Mitbewegungen, die jeweils passendste Stellung der Gelenke und des ganzen Körpers, die Enthemmung der Antagonisten, die fortlaufende Sukzession der Einzelakte, auch den Muskeltonus, d. h. den plastischen, formgebenden Tonus, den letzteren insbesondere unter Mitwirkung hypothalamischer Einflüsse. Es muß noch weiter beforscht werden, ob von hypothalamischen Zentren beherrschte Sympathikuseinflüsse für den Tonus der Muskulatur nötig sind und ob der Spannungszustand der Muskeln in den motorischen Zellen des Rückenmarks nur über den Weg des Sympathikus eingestellt wird. Andererseits dürfen wir als sicher annehmen, daß der striopallidäre Apparat die Leistungen der tieferen Rückenmarksapparate beherrscht, indem er die motorischen Ganglienzellen auf die richtige motorische Schwelle einstellt.

Eine reine Erkrankung des Striatums erzeugt Chorea, als deren reinster Repräsentant die Huntington'sche Chorea bekannt ist.

Eine Erkrankung des Striatum und Pallidum schafft die Krankheitsbilder der Wilson'schen, der Westphal-Strümppell'schen Krankheit, der Paralysis agitans, der arteriosklerotischen Muskelstarre. Es scheint festzustehen, daß diese Erkrankungen meistens im Striatum beginnen.

Die Erkrankung des Pallidum allein ist schwer in ihrer klinischen Bedeutung zu erfassen, weil durch das Pallidum alle Fasern zum und vom Striatum ziehen. Sicher ist wohl, daß reine Pallidumerkrankungen allgemeine Starre erzeugen. Ferner ist sicher, daß eine Erkrankung des Pallidum bei fehlendem Striatum die allgemeine Athetose, d. h. die angeborene Form der Athetose erzeugt. Aber auch eine nach dem ersten Kindesalter einsetzende Athetose ist ein Ausdruck der Erkrankung des

Pallidum, aber nicht einer Allgemeinerkrankung desselben, sondern mehr einer lokalen Schädigung.

Eine Erkrankung des Corpus Luysii führt zu vegetativ-trophischen Störungen und zu Störungen des Körperstoffwechsels.

Eine Erkrankung der Substantia nigra, die nach den neueren Erfahrungen besonders regelmäßig bei der Encephalitis epidemica vorkommt, führt zu Störungen der Tonusregulierungen und der Regulierung der Bewegungsfolgen. Für die Tatsache, daß die Substantia nigra das einzige der Zentren des extrapyramidalen Hauptsystems ist, das direkte Verbindungen mit der Großhirnrinde besitzt, kennen wir den klinischen Ausdruck noch nicht."

Bezüglich der Pupillenstörungen bemerkt Nonne: „Die Erfahrung, daß die Encephalitis epidemica auch für das Grau um den dritten Ventrikel herum eine Prädilektion hat, erklärt uns die klinische Tatsache der Pupillenstörungen zur Genüge. Wo der Sphinkterkern liegt, ist noch immer nicht ganz sicher. Immerhin ist es sehr wahrscheinlich, daß er im proximaldorsalen Anteil des langgestreckten Okulomotoriuskerns liegt, d. h. also nahe dem Aquaeductus Sylvii, also der Gegend, in der sich erfahrungsgemäß die Encephalitis epidemica oft lokalisiert."

Zum Schluß entnehme ich p. 242 noch einer Arbeit von F. H. Lewy (Klin. Wochenschr., 29. Jan. 1923) die Abb. 30 mit der beigefügten Erklärung.

Die Systemerkrankungen.

Amyotrophische Lateralsklerose.

Die Krankheit erhielt von ihrem Entdecker Charcot den Namen. Ihrem Wesen nach handelt es sich um eine Degeneration der kortikomuskulären Bahn von oben bis unten. Die Ganglienzellen in den Zentralwindungen, in der vorderen viel mehr als in der hinteren, die absteigende Bahn durch innere Kapsel-Hirnschenkelfuß-Pyramiden, Seitenstrang- und Vorderstrangbahn bis in die grauen Vordersäulen hinein, kurz das ganze erste Neuron zeigt sich entartet und zwar anfangs in wenigen, dann in immer mehr Fasern. Und am zweiten Neuron macht der Vorgang nicht Halt. Eine Entartung der großen multipolaren Ganglienzellen zieht eine Degeneration des ganzen peripheren Neurons nach sich und sie setzt sich fort bis zu den Muskelfasern und auch diese verfallen der typischen Entartung. Auch hier finden sich neben schwer veränderten auch noch ziemlich oder selbst gut erhaltene Nervenfasern und dementsprechend auch Muskelfasern. Daß der Entartungsvorgang nicht genau auf die Pyramidenbahn beschränkt bleibt, sondern auf die Nachbarschaft hier und da ein wenig übergreift, das kommt vor, aber die Teile, die der Sensibilität dienen, bleiben immer davon verschont.

Wodurch das System zu dieser im ganzen vorwärts eilenden Degeneration veranlaßt wird, ist noch ganz dunkel. Die Ansicht Strümpells, es möge eine angeborene Schwäche in der motorischen Bahn vorliegen, ein schwach und schlecht angelegtes System von Haus aus, hat manches für sich. Es wäre dann wohl die an und für sich normale Abnützung, wenn die motorische Leistung überhaupt sich geltend macht, wodurch der frühzeitige Verschleiß und Verbrauch der kortikomuskulären Bahn herbeigeführt würde. Denn was man sonst von Ursachen angeschuldigt hat: einen heftigen Schreck, Erkältung, Aufregung usw. klingt doch nur sehr wenig überzeugend. Aufregung, Erkältung, Schreck, wer hat das nicht schon alles in seinem Leben durchgemacht und hat die Krankheit nicht bekommen. Der Zufall will es, daß nach einem Schreck die ersten Erscheinungen beobachtet und bemerkt werden, wer weiß aber, wie lang sie schon bestanden haben, ohne beachtet zu werden, gar bei einer Krankheit, wo eine Faser im Nervensystem nach der anderen allmählich erkrankt und doch erst nach Entartung einer größeren Zahl die Folgen zutage treten können.

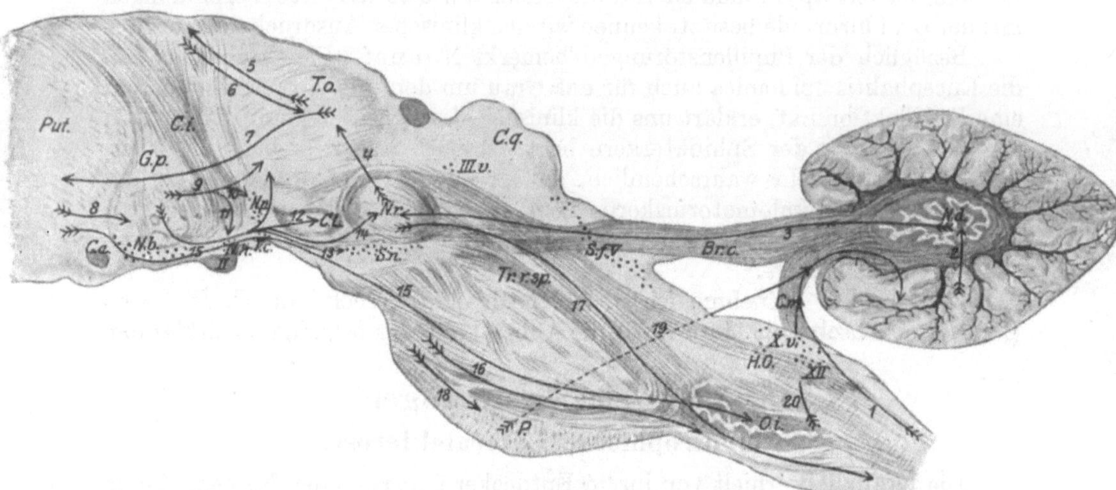

Abb. 30. Das extrapyramidale motorische System, sein Bau, seine Verrichtung und Erkrankung, von F. H. Levy. Klinische Wochenschrift. 29. Januar 1923.

Br. c. Brachium conjunctivum. C. a. Commisura anterior. C. i. Capsula interna. C. L. Corpus Luys-C. r. Corpus restiforme. C. q. Corpora quadrigemina. G. p. Globus pallidus. H. O. Wasserkern. N. b. Nucleus basalis. 1 Tractus spinocerebellaris. 2 Tractus corticonuclearis cerebelli. 3 Brachium conjunctivum. 4 Tractus rubrothalamicus. 5 Tractus thalamo-corticalis. 6 Tractus corticothalamicus. 7 Tractus thalamostriatus (H_1). N. d. Nucleus dentatus. N. h. Nucleus parahypophyseos. N. p. Nucleus periventricularis. N. r. Nucleus ruber. O. i. Oliva inferior. P pons. Put. Putamen. S. f. Substantia ferruginea. S. n. Substantia nigra. 8 Tractus neo-palaeostriatus. 9 Tractus striothalamicus. 10 Tractus hypothalamicus (H_2). 11 Tractus infundibularis (H_2). 12 Tractus Luysii. 13 Tractus z. Substantis nigra. 14 Tractus striorubralis. T. c. Tuber cinereum. T. o. Thalamus opticus. Tr. r. sp. Tractus rubrospinalis. II n. opticus. III v. Nucleus oculomotor. vegetat. V. Nucleus trigemini vegetat. X. v. Nucleus vagi vegetativ. XII Nucleus hypoglossus. 15 Tractus strio-olivaris (Wallenberg). 16 Tractus pyramidalis. 17 Tractus rubrospinalis. 18 Tractus fronto- u. temperopontinus. 19 Tractus pontocerebellaris. 20 Tractus olivocerebellaris.

Man muß mit diesen Dingen vorsichtig sein. Gewiß, ein Kliniker ist ein einwandfreier Zeuge, wenn er berichtet, sein Kranker habe unmittelbar oder nach einer angebbaren Frist von Tagen oder Wochen die Initialerscheinungen, die fibrillären Zuckungen etwa, dargeboten und später habe sich die richtige amyotrophische Lateralsklerose daraus entwickelt. Das kann der Kliniker beurteilen, die Wahrscheinlichkeit aber abschätzen, ob der Schreck im ursächlichen Zusammenhang auch nur in diesem einen Fall mit der amyotrophischen Lateralsklerose stehe, das kann der Kliniker unserer Tage, darüber wollen wir uns nichts vormachen, das kann er mit nichten.

Fibrilläre Zuckungen in den kleinen Fingermuskeln gehören zu den allerersten Erscheinungen, dann bald oder auch noch eher kommt das Symptom der Schwäche, an den oberen Extremitäten wieder eher als an den unteren.

Mit der Schwäche einzelner Muskeln geht Hand in Hand eine immer mehr bemerkbare Abmagerung der Muskeln. Es ist aber nicht so wie bei der progressiven Muskelatrophie, Type Aran-Duchenne, daß die Schwäche nur Folge und Ausdruck der Entartung der Muskelfasern wäre, zunehmend mit der wachsenden Zahl der atrophierenden Muskelfasern. Im Gegenteil, hier ist deutlich die Lähmung das Primäre und erst dann degenerieren die von ihrem Ganglion abgeschnittenen Nerven und Muskelfasern. Primär liegt wirklich zuerst eine zentrale Lähmung vor, kenntlich an der motorischen Schwäche und der Steigerung der Reflexe und erst hinterher wird die Beteiligung des zweiten Neurons mit der Muskelatrophie und der Entartungsreaktion deutlich. Dabei bestehen die fibrillären Zuckungen noch weiter oder haben sich noch gesteigert. An einem Arm geht die Sache an, der andere folgt aber bald und nach kurzem ist kaum ein Unterschied zwischen rechts und links zu bemerken. Aber erst nach längerer Zeit folgen auch die Beine. Hier ist die Steigerung des Kniephänomens deutlicher und die Muskelatrophie weniger; oben und unten ist die Sensibilität ganz ungestört, auch die Entleerung von Stuhl und Urin ist es.

Die Reflexe sind nicht nur gesteigert, z. B. der Patellarsehnenreflex, sondern es gehen auch die selteneren Reflexe mit Leichtigkeit an, z. B. zuckt der Trizeps beim Beklopfen des Olekranon oder starke Beugung der Hand erfolgt bei Beklopfen des Handgelenks, manche Reflexe beantworten den Reiz nicht mit einer Einzelzuckung, sondern mit einem Klonus, kurz, man hat die schönste Gelegenheit, die Reflexe und besonders auch die selteneren tiefen zu studieren.

Nach kürzerer oder längerer Frist werden auch an den motorischen Hirnnerven, besser an den von ihnen versorgten Muskeln, die nämlichen Erscheinungen bemerkbar, wie sie sich schon an den Muskeln der Extremitäten geltend gemacht haben. Je früher, desto schlimmer für den Kranken. Mit Ausnahme der Augenmuskeln alle motorischen Hirnnerven: der Fazialis, der Glossopharyngeus, Akzessorius, Hypoglossus, der motorische Ast des Trigeminus, alle degenerieren; die Muskeln der Lippe, der Zunge, des Gaumens atrophieren, werden schwach und können ihrer wichtigen Bestimmung nicht mehr nachkommen. Die Sprache wird undeutlich, die Bissen werden nicht mehr gehörig durchgekaut und geformt, geschluckt. Das Getränk kommt in die unrechte Kehle, reizt zu Husten, der nur kraftlos erfolgen kann, denn die Adduktoren im Kehlkopf sind auch schon schwach geworden. Kaum kann sich der Kranke noch mit seiner Sprache verständig machen, bettlägerig ist er auch schon geworden, wegen der Lähmung der Beine. Auch hilfloser ist er gegen früher. Der gelähmte Arm ist adduziert, die Hand gebeugt, proniert, die Finger sind auch gebeugt und ein gewisser Grad von Kontraktur ist deutlich geworden.

Die Prognose ist schlecht. Der Tod erfolgt im Durchschnitt nach 1 bis 2 Jahren und zwar meistens an einer Schluckpneumonie, seltener an allgemeiner Entkräftung und Erschöpfung.

Die Behandlung gibt keine Aussicht auf durchgreifenden Erfolg, nur kann man hoffen, Stillstände und zeitweilige Besserung herbeizuführen durch Anwendung des galvanischen Stroms und durch Subkutaninjektionen von Strychnin, wenn das eine „Hoffnung“ ist.

Die chronische Bulbärparalyse.

(Paralysis labio-glosso-pharyngea-laryngea.)

Die Krankheit wurde zuerst von Duchenne beschrieben, von Wachsmuth erhielt sie den Namen der „Bulbärparalyse". Häufig ist sie kombiniert mit progressiver Muskelatrophie oder mit der amyotrophischen Lateralsklerose. Mit diesen beiden Krankheiten hängt sie so zusammen, daß die bulbären Symptome entweder die ersten oder die letzten Glieder in der Reihe der klinischen Erscheinungen bilden. Die chronische progressive Bulbärparalyse als reines Leiden für sich ist ziemlich selten. Ihrem Wesen nach ist sie streng zu trennen von akut einsetzenden Veränderungen am Bulbus der Medulla, von Blutungen, Erweichungsherden, Tumoren, die dort drücken können und ein Krankheitsbild hervorrufen, das mit der Bulbärparalyse zwar große Ähnlichkeit hat, aber sich von ihr schon dadurch unterscheidet, daß eine Blutung, eine Erweichung, ein Druck, eben alles, was ihm vorkommt, schädigt, ob es sensibler oder motorischer Natur ist, nur muß es seiner zufälligen Lage nach für den Herd erreichbar sein, auch halbseitige Verbreitung ist da möglich. Die Bulbärparalyse dagegen ist eine ausgesprochene Systemerkrankung. Sie befällt die Kerne der motorischen Hirnnerven, fast immer mit Ausnahme der Augenmuskelnerven, und zwar beiderseits vollkommen oder fast vollkommen in gleichem Maß.

Für die typische chronische progressive Bulbärparalyse ist die Ätiologie noch sehr wenig bekannt. Die Hauptsache wird wohl eine von Haus aus schwache, wenig widerstandsfähige Anlage bestimmter Bahnen, auch des zweiten Neurons, der motorischen Hirnnerven oder genauer ihrer Kerne sein. Außerdem spielt vielleicht noch die chronische Überanstrengung der Nervenbahnen und der Muskelgruppen mit herein, wie sie durch das Spielen gewisser Blasinstrumente zutrifft. Auch daß ein Trauma, Syphilis oder Erkältung in Frage kommen, hat man behauptet, ohne zum Beweis mehr als zufällige Einzelbeobachtungen anführen zu können. Die Mehrzahl der Fälle betrifft das männliche Geschlecht und zwar meist in den fünfziger Jahren, aber auch im hohen Greisenalter und ganz ausnahmsweise viel früher, schon bei Kindern kommt die Krankheit vor.

Anatomisch ist das Leiden bezeichnet durch eine Atrophie der multipolaren Ganglienzellen, die sich in den Kernen der motorischen Nerven am Boden des 4. Ventrikels befinden. Sehr bemerkenswert befällt diese Atrophie und der Schwund der Ganglienzellen die Kerne des Hypoglossus, Fazialis, Vagoakzessorius, auch des Glossopharyngeus und wohl auch den motorischen Kern des Trigeminus, während sehr nahgelegene, wie der des Akustikus, in den reinen Fällen ausnahmslos verschont bleiben. Es bezeichnet dies den Vorgang als einen, der funktionell zusammengehörige Bahnen und Systeme ergreift, nicht aber als ein entzündlicher promiscue auf alles in seiner Nachbarschaft Gelegene sich erstreckt. Die Veränderungen im interstitiellen Bindegewebe (Körnchenzellen, Spinnenzellen, Bindegewebswucherung und -schrumpfung) sind als sekundär anzusehen und als Folgen der ursprünglichen Entartung des nervösen Gewebes.

Was sonst noch häufig beobachtet wird — Veränderungen der grauen und weißen Substanz der Medulla oblongata, besonders in den Pyramidenbahnen

— das sind Fälle, die schon nicht mehr als rein bezeichnet werden können und die namentlich mit der amyotrophischen Lateralsklerose kombiniert sind.

Bezüglich der „Pseudobulbärparalyse“ ist auf das schon früher Gesagte zu verweisen.

Die Veränderungen, die in den gelähmten, besser gesagt geschwächten, Muskeln sich vorfinden, sind die nämlichen wie sie bei Verletzung peripherer Nerven oder Atrophie der Vorderhörner an den Muskeln der Extremitäten und des Rumpfes gefunden werden: Einfache Atrophie der Muskelfasern, Kernwucherung, Wucherung des interstitiellen Bindegewebes, Neigung zu wachsartiger, nicht aber zu fettiger Entartung. Wohl aber kann sich im interstitiellen Bindegewebe viel Fett anhäufen und so das Volumen der schwer atrophischen Muskeln makroskopisch längere Zeit normal oder selbst vermehrt erscheinen.

Die Veränderungen bestehen in Atrophie, zugleich zunehmender Lähmung von Muskeln der Lippe, der Wange, des Kinns, der Zunge, des Schlunds und Kehlkopfs. Sie melden sich allmählich und meist so, daß zuerst an der Zunge und den Lippen eine Schwerbeweglichkeit sich einstellt, so daß die Aussprache von gewissen Vokalen und Konsonanten Schwierigkeiten macht und schließlich unmöglich wird, so bei der Intonation von J, B, Sch, S, L, K, G, N, E, O, U, P, M, W. — A ist der letzte Laut, den die Kranken noch deutlich hervorzubringen vermögen, bis auch das mit zunehmender Lähmung der Kehlkopfmuskeln aufhört. Zugleich macht sich auch wachsende Schwierigkeit geltend, den Bissen im Munde zu formieren und hinunterzuschlucken, häufig helfen dabei die Kranken mit dem Finger oder dem Löffel nach, bis bei hinzutretender Lähmung der Schlund- und Kehlkopfmuskeln öfteres Fehlschlucken mit heftigen Erstickungsanfällen oder Steckenbleiben der Speisen im Schlund oder Ösophagus sich hinzugesellt. Oft werden feste Speisen besser geschluckt als flüssige, mitunter ist's aber auch umgekehrt.

Aus dem nicht mehr ordentlich schließenden Munde fließt der Speichel, den die Kranken nicht mehr ohne quälendes Fehlschlucken hinunterbringen können, beständig ab und verursacht Ekzem der Lippen und des Kinns. Auch absolut vermehrte Absonderung des Speichels ist beobachtet worden. Lähmung und Atrophie sind fast stets doppelseitig vorhanden, selten kommt einseitige Erkrankung vor.

Bei vollentwickelter Krankheit ist das Bild ein sehr bezeichnendes und zugleich im höchsten Grade trauriges. Das Gesicht ist des mimischen Muskelspieles beraubt („Maskengesicht“), nur die Stirne ist oft verschont, deren Muskeln in ihrer Kontraktion den Ausdruck des Erstaunens vermitteln, die Zunge ist fast unbeweglich, nur das Zurückziehen derselben ist ungestört, was beim Laryngoskopieren besonders auffällig wird. Der M. genioglossus zieht die Zunge nach vorn, die M. hyoglossus und styloglossus nach rückwärts, der M. lingualis (longitudinalis und transversus) besorgen die Formveränderung der Zunge, das Hohlmachen usw. Der Genioglossus wird zuerst und am stärksten betroffen. Die Atrophie der Zunge ist mitunter wegen der Zunahme des interstitiellen Fettes nicht deutlich, mitunter aber liegt das Organ nur noch als ein dünner Streifen am Grund der Mundhöhle; aktive Bewegungen desselben, Heben, Wölben können vom Kranken kaum mehr oder gar nicht ausgeführt werden. Das Gaumensegel hängt schlaff herab, der

Schlund ist erweitert, die Stimme ist für die erhaltenen Teile des Alphabets, auch für das A schließlich, schwach wegen des mangelhaften Schlusses der Glottis. Letzterer Umstand läßt auch den Husten kraftlos werden, so daß bei dem häufigen Fehlschlucken die Gefahr der Aspiration von Speiseteilen in die unteren Luftwege und damit einer Schluckpneumonie drohend wird. In seltenen Fällen kann an den Augen Insuffizienz der Konvergentes auftreten. Es kann sich aber selbst progressive Ophthalmoplegie, Lähmung aller drei Augennerven entwickeln, so daß Ptosis und absolute Unbeweglichkeit des ganzen Auges eintritt. Diese Ophthalmoplegie kann erst im weiteren Fortschreiten des Leidens allmählich sich einstellen, aber auch als erstes Symptom der Krankheit auftreten. Ferner findet sich zuweilen Erhöhung des intraokularen Druckes, Glaukom, Sklerose des Sehnerven.

An den gelähmten Muskeln der Zunge und der Lippen können fibrilläre Zuckungen auftreten, die Reflexe sind herabgesetzt oder vernichtet (ausgenommen bei amyotrophischer Lateralsklerose mit Beteiligung des Bulbus, woselbst Steigerung der Reflexe vorkommen kann); die elektrische Untersuchung ergibt wenigstens da und dort Entartungsreaktion, freilich meist nur partielle und atypische. Um sie zu finden, ist es nötig, nur mit ganz feiner Elektrode zu prüfen und diese Untersuchung ist sehr wichtig, weil so eine Verwechslung mit einer anderen sehr ähnlichen Krankheit vermieden werden kann. Es gibt nämlich eine zweite Form, die mit dem Nervensystem gar nichts zu tun hat, wo die Sektion keine Veränderungen an den Kernen der Hirnnerven oder sonstwo im Zentralnervensystem ergibt. Es handelt sich dabei um eine Muskelerkrankung, die aber zu einem Krankheitsbilde führt, das zum Verwechseln der Bulbärparalyse gleicht. Die Prognose ist aber bei beiden ganz verschieden. Die Bulbärparalyse endet viel früher und immer tödlich, die Muskellähmung und -veränderung dauert bis zu 15 Jahren und die Krankheit ist sogar einer Heilung fähig und schließlich: die Behandlung ist in beiden Fällen recht verschieden durchzuführen. Die elektrische Untersuchung ist es vor allem, die es ermöglicht, die beiden Formen auseinanderzuhalten. Bei der „asthenischen Form“ wird Entartungsreaktion nie beobachtet, dagegen ist die myasthenische Reaktion von Jolly häufig. Sie besteht darin, daß die Erregbarkeit der Muskeln bei der Reizung mit dem faradischen Strom gemeinhin rasch abnimmt, so daß schon in kurzer Zeit kein Tetanus oder nur mit starken Strömen ausgelöst werden kann und diese Untererregbarkeit verschwindet wieder nach einiger Zeit, manchmal sehr rasch, nach Sekunden schon wieder oder erst nach längerer Frist — das ist verschieden — ist die alte Erregbarkeit wieder hergestellt. Es ist schon wichtig, an die Entscheidung dieser Formen Mühe zu verwenden, denn wenn die Diagnose „Bulbärparalyse“ mit Sicherheit gestellt ist, so wird sich das Schicksal des Kranken zu einem ungemein traurigen gestalten.

Die Sensibilität ist vollkommen intakt und Schmerzen bestehen nicht — das ist auch so ziemlich das einzige Gute bei der Sache. An der Psyche macht sich in der Regel die Neigung bemerklich, von der deprimierten, weinerlichen Stimmung, die — recht begreiflich — für gewöhnlich vorherrscht, ins Gegenteil umzuschlagen, so daß die unglücklichen Kranken bei geringfügigen äußeren Anlässen zu lachen vermögen. Der Intellektus bleibt bis zum Ende ungestört, was wesentlich dazu beiträgt, dem Kranken, der sein unvermeidliches Schicksal herannahen sieht, die Qualen seines Zustandes voll kosten zu lassen. Der Verlauf der Krankheit ist, wenn auch ab und zu zeitweilige Stillstände und Besserungen vorkommen können, im ganzen ein progressiver und wenigstens in den späteren Stadien, die sich auf Monate und darüber erstrecken können, ein raffiniert qualvoller.

Die Erstickungsgefahr, in die die Kranken bei jedem Schlingakt geraten, läßt sie lieber hungern und die immer mehr zunehmende Unterernährung rafft einen Teil derselben dahin, bei anderen — und sie sind noch nicht die beklagenswertesten — tritt akute Erstickung an einem fehlgeschluckten Bissen oder tödliche Schluckpneumonie hinzu: glücklich die, bei denen eine ganz akute Paralyse der Herz- und Atmungsnerven den plötzlichen Tod bewirkt. Bleibt die Bulbärparalyse nicht rein, sondern ist sie mit Atrophie der Rumpfmuskeln, des Zwerchfells verknüpft, so kann ganz allmählich steigende Atmungsinsuffizienz, also eine ausgesuchte Form langsamer Erstickung das Ende herbeiführen. Dabei sind die Kranken schon lang in ihren Mitteilungen an die Umgebung fast ganz auf die Zeichensprache angewiesen, weil sie fast nur noch unartikulierte, schwache Laute hervorzubringen vermögen.

Die Krankheit verläuft in der Regel nach 1—2, ja 3 Jahren tödlich, längere Frist und Qual ist selten gesetzt, doch hat man sie auch schon bedeutend länger, bis zu 7 Jahren, währen sehen.

Über die Diagnose bezüglich der Veränderungen im Halsmark wurde das Nötige schon erwähnt. Alles andere macht weitere Symptome. Affektionen der dort liegenden Teile der langen Bahnen, Paraplegie mit Steigerung der Reflexe, Störungen des Akustikus, des sensiblen Trigeminus, können sich entwickeln und schwere allgemeine zerebrale Erscheinungen, Schwindel, Erbrechen, Konvulsionen können auftreten. Multiple Sklerose des Marks und des Gehirns ist freilich kaum mit Sicherheit auszuschließen, wie denn diese Krankheit fast alle Möglichkeiten in ihrem Sitz und Verlauf darbieten kann. Doch führt wenigstens der Nystagmus, der der Bulbärparalyse nicht zukommt, meistens auf die richtige Spur.

Ob sichere Heilungsfälle, von denen berichtet wurde, für die reine Form der Bulbärparalyse zutreffen, das steht noch dahin. Bis dahin ist die Prognose als vollkommen ungünstig zu bezeichnen.

Die Therapie findet ihre Hauptaufgabe darin, die Kranken möglichst lang ausreichend und gut zu ernähren, was schließlich nur mit der Schlundsonde möglich ist. Empfohlen wird für den Beginn des Leidens ein ableitendes Verfahren, leichte Abführmittel, Derivantien am Nacken. Neben Solbädern, Kaltwasserbehandlung spielt bei weitem die wichtigste Rolle die Applikation des galvanischen Stroms. Diese ist mehrmals wöchentlich anzuwenden, entweder entlang der Wirbelsäule (aufsteigend) oder durch die Processus mastoidei. Der Strom ist schwach zu wählen (1—2 MA.), ein- und auszuschleichen, die Sitzung darf nur kurz dauern, höchstens 2—3 Minuten. Keine Schwankungen, keine Wendungen! Die Anwendung der innerlichen Mittel, Jodkali, Strychnin, Argentum nitric., Ergotin, verdient kein Vertrauen. Gegen Speichelfluß kann symptomatisch und palliativ Atropin mit gutem Erfolg angewendet werden, gegen den Grundprozeß ist es natürlich wirkungslos.

Das alles weiß der Arzt und muß es wissen, aber nur er allein. Der Kranke braucht es nicht zu ahnen und je länger ihn der Arzt in Harmlosigkeit und Unkenntnis erhalten kann, je länger es gelingt, ihn zu betrügen und zu belügen, desto menschlicher, desto ausgezeichneter ist in meinen Augen in einem solchen Fall der Arzt.

Der Tumor cerebri.

Das Gehirn gehört zu den Organen, in denen Neubildungen sich häufig entwickeln. Das ist eine Erfahrungstatsache, die wir einfach aus der Statistik hinnehmen müssen, ohne uns, vorläufig wenigstens, über die Ursache irgendeine Rechenschaft geben zu können. Die mannigfachsten Formen der Geschwülste kommen hier vor. Ein Teil derselben nimmt seinen Ausgang von ganz bestimmten Teilen des Schädels und seines Inhalts, von dem Knochengerüst, wie die Sarkome, vom Ependym, wie die Endotheliome oder die echten Karzinome, die Psammome und die Cholesteatome, das Gliom als eigentlichste und richtige Gehirngeschwulst von der Stützsubstanz der Gehirnmasse. Andere Geschwulstformen, wie der crude Tuberkel, das Gumma, verdanken einem eingeschleppten Keim ihre Entstehung an Ort und Stelle, andere sind Metastasen eines primären Geschwulstherdes irgend wo anders, oder sie haben, im Knochengerüst oder den Weichteilen des Kopfs sitzend, bei ihrem Wachstum schließlich auch Gelegenheit gefunden, nach Durchbruch durch die Gehirnhäute auch noch das Gehirn selbst zu ergreifen. Nicht zu vergessen wäre, daß auch die Parasiten, die im Gehirn auftreten, der Echinokokkus und der Zystizerkus und sogar die Erweiterung einer Arterie, ein Aneurysma, klinisch nichts anderes darstellen als einen Tumor, d. h. einen Fremdkörper, der in der Schädelhöhle Fuß gefaßt hat und Platz beansprucht, den er den anderen Teilen des Inhalts wegnimmt. Ein Teil der Tumoren wächst unbegrenzt oder besser nur begrenzt durch die Dauer des Lebens, ein anderer, wie der Zystizerkus, wächst bis zu einer bestimmten Größe, aber nicht darüber hinaus. Ein Teil grenzt sich vollkommen gegen die Umgebung ab, seine Wirkung beschränkt sich nur auf seine Undurchdringlichkeit, vermöge deren er eben Platz braucht und er wirkt demgemäß nur verdrängend auf die Umgebung, er erhöht den intrazerebralen Druck, entsprechend seiner Größe, er kann dadurch auch töten, aber sonst läßt er das übrige Gehirn völlig in Ruhe. Ein anderer Teil dagegen wirkt nicht nur verdrängend, sondern auch infiltrierend auf die Umgebung, durchzieht in nur mikroskopisch erkennbarer Weise die noch gesunde Hirnsubstanz, wie das Glioma, oder wirkt sogar vergiftend auf die Umgebung, überall die gleiche Neubildung anfachend, wie die bösartigen Geschwülste insgemein, die Ademone, das Sarkom in seinen verschiedenen Abarten, das Karzinom.

Wenn der Tumor nicht zu klein ist und schon zur Erhöhung des intrazerebralen Drucks geführt hat, so quillt bei der Sektion nach Eröffnung des Schädeldachs das Gehirn vor, ist trocken, blutleer, die Gyri sind abgeplattet, die Sulci verstrichen. Die Ventrikel sind leer, können aber auch mit Liquor ganz übermäßig gefüllt sein. Das ist dann der Fall, wenn ihre Verbindung mit dem Rückgratskanal unterbrochen ist, z. B. bei einem Tumor in der hinteren Schädelgrube. Übt ein solcher einen Druck auf die Vena magna Galeni aus, so ist die Folge allemal ein Hydrops internus. Die meisten Tumoren sind bei der Sektion und auch bei der Operation mit dem bloßen Auge ohne weiteres zu erkennen, graurötlich, graugelblich von Farbe, jedenfalls von den normalen Teilen des Gehirns wohl zu unterscheiden, dagegen namentlich solche, die sich diffus in die Umgebung verlieren, sind schwer oder makroskopisch gar nicht zu erkennen. Die Form wechselt auch, ist im allgemeinen rundlich oder auch unregelmäßig gestaltet, an der Basis nimmt die Geschwulst, den Furchen wie ohne Willen folgend, die sonderbarsten Gestalten an, sich wie eine festweiche Masse der Fläche nach verbreitend. Namentlich Sarkome und das Gumma verhalten sich so. Gewöhnlich ist es nur ein Tumor, der sich im Gehirn findet, doch kommen auch zwei und mehr vor, besonders die Parasiten können sogar recht zahlreich auftreten, der Zystizerkus massenhaft. Die Umgebung des Tumors ist oft verändert, gedrückt, im Zustand der Erweichung, von Blut gesprengelt oder von einer Aussaat von Abkömmlingen des Haupttumors aus. So ist die Umgebung eines cruden Tuberkels recht häufig von einer ganzen Anzahl von miliaren Tuberkeln durchsetzt. Neben dieser örtlichen miliaren Tuberkulose ist manchmal noch eine fernere, allgemeine miliare Tuberkulose der Hirnhäute und des Gehirns festzustellen.

Keine Gegend des großen und des kleinen Gehirns ist von der Möglichkeit ausgeschlossen, daß sich in ihm ein Tumor möchte bilden können und von einem Lieblingssitz derselben kann man im allgemeinen nicht reden. Doch zeigen sich gewisse Arten, wie das Syphilom, gern an der Gehirnbasis, manche mit einiger Vorliebe in den Hemisphären des großen und des kleinen Gehirns, wie der Tuberkel. Die Zystizerken siedeln sich gern in den Ventrikeln, sowie an der Oberfläche des Gehirns an.

Über die Ätiologie weiß man nur etwas beim Tuberkel, wo die Wirkung des Bacillus Kochi und beim Gumma, wo die Wirksamkeit der Spirochaeta pallida vorliegt. Außerdem noch selbstverständlich bei den Parasiten. Der Cysticercus cellulosus stammt vom Bandwurm, der Taenia solium und der mediocanellata, der Echinokokkus von der Taenia echinococcus, deren Wirt der Hund ist. In der Anamnese mag man wohl darauf Rücksicht nehmen, ob der Kranke gewohnt war, rohes oder nicht genügend gekochtes Fleisch zu genießen (Taenia solium ist im Schweinefleisch, Taenia mediocanellata im Rindfleisch) und vor allem den Stuhl auf Helmintheneier untersuchen. Besitzer und Liebhaber von Hunden sind, wenn nicht peinliche Reinlichkeit gewahrt wird, der Infektion mit der Echinokokkusfinne ausgesetzt. Auch in Deutschland gibt es Gegenden, wo wie in nördlichen Ländern die Gefahr der Übertragung des Echinokokkus bedeutend genannt werden darf, wie in Thüringen. Aus den achtziger Jahren erinnere ich mich einer Äußerung des Pathologen W. Müller in Jena, daß man keinen Hund sezieren könne, ohne auf die Taenia echinococcus zu stoßen. Besonders die nach der damaligen Sitte so häufigen großen Rassen, so groß wie die Kälber, seien in dieser Beziehung berüchtigt.

Über die Ätiologie der anderen Arten von Geschwülsten weiß man nur soviel, daß in manchen Fällen wie bei der Geschwulstbildung im Körper überhaupt, eine erbliche Anlage wahrscheinlich ist. Es kommt doch öfters vor, daß bei zwei oder mehreren Familiengliedern sich eine Geschwulst und sogar mitunter die gleiche Art, ja sogar im gleichen Organ entwickelt.

Sehr gut erinnere ich mich eines Falles von Gehirnleiden, der auf mich anfangs und auch auf den behandelnden Arzt entschieden den Eindruck eines

Hirntumors machte. Man erfuhr, daß einige Jahre vorher der Bruder des Kranken an einem Sarkom des Gehirns ganz ähnlich gelitten habe und auch daran gestorben sei. Das reizte mich damals zum Widerspruch: „Wo soll denn ein im ganzen so seltenes Leiden gleich zweimal hintereinander bei zwei Brüdern vorkommen?“ Ich verkünstelte die Diagnose und nahm eine Pachymeningitis an. Der Kranke starb und die Sektion ergab gerade wie bei seinem ihm vorangegangenen Bruder ein Sarkom des Gehirns.

Vielleicht ist die Ansicht von C. v. Gerhardt zu erwägen, wonach beim Gliom ein Trauma, das auch weit zurückliegen mag, eine wichtige Rolle für die Geschwulstbildung spielen möge. In der Tat, fragt man, so findet man häufig die Angabe, daß vor kurzem, vor längerer Zeit oder auch, wer weiß wie lang schon früher einmal, der Kranke auf den Kopf gefallen oder geschlagen worden sei, oder wenigstens ein Fall, ein Sturz aus großer Höhe hat sich zugetragen. Ja, auch ein solches für den Kopf indirektes Trauma soll mitzählen. Ich selbst neige auch zu dieser Meinung, aber ich muß zugeben, daß es mit dem Beweis noch seine guten Wege hat. Der ist auch schwer zu erbringen. Es gehört eine Statistik dazu, die angibt, wieviel Traumen überhaupt vorkommen. Die Zahl wird außerordentlich groß sein. Fast jeder ist schließlich einmal auf den Kopf oder sonstwie gefallen, wieviel haben dabei ein Loch in den Kopf bekommen! Und dann wieviele haben sicher kein solches Trauma erlitten und schließlich wieviele der Gruppe I mit Trauma und wieviele von der Gruppe II ohne Trauma haben später an Tumor cerebri gelitten? Die Aufgabe ist natürlich ohne Kenntnis der höheren Analysis nicht zu unternehmen.

Bis die Lösung dieser Frage soweit gediehen ist, mag sich jeder auf seine eigene, freilich immer höchst ungenügende, Erfahrung verlassen und da muß ich schon gestehen, daß ich aus allgemeinen Gründen den Zusammenhang von Tumor und Trauma wenigstens für möglich halten möchte. Es scheint doch, daß ein verborgen und ruhig schlummernder Keim durch ein Trauma, durch stumpfe Gewalt und Erschütterung aus seinem Schlaf gerüttelt und zur Tätigkeit, zur unheilvollen, tödlichen geweckt werden kann.

Das Leiden, das ein Hirntumor hervorbringt, beginnt allmählich, schreitet in rascherem oder langsamerem Verlauf weiter fort, zeigt so gut wie niemals Besserungen, eher noch Stillstände und der Ausgang ist immer der Tod, wenn nicht, wie beim Syphilom ein Mittel dagegen gewachsen ist oder wenn man sonst nicht dem Tumor operativ beikommen kann.

Gewöhnlich das erste Zeichen ist der Kopfschmerz. Er fehlt beim Hirntumor fast niemals und ist als das konstanteste Zeichen von allen zu betrachten. Gewöhnlich diffus über den Kopf verbreitet oder auch an der Stirn, unterscheidet er sich kaum oder nur durch seine Heftigkeit vom gewöhnlichen Kopfweh aus irgendeiner anderen Ursache. Bedeutung gewinnt der Schmerz dann, wenn er immer an einer Stelle geklagt wird oder dort wenigstens immer beginnt, wenn er gleich dann ausstrahlend umfangreichere Ausdehnung annehmen und den ganzen Kopf befallen kann. Das erregt stets den Verdacht, daß auch gerade dort sich etwas, was Schmerz erregt, im Schädel entwickelt haben möchte und das ist hier der Tumor. Durch seine Nachbarschaft an der Dura mater, also bei sehr oberflächlichem Sitz, aber auch durch den Druck, den er ausübt, aus der Tiefe erzeugt er den Schmerz, der in manchen Fällen andauernd den Kranken quält, andere Male in einzelnen Anfällen, die durch kürzere oder längere Pausen der Ruhe voneinander getrennt sind. Es gibt Fälle von Hirntumor ohne Schmerz, aber sie sind selten. Im allgemeinen ist der Kopfschmerz als Allgemeinerscheinung aufzufassen, wenngleich er auch die Bedeutung eines Herdsymptoms bei Sitz an der Dura gewinnen kann. Wenn bei Beklopfen des Schädels immer die gleiche Stelle sich als schmerzhaft erweist, so gewinnt die Angabe des Kranken über den lokalisierten Schmerz ganz wesentlich an Wert.

Ein zweites Allgemeinsymptom ist der Schwindel. Mit diesem Namen bezeichnet man zweierlei, ein wüstes Gefühl, ähnlich dem Übelsein und den eigentlichen Drehschwindel, wobei das Bewußtsein der Körperlage gestört ist, sich der Umraum zu bewegen, zu drehen scheint, womit gewöhnlich das unangenehme wüste Gefühl und die Brechneigung auch verknüpft zu sein pflegen. Beides kommt beim Tumor vor. Der eigentliche Drehschwindel ganz besonders bei Tumoren in der hinteren Schädelgrube, dann als Herdsymptom; das unbestimmte Schwindelgefühl hauptsächlich als Allgemeinsymptom, das zunächst für die topische Diagnose wertlos ist. Bei vielen Tumoren frühzeitig, bei allen, wenn sie lang genug dauern, stellt sich eine Benommenheit des Bewußtseins heraus, wieder ein Allgemeinsymptom, ernst genug für die Diagnose „Tumor“ überhaupt, für die topische Diagnose wertlos. Gewöhnlich steigt die Benommenheit im Verlauf der Entwicklung, die Pausen, wo der Kranke klar wird, kommen seltener und dauern kürzer an, auch zu diesen Zeiten ist er wenigstens schläfriger und ermüdet leichter als ein Gesunder und viele Fälle gehen ihrem Ende in der nicht unglücklichsten Form entgegen, daß schließlich Sopor und Koma den Kranken über die letzten schweren Tage und Stunden hinwegbringen. Unachtsamkeit des Kranken auf sein Befinden, auf die Entleerungen gehen damit Hand in Hand. Während der Tumor an und für sich den Appetit nicht wesentlich beeinträchtigt, oder nur vorübergehend, so erlischt das Begehren nach Speise und Trank mit zunehmender Benommenheit allmählich und die Kranken würden schließlich verhungern, wenn man sie nicht ohne ihr Verlangen ernährte.

Die Temperatur ist, außer bei Tuberkulose oder irgendeiner Komplikation, nicht gesteigert, der Puls manchmal verlangsamt, ein Zeichen erhöhten intrazerebralen Drucks. Bei den meisten Tumoren ist der Hirndruck entweder gar nicht merkbar (sehr selten) oder in zunehmendem Maße, aber gleichmäßig, gesteigert. Es gibt aber auch Fälle, wo mehr anfallsweise eine Erhöhung des intrazerebralen Drucks zur Beobachtung kommt. Das betrifft zumeist Gliome als Geschwulstformen, die blutreich sind, in denen der Blutgehalt schwankt und von denen auch Blutergüsse nicht selten sich ereignen. Dann kann die Erniedrigung der Pulsfrequenz sich dementsprechend auch in Anfällen einstellen, während in vielen anderen Fällen bald nach den ersten Erscheinungen der Puls auf 60 und darunter sinkt, auf 56 oder noch weniger und unten bleibt, bis in der Agone die Pulsfrequenz plötzlich bedeutend zunimmt, dabei der Puls klein, unregelmäßig wird und die Nähe des Augenblickes ankündigt, wo das Herz endlich erlahmt und seine Tätigkeit endgültig einstellt.

Ein weiteres Zeichen für den erhöhten Hirndruck ist der eingezogene Unterleib. Wie bei einem kleinen Kind nach dem Erbrechen ist der Leib nicht nur flach, sondern mitunter so stark kahnförmig eingezogen, daß die vordere Bauchwand fast oder wirklich mit der Wirbelsäule in Berührung tritt. So starke Grade sind beim Hirntumor nicht gerade häufig, aber doch zuweilen, zugleich mit stärkerer Pulsverlangsamung, zu beobachten. Die Benommenheit pflegt zu solchen Zeiten besonders höhere Grade anzunehmen. Macht man die Lumbalpunktion, so findet man erhöhten Druck, mitunter weit über 200, doch ist dies verschieden, da die freie Verbindung mit dem Rückgratskanal auch unterbrochen sein kann. Im allgemeinen ist diese Art der Untersuchung, wenn nicht ein ganz besonderer, dringender Umstand dazu auffordert, zu widerraten, weil die Punktion beim Hirntumor mit unmittelbarer Lebensgefahr schon während des Eingriffs verknüpft ist.

Die wichtigste Erscheinung aber für erhöhten intrazerebralen Druck — und zugleich auch für die Anwesenheit einer Geschwulst in der Schädelhöhle — ist die Stauungspapille. Gewiß, sie ist nicht in jedem Fall deutlich oder überhaupt entwickelt, sie kann auch bei ziemlich großen Tumoren fehlen, aber das ist nur selten der Fall und noch weniger häufig bleibt sie auch in der Weiterentwicklung des Krankheitsfalles ganz aus, oft kommt sie erst später zur Beobachtung, vielleicht wenn andere Erscheinungen die Diagnose „Tumor" schon wahrscheinlich gemacht hatten. Das ist aber durchaus ungewöhnlich. Meistens ist es gerade umgekehrt. Man hatte kaum Verdacht auf etwas Besonderes im Schädel geschöpft oder an nichts Schlimmes überhaupt gedacht, da untersucht man den Augenhintergrund, damit auch das geschehen ist und findet eine Neuritis optica oder wohlausgeprägte Stauungspapille und damit ist die ganze Sache verschoben auf einmal, auf einmal zum Schlimmsten! Alles braucht seine Zeit und im Krankheitsverlauf muß man, wenn die erste Untersuchung negativ ausgefallen war, immer wieder von Zeit zu Zeit die Untersuchung wiederholen und eines Tages, das ist nicht gar so selten, kommt die Stauungspapille doch noch zum Vorschein und man hat dann alles, was man zur Diagnose braucht. Die Stauungspapille ist im ganzen Allgemeinsymptom, kann aber ausnahmsweise auch als Herdsymptom auftreten. In der Scheide des N. opticus kann sich z. B. ein kleiner, miliarer Tuberkel entwickeln und während sonst die Stauungspapille mehr durch größere als durch kleinere Geschwülste hervorgebracht wird, kann schon der kleine, elende miliare Tuberkel zu einer solchen führen, bloß deswegen, weil er eben in der Optikusscheide sitzt und so Lymphstauung veranlassen kann. Die Stauungspapille ist keineswegs beweisend für einen Hirntumor in aller Strenge, nicht einmal für die Erhöhung des intrazerebralen Drucks, ich weiß es wohl. Kann sie ja doch auch z. B. bei einem Nierenleiden die Retinitis albuminurica begleitend oder auch statt dieser vorkommen, aber sie ist ein Anzeichen, das im ganzen von keinem anderen an Sicherheit oder Zuverlässigkeit erreicht wird.

Ein weiteres Zeichen, das sowohl die Bedeutung eines allgemeinen wie auch eines Herdsymptoms beanspruchen kann, sind die Zuckungen. Namentlich als Herdsymptom weisen sie auf einen Reizzustand in den Zentralwindungen hin. Die von hier ausgelösten Zuckungen betreffen die kostralaterale Seite, die Gesichtsmuskeln oder die von Arm, vom Bein oder sie beginnen hier wenigstens. Dann aber können sie sich weiter verbreiten vom Gesicht nach unten oder umgekehrt von unten nach oben fortschreiten, auch auf die andere Seite überspringen. Klonus kann mit Tonus abwechseln, das Bewußtsein schwinden, Schaum vor den Mund treten, der Kranke kann sich die Zunge zerbeißen oder sonst verletzen, kurz, wer diesen Anfall beobachtet, hat keinen Zweifel, es sei ein epileptischer gewesen. Dazu kommt noch, daß der Kranke von seinem Anfall selbst nichts mehr weiß, daß vollkommene Amnesie besteht. Das trifft wenigstens für einen Teil der Fälle zu, ob für die Mehrzahl oder gar für alle, das weiß ich nicht.

Zur Diagnose des Hirntumors wird von manchen Seiten die Aufnahme einer Enzephalographie verlangt. Es ist richtig, aus so einem Bild kann man recht viel entnehmen, wovon man sonst nichts wußte. Es ist aber, um sich in der Topographie zurecht zu finden, nötig, wenigstens zwei zueinander senkrechte Projektionen aufzunehmen, damit die Lage des Tumors nach den drei Dimensionen des Raums klar wird. Dann kann man namentlich aus der Umgrenzung der Ventrikel, daraus, daß der eine enger ist als der andere usw., einen Schluß darauf gründen, in welcher Richtung der Druck eingewirkt haben muß, der durch die Anwesenheit der Geschwulst ausgeübt worden ist. Hier kommt der Umstand zur vollen Geltung, daß das Gehirn eben da sich nicht ganz gleich einem Fluidum verhält und daß man in ihm wohl von einer Druckrichtung sprechen kann. Besser vielleicht gesagt von einer Richtung des Wachstums. Eine Verschiebung der Teile muß immer eintreten, sobald ein Fremdkörper im Schädelraum Platz gegriffen hat. Und zwar müssen die nächstbenachbarten Teile in höherem Maße sich verschieben, und je weiter ein anderer Teil davon abliegt, in desto geringerem. Den Tumor selbst kann man an der Röntgenaufnahme nicht erkennen, aber die luftgefüllten Räume der Ventrikel und der Furchen an der Gehirnoberfläche, das geht. Und es ist nur natürlich, daß ein in diesen Dingen Bewanderter und Geübter aus einem Enzephalogramm auch mehr herauslesen wird als ein Ungeübter. Das Schlimme ist nur die Lumbalpunktion, die durch das Ergebnis vom Druck der Flüssigkeit gewiß auch ein wertvolles Hilfsmittel gerade beim Hirntumor abgeben müßte, wäre sie nicht zugleich auch so gefahrvoll für den Kranken.

Ein- oder ein paarmal können sich solche Anfälle im Verlauf der Krankheit wiederholen oder viel, viel öfter. Mitunter ist die Heftigkeit der epileptiformen Anfälle verschieden, schwächere wechseln mit heftigeren ab. Am häufigsten werden die Anfälle ausgelöst durch Reiz an den psychomotorischen Zentren der Hirnrinde nach Art der Jackson'schen Rindenepilepsie. Um diese richtig zu erkennen, muß sorgfältig beobachtet werden, wo die Zuckungen und Krämpfe beginnen, ob immer an den gleichen Muskeln und Muskelgruppen. Bei indirekter Fernwirkung oder auch bei der genuinen Epilepsie kann das auch vorkommen, ist aber doch viel seltener. Die Diagnose ist um so wichtiger, als es Fälle gibt, die zum Zweifel berechtigen, ob nicht einfache Epilepsie vorliegt oder anderseits eine Veränderung an der Rinde, zumeist ein Tumor, dem man operativ vielleicht beikommen kann. Die beschriebenen Allgemeinsymptome können vollzählig entwickelt sein oder unvollzählig, vielleicht liegt nur ein einziges davon vor. Ist nun der Kopfschmerz das konstanteste Symptom des Tumors und fehlt am seltensten, so sind epileptische Anfälle wieder die Erscheinung, die meistens beobachtet wird, wenn von allen nur ein einziges da sein sollte. Und in der Tat, es gehen manche Fälle von Hirntumor lang unter dem Namen „Epilepsie". Denn von Herdsymptomen anderer Art braucht zunächst oder für immer gar nichts entwickelt zu sein. Es ist dies freilich selten. Das Wesen der Geschwulst bringt es mit sich, daß sie ihre Wirkung nicht nur auf die allernächste Umgebung ausübt. Sie mag zunächst an einer stummen Hirngegend liegen, so wird sie doch bald mit ihrer Fernwirkung und sei es nur durch Erhöhung des intrazerebralen Drucks, auch andere fernerliegende Teile in Mitleidenschaft ziehen, dann kommen Reiz- oder Ausfallserscheinungen, die wir hier nicht alle besprechen können, weil sie die ganze Hirnpathologie erschöpfen. Genug, eben diese Möglichkeit der Fernwirkung macht gerade beim Hirntumor die topische Diagnose in einem noch höheren Grade unsicher als bei allen anderen Gehirnkrankheiten. Kommt es ja vor, daß ein Hirnteil von einem Tumor geschädigt wird, der auf der anderen Hirnseite sitzt und dabei kann die befallene Hirnseite sogar ungeschädigt bleiben oder wenigstens keine Erscheinungen machen. Nur mit Vorsicht lassen sich also die Regeln der topischen Gehirndiagnose auf den Hirntumor anwenden und oft kommt man nicht über die Beantwortung der Frage hinaus, ob vordere oder hintere Schädelgrube als Sitz der Krankheit angesprochen werden muß — Sectio docebit! Anderseits, damit etwas Entscheidendes gegen einen diagnostizierten Hirntumor geschehen kann, dazu bedarf es notwendig einer topischen Diagnose und die Angabe für den Chirurgen, wo er darauf rechnen kann, den Tumor nach Eröffnung der Schädelhöhle zu finden.

Die Diagnose des Hirntumors hat demnach dreierlei Aufgaben zu lösen: Erstens, ob überhaupt ein Tumor des Gehirns da ist, zweitens muß Ort und Lage dieses Tumors bestimmt werden und drittens die Art der Geschwulst.

Die erste Aufgabe ist in vielen Fällen nicht allzuschwer. Der allmähliche Beginn, nicht minder der stetige oder auch sprungweise Fortschritt immer zum Schlimmeren, der Kopfschmerz, Schwindel, die Benommenheit mögen auf den ersten Blick den richtigen Verdacht erwecken und vor allem die Stauungspapille läßt oft genug keinen Zweifel aufkommen. Ein andermal bleibt der Arzt doch länger im unklaren und erst die weitere Entwicklung veranlaßt ihn zur Formulierung: Tumor! Im ganzen ist daran festzuhalten, daß der Tumor, welcher Art er auch sei (mit Ausnahme der Zystizerken), vermöge seiner Natur wächst. Es liegt also im Wesen der Dinge, daß so nicht nur die Allgemeinerscheinungen allmählich gesteigert werden, sondern von den Herdsymptomen auch eines um das andere sich einstellt, niemals eines besser, wenn es sich ändert, nur schlechter werden kann. Im vollentwickelten Krankheitsbild kommen Anhiebsdiagnosen nicht so gar selten vor, in der Konsiliarpraxis z. B., wenn in der ersten Untersuchung, wo die Stauungspapille gesehen wird, ohne weiteres die Diagnose Tumor cerebri fällt und recht behält. Andere Male ist der Befund derart lückenhaft, daß man selbst seine Diagnose noch in suspenso lassen muß und endlich gibt es auch Fälle von endgültigem Irrtum, selbst bis zur Sektion. Namentlich geben hier jene Krankheiten des Gehirns und seiner Häute Veranlassung, die ebenfalls mit Erhöhung des intrakraniellen Drucks verlaufen können. Dahin gehört die Meningitis und vor allem auch die Meningitis serosa, der Hydrozephalus. Im ganzen ist dabei hoher Wert auf den allmählichen Beginn der Erscheinungen beim Tumor zu legen. So kann ich mich noch gut eines Falles von Meningitis serosa erinnern. Die Krankheit hatte vor wenigen Tagen mit heftigen Kopfschmerzen begonnen. Fieber bestand nicht, aber Nackenstarre und Erbrechen. Das Krankheitsbild für einen Tumor, für den die Stauungspapille sprach, viel zu schnell und gleich voll entwickelt. Die Fieberlosigkeit sprach nicht für eine Meningitis, am ehesten blieb bei der Erwägung die Meningitis serosa übrig. Sie wurde von mir angenommen, Kalomel wurde verordnet und ohne weitere Zwischenfälle trat später Genesung ein. Ein anderes Mal behandelte ich ein ganz kleines Kind an Meningitis: War seit 6 Wochen krank. Fieber, Nackenstarre, Erbrechen — der Tod trat schon nach wenigen Tagen ein, die Sektion ergab aber nicht die erwartete Meningitis, sondern ein Sarkom des Gehirns.

Es soll aber einmal die Diagnose und soll richtig gestellt sein. Dann kommt der zweite Teil, die topische Diagnose. Warum sie besonders schwer ist, ergibt sich schon aus dem oben Gesagten. Alle Möglichkeiten können vorliegen, weil der Tumor eben überall sitzen kann. Und dazu kommt noch der Umstand der Fernwirkung und der indirekten Symptome, als wenn es mit den direkten noch nicht genug wäre. Je größer der Tumor, desto eher sind Fernwirkungen zu erwarten und manchmal muß man auf das früher erlebte oder zuverlässig geschilderte Krankheitsbild zurückgreifen, um etwas für die Diagnose Brauchbares zu gewinnen. Auch im verwickeltsten Bild soll man doch bis zum äußersten darauf aus sein, es mit einem einzigen Tumor bewenden zu lassen. Man kann damit Unrecht haben, es kommen zwei oder auch mehr zugleich vor, aber diagnostizieren lassen sich solche Dinge nicht oder nur ganz ausnahmsweise. Der Schmerz, der beim Beklopfen des Schädels an bestimmter Stelle hervorgerufen wird, gehört zu den allerbesten topischen Symptomen. Frühzeitige und starke Stauungspapille beruht oft auf einem Tumor in der hinteren Schädelgrube, wo leicht ein Druck auf die Vena magna Galeni zu Hydrops der Ventrikel führt.

Wieder soll es geglückt sein, der Tumor ist lokalisiert. Und jetzt kommt die allerschwierigste Aufgabe, die Geschwulstart zu bestimmen. Das ist allerdings in vielen Fällen nicht möglich. Was es genau ist, das wird der pathologische Anatom, und auch der nicht immer entscheiden können, was namentlich für die sog. Mischgeschwülste seine Geltung haben wird. Vom Arzt am Krankenbett ist vor allem die Entscheidung zu treffen: Ist das, was vorliegt, ein Gumma oder nicht, ist der Kranke syphilitisch oder syphilitisch gewesen oder nicht. Denn von der Entscheidung dieser Frage hängt Tod und Leben ab. Die Anamnese gibt zuweilen unmittelbar und sicheren Aufschluß. Gewöhnlich ist auf die Angaben des Kranken selbst gar kein Verlaß, zumal, da von ihm wegen seiner Gehirnkrankheit gar kein richtiger und erschöpfender Bericht verlangt und erwartet werden kann. Bleibt also noch die Frage nach allenfallsigen Folgen der Lues. Ob gesunde Kinder da sind, ob keine Fehlgeburten bei der Frau vorkamen. Untersuchung des Kranken bei der ersten Gelegenheit, aber dann nach allen Richtungen von oben bis unten und achten auf alles, auf jede Kleinigkeit, ist jetzt dringend geboten. Es kommt dazu die Wassermann'sche Probe, die, wenn sie negativ ausfällt, nichts beweist und wenn sie positiv ausfällt, auch nichts. Aber ich mache sie doch, wenngleich sie mir in Wirklichkeit nie etwas genützt hat. Sehr viele halten viel von ihr und in so wichtigen Fragen möchte ich sie doch nicht unterlassen haben. Sie wird angestellt und sie ergab z. B. „Wassermann zweifelhaft". Dann sind wir am alten Fleck und gehen weiter. Die Gummigeschwulst findet sich gern an der Gehirnbasis. Die Folge ist frühzeitige Störung an den Gehirnnerven der Reihe nach. Augenmuskel, Trigeminus (besonders auf Lues verdächtig ist Ptosis), Fazialis und die anderen wie bei einer basalen Meningitis auch, nur langsamer. Im Kapitel Syphilis des Gehirns wird weiter noch davon die Rede sein. Im Kindesalter ist der Tuberkel die häufigste Art von Geschwulst, häufiger als alle anderen zusammen. Später tritt das Gliom an seine Stelle. Dieser Tumor entwickelt sich langsamer, oft viel langsamer als die anderen, die gewöhnlich in der Frist von einem Jahre töten, bald früher, bald später. Ein Gliom kann sich aber recht oft über viele Jahre hinziehen, über 8, 10 und mehr. Bezeichnend ist ferner für das Gliom der Wechsel zwischen Gut und Schlimm, der sich nicht selten bemerkbar macht. Gliome sind nicht nur sehr blutreiche Tumoren und demgemäß drücken sie, wenn ihre Gefäße sich ausdehnen, mehr, als wenn der Blutgehalt abnimmt. Außerdem kommen aber auch wirkliche Blutergüsse in die Umgebung, wie auch in die Geschwulstmasse selbst vor. Richtige Schlaganfälle sind bezeichnend gerade für das Gliom. Und so kann sogar ganz ohne Verschulden des Arztes der Irrtum vor-

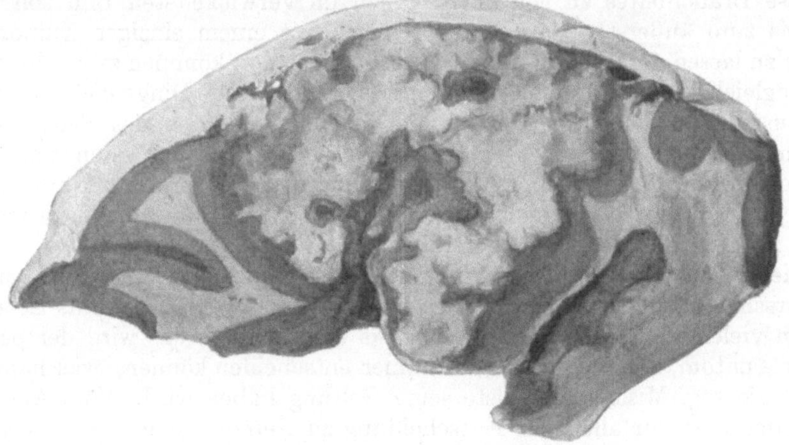

Abb. 31. Großer Konglomerattuberkel des Gehirns unter der Pia. (Aus Herxheimer.)

kommen, daß wegen Unkenntnis der Anamnese einer wegen einfacher Hirnblutung behandelt wird und die Diagnose auch nur auf blutigen Hirnschlag lautet, während die Sektion ein Gliom mit Blutung ergibt. In den Papieren meines Vaters findet sich eine solche Beobachtung. Ein Kranker, den der Schlag getroffen hatte, wurde von ihm klinisch demonstriert und bei der Sektion fand sich ein Gliom, in das es geblutet hatte, im übrigen an der diagnostizierten Stelle. ,,Vermessenheit wäre es gewesen", sagte damals mein Vater in der Epikrise, ,,mehr diagnostizieren zu wollen als eben eine Blutung".

Die Untersuchung des Augenhintergrundes liefert bisweilen den Aufschluß über die Natur des vorliegenden Tumors. Ein Zystizerkus kann so erkannt werden, auch Chorioidaltuberkel machen die Diagnose Tuberkel des Gehirns wenigstens wahrscheinlich. Findet man an anderen Stellen des Körpers eine bösartige Geschwulst, so liegt der Verdacht auf eine Metastase im Gehirn nah. Die Auswahl der anderen schon öfter oder ab und zu beobachteten

Geschwulstformen ist ja groß. Gliomyxom, Gliosarkom, Osteom, Lipom, Dermoidzysten (kürzlich wurde die erste mit gutem Erfolg operiert). In den Anhängen finden sich Alveolarsarkom, Endotheliom, Myxosarkom, Melanosarkom, Myxom, Angiosarkom, Angiomyxom, Angiomyxosarkom, Angiom, Fibrom, Lipom, Chondrom, zystisches Lymphoangiom (Psammom), Karzinom (in den Ventrikeln von der epithelialen Decke der Plexus oder vom Ependymepithel ausgehend), Cholesteatom, Hyperplasie der Zirbeldrüse (Struma pituitaria). Bei der letzteren läßt sich die Diagnose machen, wenn partieller Riesenwuchs auf die Erkrankung der Zirbel hinweist. Ähnlich verhält es sich mit Erkrankung der Hypophysis, wo die bestimmten Augensymptome auf den Sitz des Tumors hindeuten, ohne freilich über die Natur desselben Auskunft zu geben. Es kommt vor, daß ein Tumor in seinem unaufhaltsamen Wachstum die Schädeldecke durchbricht, oberflächlich zutage tritt und dann natürlich der genaueren Diagnose zugänglich wird. Es handelt sich dabei um bösartige Geschwulstformen, wie ich das auch schon gesehen habe.

Die Therapie vermag in einigen Fällen etwas zu leisten. Liegt ein Gumma vor, so kann man mit einiger Wahrscheinlichkeit hoffen, durch eine antiluetische Kur Heilung zu bewirken, nicht mit Sicherheit. Was man von der modernen Salvarsantherapie hier erwarten kann, weiß ich nicht, ich habe das Salvarsan nie angewandt und wende mein Vertrauen bei allen luetischen Veränderungen, wo es mir auf rasche und sichere Wirkung ankommt, der Ricord'schen Mixtur zu. Es muß aber erwähnt werden, daß auch bei nicht luetischen Geschwulstformen zuweilen das Jodkali Nutzen schafft. Jedenfalls soll man keinen Hirntumor behandeln, ohne dieses Heilmittel längere Zeit versucht zu haben.

Wir kommen zur Operation des Hirntumors. Sie ist in der heutigen Zeit öfters geglückt. In einer nicht kleinen Zahl von Fällen insofern, als die Kranken den Eingriff überstanden haben und nicht ohne weiteres daran gestorben sind. Auch hat man mit Erfolg den Tumor entfernt und eine Zeitlang traten die Beschwerden des Kranken zurück und man konnte von „Heilung" sprechen, bis entweder ein Rezidiv eine erneute Operation nötig machte oder in unaufgehaltenem Ablauf schließlich doch der Tod eintrat. Aber, und das gibt meines Erachtens die Berechtigung, in gewissen Fällen zur Operation zu raten, in Einzelfällen, die in der letzten Zeit an Zahl zunehmen, gelang es, wie es scheint, wirklich, die Geschwulst mit Rumpf und Stumpf zu entfernen und eine Reihe von Jahren sind vergangen, ohne daß sich ein Rezidiv einstellte. Gewinn genug für den Kranken, diese Reihe gewonnener Jahre! Und die Hoffnung ist berechtigt, es möge sich hier um eine Dauerheilung handeln. War es ein Fall mit einem einzigen Symptom, z. B. mit epileptiformen Anfällen und vergingen diese Anfälle, um nie wiederzukehren, nachdem z. B. ein Zystizerkus an den Zentralwindungen gefunden und entfernt wurde, so ist das gewiß ein schöner Erfolg und fordert zur Nachahmung auf — wenn die Folgen der Operation des Eingriffs als solchen nicht besondere Schäden hinterlassen haben. Damit kommen wir zu einem ungemein wichtigen Punkt, der es verdient, von ganz allgemeinen Erwägungen in Angriff genommen zu werden. Der Hirntumor ist, wenn er nicht durch ein inneres Heilmittel wirksam bekämpft werden kann und das trifft eigentlich nur beim Gumma zu, ein unheilbares und fortschreitendes Leiden, das rund in 1—2 Jahren zum Tode führen muß. Eine lange Zeit hindurch ist auch schon die Leistungsfähigkeit des Kranken, seine Möglichkeit, seiner Familie zu nützen, bis zum höchsten Grade vermindert. Ein operativer Eingriff vermag, wo alles günstig liegt und günstig geht, das Leben zu retten. Was heißt nun retten? Ist jemals einer überhaupt durch ärztliche Kunst oder sonstwie gerettet worden? Ist er nicht doch noch gestorben oder wird er, wenn er jetzt noch lebt, vielleicht nicht sterben? Nimmt man die Sachen, wie sie liegen, so kann es sich bei einer „Rettung" nur um eine Verlängerung des Lebens handeln, und um die Wahrscheinlichkeit, daß der Behandelte an einer anderen Krankheit oder einem Unfall, einer Verletzung usw. sterben wird, als an dem, was gerade jetzt vorliegt. Es hängt aber jeder oder fast jeder in dem Sinn am Leben, daß er die Verlängerung desselben wünscht und namentlich sehnlichst wünscht, der augenblicklich vorliegenden Gefahr zu entgehen, „das andere, das liegt ja noch im weiten Feld, daran denken wir zunächst einmal nicht". Das ist offenbar der Standpunkt, der die Kranken veranlaßt, ihre Einwilligung zur vorgeschlagenen Hirnoperation zu geben oder die Eltern veranlaßt, sie für ihr Kind nicht zu verweigern. Mancher an Hirntumor Leidende ist übrigens kaum in der Lage, wie ein Vernünftiger seine eigene Wahl zu treffen. Ist die Zustimmung gegeben, so besteht allerdings noch die Möglichkeit, daß das Leben statt verlängert zu werden, eine Verkürzung erfährt. Denn wenn nicht an einer Infektion der Meningen, das läßt sich vermeiden, dann vielleicht durch die Folgen der Hantierung im Gehirn selbst könnte doch der Tod beschleunigt werden. Soll aber alles gut gehen, dann gewinnt der Kranke voraussichtlich eine Reihe von Jahren. Es ist aber durchaus nicht wahrscheinlich, daß es Jahre der Gesundheit und vor allem der Leistungsfähigkeit sein werden. Eine Last für die besorgten Angehörigen, wenn diese es auch keineswegs zugeben oder auch nur daran denken, ohne Möglichkeit für den Kranken für jene zu sorgen oder ihnen etwas zu nützen. Gut, wer das will, der kann sich ja operieren lassen. Trifft man beim Eingriff auf einen wohl abgegrenzten Tumor, der sich ohne weitere Beschädigung der Umgebung sehr peinlich und vollständig ausschälen läßt und die Zystizerken geben hier die besten Aussichten, liegt der Tumor außerdem oberflächlich genug, daß man nicht lang darnach suchen muß und eine überflüssige Zerstörung von Bahnen nicht zu fürchten ist — dann, ja wenn man damit rechnen kann, dann würde ich selber meinen Rat zur Operation geben, nicht zur Rettung, sondern zur Wiedergewinnung der Möglichkeit, eine Reihe von Jahren den nächsten Lieben zu nützen. Ja, ich würde das dem Kranken sogar zumuten und drängen, daß er es eben auf dieser schönsten und besten aller Welten noch länger aushält, weiß Gott nicht seiner selbst willen, sondern den Angehörigen zulieb.

Offenbar liegen die Sachen nur — oder sagen wir vielleicht besser besonders dann — so, wenn ein Tumor an den Zentralwindungen epileptiforme Anfälle unterhält und alle Wahrscheinlichkeit dafür spricht, es möge ein Parasit sein, so daß man unter solchen Umständen wenigstens nachsieht, ob es einer ist und nach Eröffnung der Schädelhöhle, ob und was weiter zu machen ist. Damit könnte ich mich auch einverstanden erklären, zuletzt auch zum Eingriff, wenn der Kranke ihn sehnlichst wünscht, denn meine eigenen Ansichten in diesen Dingen darf ich anderen nicht aufdrängen, nicht verlangen, daß sie sie auch haben, aber sie selber haben, das darf ich.

Die inselförmige Sklerose des Gehirns (und des Rückenmarks).

Das Wesen der Krankheit besteht im Auftreten mehrfacher, oft vieler (bis zu 100) Krankheitsherde in Rückenmark und Gehirn, in der grauen und weißen Substanz an allen möglichen Stellen in einem Verlauf, der sich ganz gewöhnlich über viele Jahre, selbst Jahrzehnte erstreckt. Ohne daß Achsenzylinder und Ganglienzellen wesentlich mitergriffen würden, handelt es sich dabei um einen Schwund der Markscheiden und eine Wucherung des Stützgewebes. Diese bleibt immer ziemlich genau auf den Krankheitsherd beschränkt, greift auch nicht auf die Umgebung über. Zuletzt kommt allmähliche Schrumpfung zustande zusammen mit einer Erhärtung des Gewebes, die man bei der Sektion an größeren Herden fühlen kann. Die Ausmaße der Herde schwankt im allgemeinen von Erbsen- und Bohnengröße bis zum mikroskopischen einerseits und bis fast zur Größe einer Hemisphäre andererseits. Sekundäre absteigende Degeneration bleibt aus, weil die Achsenzylinder erhalten sind. Da Gehirn- und Rückenmark gemeinhin ziemlich gleichmäßig beteiligt zu sein pflegen und die Krankheit zum guten Teil sogar mit spinalen Erscheinungen beginnt, so kann von diesen nicht ganz bei der Beschreibung abgesehen werden. Im frühen Kindesalter und im Greisenalter soll die Krankheit auch vorkommen können, aber offenbar nur sehr selten. Gewöhnlich sind es junge Leute, die daran leiden oder bei denen besser gesagt die ersten Erscheinungen sich einstellen.

Mit Syphilis hat die Krankheit nichts zu tun, aber sie beruht wahrscheinlich auf einer Infektion mit Spirillen, ähnlich denen der Syphilis. Von Kuhn und Steiner wurden im Jahre 1917 die Spirochäten gefunden, die von der Spirochaeta pallida verschieden, wahrscheinlich die Krankheit verursachen. Von einer Übertragung des Leidens von Person zu Person kann aber keine Rede sein und auch sonst hat man keine Ahnung, wie die Krankheit erworben werden soll.

Am häufigsten beginnt sie mit spinalen Störungen. Der Gang wird unsicher, die Kranken ermüden leichter, sie sind nicht mehr so „sicher auf den Beinen". Das Babinski'sche Phänomen tritt ein- oder beiderseitig auf. Die Sehnenreflexe sind erhöht, die Hautreflexe abgeschwächt oder vernichtet. Besonders an den Bauchdeckenreflexen ist das bald zu bemerken, der Obliquus- oder Cremaster-Reflex bleibt länger erhalten. Auch ungleiche Entwicklung der Reflexe rechts und links kommt vor, kurz ein Frühsymptom, ganz allgemein gesprochen, ist die Veränderung der Reflexe. Später entwickelt sich die Gangstörung zum deutlich paretisch-spastischen Gang. Auch Monoplegien und Hemiplegien kommen schon im Anfang vor.

Vielleicht schon um diese Zeit, etwas später oder auch als allererstes Symptom klagen die Kranken über Sehstörungen. Oder eine solche liegt wohl vor, die Kranken selbst merken aber noch nichts davon. Untersucht man die Augen, so findet man Skotome, zentrale und periphere, auch solche nur für Farben, oder Störung der Farbenwahrnehmung überhaupt. Und mit dem Augenspiegel erkennt man eine teilweise Atrophie des Sehnerven, gewöhnlich an der temporalen Seite oder hier beginnend und erfahrene Augenärzte können hieraus schon die multiple Sklerose in ihrem Anfang erkennen. Sie kann ja wirklich jeden Teil des Nervensystems befallen, so auch die peripheren Nerven und vor allem auch die Gehirnnerven und hier mit Vorliebe den Optikus. Darin liegt die Besonderheit der Krankheit, erstens in der Regellosigkeit, mit der bald dieser, bald jener Teil des Nervensystems befallen wird, das aber zweitens doch wieder eine geringe Anzahl Erscheinungen hervorbringt, die immer wieder mit großer Regelmäßigkeit zutage treten, so daß man auf sie geradezu die Diagnose gründen kann. Diese Trias von Symptomen sind Intensionszittern, Nystagmus, skandierende Sprache.

Das Intensionszittern oder „Bewegungszittern", wie es vielleicht zutreffender genannt wird, besteht in einem grobschlägigen Zittern der Hände, dem Wackeln ähnlich, das sich bei gewollten Bewegungen einstellt und die Bewegung in der Tat, wenn nicht verhindern, so doch verunstalten kann. In der Ruhe werden alle Glieder ruhig gehalten, nichts von Zittern ist bemerkbar oder eben nur eine Spur davon. Sowie die Kranken aber versuchen, irgendeine Bewegung mit dem Arm z. B., auszuführen, so gerät der Arm in ein Zittern, das die ganze Zeit über anhält, die zur Bewegung verbraucht würde. Dann tritt wieder Ruhe des Arms ein. Auch Mitbewegungen kommen vor, so daß nicht nur der Arm, der bewegt werden soll, auch wirklich bewegt wird, sondern auch der unbeteiligte Arm, das Bein, das eigentlich ruhig bleiben sollte, fängt ganz unnötigerweise an sich zu bewegen. Das Bezeichnende ist nicht das Zittern an und für sich, sondern daß die Ruhe allemal unterbrochen wird, so oft der Wille zur Bewegung in Tätigkeit gesetzt wird. Affektive Bewegungen, wie solche beim Lachen und Weinen hervortreten, werden vom Kranken ohne seinen Willen oder ihm geradezu entgegen ausgeführt. Im allgemeinen tritt dies unter dem Einfluß irgendwelcher Erregung leichter ein, aber es entspricht der Erfolg keineswegs der Art des Affektes. Im Gegenteil, nur zu oft lacht der Kranke zwangsweise da, wo ihm und seiner Umgebung das Weinen viel näher stände, was natürlich zu gewissen gesellschaftlichen Unzuträglichkeiten Veranlassung geben kann. Das Zwangslachen und -weinen ist übrigens nicht auf die multiple Sklerose beschränkt, sondern kommt auch bei gewissen Psychosen vor. So läuft hier in Würzburg ein armer Teufel schon viele Jahre herum, der nicht nur jahrelang eine unüberwindliche Vorliebe für Taschenuhren hatte, sie bei jeder Gelegenheit entwendet, schon als Junge dafür, aber ganz ohne jeden Nutzen, seine Prügel empfing, sondern auch unter dem Zwangslachen empfindlich zu leiden hatte. Bei den städtischen Arbeitern, dem „diplomatischen Korps", wie man sie hier nennt, gab es genug Gelegenheit, daß einer seiner hohen Kollegen etwas recht Trauriges aus seiner Familie erzählte und das unüberwindliche Gelächter, in das der Kranke dann allemal ausbrach, mußte ihm wieder notwendig sehr unangenehme Tätlichkeiten zuziehen.

Einige Ähnlichkeit hat das Zittern ja mit dem Tremor senilis. Wenn im Greisenalter einer die Hand oder das Bein zitternd bewegt, vorstreckt, so ist das aber etwas ganz anderes, obgleich der erste Blick eine gewisse Ähnlichkeit zu erkennen glaubt. Beim Tremor senilis wird das Zittern in der Bewegung nur deutlicher, aber der Greis hält seine Gliedmaßen auch in der Bewegungslosigkeit niemals ganz ruhig wie die genauere Beobachtung gleich erkennen läßt.

Das zweite bezeichnende Symptom ist der Nystagmus. Auch beim Geradeausschauen pendeln beide Augen horizontal hin und her und ärger wird das, wenn der Kranke versucht, stark nach einer Seite hinzublicken. Bei scharfer Seitwärtswendung des Blicks ist auch bei Gesunden eine Spur von Nystagmus nicht selten angedeutet. Kein Vergleich mit dem Nystagmus bei der multiplen Sklerose!

Und die dritte bezeichnende Erscheinung ist eine eigentümliche Veränderung der Sprache. Sie ist nicht nur langsam, sondern auch abgehackt, wie wenn einer nach den Regeln der Prosodie skandieren wollte oder müßte. Die einzelnen Silben fließen nicht ineinander, sie sind getrennt, wenn auch nur für die Dauer, die dazu gehört, daß jede Silbe wirklich ihren Wert erhält. Dadurch unterscheidet sich die Sprachstörung von allen anderen, vor allem auch von der bei Paralysis progressiva, wo mehr ein Silbenstolpern statthat.

Ist diese Trias voll entwickelt, so ist die Diagnose leicht, es möge sonst vorliegen was da will. Sie ist aber nicht immer voll entwickelt und Bruchteile von ihr oder die ganze können fehlen. Dann kann die Krankheit zu den größten Irrtümern Veranlassung geben, denn sie vermag ja, wie wir schon betont haben, in der Wahl des Ortes für ihre Herde alle Möglichkeiten zu erschöpfen. Und wenn auch gerade diese Unregelmäßigkeit wieder ein Zeichen für die inselförmige Sklerose abgeben kann, so ist es andererseits auch nicht ausgeschlossen, daß die Herde einmal, weil sie so wollen, auch einem System folgen, und so eine Systemerkrankung vortäuschen, als ob ihre lange Leistung und Abnützung einer Bahn diese zerrüttet und krank gemacht hätte. So kann beispielsweise eine Tabes dorsalis vorgetäuscht werden und bei der Sektion findet man auch wirklich sklerotische Herde genug in den Hintersträngen, aber nicht die richtige kontinuierliche Sklerose derselben wie bei der Tabes selbst und auch anderswo ähnliche Herde, wo sie bei der Tabes nicht hingehören. Meistens gelingt es aber doch, die Täuschung zu vermeiden, wenn man bedenkt, daß die multiple Sklerose nicht auf Syphilis beruht und das Fehlen des Kniephänomens und reflektorische Pupillenstarre, bei der Tabes fast unumgänglich, bei der multiplen Sklerose nur seltene Ausnahmen bilden. Die Sensibilität ist meistens erhalten oder läßt wenigstens keine gröberen Störungen erkennen. Bei der Pseudotabes kann das aber anders sein.

Zu Verwechslungen kann die Myelitis Veranlassung geben. Das läßt sich vermeiden, wenn man auf die bezeichnenden Symptome des Intensionszitterns, des Nystagmus, der skandierenden Sprache gehörig achtet. Eine besondere Gefahr soll in der Verwechslung mit einer luetischen Veränderung des Nervensystems liegen, die es nach Curschmann vermag, „alle Stadien der multiplen Sklerose nachzumachen". Ich muß gestehen, daß mir diese Schwierigkeit nie aufgefallen oder lästig geworden ist. Sonst hätte man wohl auch in der Zeit vor der serologischen Diagnose gewiß von vielen Fällen der multiplen Sklerose vernommen, die durch Quecksilber zur Heilung gekommen. Immerhin mag man die Wassermann'sche Probe und die 4 Reaktionen nach Appelt-Nonne auch noch anstellen.

Eine Verwechslung mit Pseudosklerose und der Wilson'schen Krankheit wäre auch möglich. Um sich davor zu schützen, muß man sich den Unterschied vom pyramidalen und extrapyramidalen System immer vor Augen halten und bedenken, daß beim ersteren die gesteigerten tiefen Reflexe, der Babinski vorhanden sind und nicht nur solche, die man wohl auf das extrapyramidale System beziehen könnte, wie das Zwangslachen zum Beispiel.

Es gibt Formen, die zuerst am Gehirn Erscheinungen hervorrufen und dann erst am Rückenmark, auch solche, die mit einem Schlaganfall anfangen.

Da ist dann für die nächste Zeit ein diagnostischer Irrtum ganz unvermeidlich. Gewöhnlich ist das freilich nicht und meistens beginnt die Krankheit ganz allmählich und schreitet ebenso ganz allmählich weiter fort. Stillstände und Besserungen kommen vor, häufig auch für lange Zeit, im ganzen aber zieht sich die Krankheit wohl über Jahre und Jahrzehnte hin ohne je zu vergehen. Doch werden glaubwürdige, aber seltene Fälle von Heilung berichtet. Eine eigentliche Gefahr fürs Leben entsteht, sobald bulbäre Symptome einsetzen, sonst ist es gewöhnlich irgendeine andere Krankheit, die nicht von der Sklerose abhängt und nur zufällig sich hinzugesellt, was zum Ende führt.

Die differentielle Diagnose hat vor allem die Hysterie zu berücksichtigen oder eine multiple Aussaat von Erweichungsherden, die allesamt auf Gefäßveränderungen beruhen. Gerade wie Verdichtungsherde, so können auch Erweichungsherde allenthalben im Zentralnervensystem auftreten und das nämliche bunte Bild hervorrufen, wie wenn es sklerotische Herde wären. Das ganze Krankheitsbild, namentlich die Beeinflussung mancher Symptome durch psychische Erregung, das Zwangslachen und -weinen, die häufigen und langen Stillstände und Besserungen, vor allem auch die lange Dauer ohne ernstliche Gefährdung des Lebens, das alles gibt nicht selten die Veranlassung, fälschlich eine „Hysterie" anzunehmen, was für die Kranken verhängnisvoll werden kann, da man sie unter der falschen Diagnose scharf heranzieht, beschäftigt sie plagt, die nichts mehr brauchen als Ruhe.

Ein wirkliches Heilmittel gegen die multiple Sklerose kennen wir nicht und das wird sich erst dann ändern, vielleicht ändern, wenn man einen tieferen und sichereren Einblick in das Wesen der Krankheit gewonnen hat.

Empfohlen hat man freilich schon vielerlei. Das Silber, auch in der kolloiden Form, das Zinkoxyd, das Gold, das Quecksilber, das Jod, alles hat man wohl versucht, aber ohne deutlichen Erfolg. Die Anwendung des kalten und des heißen Wassers schien in einigen Fällen sehr zu schaden, jedenfalls ist vor jedem eingreifenden Verfahren mit extremen Temperaturen zu warnen. Am besten scheint den Kranken große geistige und körperliche Ruhe zu bekommen und es wird von Besserungen berichtet, die an Heilung zu grenzen schienen, nur unter Einfluß der Ruhe. Das Zittern wird manchmal durch Veronal günstig beeinflußt. Einspritzungen von Fibrolysin können nach einer Beobachtung von Oppenheim beängstigende Erscheinungen hervorrufen. Arsenige Säure wird oft gebraucht ohne deutlichen Nutzen, obwohl sie sich ja wie auch die neueren Präparate, das Salvarsan und seine Abkömmlinge, gerade gegen Spirochätenkrankheiten wirksam zeigen sollen.

In der allerjüngsten Zeit ist aus der Penzoldt'schen Schule von Hilpert berichtet worden, daß durch die Injektion von „Doramad", einem Thorium X-Präparate bedeutende Besserung eingetreten sei, daß aber Silbersalvarsan wirkungslos geblieben.

Unter dem Namen der Sklerose und Pseudosklerose sind Veränderungen beschrieben worden, die immer nur in einzelnen Fällen auftraten und eben deswegen, weil sie sich unter den bekannten Erkrankungen des Gehirns nicht gut unterbringen ließen, beachtet und mitgeteilt worden sind. Ich habe selbst keine solche Krankheit beobachtet und entnehme daher die folgenden Beschreibungen den Worten der Autoren.

Pseudosklerose

nennt Jacobi in seiner jüngsten Arbeit eine Krankheitsform, deren Ätiologie ganz unbekannt ist. Nur weiß man, daß die Syphilis nichts damit zu tun hat. Der Beginn fiel immer in die mittleren und späteren Jahre. Anatomisch handelt es sich um eine Erkrankung des Gehirns mit zerstreuten Degenerationsherden, ganz regelmäßig im hinteren Stirn- und dem Schläfenhirn. Die Veränderungen betrafen in der vorderen Zentralwindung, besonders die 3., 5. und 6. Schicht und die Betz'schen Pyramidenzellen, ferner das Striatum und einen gewissen Theil des Thalamus opticus, dann die motorischen Kerne des verlängerten Markes (manchmal auch die spinalen Vorderhörner). Von früher sind drei Fälle bekannt, wozu sich in jüngster Zeit weitere drei hinzugesellten, denen die meiste Ähnlichkeit noch mit der Alzheimer'schen Krankheit zukam. Jacobi weist der Krankheit eine Stelle zwischen der spastischen Systemerkrankung und der amyotrophischen Lateralsklerose an und den vornehmlich striopallidären Prozessen eine Verwandtschaft mit der Westphal-Strümpell'schen Pseudosklerose, der Wilson'schen Krankheit und dem Parkinsonismus. Die Erscheinungen betreffen besonders im Anfang das psychische Gebiet. Ängstliche Verwirrtheit mit Delirien, Gesichts- und Gehörshalluzinationen. Auch der Korakow'sche Symptomenkomplex kann sich entwickeln. Dann kommen Störungen des extrapyramidalen und angedeutet auch des pyramidalen Systems. Gegen das Ende des Lebens melden sich Reiz- und Lähmungserscheinungen an der Gehirnrinde und solche der Kerne in der Medulla oblongata. Daran gehen die Kranken scheinbar zugrunde und keiner lebte länger als ein Jahr. Vom Versuch einer Therapie wird nichts gesagt, wahrscheinlich beschränkte man sich auf Galvanisation der Medulla oblongata, wie man es bei der Bulbärparalyse auch macht.

Eine Pseudosklerose wurde von Westphal im Jahre 1863 und von Strümpell im Jahre 1898 beschrieben; Wilson fand seine progressive Lentikulardegeneration, die der Pseudosklerose nahe steht, im Jahre 1912. Sie geht seither unter seinem Namen.

Die Haupterscheinungen der Wilson'schen Krankheit sind Starre der Muskulatur (Zwangslachen, Maskengesicht). Bezeichnend ist das Offenstehen des Mundes, wodurch die Artikulation verwaschen wird. Auch Monotonie der Sprache und leichte Ermüdbarkeit beim Sprechen kommt dieser „rigiden Dysarthrie“ zu.

Bei der Westphal'schen Pseudosklerose fehlen die Optikusatrophie und der Nystagmus, im Vordergrund stehen bald psychische Symptome, Delirien, Apathie. Es kann sich dabei um eine einfache Neurose von ungeheuer langer Dauer (über 50 Jahre) handeln oder auch um eine Sklerose des Gehirns und zwar im ganzen oder doch in großen Teilen, nicht im einzelnen zerstreuten Herden wie bei der inselförmigen Sklerose. Bemerkenswerterweise beginnt diese „diffuse Hirnsklerose“ oft, wenn auch nicht ausschließlich, im Kindesalter. Das Krankheitsbild ähnelt dem der Paralyse: Kopfschmerz, epileptiforme Anfälle, Dysarthrie, spastische Lähmung aller 4 Extremitäten, frühzeitiger geistiger Zerfall bis zur vollständigen Verblödung und Vernichtung der Persönlichkeit, dabei meist Fehlen des Nystagmus und der Optikusatrophie. Bei der Sektion erweist sich die Brücke und das verlängerte Mark geschrumpft, der Balken und die weiße Substanz der Hemisphären lederartig derb.

Die differentielle Diagnose gegen Paralyse wird durch den negativen Ausfall der Wassermann'schen Probe erleichtert, ist im übrigen gegen Pseudosklerose, auch multiple Sklerose recht unsicher. Nur kann man bei sehr frühzeitiger, schon im Kindesalter oder von Geburt aus bestehender Verblödung auch an die Möglichkeit denken, es möchte eine diffuse Hirnsklerose vorliegen.

Die Prognose ist bei allen diesen Seltenheiten ungünstig und die Therapie machtlos.

Die tuberöse Hirnsklerose

der Bournville's Hirnkrankheit beruht auf einer tuberösen Entartung einzelner Hirnwindungen und der Ventrikelwände. Die Knoten bestehen aus einer Wucherung des Gliagewebes und können recht verschiedene Größen erreichen, selten aber mehr als 3 cm. Die Befallenen waren alle Imbezille oder Psychopathen und hatten schwere Degenerationszeichen, auch epileptische Anfälle. Oft kommen auch Tumoren an der Haut vor, was die klinische Diagnose wesentlich erleichtert. Es handelt sich dabei um das Adenoma sebaceum, von dem ein roter Typus (Pringletypus, aus den normalen Talgdrüsen durch Hypertrophie entstanden) und der blasse (Balzer'sche Typus) besteht. Außerdem wurden bei der Sektion gutartige Neubildungen des Herzens und der Nieren gefunden.

Der Hydrozephalus

ist in den meisten Fällen ein angeborenes Leiden. Er besteht in einer das gewöhnliche Maß überschreitenden Ansammlung von Flüssigkeit in den Ventrikeln. Die Menge des Liquor cerebralis ist natürlich abhängig von dem Verhältnis, in dem die Produktion der Flüssigkeit zu dem Grade ihrer Resorption steht. Die Autoren, die im Mißverhältnis zwischen Produktion und Resorption die Ursache für den Hydrozephalus finden, haben offenbar ganz recht, nur hätten sie hierzu ihre Geisteskräfte nicht so übermäßig anzustrengen brauchen. So selbstverständlich das ist, so schwierig ist die Ursache für dieses Mißverhältnis klarzulegen. Man hat an eine Entzündung des Ependyms gedacht, an eine Zirkulationsstörung. In einzelnen Fällen war hereditäre Syphilis nachweisbar, aber der Zusammenhang damit wäre auch noch mechanisch zu erklären. In der neuesten Zeit bringt man den angeborenen Wasserkopf mit einem Geburtstrauma in Verbindung. Ein enges Becken und der Geburtsakt mit oder ohne Kunsthilfe, mittels der Zange, soll Veränderungen in der Schädelkapsel herbeiführen, so daß die freie Verbindung der Ventrikel mit dem Subarachnoidealraum unterbrochen oder verengt wird. Die Produktion des Liquor leidet dabei nicht Not, der Abfluß gegen den Subarachnoidealraum dagegen wird verringert oder aufgehoben und die Folge muß natürlich die immer zunehmende Ansammlung in den Ventrikeln sein. Ganz recht, aber für alle Fälle kann diese Erklärung auch nicht hinreichen. Denn es gibt Fälle, wo die Kinder schon mit einem Wasserkopf zur Welt kommen und wo der Hydrozephalus schon so weit gediehen ist, daß er ein Geburtshindernis abgibt. Man hat nun geglaubt, daß auch intrauterin eine Zirkulationsstörung, etwa durch Verschlingung der Nabelschnur eintreten könnte und diese Zirkulationsstörungen möchten zum Hydrozephalus führen. Ein Gedankengang so gut wie die anderen auch, nur fehlt wieder jede mechanische Erklärung des Vorganges und des Zusammenhanges zwischen Kreislaufstörung und Hydrozephalus. Möglich, daß leichtentzündliche Veränderungen eine Verlegung oder Verengerung der Abflußwege oder eine Vermehrung der Bildung neuer Flüssigkeitsmengen herbeiführen oder daß auch beides zusammenwirken kann.

Wie dem auch sei, die Kinder kommen entweder zur Welt, ohne daß man ihnen etwas Abnormes überhaupt ansieht und erst in den nächsten Wochen beginnt der Schädel merklich zu wachsen oder er ist schon von Haus aus zu groß, wächst aber immer noch weiter. Und zwar betrifft dieses übermäßige Wachstum den Gehirnschädel ganz ausschließlich. Der Schädelumfang eines Neugeborenen beträgt im Mittel 40 cm und nach einem Jahr 45 cm. Diese Maße werden beim angeborenen Wasserkopf ganz bedeutend überschritten, im Laufe des ersten Jahres kommen Zahlen von 60, 80, 100 cm Umfang vor, ja es wird von einem Fall mit 167 cm Schädelumfang berichtet. Dieses starke Wachstum ist nur möglich, weil die Nähte des Schädels noch nicht verwachsen sind und die Fontanellen noch offen stehen. Die Menge des Liquor in den Ventrikeln beträgt gewöhnlich bei einem richtigen Wasserkopf etwa 1 Liter, es kommen aber auch ganz erstaunlich hohe Zahlen, 12 Liter und mehr vor. In anderen Fällen geht die Menge nicht über 100 ccm hinaus. Dieser starke Wechsel in der Menge von Flüssigkeit in den einzelnen Fällen läßt meines Erachtens sich noch am ersten durch die verschieden ausfallende Einschränkung der Resorption erklären.

Beim Neugeborenen ist der Kopf bekanntlich der größte Teil und das bleibt auch noch beim kindlichen Organismus eine gute Zeit lang bestehen. Eine Klippe für den bildenden Künstler, der bis auf Donatello nur kleine Menschen darzustellen wußte und nicht Kinder. Beim Hydrozephalus bleibt aber das Übergewicht über die anderen Maße des Körpers, namentlich über den Brustkorb bestehen und ganz besonders fällt die Kleinheit des Gesichtsschädels gegenüber dem mächtigen Hirnschädel auf. Bei genauerem Zusehen findet man, daß das Gesicht nicht einmal besonders klein und dürftig entwickelt genannt werden kann, nur ist eben der Hirnschädel dagegen besonders groß. Namentlich ist meistens der Parietaldurchmesser vergrößert. Die Stirn ist hoch und breit, die Tubera frontalia sind auch später wohl entwickelt. Die Stirn ist aber auch nach vorn und hinten vorgewölbt, es gibt sogar dolichozephale Wasserköpfe. Indem der Gesichtsschädel weit in seinem Wachstum gegen den Hirnschädel zurückbleibt, wächst das Dach der Orbita nach vorn über die Augäpfel hinüber und die Bulbi, von oben überschattet, nehmen eine Stellung nach unten und innen ein. Die Nasenwurzel ist breit, was dem Gesicht bekanntlich ein etwas gewöhnliches Aussehen verleiht. Die Nähte sind weit, so daß in sie leicht ein Finger gelegt werden kann, ebenso die Fontanellen; sie sind vorgewölbt und zeigen keine Schwankungen, keine synchron mit dem Puls und keine, die von der Atmung abhängen. An den Schläfen wird die zarte, dünne Haut von weiten, dunkelblauen Venen durchzogen. Dabei ist nicht nur durch die Verlagerung des Knochengerüstes der Gesichtsausdruck schläfrig, stumpf, sondern auch im Mienenspiel verrät sich keine Entwicklung, wie sie dem Alter des Kindes entsprechen würde. Aus dem halboffenen Munde fließt der Geifer noch bei großen Kindern, Kot und Urin gehen unwillkürlich ab, die Beinchen sind dürftig entwickelt und werden wenig gebraucht. Viele Kinder mit Wasserkopf lernen überhaupt nicht laufen und das Sprechen geht auch nicht oder bleibt oft auf der Stufe halb artikulierter Laute stehen. Die Sehnenreflexe sind an den Beinen erhöht, die motorische Kraft gering. Viele Kinder sterben schon nach einigen Wochen, andere erreichen das schulpflichtige Alter, kommen aber, wenn sie überhaupt die Schule besuchen können, nicht mit den anderen fort und in einem geistigen Zustand, der mehr oder weniger an Idiotismus grenzt, gehen sie an einer Kinderkrankheit zugrunde oder direkt an ihrem Wasserkopf. Das Ende wird durch eine Infektion der Meningen herbeigeführt falls sich, wie dies zuweilen geschieht, die Nähte erweitern und die Flüssigkeit nach außen durchbricht, langsam aussickernd zwar das Gehirn entlastet, aber andererseits den Bakterien den Weg zur weichen Hirnhaut öffnet. Andere Male ist es der gesteigerte Hirndruck, der gefährlich wird. Stauungspapille wird häufig beim Hydrozephalus beobachtet, in einem Teil der Fälle wird ferner der Puls durch Vagusreizung verlangsamt und die Höhe des Hirndrucks wird auch zur Lebensgefahr und die armen Kleinen gehen unter Krämpfen zugrunde. Krämpfe kommen auch sonst wohl im Krankheitsbild vor und einige Kinder sind und bleiben epileptisch.

Von diesem so kurz geschilderten Verhalten gibt es freilich auch Ausnahmen. Die schlechte geistige Entwicklung hängt wohl mit der Verdünnung der Großhirnrinde zusammen. Mit steigendem flüssigen Inhalt der Ventrikel gibt die Hirnrinde nach, die Hemisphären werden weiter und umschließen den Hirnstamm schließlich noch wie eine dünne Blase. Da auch die Schädelknochen zu dünn geworden sind, so kann man durch den ganzen mächtig großen Kopf ein Kerzenlicht durchscheinen sehen. Im dunklen Zimmer hält man eine Kerzenflamme hinter den Kopf, setzt auf diesen ein Stethoskop auf und blickt durch dieses. Da sieht man in der Tat bei einem Hydrozephalus den Lichtschein durch den ganzen Kopf hindurch. Selten, daß bei einer so hohen Entwicklung mit der geistigen noch viel zu machen ist, aber manchmal steht der geistige Stillstand nicht im Verhältnis zur Höhe der Ansammlung von Flüssigkeit, die Kinder lernen nicht ohne verhöhnt und verspottet zu werden von ihren grausamen Kameraden, doch recht ordentlich und können es nicht nur zur Erreichung mittlerer und höherer Jahre, sondern auch noch in ihrem Lebenslauf Erfolg haben. Bekannt ist das Beispiel eines Engländers, der es zu 42 Jahren und zum Bischof der Hochkirche gebracht hatte.

Noch ganz anders liegen die Sachen da, wo es sich nur um die Anlage zum Hydrozephalus handelt, nicht um die voll ausgebildete Form. Das soll sogar zur ungewöhnlichen Ausbildung der Intelligenz Veranlassung geben. Bei Helmholtz z. B. soll die Sektion unzweifelhaft den ersten Beginn zum Hydrozephalus ergeben haben, und was aus diesem „Wasserkopf" geworden ist, das weiß die Welt. Namentlich glaubt man, daß eine gute künstlerische Ader, gerade durch den ersten Anfang und die Anlage zum Hydrozephalus angeschlagen werden könne. Wer die „Lehre von den Tonempfindungen" von Helmholtz gelesen hat, wird keine Veranlassung verspüren, dem zu widersprechen.

Die Vorhersage ist quoad vitam und quoad sanitudinem im ganzen recht ungünstig, die wenigen Ausnahmsfälle vermögen daran kaum etwas zu ändern. Für die Familie ist es eben ein Unglück, wenn ein Wasserkopf zur Welt kommt, um so mehr, als dann auch andere Entwicklungshemmungen und Mißgeburten nicht selten vorkommen; so eine Hasenscharte, ein gespaltener Rachen, 6 Zehen an den Füßen und ähnliches.

Machen kann man bei dem Hydrozephalus nicht viel, doch ist man seit den Zeiten des Hippokrates bestrebt gewesen, den übermäßigen Flüssigkeitsansammlungen mechanisch entgegenzutreten. Das geschieht, seit man die gewaltsame Einschnürung des Schädels von außen mit Recht verlassen hat, durch die Punktion.

Die Flüssigkeit, die die Ventrikel, meistens die Seitenventrikel, selten den dritten und nur ausnahmsweise auch den 4. Ventrikel ausdehnt, ist wasserklar, dünn, hat ein spezifisches Gewicht von 1004 bis 1006, enthält nur sehr wenig Zellen, dagegen Albumen und Salze, stellt also mehr ein Transsudat als ein Exsudat dar. Sie steht unter einem Druck, der leicht 200 mm betragen kann und mehr bis 600. Dieser Druck kann, wie wir sahen, den Kranken zur Gefahr werden und um ihr zu begegnen, läßt man nach Eröffnung des Schädels durch Stichkanäle einen Teil der Flüssigkeit heraus. Mitunter reicht schon die Lumbalpunktion hin. Unter vorsichtiger Kontrolle darf der Liquor in ganz dünnem Strahl langsam abtröpfeln und wenn der Druck auf 50 gesunken ist, muß das erstemal der Eingriff unterbrochen werden. Andere Male wird ein Trepanloch in den Schädel gebracht, was im Kindesalter ja leicht ist und durch eine offene Naht oder Fontanelle ohne Verletzung des Knochens gelingt, und mit einer Hohlnadel wird der Ventrikel angestochen. In neuerer Zeit ist der Balkenstich zu diesem Zweck sehr gebräuchlich geworden, wobei von oben her die Verbindung mit dem erweiterten Ventrikel gesucht wird. Hat der Kranke den Eingriff gut vertragen, so kann dieser wiederholt werden, ein- oder mehrere Male, oder sogar regelmäßig und oft. Zuletzt kann man den Druck bis zu Null sinken lassen, weiter aber nicht und ein Ansaugen der Flüssigkeit ist jedenfalls verboten wegen der Gefahr der Blutung, sowie der vermehrten Ausscheidung. Es wird berichtet, daß nach solcher langer, immer wieder fortgesetzter Entlastung durch die Punktion schließlich Heilung eingetreten sei und ich glaube dies willig, denn die Krankheit ist, wenn auch nicht direkt mechanisch bedingt, hat aber doch mechanische Folgen und diesen muß man beikommen können und es kommt dann nur noch darauf an, ob mit der Zeit die Schädigung im Gehirn, die durch die Geburt oder sonstwie eingetreten war, auch wieder zurückgehen kann, und das scheint, wenn auch nicht immer, so doch zuweilen der Fall zu sein.

Was man sonst gegen Hydrozephalus angewandt hat, verdient kaum der Erwähnung: Ableitende Mittel, selbst in der grausamsten Form, Entziehung des Getränkes und Anregung der Diurese und diarrhoischer Stühle, alles recht wohl gemeint, aber wirkungslos.

Der erworbene Hydrozephalus.

Der Hydrozephalus der Erwachsenen ist fast immer ein sekundärer. Irgendeine Entzündung hat die Verbindungswege der Ventrikel mit dem

Subarachnoidealraum unterbrochen, die Resorption der Flüssigkeit hört auf und der Liquor häuft sich in den Hirnkammern an. Aber jetzt bilden die Schädelknochen eine starre Kapsel, die dem Innendruck nicht nachgibt. Daher müssen alle Gefahren des gesteigerten intrakraniellen Drucks notwendig und baldigst erscheinen. Ein Teil der Kranken gibt nur die Symptome eines Hirntumors und ist auch wirklich nichts anderes als ein Kranker, der seinen Tumor in der hinteren Schädelgrube hat, wo die Geschwulst auf die Vena magna Galeni drückt und so zum Hydrocephalus internus Veranlassung gibt. Darüber wurde schon oben beim Hirntumor gesprochen. Ein anderer Teil hatte eine Meningitis und durch Verwachsung des Foramen Magendi oder der Öffnungen im Hinterhorn sind die Verbindungen des Liquor mit dem Subarachnoidealraum unterbrochen; das kommt noch später bei der Meningitis zur Sprache. Wieder ein anderer Teil ist nichts anderes als eine Meningitis serosa und das wird auch später besprochen werden. Ferner scheint eine Anzahl von kongenitalem Hydrozephalus eine Zeitlang geheilt zu sein und unter irgendeiner Schädlichkeit, einem Trauma, das den Kopf trifft, oder nach dem Einfluß äußerer Hitze, der der Schädel ausgesetzt war, bricht die Sache wieder los, diesmal aber nach Schluß des Schädels verderbenbringend, tödlich. Eine Anzahl von Fällen gibt es aber auch, wo eine bestimmte Ursache nicht nachgewiesen werden kann, und wie bei einer Pleuritis serosa sich ein zunächst nicht als entzündlich anzusprechendes Exsudat sich in den Ventrikeln anhäuft. Quincke hat vornehmlich diese Ansicht vertreten und ich glaube auch, daß eine Infektion oder auch eine Toxikämie bei irgendeiner Infektion den Hydrozephalus in diesen Fällen verursachen mag. Ja, es ist mir nicht unwahrscheinlich, daß auch hier, wie an der Pleura der Keim der Tuberkulose als Urheber der Krankheit angeschuldigt werden muß.

Wie dem auch sei, so viel ist sicher, daß ein großer Teil des erworbenen Hydrozephalus zur Heilung kommen mag. Ein Beweis dafür, daß eine Ursache, die auch wieder zurückgehen kann, der Krankheit zugrunde lag. Wo der Hydrozephalus nur ein symptomatischer, die Folge eines Hirntumors ist, da ist das Spiel natürlich verloren. Eine Meningitis serosa oder eine leichte Infektion mit dem Gift der Tuberkulose, das kann wieder zurückgehen und es kommt nur darauf an, die Lebensgefahr zu beseitigen, die sich von der Erhöhung des intrazerebralen Drucks ableitet. Die Behandlung der einzelnen Grundkrankheiten wird anderswo besprochen. Hier muß hervorgehoben werden, daß durch die Lumbalpunktion wiederholt oft wirklich ein nicht nur augenblicklicher Erfolg erzielt werden kann. Die Kranken haben fürchterliches Kopfweh, sind benommen oder bewußtlos, sie haben eine Stauungspapille, einen eingezogenen Leib, sie erbrechen und alles geht auf eine Lumbalpunktion, die aber nur sehr langsam gemacht werden darf, wieder zurück. Und jetzt kommt es nur darauf an, wer es länger aushält, die Krankheit oder der Kranke. Im Verlauf von Wochen und Monaten tritt im günstigen Fall eine dauernde Besserung ein. Die Hirndrucksymptome verschwinden, um nicht wieder zu kommen und der Kranke kann als genesen gelten. Natürlich wird man ihn und seinen Schädel noch geraume Zeit vor jedem Schaden aufs sorgfältigste bewahren müssen.

Die Syphilis des Gehirns und seiner Häute.

Die Syphilis, für deren Ausbreitung die Revolution bekanntlich nach besten Kräften beigetragen hat, befällt unter den inneren Organen, als viszerale Syphilis, gern auch das Gehirn. Die „Meningealreaktion", die zugleich mit dem ersten Ausbruch der Hautsyphilis, mit der Roseola, bald auch etwas später und auch noch früher sich in manchen Fällen einstellt, der Kopfschmerz, der Schwindel, das Erbrechen ist auf eine leichte Infiltration der Hirnhäute zu beziehen. Zur gleichen Zeit kann man recht oft am Augenhintergrund entzündliche Veränderungen an Retina und Aderhaut feststellen. Auch die Epilepsie, die mit Ausbruch der Syphilis zuweilen sich meldet, bei Leuten, die nie daran gelitten hatten, und die später ihre Krampfanfälle auch wieder verlieren, ist auf eine entzündliche Infiltration der Meningen mit Druck auf das Gehirn zu beziehen. Von den anatomischen Veränderungen weiß man nicht viel, weil in diesem Stadium nur selten und nur zufällige Todesfälle vorkommen. Doch hat man von einer Frühform Kenntnis, von einer seltenen knötchenförmigen Leptomeningitis, und davon, daß mehr flächenhafte Infiltrationen beider Hirnhäute, der harten wie der weichen, öfter vorkommen. Namentlich erkrankt schon in diesem ersten Stadium die Pia an der Hirnbasis. Die Folge davon ist, daß eine Reihe von Hirnnerven davon ergriffen und geschädigt werden. So das II., III., VII., VIII. Hirnnervenpaar. Die Gehirnsubstanz wird von der Syphilis nicht direkt, sondern nur auf dem Weg über die Hirnhäute befallen. Die Herdsymptome, die von der Meningitis gleich im Anfang vorgebracht werden, sind flüchtiger Natur und haben eine ernstere Bedeutung erst von dem Augenblick an, wo die Krankheit von der Pia auf die Gehirnmasse übergetreten ist. Mit oder ohne antiluetische Behandlung vergeht das alles gewöhnlich bald wieder. auch Blutungen, die bei Entzündung, namentlich der harten Hirnhaut, nicht selten vorkommen und annähernd das Bild der Pachymeningitis zeichnen können, ebenfalls anstandslos angesaugt werden und zurückgehen. Eine Endarteriitis syphilitica kann schon im ersten Stadium sich entwickeln, bleibt aber auf die Gefäße der Hirnhäute beschränkt und so ohne die verderblichen Folgen, die dieser Gefäßveränderung sonst zukommen. Denn die Gefäße der Hirnhäute und der Gehirnoberfläche haben vielfache Querverbindungen und wird eines verschlossen, so bildet sich baldigst ein genügender Kollateralkreislauf aus. Nur im Innern des Gehirns sind die Arterien Endarterien im Cohnheim'schen Sinn. Im späteren Leben, wenn die initialen Symptome schon lang abgeklungen sind, ist es wieder die Hirnhaut, insbesondere die Pia, die von der Syphilis ergriffen wird. Im ganzen in viererlei Form. Angesteckt durch die Dura vom Knochen aus, wo eine spezifische Osteitis ihren Platz gefunden hatte, kann sich eine ebenfalls spezifische Meningitis entwickeln oder eine, die durch Mischinfektion sich von einer ganz gemeinen Hirnhautentzündung nicht unterscheidet. Zweitens kann sich aber auch die spezifische Neubildung das Gumma, einstellen. Gewöhnlich kommt es zur Entstehung dieser Neubildung freilich erst nach Jahren, oft nach vielen Jahren, allein das schwankt je nach der Giftigkeit des Ansteckungsstoffes und je nach der Widerstandskraft des Befallenen ganz außerordentlich. Es gibt Fälle von sog. Syphilis maligna, wo, wie ich das auch schon gesehen habe, erstens nichts helfen will und zweitens schon $1/2$ Jahr nach der Infektion die Krankheit in ihr drittes Stadium, in das der Gummabildung, eintritt.

Starkes Kopfweh, wie bei der Syphilis meistens in der Nacht sich verstärkend, Schwindel, Schlaflosigkeit gerade wie bei den Initialformen, nur stärker, kündigen diese Entzündung der Hirnhäute an. Erbrechen, auch Schlaganfälle, die in ihren Folgen gewöhnlich bald, doch nicht immer restlos vergehen, alles das kann im Verlauf des sekundären Stadiums gegen das Ende und im tertiären Stadium sich entwickeln.

Von ganz hervorragender Bedeutung ist jetzt die Endarteriitis obliterans, die bei erworbener und bei hereditärer Syphilis vorkommt. Da und dort aufflammend bewirkt sie eine Verengerung und schließlich auch eine Verschließung der kleinsten Arterien. Da dies auch im Innern der Gehirnmasse geschieht, so bleiben die mannigfachsten Störungen als Folge der vielfachen Erweichungsherde nicht aus. Aber es ist selten ein schwerer Schlaganfall, der sich entwickelt, selten ein richtiger. Oft kommt es gar nicht zur Lähmung, sondern nur zur Parese eines Gliedes, nicht zur dauernden Aphasie, doch ist die Sprache vorübergehend gestört, bessert sich aber wieder. Diese Unentschlossenheit, wenn der Ausdruck erlaubt ist, einer Krankheit, die immer will und doch nichts Rechtes fertig bringt, diese Flüchtigkeit der Schäden, die dazwischenfallenden, zum Teil erheblichen, Besserungen und dabei doch im ganzen der unverkennbare Fortschritt zum Schlechten, wenn kein Riegel vorgeschoben wird, gilt mit Recht für etwas, das die Syphilis bezeichnet. Im dritten Stadium der Syphilis kann man schon mehr Sektionen machen und da trifft man also zuweilen die Arterien durch Wucherung der Innenhaut verengt, an einzelnen Stellen durch die typische Neubildung, das Gumma, sonst durch Bindegewebshyperplasie, die zum Teil auch bei Syphilis, zum Teil freilich auch ohne diese, vorkommen kann. Die Heubner'sche Endarteriitis syphilitica ist kein seltenes Leiden und die schwer zu deutenden mannigfachen Gehirnerscheinungen Syphilitischer sind wohl zum größten Teil von dieser Grundlage abhängig. Dem gegenüber treten die syphilitischen Geschwülste an Zahl entschieden zurück, obwohl sie ebenfalls unter den Hirntumoren eine sehr bemerkenswerte Stelle einnehmen. Es wurde schon erwähnt, daß sie sich mit Vorliebe an der Hirnbasis bilden und dort sich flächenhaft verbreiten. Die Hauptsache für die richtige Diagnose bleibt aber immer der gelungene Nachweis, daß der Kranke syphilitisch war oder ist. Die genaueste Untersuchung des völlig entkleideten Kranken ist eine unumgängliche Pflicht des Arztes. Von den Drüsenschwellungen ist die der Kubitaldrüse bei weitem die wichtigste. Sie kommt auch ohne Syphilis vor, namentlich bei Leuten, die mit der Hand schwer arbeiten und infolgedessen mehr Verletzungen an den Händen davontragen, aber im ganzen ist die Cubitaldrüsenschwellung doch recht verdächtig. Syphilitische Veränderngen an Haut und Schleimhäuten dürfen natürlich nicht übersehen werden und man muß wissen, daß sich Kondylome im Mundwinkel, an den Brüsten bei Frauen, auch gern zwischen den Zehen zeigen. Eine Rauhigkeit an der Krista des Schienbeins kann auf eine abgelaufene Periostitis specifica hinweisen, die Anamnese kann die Klagen über Dolores osteocopi zur Zeit der Nacht ergebend, Fehlgeburten, auch die Angabe, daß mehrere Kinder ganz klein, schon bald nach der Geburt gestorben sind, muß den Verdacht auf Syphilis erwecken. Wie wichtig die rechtzeitige Diagnose für die Therapie ist, darauf wurde schon im Kapitel Hirntumor hingewiesen.

Die meisten legen das Hauptgewicht auf den Ausfall der Wassermannreaktion und viele glauben der anderen erwähnten diagnostischen Hilfsmittel entbehren zu können, seitdem wir in dieser Hinsicht über das einzige und maßgebende Mittel verfügen, das die Frage, ob syphilitisch oder nicht, mit einem Schlage zur Entscheidung bringt. So liegen die Dinge nach der Meinung vieler sehr erfahrener Ärzte, besonders der Sphilidologen, aber diese haben meiner Überzeugung nach Unrecht. Ich möchte in einem so wichtigen Fall, wo es sich um Leben und Tod des Kranken handelt, die Wassermann'sche Reaktion auch nicht unterlassen, muß aber gestehen, daß mir aus ihrem Ausfallen wesentlicher Nutzen noch niemals erwachsen ist. Dem negativen Ausfall stehen auch die Fachärzte für Geschlechtskrankheiten als nichts beweisend sehr skeptisch gegenüber; bei sehr stark positivem kann man die Syphilis auch ohne diese Proben und meist sehr leicht erkennen und wenn der Ausfall zweifelhaft ist, so steht man wieder am alten Fleck.

Die progressive Paralyse

ist zwar zum guten Teil eine Geisteskrankheit, geht aber auch außer mit psychischen auch mit sehr wichtigen neurologischen Erscheinungen einher, so daß wir sie nicht unbesprochen lassen dürfen. Sie ist außerdem eine ausgesprochen exogen entstandene Geisteskrankheit und beruht in allen Fällen auf der Wirkung der Spirochaeta pallida. Keiner, der sie nicht beherbergt hatte, kann je an Paralyse erkranken. Aber nur ein verhältnismäßig kleiner Teil aller Syphilitischen erkrankt wirklich daran. Der Verdacht, daß Syphilis mit der Krankheit zusammenhänge, ist schon vor Jahrzehnten ausgesprochen worden und mehrere Jahre lang war die Meinung gang und gäbe, daß die Paralyse wie auch die Tabes dorsalis als eine metasyphilitische Krankheit anzusehen sei, d. h. die Syphilis sollte nur den Boden vorbereiten, auf dem dabei unter dem Einfluß anderer Ursachen sich die Paralyse entwickle, die, obgleich nur selten, auch ohne Syphilis gelegentlich zu dieser Krankheit führen könnten. So rettete man einen kleinen Teil der Kranken wenigstens vor dem Verdacht der syphilitischen Infektion und vor allem war der Paralytikus keineswegs als Syphilitikus anzusprechen: Er war es einmal mit Wahrscheinlichkeit gewesen, jetzt war er es nicht mehr. Ähnlich wie bei der amyloiden Entartung der inneren Organe, der Leber, der Milz, der Darmschleimhaut, die durch Syphilis aber auch durch eine ganz gewöhnliche chronische Eiterung hervorgerufen werden kann und die selber den Namen Syphilis ganz sicher nicht verdient, so sollte es sich auch mit der Paralyse verhalten. In diesen Anschauungen ist aber ein bemerkenswerter Wechsel eingetreten und nachdem es gelungen ist, im Gehirn und im Liquor von Paralytikern die Spirochaeta pallida nachzuweisen, kann man nach unserem heutigen Stande der Einsicht keine Zweifel daran haben, daß die progressive Paralyse wirklich eine Krankheitserscheinung der Syphilis darstellt.

Damit ist freilich die Frage, woran es hängt, daß immer nur eine verhältnismäßig kleine Anzahl von Syphilitikern an ihrem Zentralnervensystem erkrankt, noch in keiner Weise erledigt. Nur 2—4% von Leuten mit erworbener

Syphilis erkranken später an Tabes oder an Paralyse. Dabei hat diese Zahl seit Menschengedenken, ja nach der Erinnerung der noch jetzt lebenden Generation in jüngster Zeit entschieden und bedeutend zugenommen. Bei Naturvölkern, wo die Syphilis stark herrscht, ist die Paralyse so gut wie unbekannt. Manche Erfahrungen sprechen dafür, daß es Stämme von Syphiliserregern gibt, deren Virulenz und deren Fähigkeit, den Liquor zu befallen, in verschiedenem Grade ausgebildet ist. Aber an einem Beweis dafür fehlt es noch. Möglich ist es auch, daß die Erscheinungen der Syphilis an Haut und Schleimhäuten, daß die Exantheme die Bildung von Antikörpern gegen das Gift anzeigen oder, daß wirklich in den Exanthemen die Bildung der Antikörper statthat. Eine Heilung wäre dann so möglich, daß die unbeeinflußte Bildung der Antikörper schließlich mit dem Gift, den Spirochäten, fertig wird oder wenigstens den Übertritt in den Liquor und das Befallen von Hirn- und Rückenmark verhindert, oder daß der Sieg durch eine ergiebige und vollständige antiluetische Kur erzwungen wird. In beiden Fällen wäre jede „Metalues" ausgeschlossen und keiner bekäme eine Paralyse.

So viel ist sicher, daß nicht die schwersten Fälle von Syphilis, d. h. die mit den stärksten Veränderungen an Haut, Schleimhäuten und Knochen die meiste Aussicht für spätere Paralyse eröffnen, viel eher die anscheinend ganz leichten, vielleicht weil sie eben auch leicht genommen und nur leicht und ungenügend behandelt worden sind. Einer hat einmal etwas am Glied gehabt, ein kleines Geschwür, woran er Jahre nicht gedacht; jetzt, da ihn der Arzt auf seinen Kopf hin frägt, erinnert er sich wieder: ja, es ist einmal etwas da gewesen, aber wirklich nur eine Kleinigkeit, die bald wieder verging und auch nicht wieder kam. Weh tut der Primäraffekt ja nicht und ein Roseola wird von unachtsamen Kranken auch leicht übersehen. Oder: was da war, das ist auf eine einzige Kur mit Quecksilber, Sublimatpillen oder auf eine Schmierkur zurückgegangen und ohne Rezidiv dem Kranken aus dem Gedächtnis gekommen. Und gerade solche leichte Fälle, die nicht oder kaum behandelt worden waren, die sind es offenbar, die nach Jahren oder Jahrzehnten ihren verderbenbringenden Einzug ins Gehirn halten.

Schon lang weiß man, daß die Paralyse einen bezeichnenden Leichenbefund im Gehirn liefert. Mit dem bloßen Auge läßt sich eine Meningoenzephalis erkennen, besonders am Stirnhirn, auch Parietal- und Temporalhirn, selten im Okzipitalhirn, mehr wieder über dem Kleinhirn ist die Pia getrübt, sulzig verdickt. Von der Außenseite vordringend geraten die einzelnen Schichten der Großhirnrinde zum Teil in den Zustand der Entzündung (Anhäufung von Plasmazellen und weißen Blutzellen in den Gefäßscheiden) und Degeneration (Faserschwund) in der Hirnrinde. Schließlich wird die normale Zeichnung der Rindenschichten ziemlich unkenntlich. Auch die Ganglienzellen werden atrophisch und ein Teil derselben geht überhaupt verloren. Die Rinde nimmt an Dicke ab, die Sulzi werden tiefer, die Windungen zugeschärft, kantig. Auch in den erweiterten Ventrikeln ist eine chronische Entzündung am Ependym zu bemerken. An der Oberfläche des Gehirns ist der Liquor vermehrt, das Volumen des Gehirns hat abgenommen und die Flüssigkeit hat sich dementsprechend vermehrt. Bei Jugendlichen kann auch eine absolute Kleinheit des Gehirns bestehen, dann handelt es sich aber um Mikrozephalen. Mit der Schwere der anatomischen Veränderungen steht die Zahl der Spirochäten keineswegs im Verhältnis. Oft muß man lang suchen, um sie überhaupt zu entdecken, andere Male finden sie sich in Häufchen angeordnet, besonders in der Hirnrinde des Frontallappens. Es wird berichtet, daß die Zahl der Spirochäten ganz besonders groß sei bei Paralytikern, die im paralytischen Anfall gestorben seien. Danach wäre die Paralyse um so mehr als einfache Spirochätenkrankheit aufzufassen, während andere Autoren die Wirksamkeit der Spirochäten zwar keineswegs leugnen, auch nicht, daß die Paralyse eine Art der Syphilis darstelle, im übrigen hinter der ganzen Krankheit doch noch etwas für sie Spezifisches suchen, das uns freilich zunächst noch unbekannt ist. Gewiß, es geht nicht an, alles das, was man früher allgemein als Ursache für die Paralyse angeschuldigt hatte, das aufreibende Leben und seine Hast im Schaffen wie im flüchtigen Genuß, der mangelnden Nachtruhe, den Aufregungen, die jeder Tag mit sich bringt, rastlos von Erfolg zu Erfolg und von einem Schicksalsschlag zum andern zu übersehen. Es geht auch meines Erachtens nicht an, von dem allem einfach deswegen abzusehen, weil man im Gehirn Spirochäten gefunden hat, lebende Spirochäten. Etwas muß doch wohl noch hinzukommen, sollte man meinen, was da eine Überempfindlichkeit des Gehirns herbeiführt, wonach es auf das syphilitische Virus ganz besonders stark und mit der spezifischen Krankheit reagiert. Auffallend ist wenigstens auch der Umstand, daß stets wesentlich mehr Männer als Frauen an progressiver Paralyse erkranken, obwohl gewiß die Frauen eben so oft die Syphilis haben wie die Männer und obwohl sicher die Frauen ihre Krankheit nicht sorgfältiger behandeln lassen als jene.

Zwischen dem 35. und dem 50. Jahre, das ist die klassische Zeit für die Paralyse, beginnt gewöhnlich die erste Reihe von Krankheitserscheinungen, schön allmählich eines um das andere, viele noch an der Grenze dessen stehend, was man auch bei Gesunden gelegentlich beobachten kann, und schon deswegen oft genug von der Umgebung des Kranken wenig beachtet und verkannt. Vom Kranken erst recht, denn ein richtiges Urteil über den eigenen Zustand geht ihm frühzeitig verloren. Vielleicht das erste ist eine Sprachstörung. Der Kranke fängt an undeutlich zu reden, einzelne Silben bleiben aus oder werden mühsam überwunden, schließlich kommt es zunächst zum Silbenstolpern oder Stottern. Zugleich damit wird auch die Schriftsprache verändert, die einzelnen Zeichen sowohl wie auch der Inhalt. Endsilben werden ausgelassen, der Kranke bleibt nicht in der Zeile, die Schrift ist schwer zu entziffern und zuletzt kann man kaum damit noch etwas anfangen, indem der Kranke immer das nämliche wiederholt, eigentlich nichts Vernünftiges zu Papier bringt. In der Tat, zuweilen erkennt man schon daran, daß der Kranke ein ganz anderer Mensch geworden ist. Andere Male ergibt sich die Änderung seiner ganzen psychischen Person aus seinem Verhalten im Beruf oder auch im alltäglichen Leben. Auch hier eine durchgreifende Veränderung der ganzen Persönlichkeit! Das einemal nach der einen Richtung, das anderemal nach einer anderen Richtung, aber immer wenigstens bald zum Unangenehmen, zum Schlechteren sich wendend. Eine kurze Zeit lang mag die hypomanische Stimmung, die sich oft einstellt, den Kranken nur als etwas auffallend heiter und lebenslustig erscheinen lassen, als einen wohl etwas aufgeregten, im übrigen aber nicht nur erträglichen, sondern auch anregenden Gesellschafter. Bald aber erscheint er doch im Umgang unangenehmer. Er führt überall das große Wort, stellt in Gesellschaft, auf der Kneipe die gewagtesten, später die unsinnigsten Behauptungen auf und verteidigt sie mit großer Energie und ohne jede Besonnenheit aufs äußerste gegen jedermann, schreit und schimpft dabei, hat fast keine Freunde mehr und jeder zieht sich mit Vorliebe von ihm zurück. Dazu kommt noch, daß er den Alkohol bald nicht mehr so gut wie früher verträgt, was die unangenehmen Auftritte, zu denen es immer wieder kommt, nur verschärft. Stellt man ihn energisch zur Rede, so zeigt es sich, daß es mit der Schneid, womit er seine Meinung verteidigt hatte, doch nicht so gar weit her ist, er gibt auffallend leicht nach und man glaubt mit ihm fertig geworden zu sein und das bedeutet, wie man später merkt, nur eine Verschlimmerung; oder aber er leugnet, leugnet einfach alles das, was gestern vorgekommen, was er vor kurzem gesagt hat. Ein erstes und sehr wichtiges Zeichen, daß sein Gedächtnis namentlich für neuere Eindrücke bedenklich nachgelassen hat.

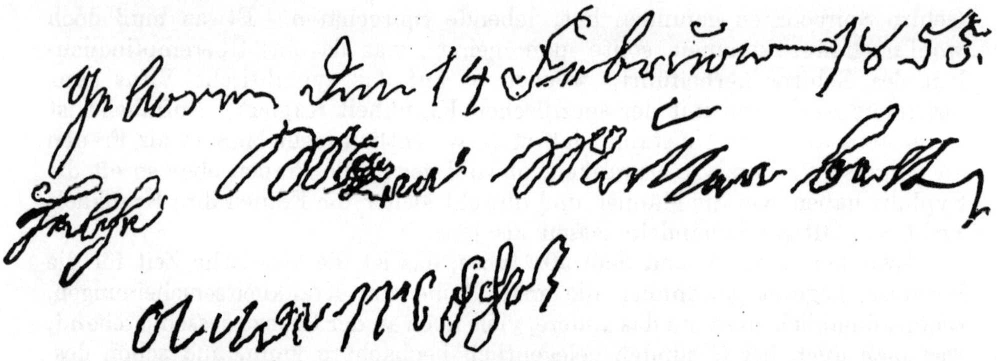

Abb. 32. Paralytische Schriftproben. Zeile 1: Ataxie, etwas zitternd; im allgemeinen noch leserlich. Zeile 2: Starkes Zittern; nur ein Wort kann noch einigermaßen gelesen werden. Zeile 3: Unleserliches Gekritzel. (Aus Reichardt.)

Auch in der Familie benimmt sich der Kranke durchaus anders als früher in gesunden Tagen; auch hier tritt seine Charakteränderung immer mehr hervor. Der sonst zartfühlende Mann und Gatte ist reizbar, aufbrausend, gefühllos geworden, der auch in der Wahl seiner Worte sich gar nicht mehr zusammennimmt, gegen die Gattin brutal wird und sie kränkt. Um diese Zeit fließen oft viele Tränen, aber nicht bei dem Kranken, der sich über das alles leicht hinwegsetzt. Er hat von sich selber auch die beste Meinung nach den verschiedensten Richtungen hin. Er versteht alles besser als alle anderen, er braucht nur zu wollen, um Erfolge überall zu erzielen und in dieser gehobenen Stimmung läßt er sich auf Unternehmungen ein, denen er eben einfach nicht gewachsen ist, bei denen er von gewissenlosen Leuten ausgebeutet wird und all sein Hab und Gut anbringen kann. Damit vergesellschaftet sich auch sonst ein ausschweifendes Leben. Er besucht Wirtschaften und schlechte Häuser, vertut hier sein Geld ohne alle Gewissensbisse und kommt auch in seinen Berufsarbeiten nicht mehr recht mit. Er vernachlässigt seine Pflichten schon, weil er sie zum Teil vergißt, die Abnahme seiner Urteilskraft bringt es zu verfehlten, ja unsinnigen Maßnahmen, die man unmöglich gut sein lassen kann. Er bekommt Vorhalte, die er hinnimmt, ohne das geringste

Vernünftige einwenden zu können und schließlich muß er gehen. Ein Glück noch, wenn es bis dahin nicht zu einem Skandal gekommen ist wegen einer schweren Beleidigung, die er nicht zurücknimmt, die er frech leugnet und versichert auf Wort, so sei es nicht gewesen. Beamte verlieren so ihre Stellung, Offiziere erhalten den schlichten Abschied wegen Verletzung der Standesehre und erst hintennach erfährt man, daß man es mit einem Kranken, einem Paralytiker zu tun hatte. Ein Geschäftsmann läßt sich in die gewagtesten Unternehmungen ein, die er schon in gesunden Tagen nicht hätte übersehen können, und jetzt erst recht nicht. Er bekommt es mit Leuten zu tun, die ihm in allen Kniffen unendlich überlegen sind und ihn nach Herzenslust ausbeuten, das ganze Vermögen geht zugrunde und alles war wieder das Werk eines Paralytikers. Oder, die Eintracht zwischen den Ehegatten sinkt immer mehr, das eheliche Leben hat schon lange nachgelassen, wie denn vorzeitige Impotenz zu den Frühsymptomen der Krankheit gehören kann. Und zu allem Überfluß wird die unglückliche Gemahlin aufs tiefste erschüttert und in allen Fasern des Herzens zerrüttet durch die Nachricht, die ihr von seiten guter Freundinnen mit dem Ausdruck des innigsten und aufrichtigsten Beileids überbracht werden über den skandalösen Lebenswandel, den ihr Herr Gemahl in Gesellschaft feiler Weiber führt. Das fehlte also noch, die Verschwendung von Hab und Gut und der Kraft, die er für sein rechtmäßiges Eheweib offenbar nicht mehr übrig hat, weil er auch sie an Dirnen verschwendet. Und die Arme weiß ja nicht, daß bei dem Kranken wohl die Begierde, nicht aber die Möglichkeit erloschen ist. Dabei ist er, eben weil er dunkel sich seiner eigenen Schwäche doch halb bewußt ist, eifersüchtig im höchsten Grad, wieder ein Umstand, der geeignet ist, den häuslichen Frieden aufs tiefste zu untergraben. Und gibt es zu Hause keine Ruhe, so findet man sie außen, in den Wirtschaften, so weit reicht das Urteil des Kranken schon noch, er geht aus, er trinkt, er verschwendet und mit Riesenschritten geht der Hausstand des einst so geachteten Ehrenmannes dem Untergang entgegen.

Bis endlich einmal einer darauf verfällt, die Pupillen und das Kniephänomen zu untersuchen. Dann ist die Sachlage sogleich entschieden. Die Pupillen sind eng und starr, der Kniereflex geht nicht mehr: Paralyse!

So typisch geht es freilich nicht immer zu. In den meisten Fällen hat der Paralytiker wohl eine gehobene Stimmung, aber auch das Gegenteil kommt vor und die Krankheit beginnt dann mit depressiven Erscheinungen, unter denen der Kranke leidet und die ihn auch zum Suizidium verleiten können. Das ist die einzige Gefahr, die dem Paralytiker in dieser Hinsicht eine Zeitlang droht, sonst ist er selbst nicht nur unbesorgt und fühlt sich zufrieden und erhaben über die wirklichen Mißhelligkeiten des Lebens, ja sogar eine zunehmende Verkennung der eigenen Stellung und dessen, was er zu beanspruchen hat, macht sich mehr und mehr geltend. Nicht ganz mit Unrecht führt die Krankheit im Volksmund auch den Namen des „Größenwahns", obgleich dieser sich nur in einem Teil der Fälle wirklich und merklich entwickelt. Das geschieht in verschiedener Weise. Das einemal benimmt sich der Kranke, wie er selbst es versichert, in Gesellschaft, bei Frauen und Mädchen überaus taktvoll und klug, so daß ihn alle, wie man ja weiß, sehr gerne sehen und hochschätzen. Er ist auch deshalb „bei den Hoffesten immer eingeladen" was er — hier kommt wieder ein überaus kindischer und lächerlicher Zug herein —,

„weil es eigentlich nur darauf ankommt, ob man einen neuen und schönen Zylinderhut besitzt und ihn elegant tragen kann" u. dgl. Der Kranke zeigt sich auch gar nicht besorgt über seinen eigenen Gesundheitszustand, er ist der Gesündeste, ihm fehlt gar nichts. Es ist auch überaus leicht, einen Paralytiker in eine Anstalt zu verbringen, wenn es einmal so weit gekommen ist, und ihn zu überlisten. „Wie wäre es, wenn Sie einmal eine Reise machen würden?" „O ja, sehr gern". „Also morgen früh." Beim Eintritt in die Anstalt zögert er wohl, ist auch ungehalten, wenn er da zurückbehalten wird, fügt sich aber sehr bald und seine Proteste gegen die Beschränkung seiner persönlichen Freiheit fallen schal und matt aus. Am nächsten Tag schon ist er ruhiger und nimmt dann bald die Sache wie sie ist, ohne tiefere Bewegung, nur daß er ab und zu an seine endliche Entlassung mahnt, sich aber mit jedem Aufschub auch wieder zufrieden gibt. Die Sache geht weiter, da kommt einmal ein apoplektiformer Anfall. Der Kranke verliert das Bewußtsein, hat danach eine Hemiplegie, die aber gewöhnlich in kurzer Zeit wieder zurückgeht. Auch eine Aphasie verliert sich wieder, nur ist der Kranke mit jedem solchen paralytischen Anfall doch deutlich noch kränker geworden. Das Silbenstolpern nimmt zu, zuweilen melden sich Aufregungszustände, wo der Kranke mit rotem Kopf schimpft und schreit, tätlich gegen seine Umgebung wird. Tritt man ihm energisch entgegen, so zeigt sich wieder seine gänzliche Haltlosigkeit, er gibt einfach nach: „nun ja, so war es nicht gemeint". Nachdem er Ohrfeigen ausgeteilt hatte, reicht er die Hand zur Versöhnung und morgen weiß er von der ganzen Geschichte kein Wort mehr.

Der Kranke nimmt in seinen geistigen Fähigkeiten nicht nur immer mehr ab, sondern verfällt auch körperlich zusehends. Der Name Paralysis progressiva ist passend gewählt. Obwohl der Appetit gewöhnlich gut erhalten bleibt, nimmt das Körpergewicht ab, die Stimme wird kraftloser und leiser. Wird der Kranke von Halluzinationen heimgesucht, was nicht selten der Fall ist, so betreffen sie das Gesicht und häufiger das Gehör. Was er da vernimmt, ist in der Regel freudiger Natur, ein gewisses System liegt aber nicht darin, ebenso wenig wie in seinem Größenwahn. Heute ist er wohl einmal der Napoleon oder der Papst, morgen eine Börsengröße oder ein kluger Schriftsteller oder Künstler. Der Aufforderung, seine Kunst zu zeigen, kommt er unverzüglich nach und verrät nicht das geringste Erstaunen, daß er einfach gar nichts fertig bringt. Er läßt übrigens auch auf energisches Zureden von seinem Größenwahn ab, darin nicht im entferntesten vergleichbar mit einem Paranoiker. Trotzdem unterscheidet man wohl eine paranoide Form der Paralyse, wenn die gleichen Wahnideen mehr in den Vordergrund treten. In einem paralytischen Anfalle kann das Ende eintreten oder der Kranke wird immer schwächer und unbehilflicher, endlich bettlägerig. Er ist gar nicht aufgeregt, er lächelt noch oder lacht, murmelt vor sich hin, hört auch wieder etwas, was ihn freut und eines Tages ist er tot.

Nach einem Zeitraum von 2 oder 3 Jahren ereilt den Kranken sein letztes Schicksal, andermal früher, bald auch viel später. Es gibt auch Remissionen, während denen der Kranke bei oberflächlicher Beurteilung für genesen gehalten werden könnte, die aber nach kürzerer oder langer Dauer einem neuen Fortschreiten des Leidens Platz machen. Manche Kranke sind ferner so ruhig, machen so wenig Mühe, daß man sie der häuslichen Pflege getrost überlassen kann, zumal da der Paralytiker dem eigenen Leben nur selten, dem der anderen nie gefährlich wird. Gut Essen und Trinken, genügende Verpflegung des ganzen Körpers, das ist es, worauf der Kranke noch eine Zeitlang Wert legt, bis auch das alles anfängt ihn gleichgültig zu lassen.

Die Hauptgefahr, die das Leiden mit sich bringt, besteht erstens natürlich in der sicheren Aussicht, daß es tödlich enden wird und muß, sowie in der Beeinträchtigung der Angehörigen, was ihre ökonomische Lage und ihren gesellschaftlichen Ruf anlangt. Es ist von der größten Wichtigkeit in dieser Hinsicht, die Paralyse möglichst bald zu erkennen. Das ist zwar in den späteren vollentwickelten Bildern gewöhnlich (auch nicht immer) leicht, im Anfang ist es aber das Schicksal der meisten unter ihnen, daß sie von der Umgebung, zum Teil auch vom Arzt, schmählich verkannt werden. Ich erinnere mich aus der Zeit, wo der Mensch doch am klügsten, klüger jedenfalls als die andern alle ist, als Assistent, die Paralyse elend verkannt zu haben, allerdings nicht in meiner Eigenschaft als Arzt, aber immer noch blamabel genug.

Er war ein junger Kaufmann, lustig, lebensfreudig und ein liebenswürdiger Gesellschafter. Er saß in meiner Nähe auf einem Weinfrühschoppen, zu dem man uns junge Fante geladen hatte und trank mir fleißig zu. „Wart nur“ dachte ich mir, „dir komme ich schon“. Nun war der „ein Mann von hohen Graden, der manchen guten Schluck getan“, und Reserveleutnant bei einem Kavallerieregiment. Da konnte man sich schon den Spaß erlauben. Auf Dein Wohl! und nach kaum einer Stunde war jener ganz und gar erledigt. Hätten wir uns nicht gedacht, sagten wir, daß der auf einmal so wenig vertragen kann. Nach einem Jahr wußten wir auch warum, da war der arme Kerl im Irrenhaus und nach einem weiteren, da war er dort gestorben an Paralyse. Ein Zeichen, daß schon im Anfang die Toleranz gegen Alkohol ganz wesentlich abnehmen kann und das erste Zeichen abgeben für das Schreckliche, das noch auf sich warten läßt. Ein anderer war ein Studienfreund von mir, der ein blutarmes aber wunderschönes Mädchen heimgeführt hatte. Überaus glückliche Ehe, aber immer scheu der Mitwelt gegenüber. Einmal aber besuchte er doch mit seiner schönen Gattin einen Ball und da ritt mich der Teufel, ihn zu ärgern. Er tanzte ganz allein mit seiner Frau und kein anderer durfte hinzugelangen. Aha! eifersüchtig. Den ärgern wir! Du erlaubst eine Extratour? Wütender Blick, „bitte“. Also einmal herum mit ihr, dann abgeliefert. Der zweite wütende Blick, „Danke“! Das war die einzige und letzte Extratour am Abend und wenn *sie* nicht so bildhübsch gewesen wäre, so hätte auch die nicht stattgefunden, das kann ich versichern. Und auch der war nach 1 bis 2 Jahren in der Irrenanstalt und nach langwierigem Verlauf von 10 Jahren ereilte auch ihn sein Geschick nach der anhänglichsten und liebevollsten Pflege seiner Gemahlin, die ihrem Gatten nie den geringsten Anlaß zu berechtigter Eifersucht gegeben hatte. Diese war hier die Anfangserscheinung der progressiven Paralyse gewesen, von deren Existenz niemand eine Ahnung hatte.

Wir haben schon davon gesprochen, daß zuweilen der Alkohol nicht mehr so gut vertragen wird wie man das bei einem soliden und gebildeten Menschen voraussetzen sollte. Aber andererseits führt die Paralyse auch zur Hinneigung zu diesem Gift und ein Teil der Kranken geht entweder eine Zeitlang unter dem Namen eines Trinkers oder er wird es wirklich im Verlauf der Krankheit. So ging es auch einem jungen Arzte. Schon lang hatte man sich daran halb ergötzt, wie er manchmal ein wenig über die Schnur hieb, in lustiger Gesellschaft erheiternd wirkte auf die ernsten Gäste, nur schien auch hier dem Kenner die Fähigkeit nicht nur viel zu trinken, sondern auch entsprechend viel zu vertragen, allmählich zurückzugehen. Es wurde ärger. Jung verheiratet blieb er selten zu Hause, wurde am hellen Tag schlafend in der Kirche getroffen, seine Angelegenheiten kamen immer mehr in Unordnung, eines Tages erhielt der Vater eine Geldforderung von großer Höhe für seinen Herrn Sohn. Nachforschungen ergaben jetzt, daß eine sehr beträchtliche Summe von Schulden sich angehäuft hatte, die bezahlt werden mußte. Die Vorsicht, die der Kranke zur Verheimlichung seines Treibens und seiner Folgen angewendet hatte, waren aber auch jetzt noch ganz erstaunlich und ich konnte mich zur Ansicht, es liege eine Paralyse vor, eben deswegen nicht bequemen. Die Anamnese ergab keinen Anlaß für Syphilis, die Antworten des Kranken waren im nüchternen Zustand immer vollkommen klar, treffend und vor allem vorsichtig. Keine Spur von der Sorglosigkeit und der Gleichgültigkeit eines Paralytikers, so viel stand für mich fest. Er wurde aber doch zur Beobachtung in eine Anstalt verbracht und der als Psychiater mit Recht berühmte Direktor fällte nach etwa Jahresfrist sein Urteil: Paralyse. Und auch daheim, obgleich ich gebeten ward, der Außenwelt gegenüber diese Anschauung zu vertreten, habe ich mich nicht zu ihr bekehren lassen und halte auch jetzt noch an der Diagnose Alkoholismus chronicus fest. Es sind jetzt mehr als 12 Jahre her, der Kranke lebt heute noch, die schwindenden Geldmittel haben eine Entziehungskur zur Folge gehabt, die für den Kranken sehr heilsam geworden ist. Der Alkohol und das Morphium, das mittlerweile auch seine Rolle gespielt hat, sind überwunden und von Paralyse ist so viel ich weiß nichts geblieben. Es ist wichtig, daß bei diesem Kranken weder reflektorische Pupillenstarre noch das Westphal'sche Symptom je ausgebildet gewesen. Nun weiß ich wohl, daß das nicht in jedem Fall von Paralyse zutreffen muß und das hat der erwähnte Anstaltsdirektor natürlich noch viel besser gewußt. Aber ich meine, daß wenn die beiden Symptome aus der Neurologie nicht da sind, dann muß es schon ein recht vollkommener Fall auf psychischem Gebiet allein sein, wenn man trotzdem an eine Paralyse glauben soll. Die Wassermann-reaktion am Liquor wurde natürlich in der Anstalt mehrmals gemacht, war stets negativ.

Umgekehrt kann es auch gehen. Das erfuhr ich an einem etwa 50 Jahre alten Kranken, den ich für paralytisch erklärt hatte und ins Irrenhaus geschickt. Dort wurde er als gesund befunden und kam nach Hause. Bald darauf zu einem großen Skandal gerufen, fand ich den Kranken entkleidet, verworren, geneigt zu Angriffen auf Frau und Kinder und mit Mühe brachte ich ihn selbst in die Anstalt zurück. Dort wurde eine psychische Erkrankung jetzt wohl anerkannt, aber eine Paralyse immer noch abgelehnt, da in der Anamnese die Syphilis fehlte. Die Sache nahm ihren Verlauf und nach etwa 2 oder 3 Jahren erfolgte der Tod und die Sektion ergab außer Paralyse noch eine Pachymeningitis haemorrhagica.

Die Diagnose der progressiven Paralyse gründet sich auf folgende wichtige Grundlagen: vorangegangene syphilitische Infektion muß da sein, aber man kann sie nicht immer beweisen, die wichtigsten neurologischen Zeichen sind das Westphal'sche Symptom und das Robert-Argyll'sche, die reflektorische Pupillenstarre. Beide verhalten sich so wie bei der Tabes dorsalis, die ja auch als eine Syphilis des Rückenmarks angesprochen werden muß. Ferner ist wichtig die Veränderung der Sprache, das Silbenstolpern. Der Satz der alten Irrenärzte, daß der Geisteskranke verloren sei, wenn er zu stottern beginne, besteht vollkommen zu recht.

Die Hauptsache bleiben freilich die psychischen Erscheinungen, die sogar mitunter allein zur Diagnose ausreichen müssen. Dabei darf man auf kein Einzelsymptom den größten Nachdruck legen, der Größenwahn, die Gedächtnisschwäche und alles, was sonst noch vorliegen mag, kann auch bei der Paralyse fehlen oder sogar ins Gegenteil verkehrt sein. Das größte Gewicht ist auf die totale Umänderung der Persönlichkeit zu legen, die dann schließlich zum völligen Zusammenbruch der geistigen Person führt. Wie lang das im Einzelfall dauern mag, das läßt sich nicht im voraus bestimmen. Wiederholte paralytische Anfälle, auch richtige Apoplexien mit Aphasie und Hemiplegie beschleunigen das Ende, wie sie auch mit zur Diagnose herangezogen werden können.

Eine ungemein wichtige Rolle spielt im Krankheitsbild die Erkrankung des Sehnerven. Bald entwickelt sie sich erst im späteren Verlauf, bald ist sie das erste Symptom und weist schon zu einer Zeit auf die Entwicklung der Paralyse hin, wo von dieser eigentlich noch gar nichts zu bemerken ist. Das gilt sowohl für die progressive Paralyse wie auch für die Tabes dorsalis. Bei dieser ist aber der Verlauf, Einengung des Gesichtsfelds, Herabsetzung des Sehvermögens sowie der Farbenerkennung besser und lang zu prüfen, da in den reinen Fällen der Tabes die psychischen Fähigkeiten nicht notleiden. Deswegen soll hier auch ein Beispiel von Tabes dorsalis herangezogen werden, zumal, da die Veränderungen am Auge sich von denen bei Paralyse nicht unterscheiden. In etwa 2—4$^0/_0$ aller Fälle kommt es bei progressiver Paralyse zu dieser verderblichen und unaufhaltsamen Degeneration des Sehnerven, deren schließliche Folge die Erblindung, wobei nur noch das Erkennen von hell und dunkel gewöhnlich zurückbleibt, für den Kranken bei Tabes noch fürchterlicher sein muß als beim Paralytikus, da bei diesem doch die Fähigkeit unter der Blindheit zu leiden bald abnimmt. Aus der Krankengeschichte mag man sich das Bild entnehmen, wie es sich ganz gewöhnlich auch bei Paralyse zu entwickeln pflegt, wenn sich einmal die graue Atrophie des Optikus einstellt. Zugleich ist sie ein Beispiel, wie anscheinend durch die Behandlung mit Röntgenstrahlen im progressiven Verlauf der Erkrankung ein Stillstand nicht nur, sondern sogar eine nicht unbeträchtliche Besserung erfolgt sein kann. Ich gebe diese meines Wissens einzige derartige Beobachtung mit allem Vorbehalt wieder, ohne irgendein Urteil über die Wirksamkeit der eingeschlagenen Therapie und der auf sie zu gründenden Hoffnungen abgeben zu wollen. Meine äußere Lage und der Mangel an Beobachtungsmaterial hat mich, sehr gegen meinen Willen, von weiteren Versuchen abgehalten, auf deren Ausbau ich schon mehr Mittel verwendet hatte, als sich in Jahren wieder ausgleichen ließ.

Am 7.5.1895 wurde mir ein 38jähr. Forstamtsassessor von Herrn v. Michel zur Allgemeinuntersuchung zugeschickt, wie dies manchmal geschah, damit ich, 12 Jahre nach meiner Habilitation in Würzburg, nicht aus gänzlichem Mangel an Übung die Untersuchungstechnik vollends verlerne. Die Wahrscheinlichkeitsdiagnose lautete: Tabes incipiens. Das Begleitschreiben besagte:

„leidet an Sklerose des Sehnerven, die links schon zu einer Herabsetzung des Sehvermögens auf $^1/_{10}$ des normalen, verbunden mit Rot-Grünblindheit und konzentrischer Einschränkung des Gesichtsfelds geführt hat".

Von seiten des Rückenmarks fanden sich nur geringfügige Symptome. Eine Schmierkur wurde eingeleitet (36 Einreibungen), während deren eine subjektive Besserung des Sehvermögens vom Kranken empfunden, nachher aber von Herrn v. Michel objektiv nicht festgestellt werden konnte.

Der Verlauf der Augenkrankheit gestaltete sich weiter:

Am 7. 2. 1896 L. Fingerzählen in 4 m. R. S $= ^2/_3$. R. beginnende Farbenstörung. Kur mit Holztrank und Jodkalium.

16. 4. 1896. Akkommodationslähmung. R. S $= ^1/_2$, L. Fingerzählen. Langsam ging es mit den Augen schlechter. Argent. nitr. wurde gebraucht und am 5. 10. 1897 kam der Kranke, geleitet von seiner Frau, nach einer Untersuchung in der Augenklinik in verzweifelter Stimmung in meine Sprechstunde. Seit 8 Tagen war eine akute Verschlimmerung bemerkbar geworden und die Angaben der Augenklinik lauteten: „Beiderseits eine Sklerose des Sehnerven. L. Amaurose, R. eine Herabsetzung des Sehvermögens auf Fingerzählen in $4^1/_2$ m. Die reflektorische Pupillenreaktion ist fast erloschen, die rechte Pupille weiter als die linke; die akkommodative Verengerung ist erhalten. Der Farbensinn ist nicht mehr zu prüfen. Gesichtsfeld zeigt R. hochgradigste zickzackförmige Einschränkung."

Solaminis causa wurde sofort eine Kur mit Strychninpillen eingeleitet und am

18. 10. 1897 zu der Anwendung der Röntgenstrahlen geschritten. Das in seiner Wirkung unbekannte Mittel wurde anfangs nur auf das schon total verlorene linke Auge angewendet, das durch eine etwa 10 cm lange Blechröhre bestrahlt wurde, während das übrige Gesicht mit dem rechten Auge durch ein dünnes Eisenblech geschützt war.

Dauer der Bestrahlung $^1/_4$—$^1/_2$ Stunde lang, alle 2 Tage, Strychninbehandlung wurde beibehalten. Durch das gütige Entgegenkommen von Herrn v. Michel war mir eine objektive Kontrolle, die ganz ohne meine Mitwirkung in der hiesigen Universitäts-Augenklinik erfolgte, zugesichert.

Die Beobachtungen, die der hochintelligente Kranke selbst an sich angestellt hat, lauten nach seiner Angabe kurz:

Er konnte sich im Herbst 1897 nirgends mehr orientieren, konnte sich nicht allein auf der Straße oder gar in der Stadt bewegen. Beginn der Behandlung am 18. 10. 1897.

Am 1. 11. 1897 konnte er eine etwa 12 m entfernte 8 cm dicke Stange in einzelnen abgebrochenen Stücken erkennen, auf 3 m an der Wandkarte Festland vom Wasser unterscheiden, am 7.—8. 11. erkannte er auf einem Spaziergang im Walde auf etwa 80 m Entfernung noch seinen revierenden Hühnerhund, auf etwa 400 m konnte er noch bei günstiger Beleuchtung eine hochgelegene Allee erkennen.

4 Wochen nach Beginn der Behandlung wandelte er seinen etwa 2 Stunden langen Weg von Waldbrunn nach Würzburg allein, konnte sich auch wieder in der Stadt zurecht finden.

Am 18. 12. ging der Kranke bei Mondschein früh $6^3/_4$ Uhr von Waldbrunn allein nach Würzburg zur Behandlung.

2 Tage später sah er seine Nase wieder.

Nach etwa 3—4 Monaten sah er seine Stange im Hof in ganzer Ausdehnung.

Auf seinen Märschen nach Würzburg sah er von dem etwa 3 km entfernten Ort Kist anfangs nur den Kirchturm, nach einiger Zeit einzelne um die Kirche herumliegende Häuser und schließlich das ganze Dorf mit Umgebung.

Der Kranke ist durch seinen Bildungsgrad, durch seinen Beruf als Forstmann zu scharfer Beobachtung befähigt und daran gewöhnt, aber gerade dieser Umstand muß zur Vorsicht bei seinen vielleicht zu optimistisch gefärbten Angaben mahnen, da er wohl bald lernte, das geringe Augenlicht, das ihm geblieben war, besser zu verwerten. Dazu kommt die im Frühjahr 1898 mit dem Wachsen des Tages natürlich besser werdende Beleuchtung. Zuverlässiger sind jedenfalls die Feststellungen in der hiesigen Universitäts-Augenklinik.

Um die Gesichtsfelder ihrer Größe nach miteinander vergleichen zu können, habe ich jedesmal von der perimetrischen Aufnahme der Augenklinik das vorgezeichnete normale und das erhaltene wirkliche Gesichtsfeld auf Stanniol durchgepaust, habe die so begrenzten Stücke herausgeschnitten und gewogen. So konnte berechnet werden, wie viel Prozent des Normalen das pathologische Gesichtsfeld betrug.

Erinnern wir uns des Befundes vom 5. 10. 1897: R. Fingerzählen in $4^1/_2$ m, der Farbensinn ist nicht mehr zu prüfen, Gesichtsfeld zeigt hochgradigste zickzackförmige Einschränkung. L. besteht Amaurose.

Gesichtsfeld NI. 10,5% (Abb. 33).

13. 11. 1897 (v. Michel) R. Fingerzählen auf $6^1/_2$ m, Gesichtsfeld besser, auch Farbenperzeption. Nb. R. Auge war bei der Bestrahlung durch dünnes Eisenblech geschützt. Gesichtsfeld 33,3% (Abb. 34).

Gesichtsfeld vom 15. 12. 1897. 34,9% (Abb. 35).

10. 1. 1898 R. S = $^1/_{10}$. Düstere Farben (Rot-Grün) werden noch verwechselt, Gesichtsfeld etwas größer. L. Bewegungen der Hand, Gesichtsfeld rechts 34,3% (Abb. 36).

7. 2. 1898. R. S = $^1/_{10}$. Gesichtsfeld größer, 55%, L. Hand auf 1 m (Abb. 37).

7. 3. 1898. R. S = $^1/_{10}$, in der Nähe wird Tafel 11 gelesen, Farben richtig, aber mühsam, Gesichtsfeld etwas schlechter. L. Handbewegung auf $1^1/_2$ m, exzentrisches Gesichtsfeld. Gesichtsfeld R. 50%, Gesichtsfeld L. 6,8% (Abb. 38).

14. 3. 1898. R. S = $^1/_{10}$ (nicht alle Buchstaben). Gesichtsfeld 47,6%, L. Handbewegungen auf $1^1/_2$ m, Gesichtsfeld 9,7%.

12. 4. 1898. R. S = $^1/_{10}$, L. Handbewegungen in 1 m, Angaben ungenau, Gesichtsfeld R. 53,3%.

So ungefähr ging es weiter bis

18. 3. 1899. R. S = $^1/_{10}$, L. Handbewegungen in $^1/_2$ m, Gesichtsfeld 48,5%.

Das größte Gesichtsfeld wurde am 11. 5. 1898 mit 59,0% des Normalen erhalten.

Das weitere Schicksal des Kranken war folgendes. Ein halbes Jahr nach Aufnahme der Bestrahlung meldete er sich zur Überraschung seiner Vorgesetzten wieder zum Dienst, den er im Mai 1898 antrat und konnte denselben, wenn auch nicht brillant, doch zur allgemeinen Zufriedenheit versehen, er

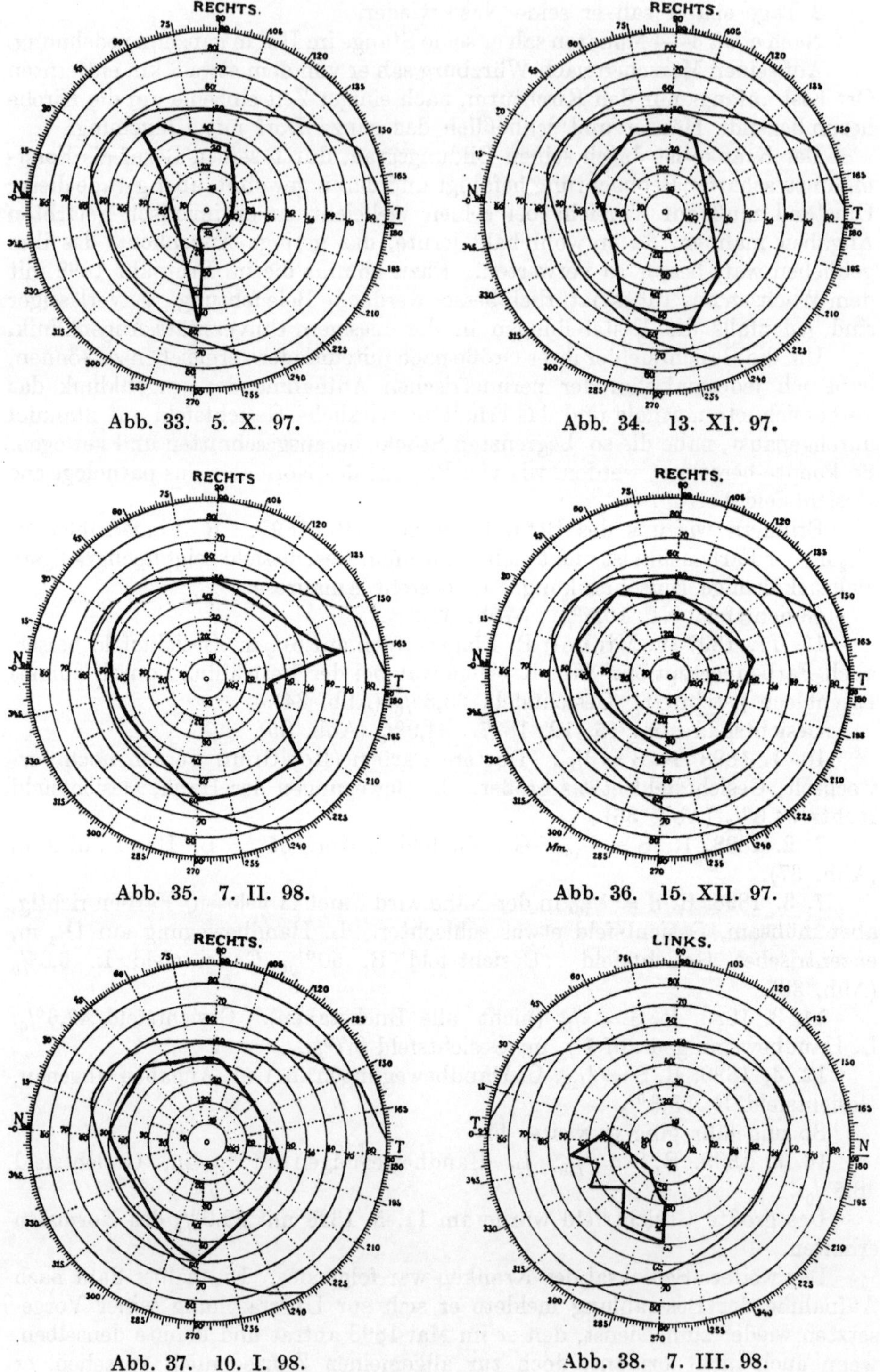

Abb. 33. 5. X. 97.

Abb. 34. 13. XI. 97.

Abb. 35. 7. II. 98.

Abb. 36. 15. XII. 97.

Abb. 37. 10. I. 98.

Abb. 38. 7. III. 98.

konnte wieder schriftlich arbeiten, Berichte machen, rechnen und lesen, wie es eben die Anforderungen des Dienstes erheischten. In seinem Walde, den er bereits kannte, fand er sich vollkommen wieder zurecht, nur mußte er trachten, daß ihn des Abends die Dunkelheit nicht überraschte. Die Orientierung ging günstig vonstatten sobald er allein war, jedoch wurde dieselbe schwieriger, wenn er in Gesellschaft ging. Er hatte im Jahre 4—6 mal Inspektion, man fand auch, wie er glaubt, alles in Ordnung, wenn er auch nicht verschweigen kann, daß er jederzeit wohlwollender Beurteilung sicher war. Jagden hat er im Herbst mehrere abgehalten, hat eine eigene Privatjagd im Jahr 1899 noch gepachtet, sich auch noch 1900 „Gottlob vergebens" an einer Jagdversteigerung beteiligt, wiewohl er auf eine persönliche Ausübung der Jägerei verzichten mußte, da er sich wirklich nicht getraute, namentlich auf Treibjagden, einen Schuß abzugeben, aus Angst, es könnte doch einmal ein Unglück geschehen. Auf stehendes Wild hätte er sicher noch im Jahre 1900 schießen können. Wahrscheinlich im November 1900 besuchte ihn zum letztenmal sein vorgesetzter Oberforstrat, beide arbeiteten an Wegangelegenheiten und Plänen. Im Laufe des Winters 1900 hatte er sogar viel zu tun, die allwöchentliche Bestrahlung wurde ausgesetzt. Plötzlich versagte sein brauchbares Auge seinen Dienst derart, daß das Sehvermögen rapid abnahm und nach einem weiteren Jahre zur völligen Erblindung führte.

Die serologische Untersuchung spielt bei der Paralyse, auch wenn man von der Wassermannprobe absieht, eine nicht unwichtige Rolle. Vielleicht auf der gleichen Stufe mit der Meningitis stehend ist die Konstanz, mit der die Mastixreaktion und die Goldsolreaktion angehen. Freilich kann nicht zahlenmäßig angegeben werden, bei welcher Verdünnung die maximale Reaktion voraus zu sagen ist, im ganzen aber herrscht doch im Bild der Reaktion, in der „Kurve", bei weitem nicht die Willkür, möchte man sagen, wie bei vielen oder den meisten anderen Hirnkrankheiten.

Die Vorhersage ist ungünstig und die Dauer währt manchmal nur kurz, andere Male jahrelang. Im Anfang ist es nicht möglich, sich darüber bestimmt zu äußern. Einen kleinen Anhalt kann man aus dem Stand der Ernährung schöpfen, Fälle, die in wenigen Monaten oder Wochen tödlich ablaufen, beginnen mit frühzeitiger und starker Abmagerung. Umgekehrt gibt es auch eine initiale Mästung und eine, die erst gegen Ende des Lebens kommt. Schon während der Mästung und besonders wenn sich nachher eine starke Abmagerung einstellt, kann ein rascher Verfall und der Tod eintreten.

Immer wieder werden Fälle berichtet, wo Heilungen eingetreten sein sollen. In einem Teil davon zeigt der weitere Verlauf, daß es nur eine Remission gewesen war. Doch soll die Möglichkeit einer wirklichen Heilung nicht ganz bestritten werden. Und zwar rühmt sich jedes Heilverfahren solcher Erfolge. Beim ableitenden Verfahren, das jetzt noch seine Anhänger hat, nach dem Legen eines Haarseils, was ich auch noch als Assistent tun mußte, nach dem jahrelangen Tragen einer Eiskapuze, der Einreibung mit einer Salbe von Brechweinstein, in jüngerer Zeit auf Quecksilber und Jod, jetzt auf Salvarsan, besonders in die Karotis gespritzt, überall werden Erfolge berichtet und überall ist es mit der Zeit immer ruhiger von der Methode geworden. Heutigentags kann man so viel wenigstens behaupten, daß es eine allgemein anerkannte Heilmethode gegen die progressive Paralyse leider nicht gibt. Wahrscheinlich wird das aber nicht immer so bleiben und jedenfalls weiß man sehr gut, wie sich die Krankheit vermeiden läßt. Meiden jedes unreinen Beischlafs, und wenn — — —, dann sogleich die energischte und fortgesetzte antiluetische Behandlung!

Für den Paralytiker ist die Anstaltsbehandlung keine Qual, das muß man immer berücksichtigen, aber für ihn und besonders für seine Familie bedeutet sie die Rettung vor dem Ruin und die Möglichkeit, auch den guten Namen des Kranken zu bewahren. Daher ist es die oberste Pflicht des Arztes, an diese Möglichkeit zu denken.

In der jüngsten Zeit ist die trostlose Prognose der Paralyse augenscheinlich, wesentlich kann man sagen, besser geworden. Das lehren die Erfahrungen, die man mit der Übertragung des Giftes der Malaria, auch des Rückfallfiebers auf die Kranken gemacht hat. Mir selbst ist natürlich die Möglichkeit auf diesem Gebiet eigene Beobachtungen anzustellen und Erfahrungen zu sammeln, völlig verschlossen, hier so gut wie der großen Mehrzahl der anderen Ärzte. Nur wenig große Krankenhäuser und Kliniken verfügen über den erforderlichen Impfstoff. Um so dankenswerter kommt mir die Freundlichkeit von Herrn Kollegen Weygandt entgegen, der wohl von allen deutschen Ärzten auf diesem Gebiet die größte persönliche Erfahrung besitzt und die Güte hatte, mir die Fahnen seines in Innsbruck erstatteten Referats „Der heutige Stand der Behandlung der Metalues" zu überschicken. Das Referat soll demnächst in der „Zeitschrift für dic gesamte Neurologie und Psychiatrie" erscheinen, aber jetzt schon habe ich die Erlaubnis bekommen, Teile daraus in diesem Buche zu verwerten. Mit dem herzlichsten Dank Herrn Weygandt gegenüber mache ich hier Gebrauch davon, dessen bewußt, daß damit eine Frage von der allergrößten, namentlich auch praktischen Bedeutung zur Sprache kommt.

Nicht nur gegen Paralysen, sondern auch gegen viele andere Geisteskrankheiten hat man je nach den Anschauungen des Zeitalters die verschiedensten Heilmethoden versucht. So auch die Reizkörpertherapie, wo artfremdes Eiweiß ins Blut gespritzt wurde. Zum Teil wenigstens erwartete man von der erzeugten Fieberhitze die heilsame Wirkung. „Die unspezifischen Reizmethoden haben seit Jahren eine immer größere Anwendung gefunden. Anregend haben dabei gewiß die Bestrebungen der Wiener Klinik durch von Wagner-Jauregg gewirkt, der unbeirrt durch den vor 3 und 4 Jahrzehnten herrschenden Nihilismus immer wieder das Problem der Paralysebehandlung angefaßt hat."

„Er übertrug 1917 Blut aus der Armvene eines an Malaria tertiana Fiebernden perkutan auf 3 Paralytiker; 2 davon begannen zu fiebern, worauf er dann Blut von ihnen auf 5 andere Paralytiker erfolgreich weiterimpfte. Damals schon wurde beobachtet, daß nur einmal der Tertianatypus festgehalten wurde, während sonst Übergang in den Quotidianatyp erfolgte. Die Kupierung mit Chinin wurde nach 7—12 Anfällen vorgenommen, worauf noch Neosalvarsan gegeben wurde. Von 9 Fällen erreichten 4 Remissionen bis zur Berufsfähigkeit, 2 weitere konnten wenigstens wieder selbständig außerhalb der Anstalt leben."

„Die Versuche sind seit 1919 in Wien und anderwärts vielfach wiederholt worden, so daß zur Zeit die Zahl der so behandelten Paralytiker wohl gegen 2000 beträgt."

„Die Technik der Impfung ist recht einfach. Man nimmt zweckmäßig Blut aus der Vene eines Malariakranken, im Fieberanfall oder auch im Intervall und verleibt es dem Paralytiker ein, subkutan, kann es aber auch durch Skarifikation tun oder auch intravenös. Man kann 1—3 ccm nehmen, aber auch kleinere Mengen genügen, denn das Quantum der Naturinfektion durch Anophelesübertragung beträgt ja nicht den tausendsten Teil eines Kubikzentimeters. Bei Hautimpfung treten die Anfälle nach 10—20 Tagen auf, gelegentlich nach 6, manchmal auch erst nach mehreren, bis zu 9 Wochen. Bei Naturinfektionen sind manchmal noch viel längere Inkubationen festgestellt worden. Bei intravenöser Impfung kann schon nach 2—5 Tagen Fieber erfolgen. Durch Sensibilisierung kann die Zeit verkürzt werden, wie durch anderweitige Infektion mit Grippe usw."

„Hier und da versagt die Impfung, doch in nicht mehr als 10%; öfter gelingt dann ein zweiter Versuch."

„Zweckmäßig impft man von einem Kranken zum andern. Immerhin läßt sich das Blut auch geraume Zeit impffähig erhalten, selbst ohne die ursprünglich empfohlene Warmhaltung auf Körpertemperatur."

„Dattner und Kauders in Wien haben mit Zitratbehandlung, Kirschbaum in Hamburg mit Dextrose die Virulenz des defibrinierten Blutes auf gut 2 Tage erhalten, so daß die Sendung auch ohne Flugzeug nur mit der Bahn von Wien nach Dänemark oder von Hamburg nach der Schweiz gut gelang."

„Man läßt 8—12 Fieberanfälle eintreten. Gewöhnlich nehmen sie bald den Charakter der Febris quotidiana an und erreichen erst allmählich ihre volle Höhe. Vielfach übersteigen sie 41°, vereinzelt überschreiten sie auch 42°, bis 42,3°, Schüttelfrost tritt häufig, aber nicht gerade regelmäßig zu Beginn des Fieberanfalls ein. Der Schweißerguß ist hochgradig, sein Fehlen zeigt Kollapsgefahr an."

„Das Fieber wird dekupiert durch Chinin, das bei Tertiana gewöhnlich nur noch einen Anfall, selten noch 2 oder 3 aufkommen läßt. Man kann in dringenden Fällen Chinin intravenös oder Chinin-Urethan 1,0 intraglutäal geben. Im allgemeinen genügt Chinin. mur. 2 mal 0,5 am Tage hintereinander, dann einige Tage einmal 0,5; darauf 7 Tage Pause, dann wieder 6 Tage 0,5, dann wieder Pause, schließlich noch einige Tage 0,5 bis im ganzen 10 g verbraucht sind."

„Die Gefahren dürfen nicht unterschätzt werden. Malaria zieht ja an sich das Nervensystem öfter mehr oder weniger in Mitleidenschaft. Schon in der Inkubation können leichte Reiz- oder Lähmungserscheinungen auftreten. Der Fieberanfall, bei Naturinfektion meist, bei artifizieller nicht ganz so oft von Schüttelfrost eingeleitet, kann mit Kopfweh, Übelkeit, Erbrechen, Kreuz- und Muskelschmerzen verbunden sein. Bei schweren, tropischen Formen wurden auch schon epileptiforme Anfälle, Bewußtlosigkeit, Krämpfe und lokale Zuckungen sowie deliriöse Zustände und Koma beobachtet. Am Ende des Anfalls kann Schwäche, Zittern der Extremitäten und Apathie auftreten. Bekannt sind die Nervenstörungen bei chronischer Malaria, allgemeine Reizbarkeit, Schmerzen im Anfallbeginn, dann mehrfache Neuralgien und Neuritiden, auch am Sehapparat, Neuritis optica und Stauungspapille, Retinablutungen, Chorioretinitis, Augenmuskellähmungen, manchmal Polyneuritis; weiterhin kommen meningeale Reizsymptome, Kernig, Meningitis serosa vor; auch Reflexsteigerung, vereinzelt bulbäre und zerebellare Symptome, Hemiplegie, motorische Aphasie, Dysarthrie, mehrfach Gedächtnisschwäche, hier und da innersekretorische Störungen."

„Neuerdings hat Perwuschin darauf hingewiesen."

„Bei Tertiana sind diese Gefahren am geringsten, insbesondere in Verwendung eines Stammes, der mehrere Mnschenpassagen durchlief."

„Hier ist zunächst darauf zu achten, daß nicht Herz- oder Gesfäßschwäche vorliegt, wodurch während oder bald nach der Fieberperiode der Tod herbeigeführt werden könnte. Außer klinischer Untersuchung ist in zweifelhaften Fällen Röntgenfeststellung angebracht, aber, wie die Sektionsergebnisse zeigen, lassen sich auch dadurch nicht immer sicher alle Veränderungen an der Aorta nachweisen. Eine Altersgrenze einzuhalten, etwa bis zu 50 Jahren, ist nicht angebracht, denn auch ältere Patienten sind manchmal noch hinreichend kräftig. Ein Fall von 61 Jahren mit deutlichem Aneurysma im Röntgenbild hat die Kur ausgezeichnet überstanden."

„In der Inkubation kann während der allerersten Tage Serumfieber eintreten, das aber keine bedenkliche Höhe erreicht. Die Anfälle, die bis 42,5° gehen können, stellen aber sehr hohe Anforderungen an die Herz- und Gefäßtätigkeit. Die deliriösen Erscheinungen, die dabei manchmal auftreten, fallen weniger ins Gewicht."

„Zweckmäßig ist es, während der Kur stets Herzmittel zu geben. Mindestens empfiehlt es sich, bei Tachykardie und bei Herzschwäche mit Digitalispräparaten, Digalen, Digitoxin, Digitalysat, auch Strophantus, Koffein sowie Kampfer energisch vorzugehen. Die Wiener Klinik gibt prinzipiell jedem Kranken auf der Anfallhöhe 10 Tropfen Strophantustinktur."

„Todesfälle während und alsbald nach der Kur, im direkten Zusammenhang mit dieser, sind bei uns seltener geworden. In einem Falle handelte es sich um eine Chininidiosynkrasie, die bei dem Patienten, wie zu spät mitgeteilt wurde, auch schon während einer früher in den Tropen ausgebrochenen Malaria aufgetreten war. Es stellte sich Blutung aus der Nase und einer Anstichstelle ein, an den Stellen der Kampferinjektion entwickelten sich subkutane Hämatome; Zahnfleisch, Mundschleimhaut, Zunge bedeckte sich mit dicken, blutigen Krusten. Auch die Schleimhäute des Penis und Rektums bluteten, am ganzen Körper bestanden Sugillationen. Der Urin war sehr stark blutig. Unter Herzschwäche starb der Patient. Augenscheinlich pathologische Umstände scheinen mitzuspielen wie bei dem Schwarzwasserfieber."

„Zweifellos ist die Tertiana die mildeste und empfehlenswerteste Form, insbesondere die Stämme, die schon vielfach den Menschen passiert haben, scheinen besonders günstig auf Chinin zu reagieren. Wir haben zunächst versuchshalber auch eine Reihe von Fällen mit Quartana und mit Tropika geimpft. Bei der ersten Serie von 9 Tropikafällen waren neben günstigen Besserungserfolgen 2 Todesfälle zu verzeichnen. Als im Herbst 1923 ein neuer Stamm Tertiana versucht wurde und sich bald eine auffallend ungünstige Wirkung herausstellte, ergab eingehende, oft wiederholte Nachprüfung des Parasitenbefundes doch schließlich, daß es sich um eine Mischinfektion mit Tropika handelte. Die Hälfte der 12 Geimpften starb, besonders günstige Erfolge waren nicht zu verzeichnen. Mühlens hat mit Recht vom parasitologischen Standpunkt auf die Gefahren hingewiesen und empfohlen, nur widerstandsfähige, nicht fortgeschrittene Paralytiker zu impfen, sie vorher auf Chininempfänglichkeit zu prüfen, nur reine Tertianastämme zu verwenden, das Blut durch tägliche fachkundige Blutuntersuchungen zu kontrollieren, um rechtzeitig unterbrechen zu können und bei plötzlich sehr stark auftretender Malariablutinfektion, bei schnellem Kräfteverfall und bei hervortretendem Ikterus sofort Chinin zu geben, am besten Chinin-Urethan intramuskulär. Nach der Kupierung soll noch 3—4 Wochen beobachtet werden. Allerdings wird die Forderung täglicher, fachkundiger Blutuntersuchung nicht immer leicht durchzuführen sein.

„Als einen wichtigen Gefahrenpunkt könnte man die Übertragungsmöglichkeit auffassen. Es erscheint angebracht, daß man die Krankenräume und die Umgebung gründlich auf das Vorkommen von Anopheles untersucht und entsprechendenfalls diese vernichtet."

„Solang keine Gewähr besteht, daß das Krankenhaus und seine Umgebung anophelesfrei ist, muß der Patient unter geeigneten Schutzvorhängen liegen, was bei unruhigen Paralytikern schwer durchzuführen ist."

„Welche Übertragungsmöglichkeiten bestehen, zeigt ein von Holm beschriebener Fall aus einem Hamburger Krankenhaus, daß ein Leichendiener an Malaria erkrankte, der 15 Tage vorher bei der Sektion eines malariabehandelten Paralytikers geholfen hatte. Der Fall war schon 28 Stunden tot, während deren die Leiche im Leichenkeller bei etwa 0^{0} gelegen hatte. Es handelt sich um eine Mischinfektion von Tertiana mit Tropika".

„Das preußische Volksministerium für Volkswohlfahrt hat am 4. 2. 1924 eine Warnung betreffs Übertragung der Malaria anläßlich der Paralysebehandlung erlassen. Den anderen deutschen Landesregierungen wurde entsprechende Mitteilung gemacht."

„Es ist auf Grund dieser mannigfachen Gefahren dringend ratsam, daß Malariakuren nur in geeigneten Krankenhäusern vorgenommen werden, aber nicht in der Privatpraxis. Schweden, wo selbst noch vielfach Anopheles vorkommen, hat aus diesen und anderen Gründen seine zu behandelnden Paralytiker in der Anstalt zu Upsala konzentriert, auch in Schleswig-Holstein ist ähnliches beabsichtigt."

„Nach den neuesten interessanten Darlegungen von Wagner-Jaureggs über Versuche in der Wiener Klinik scheint allerdings die Gefahr einer Übertragung der Impfmalaria von einem Paralytiker auf andere Personen durch Anopheles unbegründet. Anscheinend zeigen die Stämme nach mehreren Menschenpassagen ein anderes biologisches Verhalten. Es wäre aber doch möglich, daß nach einer viel längeren Inkubationszeit, als sie in Wien abgewartet wurde, eine Infektion angeht. Wenn etwa ein ganz frischer Malariafall importiert wurde, könnte die Übertragung doch erfolgen. Auch zeigt der erwähnte Fall von Infektion von der Leiche, daß eine direkte Übertragungsmöglichkeit besteht."

„Nach der Kur bleibt meist Anämie mit mehr oder weniger schwerer Störung des Blutbildes, wogegen therapeutisch vorzugehen ist. In einem unserer Fälle trat im 2. Halbjahr nach der Kur perniziöse Anämie mit Exitus auf, was wir aber nicht der Malaria auf Rechnung setzen können."

„Gerstmann hat in seiner 1924 erschienenen Broschüre die Wiener Statistik aus dem September 1922 gebracht, daß von 294 abgeschlossenen

Fällen 202 Remissionen erreichen, davon 112 initiale Fälle eine vollere Remission mit Berufsfähigkeit, 90 mehr vorgeschrittene Fälle eine Remission mit residuären Defekten. Das Material ist mittlerweile erheblich angestiegen. Bemerkenswert ist die Häufigkeit der Anfallsparalysen."

„In Friedrichsberg sind im allgemeinen die Erfahrungen ähnlich günstig, wenn ich auch mit den jüngsten Fällen aus äußeren Gründen weniger zufrieden bin. Wir teilen die behandelten Fälle in 5 Gruppen, je nachdem a) volle Remission mit voller Berufsfähigkeit eintrat, b) Remission mit Beschäftigungsmöglichkeit, doch unter einigen Defekten, c) Besserung, so daß die Kranken wenigstens die Anstalt verlassen und in häuslicher Obhut, sozusagen als stationäre Paralyse, weiterleben können, d) unbeeinflußte Fälle und e) Fälle, bei denen im Zusammenhang mit der Kur, während derselben oder bald nachher, der Tod eintrat."

„Die 4 Statistiken sind nicht ganz streng vergleichbar, weil die Zeit seit der Impfung verschieden lang ist, die Möglichkeit der Nachkontrolle durch anamnestische Anfragen, durch Nachuntersuchung und durch erneute serologische Prüfung auch ungemein verschieden ist, und schließlich auch die Einschätzung des Grades der Besserung subjektiven Schwankungen unterliegt. Von den bis jetzt geimpften rund 500 Fällen haben 329 bereits ein Jahr nach der Impfung zurückgelegen. Bei diesen ergab sich seit den ersten Impfungen im Frühjahr 1919 eine Abnahme des Prozentsatzes der Todesfälle, obwohl der erwähnte Zwischenfall der Tropika-Mischinfektion einbegriffen ist. Das Verhältnis zwischen voller und leidlich guter Remission ist wechselnd. Aber leider ist bei der letzten Statistik die Zahl der unbeeinflußten Fälle größer geworden gegenüber der Zahl der günstig beeinflußten. Das liegt daran, daß trotz des an sich großen Materials doch gerade die frischen Fälle uns vielfach vorweggenommen worden sind von seiten neurologischer Abteilungen, manche Privatkrankenhäuser und Privatärzte, die alle strebten, erfolgreiche Paralysekuren zu machen, so daß wir genötigt waren, schon zwecks Erhaltung des Stammes auch manchmal vorgeschrittene Fälle zu impfen, die von vornherein wenig Aussicht boten. Gelegentlich wurden wir aber auch von den Angehörigen gedrängt, solche Fälle doch noch einer Kur zu unterziehen. Wenn solche Fälle kamen, auch von auswärts, mehrfach aus größter Entfernung, und nicht gerade der Zustand des Herzens und der Gefäße eine strenge Kontraindikation darstellte, haben wir dem psychologisch begreiflichen Wunsche entsprochen. An sich ist es gewiß bedenklich, wenn empfohlen wurde, aus wissenschaftlichen Gründen überhaupt wahllos alle Paralytiker zu impfen, um zunächst einmal die Wirkungsweise der Kur festzustellen; die Mißerfolge würden dann doch leicht das Publikum von einer Kur abschrecken; zudem gibt es ja auch immer wieder geeignete Fälle, in denen sich die Angehörigen weigern, eine Kur vornehmen zu lassen."

„Die Pupillendifferenz ist nicht besonders hartnäckig. Besserung der Lichtreaktion findet sich manchmal; verschwinden der Lichtstarre kommt vor, wenn auch nicht gerade häufig. Besserung des Sehens bei Optikusatrophie wurde vereinzelt von Patienten behauptet. Öfter werden die Patellarreflexe wieder hergestellt. Die Sprache bessert sich vielfach überraschend, kann aber auch noch zähe gestört bleiben, während das psychische Verhalten tadellos wurde. Die Schrift bessert sich gewöhnlich eklatant."

„Im ganzen sind die serologischen Erfolge noch ergiebiger als die somatischen. Die Pleozytose scheint am ehesten zurückzutreten; die Eiweißreaktionen, Phase I, Weichbrodt usw., wurden schwächer, bleiben lange als „Spur Opaleszenz" bestehen, können aber auch ganz verschwinden. Daß der Serum-Wassermann stets früher negativ wird als der Liquor-Wassermann, wie Gerstmann berichtet, kann ich nicht allgemein bestätigen. Zu beachten ist, daß trotz positiv bleibender Reaktionen die Berufstätigkeit Jahr und Tag gut sein kann. Manchmal tritt noch spontane Besserung bis zum Negativwerden nach langer Frist ein."

„Eine konsequente Nachbehandlung vermag aber anscheinend auch hartnäckige, verharrende Reaktionen allmählich zum Schwinden zu bringen. Allerdings sind die Patienten nach klinischer Besserung oder Wiederherstellung vielfach wenig geeignet zu langwierigen Prozeduren, eher noch zu diagnostischen Nachprüfungen. Sie haben ja mehrfach geradezu die psychologisch begreifliche Tendenz, ihre ganze Krankheitsanamnese zu verdrängen und abzureagieren."

„v. Wagner-Jauregg und Gerstmann erklärten die serologischen Reaktionen für prognostisch belanglos. Ich möchte mich dieser Ansicht nicht unbedingt anschließen. So mannigfache Widerstände auch eine regelmäßige Liquorkontrolle erschweren, konnten doch an unserem Material, Kaltenbach mit Kafka bei 20 von 27 verfügbaren Fällen eine deutliche Abschwächung der drei Liquorreaktionsgruppen nach dem Fieber feststellen. Von 13 Liquorgebesserten wurden 10 berufstätig, bei 10 weiteren mit Liquorbesserung trat während derselben psychische Besserung auf. Nur 9 wurden psychisch etwas gebessert ohne Veränderungen im Liquor."

„Nach neuerlichen Prüfungen in Kafkas serologischem Laboratorium glaubt Kaltenbach, daß eine Linksverschiebung der Normomastixkurve nach Kafka prognostisch günstig sei für die psychische Besserung des Malariaparalytikers."

„Anfang 1919 haben Plaut und Steiner begonnen, Paralyse mit Rekurrensimpfung zu behandeln. Sie erklären, daß besondere theoretische Erwägungen sie geleitet haben, wohl in erster Linie eine gewisse entfernte Verwandtschaft des Erregers, der Rekurrensspirillen, mit der Spirochaeta pallida, dann auch die Erfahrung, daß die klinischen Fälle von Rekurrens besonders hochfebril verlaufen, beobachtete doch Naunyn 42,5°; allerdings kommen bei Malaria gelegentlich noch höhere Temperaturen vor. Dazu kommen noch einige schätzbare praktische Gesichtspunkte."

„Sie benützen einen afrikanischen Rekurrensstamm (Spirochaeta Duttoni). Bis Ende 1922 sind in der Münchener und in der Heidelberger Klinik 101 Fälle von Paralyse, Tabes, Hirnlues damit behandelt worden. Von den verwertbaren Paralysen sind 17 gestorben; 34 leben frei, davon 26 in sehr guter Remission, 2 in unvollständiger, 3 stationär und 3 progredient; 25 sind in Anstalten, nur in recht guter, doch unvollständiger Remission, 19 stationär und 4 progredient; die Zahl fortschreitender Fälle ist also recht gering. Deutlich ist der Erfolg um so besser, je kürzer das Bestehen der Paralyse."

„Der Stamm wird fortgezüchtet durch Mäuse oder Ratten. Man kann das Blut aus dem Herzen des Tieres, das damit geopfert wird, steril entnehmen, was sich bei intravenöser oder endolumbaler Impfung empfiehlt, oder bequemer kann man aus dem gereinigten Schwanz des Tieres einige Tropfen in physiologischer Kochsalzlösung auffangen, worauf 1—4 ccm der Aufschwemmung subkutan geimpft werden. Auch von Mensch zu Mensch läßt sich weiter impfen. Die Inkubation dauert 3—10 Tage. Das längere Stadium zeigt sich bei verdünntem Impfstoff. Bei sensibilisierten Personen erscheint die Inkubationszeit abkürzbar; 2 Personen, die eine Gruppe überstanden hatten, zeigten nach Weichbrodt nur etwa $1^1/_2$ Tage Inkubationszeit."

„Der Verlauf ist gutartig. Gewöhnlich kommt es zu 3—4 Anfällen, gelegentlich zu noch weiteren, doch von niedrigerer Temperatur. An sich sind die Temperaturen nicht so hoch febril, wie man nach den Erfahrungen der natürlichen Infektion hätte erwarten können. Auch nach Heilung des Fiebers unter Salvarsanwirkung können Spirillen noch im Hirn und Liquor bleiben, aber doch ist anzunehmen, daß die Immunität die Anwesenheit der Parasiten noch überdauert."

„Mit Steinfeld hat Steiner Superinfektion erzielt, indem er an demselben oder an aufeinander folgenden Tagen mehrfach impfte mit verschiedenen Impfstoffen; der Verlauf ändert sich und die Höchstdauer des Fiebers wird vermehrt."

„Neben den typischen Fällen mit Fieber von charakteristischer Kurve mit steilem, kräftigem Abfall unter Schweiß kommen auch Fälle vor, in denen schon von vornherein geringeres Fieber und später länger hingezogene Anfälle von 37,5—38° auftreten, anscheinend infolge primärer Abwehrschwäche gegen Rekurrens."

„Weichbrodt und Jahnel haben 1919 mit Rekurrens geimpft; wie sie sagten, wollten sie die Versuche Rosenblums wieder aufnehmen."

„Von 12 in Friedrichsberg seit Mitte 1919 mit Rekurrens behandelten Fällen kann ich berichten, daß ein Drittel sehr gute Remissionen aufwies, 5 konnten als gut bezeichnet werden, 2 waren unbeeinflußt und einer starb. Wir haben im Sommer 1919 parallel mit Tertiana und Tropika die Rekurrensimpfung angewandt, weil uns Impfstoff vom Institut für Schiffs- und Tropenkrankheiten zur Verfügung gestellt werden konnte. Aber wir verfolgen die Methode zunächst nicht weiter, weil der besondere Stamm auffallend resistent gegen Salvarsan erschien und daher das Unterdrücken der Infektionskrankheit in Frage stand."

„An sich können hohe Temperaturen die Abwehrkräfte steigern, so daß dem Fieber mehr eine mittelbare Bedeutung beikommt. Mühlens sprach sich dahin aus, daß bei der Fiebertherapie vielleicht eine durch die mit Eiweißzerfall einhergehende Infektion hervorgerufene Umstimmung des Organismus mit folgender Steigerung der Abwehrleistung infolge erhöhter Produktion von Antikörpern einhergehe, die nicht nur gegen die neue Infektion, sondern auch gegen die im Körper vorhandenen Syphilis-Spirochäten wirksam sind. Von besonderer Bedeutung ist die Herbeiführung von Eiweiß-Abbauvorgängen im Organismus."

Vorsichtigerweise spricht Weygandt in den vorstehenden Ausführungen mit keinem Wort von „Heilung". Nur von „Remissionen" wird berichtet, bald von ausgiebiger, so daß der Kranke seine Berufsgeschäfte wieder verrichten konnte, bald erstreckte sich die „Remission" nur auf die Möglichkeit, daß der Kranke aus der Anstalt entlassen und der häuslichen Pflege überantwortet werden konnte. Dabei liefen manche sonstige Besserungen, des psychischen Verhaltens, der Sprache usw. noch mitunter.

Nun weiß man, daß es in 10—15% bei der Paralyse auch Spontanremissionen gibt, d. h. ein Teil der Fälle wurde vorübergehend besser, selten aber nur, so daß sie entlassen werden konnten und bald kamen sie wieder, weil sie draußen sich doch nicht halten konnten. Auch daß Fälle ohne weiteren Fortschritt des Leidens rein stationär fortlebten, kam vor und bisweilen für recht lange Dauer, bis zu 32 Jahren.

Demgegenüber liegt die Sache bei den mit Malaria oder Rekurrens behandelten Paralytikern im ganzen aber doch recht deutlich anders und besser. Mit Recht bemerkt Weygandt: „Auch bei der schlechtesten Statistik ist der Erfolg mit beinahe 26% voller Remissionen und 18% befriedigender Remissionen ganz wesentlich besser, als wir es bei der sonstigen Behandlungsmethode sahen."

Die Zeit ist noch zu kurz, seit die Malariabehandlung eingeführt und studiert wurde und der Skeptizismus, mit dem von „Remissionen" berichtet wird, sehr berechtigt. Gewiß, wenn ein Paralytiker 3 Jahre lang keine Krankheitserscheinung von seiten seiner Paralyse mehr gehabt hatte, seine Pupillen reagierten, der Patellarreflex anging, die Psyche die Ausübung des Berufs und den Broterwerb für die Familie vollauf gewährleistete, so konnte man für diesen Kranken von einer völligen Heilung sprechen, wenn er zufällig im 4. Jahr einer anderen Krankheit oder einem Unglücksfall erlag. Dann ist der ehemals Kranke eben bis an sein Lebensende von der Paralyse frei, also geheilt geblieben. Im allgemeinen versteht man aber unter dem Begriff „Heilung" doch mehr. Im 5. Jahre konnte ja, wer will das sagen oder dem widersprechen, der Kranke von neuem Erscheinungen seiner Paralyse zur Schau tragen, immer stärker, in progredientem Sinn und er konnte dann vielleicht nach Jahresfrist dieser Paralyse erliegen. Die Heilung wäre also nur durch einen frühzeitigen zufälligen Todesfall im 4. Jahr vorgetäuscht worden.

Wie man die Sache dem Sprachgebrauch nach benennt, könnte man nur dann von wirklicher Heilung reden, wenn die Unmöglichkeit sich ergeben hätte, daß der Kranke überhaupt je mehr einem Ausbruch der früheren Krankheit ausgesetzt — nicht würde, sondern ausgesetzt sein konnte —, weil die Ursache — nicht zurückgedrängt, sondern einfach vernichtet und vertrieben wäre. Eine Sicherheit darüber könnte erst post mortem durch eine sorgfältige Autopsie gegeben werden, vorausgesetzt, daß man untrügliche Merkmale für bestehende Paralysegefahr hätte und solche mit Sicherheit ausschließen könnte. Oder die menschenmögliche und auch genügende Sicherheit müßte die Statistik ergeben. Sollte z. B. eine lange Reihe von Jahren und eine große Zahl von Einzelbeobachtungen ergeben haben, daß unter, sagen wir hunderttausend, Rezidiven keines später als nach 5 Jahren eingetreten ist, so könnte man mit einer Sicherheit, die sich errechnen läßt, bei jedem Paralytiker, dessen Remission sich über 5 Jahre schon erstreckt, ruhig sagen: der ist geheilt.

So weit sind wir noch lang nicht, aber wir werden mit der Zeit, und wenn die Ärzte noch etwas lernen wollen, so weit kommen.

Noch ein Wort über die Paralysophobie. Sie nimmt unter den hypochondrischen Nosophobien keinen geringen Rang ein. Mancher junge Mann und namentlich Mediziner, kommt wegen eines Vorgangs, dessen er sich immer wieder erinnert und der auch wirklich Folgen hinterlassen hat, über die Sorge einer im geeigneten Alter losbrechenden Paralyse nicht hinaus. Wenn das nur dazu führte, jedes Rezidiv der Lues gründlich zu behandeln, meinetwegen auch das Blut von Zeit zu Zeit untersuchen zu lassen, aber nicht zu oft wegen der Hypochondrie, so könnte man nicht viel dagegen haben. Aber dabei bleibt es selten. Das ganze Leben wird durch den ewigen Gedanken an das, was einmal war und an das, was vielleicht einmal kommt, vergiftet, und die ernstesten neurasthenischen Beschwerden können geradezu gezüchtet werden, um, wenn sie einmal da sind, die Furcht vor der Paralyse noch weiter zu erhöhen. Denn, das darf man nie vergessen, die Neurasthenie ähnelt der beginnenden Paralyse ganz verzweifelt. Da hilft oftmals nur der Erfahrungssatz: Wer die Paralyse fürchtet, der hat und bekommt sie ganz gewiß nicht. Ich erinnere mich, von 2 Ärzten gehört zu haben, die nebeneinander im Irrenhaus saßen und jeder hatte die Paralyse. Der eine guckte dem anderen ins Gesicht und sagte mit seiner stotternden Stimme: Dddu Hhast die PPParalyse, als er die starren Pupillen erkannt. Das wußte er noch ganz gut, aber daß auch seine eigenen Pupillen lichtstarr waren, daran dachte er gar nicht.

Die Epilepsie.

Diese Krankheit wird verschieden und offenbar von vielen in zu weitem Sinn aufgefaßt. Ich verstehe darunter eine eigentümliche Veranlagung des Gehirns, von Anfällen ergriffen zu werden, während deren das Bewußtsein verloren geht und sich Krämpfe entwickeln. Dabei möchte ich auf die Aufhebung des Bewußtseins das größte Gewicht legen. Denn es gibt genug Krämpfe und Krampfformen, die den bei der Epilepsie vorkommenden so auf ein Haar ähnlich sind, daß man sie geradezu als epileptiforme allgemein bezeichnet und trotzdem sind sie keine eigentliche Epilepsie. Diese Krankheit ist auf der ganzen Welt verbreitet und in Deutschland keine Seltenheit. Man kann annehmen, daß hier auf 1000 Personen 2 oder 3 Epileptiker kommen. Die Erblichkeit der Krankheit ist ausgesprochen. In 10% ist in der gleichen Familie Epilepsie schon vorgekommen, in 22% Geisteskrankheiten, in 26% Trunksucht, in 13% besondere Veränderungen des Charakters, in 16% „Nervenkrankheiten". Wenn man freilich alles das als hereditäre Belastung gelten lassen will, dann bleibt nichts mehr übrig (nur 13%) von Epileptikern, die als erblich *nicht* belastet angesehen werden dürfen.

Meines Erachtens ist diese Art der Statistik durchaus unzulässig. Es handelt sich hier gar nicht um irgendeine Störung in der geistigen Verfassung oder im angeborenen Zustand des Nervensystems, sondern um eine ganz bestimmte Einzelform von *Abweichung* gegenüber dem Gesunden, die keinerlei Vergleich zuläßt mit irgendeiner anderen. Wenn wir eine ganz bestimmte konstitutionelle Anlage des Gehirns beim Epileptiker annehmen müssen, wonach er fähig ist, von Anfällen einer ganz bestimmten Art befallen zu werden, so kann man von einer hereditären Anlage nur dann sprechen, wenn die *gleiche* ganz besondere Anlage auch sonst schon in der gleichen Familie vorgekommen war, mit anderen Worten, wenn bei den Blutsverwandten schon Epileptiker da gewesen waren. Die Schwere der Fälle spielt dabei keine Rolle, aber

Epilepsie muß es sein und alle anderen Störungen der Psyche oder in der Neurologie kommen dabei gar nicht zur Frage, wenn nicht der reinen Willkür Tür und Tor geöffnet sein soll. Ziehen wir diese meines Erachtens durchaus notwendige Einschränkung, so fällt freilich die erbliche Belastung viel geringer aus, wenn man sich an die Angabe der Statistik hält und wonach, wie erwähnt, die Zahl von $^1/_{10}$ ungefähr herauskommt. Doch ist hier wieder andererseits einiges zu bedenken. In recht vielen Fällen wird die Epilepsie übersehen, weil die Anfälle immer nur sehr leicht sind oder nur sehr selten kommen, dabei aber immer noch zur echten Epilepsie gezählt werden müssen. Ferner kommt der erste Anfall gewöhnlich nicht im Säuglingsalter, sondern ein paar Jahre später. Nach einer Tabelle, die ich Reichardt entnehme, macht die Krankheit zum erstenmal deutliche Symptome im 1. Lebensjahrzehnt bei etwa 35%, im 2. 35%, im 3. 20% oder etwas mehr, im 4. und später bei etwa 10% aller Epileptiker.

Daraus ergibt sich, daß bei allen denen, die vor dem 2. Jahrzehnt gestorben waren, man nicht angeben kann, ob sie nicht epileptisch gewesen, ein kleinerer oder größerer Teil war es, aber hatte noch keinen Anfall gehabt. Das gleiche gilt für alle Todesfälle vor dem 2. Jahrzehnt, vor dem dritten usw. und sogar ein Teil der Väter, die Epileptiker gezeugt hatten, war vielleicht epileptisch gewesen, man konnte das aber nicht wissen, ob sie es selber gewesen waren, denn vor ihrem ersten Anfall waren sie gestorben.

Ich möchte nur auf die Schwierigkeiten aufmerksam machen, die sich bei der statistischen Lösung solcher Fragen von selbst aufwerfen und um die Behauptung zu begründen, daß wahrscheinlich bei mehr als nur bei 10% der Epileptiker eine erbliche Anlage angenommen werden kann, d. h. wollen wir vorsichtiger sagen, daß in der gleichen Familie zwei- oder mehrmals die Epilepsie vorgekommen sei.

Dann muß man noch die zweite Frage zu beantworten suchen, ob man daraus den Schluß ziehen darf, daß die eigentümliche Anlage des Nervensystems, des Gehirns im besonderen, wirklich vererbt sei, daß in den Chromosomen schon die Beschaffenheit vorliegt, die beim entwickelten Nachkommen die Epilepsie hervorbringen wird. Diese Beschaffenheit der Chromosomen kann den väterlichen und den mütterlichen Teil betreffen und bei jedem wäre es möglich, daß die krankhafte Eigenschaft nicht vom Vater oder der Mutter her kommt, die selber gesund sein können, sondern wie unzählige Erfahrungen zeigen, selbst wieder vererbt in unmeßbar feiner Weise vorliegen, lang ohne daß sie je zur Geltung gebracht worden wären als gerade jetzt wieder bei einem Proles. Man ist noch gar nicht einmal beim Anfang, solche Fragen wissenschaftlich zu lösen und bis jetzt sind wir bezüglich der Epilepsie nicht zur Sicherheit gelangt, nur zur Wahrscheinlichkeit oder zum Glauben, es möge die Epilepsie zu den erblichen Krankheiten gehören, d. h. zu den Krankheiten, die oder deren Möglichkeit schon beim Zeugungsakt in dem befruchteten Ei angelegt werden. Manche glauben sogar daran, daß Trunkenheit während des Zeugungsaktes nicht nur für die Übertragung der Epilepsie oder auch irgendeiner anderen geistigen Abnormität in Frage stehen soll. Ob die wohl nur nachgedacht haben, was für Verhältnisse physikalischer, chemischer, kolloidchemischer, physiologischer Art sie dabei annehmen müssen, wenn sie an solche Möglichkeiten glauben.

So viel Arbeit und Mühe auch schon auf die Frage der Heredität der Epilepsie verwendet worden ist, so kann eine Annahme, die irgendeine Sicherheit bietet, nur erwartet werden, wenn folgende Bedingungen erfüllt sind. Es muß ein sehr großes Material für eine Statistik geschaffen sein, so daß nach dem Gesetz der großen Zahlen das Spiel des Zufalls als ausgeschlossen gelten darf und zwar rechnerisch ausgeschlossen werden darf, und der Grad der Wahrscheinlichkeit, der dem erhaltenen Ergebnis zu zu sprechen ist, muß sich rechnerisch angeben lassen. Es ist klar, daß nur einer, der die höhere Mathematik in genügendem Maße beherrscht, sich an diesen ersten Teil der Fragestellung herantrauen darf. Und beim zweiten Teil der Aufgabe, die aus der Statistik gewonnenen Resultate rechnerisch zu verwerten, ist es um kein Haar anders. Ein Vorteil ist es natürlich, wenn der Mathematiker auch über ein gewisses Maß von medizinischen Kenntnissen verfügt oder einen Mediziner als Berater zur Seite hat, aber die Hauptsache macht der Mathematiker. Es wäre schon viel gewonnen, wenn die medizinischen fleißigen Forscher von diesen Dingen nur so viel Ahnung hätten um ihre Wichtigkeit, besser gesagt Notwendigkeit, überhaupt einzusehen. Aber genug davon!

Der richtige epileptische Anfall kommt ohne jede Ursache, die man anschuldigen könnte. Der Kranke stürzt mit oder ohne Schrei bewußtlos zu Boden, wie vom Blitz getroffen, ohne daß er im geringsten die Art des Fallens oder den Ort, wohin er fällt, auswählen oder beeinflussen könnte, vom ersten Bruchteil der Sekunde an des Bewußtseins völlig beraubt. Die Muskeln der Extremitäten und des Rumpfes sind stark gespannt und regungslos, der Atem angehalten, die Augen sind geschlossen, öffnet man sie, so zeigen die Bulbi nach oben, die Pupillen sind weit und starr. Nun kommen einige Zuckungen und Bewegungen, oft zuerst im Gesicht, oder der Kopf wird hin- und herbewegt und das Bild der verbreiteten klonischen Zuckungen beginnt jetzt. In Armen und Beinen zucken einzelne Muskeln und Muskelgruppen bald mehr bald weniger stark, bis zum wirklichen Schlagen. Vor den Mund tritt Schaum, oft genug blutig gefärbt, weil sich der Kranke die Zunge zerbissen hat. Die Atmung hat wieder eingesetzt, aber unregelmäßig und von den einzelnen Krampfformen in Unordnung gebracht. Endlich nach Minuten oder Bruchteilen davon — das wechselt von Fall zu Fall — beruhigt sich der Kranke, die Atmung wird regelmäßig, oft mit einem tiefen Seufzer beginnend, die Augen öffnen sich wieder für kurze Zeit und der Ausdruck des Schlafes macht sich doch in den ruhig gewordenen Gesichtszügen bemerkbar. Erwacht der Kranke dann später, so hat er von dem, was vorgekommen ist, gar keine Ahnung. Diese vollkommene Amnesie ist bezeichnend für die echte Epilepsie und wo sie fehlt, möchte ich mich nicht zur Diagnose entschließen.

Im Anfall selbst können Stuhl und Urin entleert werden, wieder ohne daß der Kranke eine Ahnung davon hat, auch Ejakulationen kommen vor, doch sind diese Dinge mehr nebensächlicher Natur und beweisen nur die völlige Unbesinnlichkeit des Kranken. Die Pause, die zwischen zwei solchen Anfällen bleibt, ist in der Regel von keinen irgendwie auf das Leiden zu beziehenden Erscheinungen ausgefüllt, der Kranke verhält sich solang oft ganz wie ein Gesunder, bis wieder ein Anfall kommt, der sich vom ersten nur in nebensächlichen Dingen unterscheidet. Je länger die Pause war, desto schwerer pflegt der nächste Anfall zu werden. Die Häufigkeit der Anfälle bestimmt im übrigen die Schwere des Krankheitsfalles und man kann dementsprechend die leichteren Formen, wo Jahre vergehen, von den schwereren unterscheiden, bei denen in der Woche mehr als einer oder ihrer mehrere beobachtet werden. Die Pausen sind auch im nämlichen Fall nicht stets gleichlang, es gibt Zeiten mit größerer Häufung, die wieder von längeren Pausen abgelöst werden. Im ganzen ist aber doch eine gewisse Regelmäßigkeit nicht zu verkennen. Manche bekommen ihren Anfall nur am Morgen, nur am Abend, nur in der Nacht und der letztere Umstand ist insofern von größerer Bedeutung, als erstens Verletzungen durch Sturz sehr viel seltener und ungefährlicher ausfallen und zweitens, daß solche Fälle von „Epilepsia nocturna“ oft lang oder fürs ganze Leben verborgen bleiben können, falls der Kranke allein schläft. Mancher ist selber ahnungslos in die Ehe getreten, weil er sich selbst für vollkommen gesund hielt und von seiner schweren Krankheit keine Kenntnis besaß und in einer der nächsten Nächte bekam die Neuvermählte einen Todesschrecken über den Anfall, von dem der Gatte heimgesucht wurde. Das kann media in re geschehen, um so ärger für die arme junge Frau! Da wirft sich von selbst die Frage auf, in welchem Verhältnis der Ausbruch des Anfalls vielleicht mit psychischen Aufregungen stehen möge, oder ob man überhaupt eine Gelegenheitsursache für den einzelnen Anfall ausfindig machen könne. Das ist nun im ganzen nicht der Fall, das einzige, was man vielleicht zugestehen möchte, ist, daß der Mißbrauch nicht nur, sondern auch der ganz mäßige Gebrauch des Alkohols den Epileptikern nicht zusagt, und daß sich unter seinem Einfluß die Anfälle zu häufen pflegen. Natürlich kann ein Kranker in heftiger Erregung, im Wortwechsel und Streit oder Schreck seinen Anfall bekommen, allein das ist dann ein reiner Zufall, der unter den tausend Fällen, wo bei der gleichen Gelegenheit, auch wieder bei Streit und Zorn, kein Anfall kommt. Von der Menstruation ist der Anfall vollkommen unabhängig, ebenso von Schwangerschaft und den anderen Abschnitten des sexuellen Lebens.

Es gibt auch Fälle, in denen sich die Anfälle rasch, Schlag auf Schlag folgen. Wenn der Kranke dazwischen das Bewußtsein nicht oder nur unvollkommen wieder erhält, so spricht man vom Status epilepticus, aus dem die Kranken häufig dann gar nicht mehr erwachen. Es gibt aber auch viel leichtere Formen, die nur kurz dauern und wo auch Tonus und Klonus der Muskulatur sich in engen bescheidenen Grenzen zu halten pflegen. Beim sog. Petit mal können die Krämpfe sogar vollständig fehlen. Der Kranke sitzt ganz ruhig da, erzählt und hält mit starrem Blick einige Sekunden, einen Augenblick vielleicht nur, steckt mit der Rede um gleich nachher mit der Erzählung fortzufahren, als wenn gar nichts gewesen wäre und indem er selbst von der Unterbrechung nichts gemerkt hatte. Das kann nun bei einem Gesunden auch vorkommen, daß er einen Augenblick „aus dem Konzept gebracht“ den Fluß der Rede unterbricht, er merkt es aber selber und es kommt nicht immer und immer wieder vor. Der letztere Umstand führt die Umgebung endlich auf den richtigen Verdacht, man fragt nach und so kommt das Krankhafte des Vorfalls gewöhnlich bald zutage. Das Petit mal ist außerordentlich viel weniger schlimm als die Krankheit, die in richtigen Anfällen sich austobt. Alle Gefahren der Selbstverletzung fehlen, aber am richtigen Charakter der Epilepsie ist doch nicht zu zweifeln. Eines Tages und nach und nach können sich auch die echten und schweren epileptischen Anfälle entwickeln, um zu zeigen, wes Geisteskind die rudimentären gewesen waren. Bei der Frage, ob wegen der Vererbung der Kranke heiraten darf, sind die Anfälle des Petit male ebenso zu bewerten wie der schwerste Krampfanfall.

Es gibt aber auch Anfälle ganz anderer Art ohne Verlust des Bewußtseins und mit vollständig anderen Nebenerscheinungen, die aber doch nichts anderes sind als Epilepsie. Das sind die sog. epileptischen Äquivalente. Vorzüglich auf psychischem Gebiet spielen sie sich ab. Schon die Vorboten, die dem eigentlichen Anfall zuweilen vorhergehen, betreffen das Nervengebiet, und man könnte darüber streiten, ob sie nicht funktionelle Neurosen darstellen. Man rechnet sie aber gemeinhin zum epileptischen Anfall selbst und spricht von einer „epileptischen Aura“. Manche Epileptiker, diese sogar mit großer Regelmäßigkeit, spüren, daß der Anfall kommen will mit einer Sensation bald in dieser, bald in jener Körperregion. Das eine Mal ist es ein Schmerz da und dort, das andere Mal psychische Verstimmung, wieder ein andermal spüren sie einen Hauch, der sie anbläst, woher auch der Name Aura, oder ein schnürendes Gefühl steigt im Hals empor und bald danach bricht der Anfall aus. Doch haben die Kranken dabei oft noch die Möglichkeit, Vorsichtsmaßregeln zu treffen, damit sie sich nicht dabei verletzen und zu Schaden kommen. Man muß das wegen der Diagnose wissen, denn eine andere Art von sehr ähnlichen Anfällen, die hysteroepileptischen gibt es auch, bei denen Verletzungen niemals vorkommen, aber aus einem ganz anderen Grunde. Da liegt die getroffene Vorsicht im Anfall selbst, nicht in der Aura. Wird der Epileptiker durch irgendeinen äußeren Umstand daran verhindert, die gebotene Vorsicht walten zu lassen, kann er ein Bett nicht erreichen, weil eben keines gerade in der Nähe ist, so läuft er Gefahr, sich beim Sturz zu verletzen wie jeder andere Epileptiker auch. Eine Hysterika verletzt sich aber nicht im vollen ausgebrochenen Anfall und sei er noch so fürchterlich anzusehen. Deswegen ist sie eben eine Hysterika.

In einem Teil der Fälle bricht vor oder nach dem epileptischen Anfall eine Psychose aus, z. B. ein Wutanfall wie bei einem Maniakus. Nur ist dieser Anfall bei weitem fürchterlicher. Denn das Bewußtsein ist dabei in dem Grad gestört, daß der Kranke ohne jede Rücksicht auf die Umgebung oder auf sich selbst zu wüten anfängt. Der epileptische Maniakus gehört zu den allergefährlichsten Geisteskranken und gegen sein Toben und sein Wüten hilft nur die körperliche Gewalt.

Ein andermal verübt der Kranke, statt daß er einen epileptischen Anfall bekommt, irgendeine Zwangshandlung. Er begeht eine Gewalttat, einen Mord oder er legt Feuer oder er betrinkt sich sinnlos, nicht einmal, sondern mehrere Male, wochenlang jeden Tag oder er läuft fort und wird weit von zu Haus irgendwo von der Polizei aufgegriffen und heimgebracht. Auch dieses epileptische Äquivalent kann viele Tage dauern. In der Zwischenzeit betragen sich solche Kranke vollständig vernünftig und gesittet und ihre Ausschweifungen betreffen wirklich nur die Zeit, wo sie anfallsweise unter dem unbezwingbaren Einfluß ihrer Krankheit stehen. Dahin gehören z. B. die sog. Quartalsäufer. Die solidesten Menschen von der Welt werden in längeren Pausen, es muß nicht genau ein Vierteljahr sein, vom unbezwingbaren Drang nach Alkohol und auch zu anderen dazugehörigen Exzessen befallen, dem sie nachgeben müssen und auch nachgeben. Ich weiß von Frauen, die vor ihrem

Verlobten in dieser Beziehung gewarnt worden waren, im Hinblick auf die tadellose Führung desselben und der anderen vorzüglichen Eigenschaften verführt, ihrem eigenen Einfluß genug zutrauten, es werde ihnen eine moralische Besserung gelingen und die dann später erfahren mußten, wie vergeblich alles nur sein konnte und daß es sich um ein unheilbares Leiden, um eine wirkliche Krankheit und nicht um einen moralischen Defekt handle.

Alle progressiven diffusen Hirnkrankheiten, alle die akuten und die chronischen können zu epileptoiden Anfällen führen, wie man besser sagt, als zu epileptischen, um den grundlegenden Unterschied schon im Wort anzudeuten. Sie kommen bei Blutungen, bei Erweichungsherden, bei Tumoren, bei der Porenzephalie vor, nicht weniger bei Syphilis, Hydrozephalus, Atheromatose der Gehirnarterien, auch bei der progressiven Paralyse. Ganz besonders trifft man auch epileptiforme Anfälle bei Vergiftung des Gehirnes mit Blei, mit Alkohol und vor allem bei der Selbstvergiftung mit harnfähigen Stoffen, bei der Urämie. Auch bei Infektionskrankheiten, im Fieber sind sie nicht selten, besonders bei Kindern. Manche halten es sogar für wahrscheinlich, daß manche Fälle von echter Epilepsie aus der Eklampsie der kleinen Kinder hervorgehen können, daß es nur ein weiter gesponnener Vorgang sei, der nach Eklampsie als Epilepsie zurückbleibe.

Die Diagnose der Epilepsie gründet sich nur selten auf einen vom Arzt selber beobachteten Anfall, aber bis dahin läßt sie sich nicht mit Sicherheit formulieren. Doch ergibt die Untersuchung des Kranken und Berichte, denen man trauen darf, immerhin vieles, was in Betracht kommen kann. Vor allem müssen alle Krankheiten ausgeschlossen sein, die ohne Epilepsie zu sein, doch zu epileptiformen Anfällen führen können. Um nur weniges zu nennen, darf keine Stauungspapille da sein, kein Eiweiß im Urin mit Zylindern. Wenn es sich nicht um den ersten Anfall handelt, wo man eine sichere Diagnose überhaupt nicht stellen soll, sondern schon mehrere oder viele da waren, dann muß sich auch irgendeine Verletzung am Körper des Kranken nachweisen lassen, wenigstens eine Narbe an der Zunge. Der Zungenbiß kann auch bei der Epilepsia nocturna geschehen, wo andere schwerere Verletzungen ausbleiben. Die größte Schwierigkeit besteht gewöhnlich gegenüber der Hysteroepilepsie. Hat man Gelegenheit, den Anfall selbst zu beobachten, so muß vor allem nachgesehen werden, ob die Pupillen bei Lichteinfall sich verengern. Ist das der Fall, so ist die echte Epilepsie sehr unwahrscheinlich, doch soll Pupillenreaktion ausnahmsweise auch hier zu treffen sein. Ich für meine Person möchte da doch gewisse Zweifel nicht unterdrücken und darauf aufmerksam machen, wie schwer es manchmal ist, die Prüfung der Pupillen im Anfall selbst hinreichend sicher durchzuführen. Schon zu Ende des Anfalls kommt die Pupillenreaktion wieder und es ist mitunter zweifelhaft, ob der Anfall noch im Gang oder schon vorbei ist. Im hysteroepileptischen Anfall verletzt sich der Kranke nie, wenn es auch so aussieht, als wenn er ohne Beschädigung gar nicht wegkommen könnte. Gerade die Wildheit, mit der die Konvulsionen auftreten, wie sich der Kranke hin und her wirft, muß den Verdacht auf Hysterie erwecken. Vor allem ist vom Epileptiker vollkommene Amnesie zu verlangen; fehlt diese, so steht die Diagnose auf Epilepsie auf sehr schwachen Füßen. Anderseits kann das Symptom auch epileptiformen Anfällen zukommen. Ob sie aber z. B. bei der bloß symptomatischen Rindenepilepsie immer und ausgesprochen zu beobachten ist, das weiß ich doch noch nicht. Die Diagnose muß gründlich überlegt werden, denn mit dem Ausspruch Epilepsie ist ein Urteil von der allergrößten Bedeutung für den Kranken selbst und für dessen ganze Familie gefällt. Die Krankheit ist so gut wie unheilbar, sie erfordert eine Wahl des Berufs, von der viele Möglichkeiten ausgeschlossen sind, sie macht auch längere Zeit Heilungsversuche nötig und vor allem könnte doch statt der Epilepsie etwas ganz anderes vorliegen, was unseren Heilbestrebungen zugänglicher wäre, wäre es frühzeitig erkannt worden.

Die Epileptiker laufen verschiedene Gefahren. Ein Teil von ihnen ist schon schwachsinnig oder blödsinnig, bevor er seinen ersten Anfall bekommt, ein anderer wird es durch seine Krankheit. Der Ausgang in Verblödung ist bei der Epilepsie kein ungewöhnlicher. Gerade das Mittel aber, das da gegen die Krankheit bis vor kurzem am meisten gebraucht wurde und auch einigen Erfolg verspricht, das Bromkali, bringt, wenn es zu lang angewendet wird, entschieden eine Verblödung des Geistes mit sich. Andere Male können die Kranken ein höheres Lebensalter erreichen, ohne daß man im geringsten eine Abnahme ihrer geistigen Tätigkeit bemerken könnte. Napoleon hat am Tage der Schlacht von Leipzig einen epileptischen Anfall gehabt, der ihn zwei Stunden von der Leitung der Schlacht ausschloß. Er war, wie kürzlich ein sozialdemokratisches großes Licht sich ausdrückte, „ein strategisches Genie und — sonst nichts". Der Mann hat offenbar nichts vom Code Napoléon gehört, war auch gar nicht von ihm zu verlangen.

Ein Teil der Epileptiker geht an seiner Krankheit direkt zugrunde und zwar durch eine Verletzung im Anfall. Beim Essen gerät z. B. ein Bissen in die falsche Kehle, wenn der Kranke beim Ausbruch des Anfalls einen vollen Mund hat und der Kranke muß daran ersticken, wenn kein Mensch seiner Umgebung daran denkt und mit raschem Griff den fehlgeschluckten Bissen herausholt. Oder der Anfall bricht aus, während sich der Kranke am Rand eines Abgrundes oder eines Gewässers oder auf einem Gerüst u. dgl. befindet. Lauter Möglichkeiten, die sich schon tausendmal verwirklicht haben.

Macht man die Sektion, so findet man wohl mancherlei, was bei Epilepsie schon öfters gefunden worden ist, z. B. das Gehirn ist manchmal im Zustand der Quellung, d. h. zu groß für den ihm zustehenden Schädelraum. Die Meningen können sich im Zustand chronischer Entzündung befinden, im Gehirn diffuse Sklerose oder an verschiedenen Stellen ein Gliom, oft eine Sklerose des Ammonshorns oder eine Verbreiterung der Glia am Rand des Gehirns.

In der neueren Zeit hat man die Epilepsie in Zusammenhang mit anderen Krampfformen bringen wollen, so mit der Spasmophilie, der Eklampsie der Kinder und da der Einfluß von endokrinen Drüsen auf verschiedene Neigung zu Krämpfen feststeht, so hat man auch auf den Zustand dieser Drüsen mit innerer Sekretion zu achten. Von der Nebenniere nimmt man an, daß ihre Sekretion die Krampfbereitschaft steigert, und auch von der Hypophyse wird das zum Teil geglaubt. Umgekehrt steigern das Pankreas, die Thymus, die Keimdrüsen, die Epithelkörperchen die Toleranz gegen Einflüsse, die zu Krämpfen führen können. So würde also der Verlust oder die mangelhafte Tätigkeit der Nebennierenrinde z. B. zu erhöhter Disposition auf exogene Einflüsse hin mit Krämpfen zu reagieren, führen. Die Auffassung der genuinen

Epilepsie als Folge einer Störung der inneren Sekretion hat wohl etwas Ansprechendes, weil zum erstenmal für eine Krankheit, von deren Ursache wir eigentlich nichts wissen und das auch gestehen, eine ganz neue Erklärung kommt, von der wir, ob wir es sagen oder nicht, ebenfalls nichts verstehen. In der ganzen Sache mag ein guter Kern liegen, aber bis er herausgeschält sein wird, kann es noch eine Zeitlang dauern. Jedenfalls ist ein neuer Angriffspunkt gegenüber der Krankheit und eine neue Front zum Angriff der Therapie noch nicht dabei herausgekommen.

Die Therapie hat wegen der Gefährlichkeit mancher Lagen, in die der Kranke kommen kann, schon bei der Wahl des Berufs, auf die Möglichkeit, daß zu allen Zeiten ein unvorhergesehener Anfall kommen kann, die gebührende Rücksicht darauf zu nehmen, daß eine gefahrlose Arbeit aufgenommen werden möge. Auch keine, die übergroße geistige Anstrengung erfordert. Denn daß Ruhe in jeder Beziehung, ohne mäßiger Arbeit im Wege stehen zu wollen, eine Hauptsache für den Epileptiker ist, darüber sind sich alle einig. Findet sich irgend etwas, von dem aus die Anfälle ausgelöst werden, eine Narbe, von der die Aura ausgeht oder dgl., so kann man den Versuch machen, die Narbe auszuschneiden. Viel wird dabei nicht herausspringen, falls es sich um genuine Epilepsie handelt. Der Genuß von Alkohol ist am besten überhaupt und ganz streng zu verbieten, auch keine Ausnahmen bei festlichen Gelegenheiten sind zu gestatten.

Das Bromkali ist in der Tat imstande, nicht immer, aber doch oft, bei längerem Gebrauch die Zahl der Anfälle herabzusetzen. Es müssen aber große Dosen gegeben werden. Nach einigen Vorversuchen geht man alsbald zu Gaben von täglich 8—10 g über. Sobald sich eine Apathie des Kranken geltend macht, ist es hohe Zeit, mit dem Bromkali aufzuhören, damit keine Verblödung eintritt. Man liebt es, mit dem Bromkali die Wirkung des Opium zu verbinden oder noch besser, erst 6 Wochen lang das Opium gebrauchen zu lassen und dann erst mit dem Bromkali anzufangen.

In der Neuzeit ist das Luminal als Arzneimittel gerade bei der Epilepsie empfohlen worden. In der Tat, es wirkt und zwar nicht nur bei der genuinen Epilepsie, sondern auch bei Rindenepilepsie oder anderen epileptiformen Anfällen. Man gibt es zu 0,1 mehrmals täglich und läßt es lange Zeit fort gebrauchen.

Nach dem, was ich gesehen habe, ist das Luminal in der Tat ein Mittel, das alles, was bisher gegen die Epilepsie angewendet worden, in den Schatten stellt. Es verhindert nicht nur die Anfälle, sondern die Kranken haben auch sonst offenbar Vorteil von seinem Gebrauch. In der Altersepilepsie kann man beobachten, daß ein Wiederaufblühen des ganzen Körpers und vor allem auch der geistigen Frische sich wieder einstellt.

Die Paralysis agitans

befällt nie junge Leute, ganz selten noch im dritten Jahrzehnt, erst die vorgerückteren gegen 50 oder das Greisenalter liefern das Material für die Krankheit, deren Ätiologie noch unbekannt ist. Wahrscheinlich kommen mehrerlei Ursachen in Betracht, die im extrapyramidalen System angreifen und dasselbe schädigen. Vor allem muß man natürlich an die Atheromatose denken und ihre Folgen, die Enzephalomalazie, schon wegen des Alters, das bei der Schüttellähmung so ganz besonders bevorzugt wird. Und es ist auch ganz gut möglich, daß die allmähliche Abnützung gewisser Nervenbahnen durch Verrichtungen und eine Tätigkeit, die ein ganzes Leben lang immer und immer wieder stattgehabt hatte, schließlich zur Erschöpfung der Bahnen führen kann. In einzelnen Fällen schien mir das durchaus wahrscheinlich zu sein. Daß dabei nicht ein Nervensystem die gleiche Widerstandskraft besitzt, wie das andere, erscheint durchaus verständlich und in dieser Beziehung ist auch die erbliche Anlage entschieden nicht gleichgültig und in einer und derselben Familie kommt das Leiden direkt vererbt von Eltern auf Kinder oder zu mehreren gehäuft nicht gar zu selten vor.

Die bezeichnenden Erscheinungen bestehen erstens in einem Zittern, das in Armen und Beinen oder nur oben, nur unten, zunächst an den distalen Teilen beginnt, aber allmählich auch die ganze Extremität befällt. Ganz im Gegensatz zum Zittern bei der multiplen Sklerose hört es in der Ruhe nicht auf, ist ganz unabhängig von beabsichtigten oder ausgeführten Bewegungen.

Die zweite Erscheinung, die bezeichnend ist, betrifft die anhaltende Spannung gewisser Muskeln, von denen die Haltung des Kopfes, des Rumpfes und der Gliedmaßen abhängt. Von dieser vermehrten Spannung leitet sich wohl auch das fernere Symptom ab, wonach der Kranke nur schwer und langsam aktive Bewegungen ausführen kann und wodurch auch der Gang eine eigentümliche Veränderung erfährt.

Das Zittern besteht in einem rhythmischen Wechsel der Tätigkeit der Agonisten und der Antagonisten, der Beuger und der Strecker am nämlichen Glied. Besonders bezeichnend ist dieses Zittern (oder soll man besser sagen das Wackeln?) an den Händen. Die Finger werden im ganzen gebeugt gehalten und ein fortwährendes Spiel derselben mit unaufhörlicher Beugung und Strekkung der vier Finger gegen den leicht eingeschlagenen Daumen hin macht sich bemerkbar. Das Symptom des „Pillendrehens“, wie es genannt wird, ist in der Tat so bezeichnend, daß man daraus schon allein die Diagnose stellen kann.

Die Krankheit zieht sich über Jahre und Jahrzehnte hin und so bleibt das Zittern oder Schütteln, wenn es auch an den Fingern angefangen hat, doch nicht auf diese beschränkt, befällt, von rechts auf die andere Seite übergreifend, die linke Hand, die Beine oder das Zittern ist gar nicht das erste gewesen, sondern die Steifigkeit der Muskeln, an den Armen, zuweilen aber auch an den Beinen beginnend. Und dann ist sogar der Gang ganz besonders bald gestört. Die Körperhaltung besteht in einer Neigung des Kopfes nach vorn, selten nach der Seite, fast nie nach hinten oder er ist gedreht, das Kinn ist gesenkt, der Oberarm, gewöhnlich der rechte allein oder zuerst, an den Rumpf gedrückt, die Hand steht in Pronation und Beugung. Eine gewisse Starre und Unbeweglichkeit macht sich auch im Gesicht geltend und wenn das Zittern einmal gar nicht oder nur schwach entwickelt sein sollte, so sieht der Kranke fast wie eine Statue aus.

Man nennt die Krankheit auch die „Schüttellähmung“, allein das pyramidale System ist eigentlich nicht oder nur ganz nebensächlich ergriffen. Und trotzdem ist der Kranke nur wenig imstand, die von ihm gewünschten Bewegungen auszuführen und zu der Zeit auszuführen, zu der es ihm gefallen würde. Allerdings kommt es, wenn auch selten, vor, daß sich der Kranke schon zu einer Zeit in seinen Bewegungen behindert fühlt, wo die Muskelsteifigkeit noch nicht entwickelt ist.

Versucht man die Glieder des Kranken passiv zu bewegen, so findet man einen beträchtlichen Widerstand. Nicht als ob sich unserem Bestreben Krämpfe entgegensetzten, es kommt nicht durch Erhöhung der Reflexerregbarkeit zur Kontraktion der Muskeln, die der beabsichtigten Bewegung entgegenwirken, sondern es ist der nicht gesteigerte, sich immer gleichbleibende Tonus der Muskeln, der nicht nachgeben will. Eine solche Erhöhung des Tonus bestimmter Muskeln und Muskelgruppen bewirkt auch die Haltung der Hände, die „Pfötchenstellung der Finger", die in den Metakarpophalangealgelenken gebeugt, in den anderen wie bei der Interosseiwirkung gestreckt gehalten werden oder auch in allen Gelenken gebeugt sind, die Überstreckung der Hände, die Starre des Gesichts und die leichte Beugung der Beine mit geringer Adduktion der Oberschenkel.

Was dem Kranken schwer fällt, ist nicht die Bewegung, sondern der Anfang derselben. Besonders macht sich dies bemerkbar, wenn alternierend Bewegungen zum bestimmten Zweck ausgeführt werden sollen, die alternierend Agonisten und Antagonisten ins Spiel bringen. Dahin gehören viele Verrichtungen des alltäglichen Lebens schon das Auf- und Zuknöpfen, das Aus- und Anziehen und tausend andere Dinge. Eine einzige Bewegung immer nur in der gleichen Richtung, das geht schon eher. So kann der Kranke, wenn er einmal angefangen hat, sogar ziemlich rasch gehen, er kann aber Tempo und Richtung nicht gut abändern, er dreht sich langsam und unbehilflich um und er kann seinen Gang nicht gut verlangsamen und er kann die Körperhaltung, die er dabei einnimmt, auch nur schwer und langsam ändern. So geht er, wenn er einmal in Gang gekommen oder von einem andern in Gang gesetzt worden ist, solang, bis er von einem äußeren Hindernis aufgehalten wird. Das ist das Phänomen der Propulsion. Man bringt den Kranken durch einen sanften Anstoß nach vorn aus dem Gleichgewicht, dann fängt er das Laufen an und läuft fort, bis er irgendwo anstößt. Ganz entsprechend muß er rückwärts laufen, wenn man ihn durch Zug am Rock nach hinten in Bewegung setzt und auch da läuft er, bis er z. B. an der Wand einen Halt findet: Das Phänomen der Retropulsion. Man hat geglaubt, daß beim Kranken der Wille zu einer Handlung nicht rasch genug gebremst werden könne, daher die Erscheinung, daß er nicht anhalten könne, wenn er einmal nach vorwärts oder nach rückwärts sich in Bewegung gesetzt hat oder in Bewegung gesetzt wurde. Es ist aber auch durchaus möglich, daß der Vorgang viel einfacher zu erklären ist. Der Kranke findet Schwierigkeit, Bewegungen zu beginnen und braucht länger dazu als ein Gesunder. Wenn sein Rumpf durch einen anderen aus der Senkrechten nach vorn oder hinten aus dem Gleichgewicht gebracht ist, so muß der Kranke hinfallen, wenn er nicht schleunigst den Rumpf aufrichten kann und er muß seine Füße unter den Schwerpunkt des Leibes bringen und findet das Gleichgewicht erst, wenn er den Rumpf wieder in die senkrechte Lage über seine Füße gebracht hat. Er muß also laufen und weil er dabei seinen Rumpf nicht in die Höhe bringt, so muß er fort und fort laufen, bis er einen äußeren Halt findet, woran es ihm dann gelingen kann, den Rumpf in die Höhe zu stellen und seinen Schwerpunkt wieder senkrecht über seine Basis zu bringen. Eine ausgesprochene Steigerung der tiefen Reflexe kann vorkommen, doch gehört dies nicht zu den regelmäßigen Symptomen und ist mehr Zufälligkeit. Der Gang ist auch infolgedessen zwar mühsam, aber keineswegs ausgesprochen spastisch. Dorsalklonus ist selten, dagegen wird die Westphal'sche „paradoxe Reaktion" als häufig bezeichnet. Sie besteht darin, daß die Muskeln, deren Ansatz und Ursprungspunkt einander genähert werden, in Kontraktion geraten. So zieht sich der M. tibialis zusammen und bleibt eine Zeitlang zusammengezogen, wenn man den Fuß dorsal flektiert hat. Die Erscheinung ist aber keineswegs bezeichnend für Paralysis agitans, denn sie kommt auch bei Neurosen und bei der Atheromatose der alten Leute ohne Paralysis agitans vor.

Die Schrift ist mehr durch das Zittern und die Unsicherheit der Hand verändert, als durch die Hemmung in der Bewegung. Sie bleibt lang wenigstens leserlich. Die Sprache ist monoton, auch schwach, zeigt aber doch keine eigentliche Anarthrie.

Die Absonderung von Schweiß und Speichel ist erhöht, zuweilen in dem Grade, daß der Kranke davon erheblich belästigt wird. Sind Störungen der Blase oder des Mastdarms da, so sind sie Folge der Altersveränderungen, nicht aber Folgen der Paralysis agitans. Es ist überhaupt schwer, alles, was sich im Greisenalter an verschiedenen Erscheinungen des Nervensystems ergeben kann, reinlich von der Krankheit zu scheiden und richtig zu erkennen, was dazu gehört und was nicht. Jedenfalls scheint mir die Bezeichnung „Schüttellähmung" nicht ganz das richtige zu treffen, denn wenn auch eine Lähmung sich im Verlauf der vielen Jahre einstellt, die bis zum Ende vergehen müssen, so ist diese Lähmung gewiß nicht die Folge der Störung im extrapyramidalen System, als die man die Krankheit im großen und ganzen bezeichnen muß. Es ist richtig, manchmal wird die Pyramidenbahn sogar apoplektiform unterbrochen, aber andere Greise erleiden auch einmal eine Hirnblutung und manche Fälle mögen auch sekundär auf eine Blutung in der Nähe der Stammganglien folgen, wie denn die ganze Krankheit mehr ein Syndrom als ein einheitlicher Krankheitsprozeß genannt werden kann.

Reimt man die Erscheinungen der Paralysis agitans mit unseren heutigen Kenntnissen vom extrapyramidalen System zusammen, so kann man keinen Zweifel haben, daß die Schädigung in den subthalamischen Zentren und der Nachbarschaft ihren Sitz haben muß. Für die Zwangsbewegungen ist das Striatum, für die Hemmung das Pallidum verantwortlich. Auch die Substantia nigra, die schon viel früher in Betracht gezogen wurde, käme hier in Frage. Es ist selbstverständlich, daß der eine Teil der Erscheinungen bald früher, bald erst später an die Reihe kommen kann. Und so beobachtet man zuweilen, daß die Krankheit nicht mit Zittern, sondern mit den anderen Störungen, besonders mit der krankhaften Körperhaltung, anfängt. Das sind dann die Fälle von sog. Paralysis agitans sine agitatione. Irgendwelche Schlüsse auf die Dauer und den Ausgang des Leidens lassen sich aus dem ungewöhnlichen Beginn keineswegs ziehen.

Die Krankheit braucht immer eine gewisse Zeit bis zu ihrer vollen Entwicklung und leicht 15—20 Jahre, bis die Kranken durch den Tod von ihrem Leiden erlöst werden. Und sie leiden wirklich, obwohl die Krankheit keine Schmerzen verursacht. Schließlich werden die Unglücklichen immer schwerer beweglich, werden bettlägerig und gehen der Gefahr des Dekubitus um so eher entgegen, weil es ihnen schwer fällt oder unmöglich ist, im Bett ihre Lage selbständig zu verändern oder sich nur herumzudrehen, wenn ihnen kein anderer Mensch dabei hilft.

Die Vorhersage ist demnach sehr ungünstig, wenngleich das Leben oft genug lang erhalten bleiben kann, so daß auch der Tod durch einen Zwischenfall, nicht durch die Paralysis agitans verschuldet wird.

Für die Heilung der Krankheit wissen wir kein Mittel, doch gelingt es zuweilen in den einzelnen Erscheinungen, eine sicht- und fühlbare Besserung herbeizuführen. Allerdings kommen auch ohne Behandlung mitunter Zeiten vor, in denen Stillstände oder sogar Besserungen da und dort unverkennbar sind. Schon im vollentwickelten Krankheitsbild gibt es Wechsel der Erscheinungen und Eigentümlichkeiten mancher Art. So kann der Kranke vielleicht eine recht verwickelte und schwierige Aufgabe mit seinen Händen lösen, er kann seine Partie Karambol spielen und gewinnen; andere, viel leichtere, aber viel wichtigere Verrichtungen, die bringt er nicht fertig.

Können wir die Krankheit nicht heilen, so können wir doch manche lästige Erscheinung bessern oder für einige Zeit vertreiben. Unter dem ewigen Zittern und Wackeln leiden die Kranken gewöhnlich am meisten, gibt es ja doch in einem Teil der Fälle nicht einmal nachts Ruhe. Das beste Mittel gegen das Zittern ist das Hyoszin, aber auch das versagt, wenn es einmal schon Monate lang verbraucht wurde, oft. Dann muß man wenigstens für einige Zeit mit einem anderen Mittel abwechseln, der Tinctura Fowleri, der Tinctura veratri viridis oder mit Gelsemin oder auch Atropin. Je länger man ohne Morphium auskommen kann, desto besser für den Kranken. In allen physikalischen Heilmethoden ist große Vorsicht geboten und jede Übertreibung schädlich. Überhaupt ist alles, was mit einer psychischen Erregung des Kranken verknüpft sein könnte, zu meiden. Kein Hochgebirg, auch nicht die Nordsee, keine zu kalten oder heißen Bäder, keine Kneippkur, nur stilles, leidenschaftsloses Leben mit guter, doch nicht reizender Nahrung und ohne besondere Eingriffe von seiten des Arztes, denn jede Polypragmasie nützt nichts, könnte aber eine Verschlimmerung herbeiführen muß die Regel bleiben.

Die Chorea minor.

Unzweifelhaft ist die Chorea minor eine akute Infektionskrankheit. Säuglinge befällt sie nicht, wohl aber kleine Kinder und junge Leute. Möglich, daß die seltenen Fälle von Chorea senilis auch hierher gehören, möglich aber auch, daß es sich da um eine jener Formen handelt, die zwar ganz vom Aussehen des Veitstanzes sind, aber doch etwas ganz anderes bedeuten. Was man von nervöser Disposition, erblicher Anlage usw. gefaselt hat, gilt auch nur für die hysterischen Formen, die wir hier zunächst von unserer Besprechung ausschließen wollen.

Das bezeichnende Krankheitssymptom sind Bewegungen, die ganz den Eindruck der willkürlichen machen, ohne aber vom Willen abhängig zu sein, im Gegenteil gegen den Willen des Kranken erfolgen. Gewöhnlich gehen diese Bewegungen in einer bestimmten Körpergegend an, in einer Hand, einem Arm oder im Gesicht. Den Angehörigen fällt es auf, daß das Kind unruhiger geworden ist, nicht mehr still sitzen will. „So halt' halt ruhig" klingt es da; aber Gott bewahre, von Ruhe keine Spur. In der Schule ein Hin- und Herrucksen, Bewegungen der Extremitäten des Rumpfs, des Kopfs; die Schrift wird fahrig, dem Kind wird das alles beredet, nichts hilft, im Gegenteil, es liegt im Wesen der Krankheit, daß die Erscheinungen durch Aufregung gesteigert werden. So auch hier. Das Kind wird aufgerufen, gescholten, da zeigt es die Zunge, unter schrecklichem Gesichterschneiden und pautsch, da hat es eine. Der Erfolg ist wieder vermehrte Unruhe und bald merkt der Lehrer, daß es sich um etwas Krankhaftes handeln möge. Das Kind wird nach Haus geschickt und muß aus der Schule bleiben, bis die Krankheit ganz vorüber ist. Und mit Recht, denn Ruhe ist die wichtigste Arznei und man glaubt auch, daß die Krankheit sich von einem Kind auf das andere übertragen könne. Man hat wiederholt die Beobachtung gemacht, daß in Schulen oder Pensionaten, besonders bei Mädchen, förmliche Epidemien ausbrachen und viele Kinder nacheinander von derselben Krankheit ergriffen wurden. Wahrscheinlich handelte es sich aber dabei nur um eine bestimmte hysterische Form, die mit der Infektionskrankheit nichts gemein hat. Ob die Krankheit überhaupt von Person zu Person ansteckt, ist mehr als fraglich. Sonst müßten doch mehrfache Krankheitsfälle in einer und derselben Familie bei weitem öfter vorkommen.

Die eigentlichen choreatischen Bewegungen tragen durchaus den Charakter des Gewollten, sie sind völlig koordiniert, nur überschreiten sie oft das notwendig erscheinende Maß und vor allem, man kann kein Motiv für die Bewegungen erkennen. Ein anderer fährt auch einmal mit dem Arm in der Luft herum, um eine Fliege zu fangen oder er zuckt mit dem Gesicht, um sie von der Wange zu vertreiben, oder er streckt einem geliebten Genossen, wenn er ein kleiner unartiger Junge ist, einmal die Zunge heraus. Aber wenn er die Fliege hat oder wenn sie von der Wange fort ist, dann hört er mit seinen Bewegungen auch wieder auf und er wird auch nicht jedem die Zunge zeigen, kurz, die Bewegungen des Gesunden haben ein Motiv, die des Kranken haben keines, die des Gesunden hören nach Erzielung oder Verfehlung des Zweckes auf, die des Kranken hören nicht auf und wiederholen sich, bis der Kranke endlich einschläft. Dann gibt es in der Regel Ruhe und nur einzelne Muskelzuckungen können sich zeigen. Aber es kommen auch Fälle vor, bei denen nicht einmal die Nacht die erwünschte Ruhe bringt. Mit Recht ein gefürchtetes Zeichen, denn es kündigt im ganzen eine schwerere Erkrankung an. Tag und Nacht unruhig, Tag und Nacht in Bewegung, keine Pause der Erholung, kein Wunder, wenn die Kinder dabei auch im Zustand der Kräfte und der Ernährung herunterkommen. Sonst ist die Nahrungsaufnahme zwar einigermaßen, aber doch nicht in hohem Grade durch die Bewegungen gestört, Fieber ist wenigstens in den leichten, einfachen Fällen auch nicht da, die Entleerung des Stuhls und der Blase ungestört. In einer Anzahl von Fällen ist es aber anders, da ist die wichtigste und gar nicht seltene Komplikation die Endokarditis, oft genug sogar in der ulzerativen Form, gewöhnlich an der Mitralklappe. Der Puls geht in die Höhe und man hört jetzt auch das systolische Geräusch. Freilich für sich allein noch kein Beweis für eine Endokarditis und hier erst recht nicht, da bei der oft bestehenden Anämie auch ein funktionelles „anämisches" Geräusch vorliegen kann. Diese Art ist allerdings weicher und das

Geräusch von der Endokarditis, und von einer ulzerösen erst recht, ist rauher und macht den Eindruck des Reibens (endokardiales Reiben) und ist auch vielleicht durch das Reiben der rauh gewordenen Klappensegel aneinander entstanden.

Jetzt ist die Krankheit in ein anderes, ernsteres Stadium getreten und man hat seine Sorge um das Kind, schon wegen der Gefahr, daß schließlich ein Herzfehler zurückbleiben wird, wenn auch das Leben sogar jetzt noch nur wenig bedroht erscheint.

In seltenen Fällen tritt ein Exanthem auf oder erkranken mehrere Gelenke nacheinander, wie wenn die Krankheit auch dadurch, nicht nur durch die Herzerkrankung, ihre nahe Verwandtschaft mit der Polyarthritis bekunden wollte. Da kommen auch Temperatursteigerungen, manchmal recht beträchtliche, vor.

Die Psyche ist sehr oft beteiligt, die Kinder sind gegen früher entschieden verändert, im ganzen viel unartiger. Das eine Mal fällt eine große Reizbarkeit und Ungezogenheit auf, das andere Mal ist die Stimmung traurig, gedrückt, aber beides kann auch abwechseln. Man hüte sich vor Erziehungsversuchen in dieser Zeit!

Man hat schon verschiedene niedere Organismen bei der Chorea gefunden und als die Erreger der Krankheit erklärt. Vielleicht hat ein Diplokokkus noch das meiste Anrecht auf Anerkennung. Wahrscheinlich liegt der Angriffspunkt im Gehirn im extrapyramidalen System und zwar im Striatum. Die Erscheinungen sprechen dafür, daß von hier aus die Zwangsbewegungen ausgelöst werden. Freilich hat man auch an anderen Orten im Gehirn danach gesucht und bei den Sektionen Veränderungen gefunden. Das richtete sich nach der Anschauung, die man gerade von der Natur der Krankheit hatte und irgendein Beweis dafür ist bei der Ungleichheit des Befundes nicht möglich gewesen. Übrigens hat hier auch die Stelle der Stammganglien und der Regio subthalamica schon früher eine Rolle gespielt.

Die Krankheit dauert, wenn sie unbeeinflußt bleibt, etwa ein halbes Jahr und heilt dann allmählich, nicht ohne daß die Möglichkeit eines Rückfalls bliebe. Auch dieser vergeht in den meisten Fällen und so kann man die Vorhersage im ganzen als günstig bezeichnen. Etwa in 1—3% aller Fälle tritt aber doch der Tod ein. Und zwar geben die Krankheitsfälle, von denen die Pubertätsjahre und später befallen werden, durchschnittlich eine trübere Prognose. Das ist nicht anders als bei anderen Kinderkrankheiten auch, z. B. bei den Masern, die für die Erwachsenen ein viel schwereres Leiden bedingen als für kleine Kinder. Geht die Sache ungünstig aus, so ist entweder der Herzfehler daran schuld und man findet bei der Sektion daneben auch noch Herzverfettung oder eine Embolie oder die Entkräftung zusammen mit der mangelhaften Nahrungsaufnahme, die unerhörte Überanstrengung durch die Bewegungen führen das Ende herbei. Das ist nicht häufig, ich habe das aber auch gesehen, wie ein armes Kind, Tag und Nacht abgehetzt, daneben noch mit einem schweren Herzfehler in kurzem seinem „Veitstanz“ erlag, mit vielen Verletzungen, die sich der arme Wurm selbst durch seinen unstillbaren Bewegungsdrang zugefügt hatte.

In der Therapie ist zunächst die größte Ruhe zu fordern. Die Kleinen müssen zu Bett liegen, wo die Bewegungen gewöhnlich nachlassen und jede

Erregung muß vermieden werden. Reizlose, doch kräftige Ernährung, ohne Alkohol, Tee oder Kaffee muß man mit Sorgfalt in öfters verteilten Mahlzeiten beizubringen suchen, geschickt die Pausen ausnützend, in denen die Bewegungen nachlassen. Mitunter ist es nicht zu umgehen, ein Schlafmittel zu reichen, um endlich einmal die Ruhe des Schlafs zu erzwingen. Sogar das Morphium ist hier nicht ganz ausgeschlossen, besser, wenn man mit dem Bromkali auskommt. Laue Abwaschungen sind erlaubt und wirken günstig; alle stärkeren Methoden sind verboten. Ein Mittel, das wirklich nach Art eines Spezifikums wirkt, ist die arsenige Säure. Man kann doch sagen, daß durch die Solutio Fowleri die Dauer der Krankheit durchschnittlich auf die Hälfte herabgedrückt wird. In einem Fall von Endokarditis würde ich mich nicht scheuen, wenn sie schwer wird, das Argentum colloidale auch intravenös anzuwenden. Die Spezifika gegen den Gelenkrheumatismus, das Aspirin, salizylsaures Natrium usw. nützen bei der Chorea nichts.

Noch einige andere Formen der Chorea mögen kurz besprochen werden. Zunächst weiß man schon lang, daß sich choreatische Bewegungen auch einseitig einstellen können und man spricht dann von einer Hemichorea. Das kommt nach einem Schlaganfall zuweilen vor und zwar sitzt dann der Herd, wie man auch schon lang weiß, im Thalamus oder der nächsten Umgebung. Das stimmt nun wieder mit unseren neueren Anschauungen über das extrapyramidale System vortrefflich. Ein Blutherd im Thalamus kann in der Tat dieses System recht wohl in Mitleidenschaft ziehen. Die posthemiplegische Chorea lehrt ferner, daß eben nicht nur ein Infektionsgift, das der Choreaminor zugrunde zu liegen braucht, sondern auch irgendeine mechanische Störung das nämliche Symptombild hervorrufen kann wie die Infektion, wenn sie nur die nämliche Gehirngegend betrifft. Die Prognose einer solchen posthemiplegischen Hemichorea ist vom gleichen Gesichtspunkt aus zu betrachten wie die anderen Folgen des Hirnschlags. Ist das extrapyramidale System direkt getroffen und zerstört, so bleibt die Hemichorea unverändert bestehen; ist es nur von der Ferne hergedrückt und in seiner Leitung unterbrochen, so kann man der Hoffnung Raum geben, daß es sich mit Verkleinerung des Blutherdes wieder erholt und daß dann die Hemichorea wieder verschwinden wird. Nur der weitere Verlauf gibt darüber Aufschluß, was zutrifft.

Ein fernerer Teil der Chorea beruht nicht auf Infektion, sondern auf Hysterie. Dahin möchte ich zunächst alle jene Fälle rechnen, die anscheinend auf Ansteckung, in Wirklichkeit aber auf Nachahmung beruhen. Wenn z. B. in einem Mädchenpensionat eine Schülerin an Veitstanz erkrankt, dann wird sie von ihren Genossinnen bedauert, alle finden den Fall schrecklich, zugleich aber so interessant, daß sie alle auch mit den Bewegungen anfangen, die sie an der kranken Freundin sehen und so können ihrer mehrere oder viele in kurzer Zeit erkranken, eine wie die andere. Nur in einem wesentlichen Punkte sind sie in den Erscheinungen verschieden: die Chorea ex immitatione oder hysterica verläuft stets ohne Endokarditis. So weit bringt es eine Hysterika doch nicht, wenn auch anämische Geräusche da sein können, die vielleicht viel Mühe machen, bis man sie richtig deuten und von einem Geräusch durch organische Veränderung am Klappenapparat unterscheiden kann.

In einem solchen wohl erkannten und sicher diagnostizierten Fall würde ich von den gegen die Chorea mit gutem Grund empfohlenen Maßnahmen gründlich brechen, nichts von Ruhe, nichts von Pflege, vor allem kein Zeichen, daß man wirklich an eine Krankheit glaubt, sondern alle jene Maßregeln, die von einer vernünftigen Pädagogik und zwar einer energischen und zielbewußten angegeben werden, die würde ich empfehlen. Vorher muß natürlich die Sache vollkommen geklärt sein, denn auch in einem Mädchenpensionat kann die berüchtigte Duplizität der Fälle ihre Rolle spielen und man darf um keinen Preis ein wirklich an Chorea minor erkranktes Kind wie ein dummes hysterisches Mädel behandeln.

Die Leptomeningitis.

Man unterscheidet anatomisch die drei Formen der eitrigen, der tuberkulösen und der serösen Hirnhautentzündung.

Die eiterige entsteht durch direktes Einwandern der eitererregenden Kokken bei Verletzungen des Schädels, vom Ohr, von der Nase aus, von den Emissarien des Schädeldachs oder fortgeleitet von einer Sinusthrombose, oder metastatisch, im Gefolge einer Infektionskrankheit, der Sepsis, der Variola, des Typhus und unzähliger anderer, ja man kann vielleicht sagen, aller Infektionskrankheiten ohne Ausnahme, nur bei den einen viel häufiger, bei den anderen kaum in Menschengedenken.

Es gibt aber auch eine eitrige Meningitis, die nicht nur als Infektionskrankheit auftritt, sondern sogar in ganzen Epidemien und die ausschließlich oder fast ausschließlich die Meningen des Gehirns und des Rückenmarks befällt, ohne am übrigen Körper irgend bemerkenswerte Veränderungen herbeizuführen. Das ist die Meningitis cerebrospinalis epidemica.

Anatomisch besteht die Meningitis purulenta in einer Trübung der Pia, in einer Hyperämie, auf welche der Austritt von Blutwasser und von zahlreichen Eiterkörperchen, auch von roten, folgt. Immer, wenn das Leben nur lang genug erhalten bleibt, senkt sich die Entzündung auch entlang der Gefäßscheiden in die Tiefe des Gehirns, bald seichter, bald tiefer fort und man könnte mit mehr Recht von einer Meningoenzephalitis sprechen, um so mehr, als ein gut Teil der Erscheinungen in der Tat auf die Mitbeteiligung der Gehirnsubstanz zu beziehen ist. Je nach der Ausbreitung der Entzündung spricht man wohl auch von einer Konvexitätsmeningitis im Gegensatz zur basilaren Meningitis, der tuberkulösen Form, doch ist diese Unterscheidung insofern nicht ganz zutreffend, als auch die eiterige meistens an der Basis des Gehirns am stärksten ausgeprägt zu sein pflegt. Wenigstens findet man hier gewöhnlich die größten Massen von Eiter in den Furchen und Zisternen angehäuft. Eine richtige Konvexitätsmeningitis kommt wohl nur bei Verletzung der Kalvaria oben am Sinziput vor.

Wichtiger wäre die Unterscheidung zwischen umschriebener und allgemeiner Meningitis, insofern eine abgekapselte Form mehr Aussicht oder Hoffnung auf Genesung zuläßt als die allgemeine.

Die Haupterscheinungen bestehen in Kopfschmerz, der nie fehlt und die höchsten Grade erreichen kann. Er wird bald diffus über den ganzen Kopf verbreitet geklagt, bald mehr an einer Stelle, da wo die Krankheit angefangen hat oder wo sie als umschriebene Hirnhautentzündung wirklich nur allein sitzt. Fast ebenso konstant ist das Erbrechen, das gewöhnlich gleich im

Anfang, mitunter aber erst später kommt, unabhängig vom Füllungszustand des Magens und am Morgen, nüchtern mit Übelsein oder ganz blitzartig den Kranken befallend. Das dritte Symptom ist eine Versteifung, ein tonischer Krampf der Muskeln am Hals und Nacken, ebenfalls so häufig und dabei gewöhnlich so auffallend, daß die Krankheit daher den Namen „Genickstarre" beim Volk erhalten hat. Diese ist nicht gleich von Anfang an da, sondern entwickelt sich erst allmählich, manchmal freilich sehr rasch, andere Male aber erst in Verlauf von Tagen und auch nicht immer zur vollen Höhe. In leichteren Graden fällt an der Haltung des Kopfes zunächst gar nichts auf und man muß

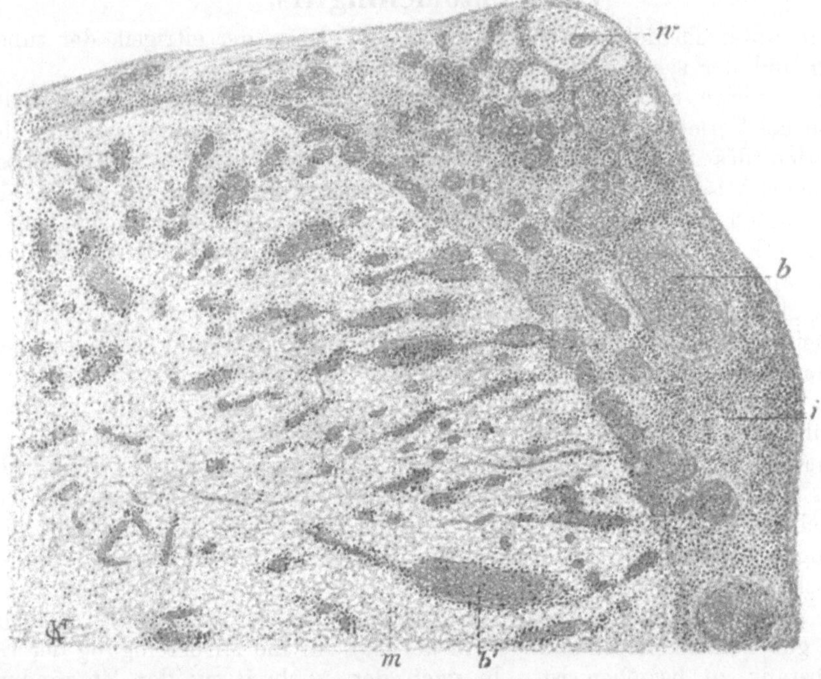

Abb. 39. Akute eiterige Meningoenzephalitis (Zerebrospinalmeningitis) 50:1. m Marksubstanz, rechts und oben von den stark infiltrierten Meningen bekleidet, w in letzteren eingeschlossene Wurzeln, b, b_1 Blutgefäße, stark gefüllt und von Infiltraten umgeben. (Aus Herxheimer.)

schon näher zusehen und prüfen, um die Nackenstarre zu erkennen. Manchmal tut der Versuch den Kopf nach vorn zu beugen dem Kranken weh, oder man fühlt dabei einen geringeren oder stärkeren Widerstand. Mitunter aber sind es die Drehmuskeln des Kopfs, die am meisten und frühesten befallen sind und dann erzeugt passive Drehung des Kopfs Schmerz und Widerstand. In ausgeprägten Fällen hält der Kranke seinen Kopf ganz still und verharrt unbeweglich in Rückenlage. Er vermeidet ängstlich jede Bewegung des Kopfs, auch dann, wenn er dem Arzt Rede und Antwort steht. Allmählich krümmt sich jetzt die Halswirbelsäule nach hinten, das Hinterhaupt bohrt sich in die Kissen und nun ist der Augenblick gekommen, wo der erste Blick genügt, die Diagnose Hirnhautentzündung zu stellen.

Zur Vervollständigung des Bildes gehört noch Fieber. Es kann bei metastatischer Meningitis recht wohl von der Grundkrankheit kommen, von der Pneumonie, dem Typhus, die Meningitis ist aber selber ein fieberhaftes Leiden vom Anfang bis zum Ende. Der Temperaturverlauf bietet aber nichts Bezeichnendes. Fröste und Schweiße gehören nicht zum Krankheitsbild, der Puls ist im Anfang gewöhnlich beschleunigt, mehr vielleicht, als es der Höhe der Temperatur entspricht. Dann kommt oft, aber nicht immer, ein Stadium, wo der Puls heruntergeht bis auf 60 und weiter, das Stadium der Druckerhöhung in der Schädelhöhle, womit sich oft auch die Einziehung des Bauchs verbindet. Ganz zuletzt, in der vollständigen Auflösung, geht der Puls nochmals in die Höhe, jäh, wird unregelmäßig, klein, fadenförmig, aussetzend und dann geht die Sache bald zu Ende; vielleicht daß die letzten Schläge wieder seltener aufeinanderfolgen.

Das Sensorium ist gewöhnlich gestört, entweder sind die Kranken benommen, geben nur unwillig und schwerfällig Antwort, schlafen viel aber unruhig, oder es besteht lebhafte Aufregung. Delirien veranlassen den Kranken zum Schreien, Toben oder das Minenspiel und der Mund verraten, daß der Geist in Unruhe und Hast getrieben ist, hin und her, Tag und Nacht; Gehörs- und Gesichtshalluzinationen kommen auch vor. Schreckensbilder peinigen den Kranken und es gehört das Krankheitsbild zum quälendsten, was es für den Menschen geben mag. Der Stuhl ist meist angehalten, der Urin wird nur selten und mühsam entleert oder muß mit dem Katheter abgenommen werden. Die Reflexe sind abgeschwächt.

Erhebt man den gestreckten Unterschenkel des Kranken, so gelingt das nicht, denn der Kranke widerstrebt und beugt wenigstens das Knie. Das ist die unter dem Namen Kernig'sches Symptom bekannte Erscheinung, die als ziemlich bezeichnend für Meningitis gelten kann. Wenigstens bin ich mit meiner Diagnose, wenn das Kernig'sche Phänomen fehlt, sehr vorsichtig.

Je nach der Lage, die von der Entzündung eingenommen wird, muß man auf die verschiedensten Herdsymptome gefaßt sein. Augenmuskellähmungen sind häufig, auch Lähmungen des Fazialis, des Hypoglossus. Eine schief herausgestreckte Zunge oder irgendeine Art von Strabismus fehlt selten, außer bei so rasch verlaufenden Fällen, daß schon in den ersten Tagen der Tod eintritt.

Die Vorhersage ist im ganzen ungünstig. Die Leptomeningitis bietet bei den Gehirnoperationen die Hauptgefahr, auch bei den Mensuren auf Hieb. Ihr Eintritt bedeutet gewöhnlich das Ende im Verlauf von Tagen oder wenigen Wochen. Nur äußerst selten kommt ein Kranker durch, weil sich die Entzündung nicht weiterverbreitet, weil man dem Eiterherd beikommen und ihn entleeren kann.

Viele hochfieberhafte Infektionskrankheiten können ein ganz ähnliches Krankheitsbild hervorrufen wie eine Meningitis. Am häufigsten führt eine Pneumonie und besonders als Spitzenpneumonie zu einem solchen „Meningismus".

Die Prophylaxe wäre einfach, könnte man, wie vor einer Gehirnoperation das ganze Gelände regelrecht steril machen, aber niemand kann dafür gut stehen, daß bei einer zufälligen Verletzung nicht Keime in die Tiefe gelangen und die Infektion besorgen. Auch das kommt, in seltenen Fällen freilich, einmal vor und früher habe ich ja schon von dem Degenstich berichtet, der, ohne eine Infektion zu bewirken, rein ausheilte, ohne mehr als Steifheit zweier Finger zu hinterlassen. Andere Male wird der N. opticus ergriffen und es folgt Amaurose. Man kann bei umschriebener und umschrieben bleibender Meningitis versuchen, den Schädel zu trepanieren und den Eiter zu entleeren. Auch hier wird der Enderfolg zu allermeist der Tod sein. Sonst ist man darauf angewiesen, dem Kranken sein Leiden zu erleichtern. Man legt eine Eisblase auf den Kopf, die Kälte lindert das Kopfweh, verbessert außerdem die Zirkulation im Schädel. Man sorgt für Stuhl, entleert die Blase, bettet den Kranken weich im verdunkelten Zimmer, hält die größte Ruhe und gibt zudem Narkotika, um wenigstens die Nacht erträglich zu machen. Chloral und Morphium dürfen da nicht gespart werden, wo doch baldigst der Tod zu erwarten steht.

Eine besondere Besprechung verdient die Meningitis epidemica. Hier kennt man den Erreger der Krankheit, den Diplokokkus von Weichselbaum recht gut. Die Krankheit befällt namentlich Kinder und junge Leute und wird nach dem 30. Lebensjahr schon sehr selten, kommt aber namentlich zu Zeiten einer Epidemie ausnahmsweise auch bei Greisen vor. Erstaunlich ist die Vorliebe der Krankheit für den Soldatenstand. Man hat sich natürlich darüber seine Gedanken gemacht, ohne eine allgemein angenommene Erklärung zu finden.

Man hält die Krankheit für ansteckend und glaubt, daß auch gesunde Leute, die im Schleim des Rachens den Keim tragen, die Krankheit übermitteln können. Wenn das wahr ist, dann helfen alle Absperrungsmaßregeln nichts, denn dann müßte man nicht nur alle Kranken, sondern auch alle andern von dem menschlichen Verkehr ausschließen, wollte man nicht jedermann, gleichviel ob gesund, ob krank, täglich auf die Weichselbaum'schen Kokken untersuchen. Man hat besonders beim Militär die strengsten Maßregeln ergriffen, um der Verbreitung dieser schrecklichen Krankheit Tür und Tor zu versperren, und ist stolz darauf, daß nicht noch mehr vorgekommen ist. Es geht immer so. Kaum ist ein Krankheitserreger festgestellt, ganz gleich, ob mit größerer oder geringerer Wahrscheinlichkeit (und hier ist er es mit recht großer), so hat kein Mensch, wenigstens kein Mediziner, wenigstens kein moderner Mediziner, einen Augenblick nur einen Zweifel, daß die Krankheit auch wirklich eine ansteckende sei. Denn was brauchte es mehr, als daß der Keim, den wir ja kennen, von einem, dem Kranken, auf den andern, den Gesunden, übertragen werde, um auch ihn krank zu machen. Nur wenige gibt es noch, die sich einen letzten Rest von Besonnenheit bewahrt haben. Ich für meine Person halte von der direkten Ansteckung der epidemischen Meningitis gar nichts, die Epidemien sind auch gewöhnlich nur von kleiner Ausdehnung und bleiben an Ort und Stelle. Kleine Hausepidemien, da und dort ein Einzelfall, das ist die Art, wie die Krankheit gewöhnlich auftritt und selten und wieder aus uns unbekannten Ursachen fängt sie an, größere Ausdehnung anzunehmen. Meistens sind dann die ersten Fälle bei weitem die schwersten. Ein Mann im Glied fällt um, wird ins Lazarett gebracht und stirbt dort ohne weiteres. Man macht die Sektion und findet so gut wie nichts, vielleicht ein bißchen Hyperämie der Meningen, das ist alles. Aber es kommen bald mehr Fälle vor und die Beobachtung der Kranken, sowie die Autopsie zeigen deutlich genug den Charakter der Krankheit. Im Anfang sterben fast alle und gegen Ende der Epidemie kommen die meisten mit dem Leben davon. Die Stärke der Infektion rafft zuerst die Kranken dahin, keineswegs die gesetzten Veränderungen an der Pia. Man pflegt derartige Fälle die blitzartigen, die Meningitide foudroyante, zu heißen. Übrigens ist die epidemische Meningitis in dieser Hinsicht durchaus nicht allein. Auch bei anderen Seuchen sind es die ersten Fälle, die durch ihre Bösartigkeit den Schrecken in die Völker tragen. Ich erinnere in dieser Hinsicht nur an die Cholera und an die Pest.

Die Krankheit ist hoch fieberhaft, so ziemlich vom Anfang bis zum Ende. Mit großer Regelmäßigkeit, aber nicht ohne Ausnahme stellt sich zwischen dem 3. und 6. Tag ein Herpes im Gesicht ein, an der Lippe sich bis an die Mundschleimhaut erstreckend, um dann die Qualen des Kranken durch die Schmerzen, die er hervorruft, noch merklich zu vermehren. Mitunter klagen die Kranken bald über Abnahme des Sehvermögens oder des Gehörs, beides ein sehr übles Zeichen für die Zukunft, falls der Kranke mit dem Leben davonkommt. Mit dem Augenspiegel erblickt man manchmal eine Neuritis optica oder eine Stauungspapille. Denn allmählich kommt das zweite Stadium, auf das erste der Gehirnreizung folgend heran, das Stadium der Drucksymptome. Der Puls wird selten, der Leib eingezogen. Da und dort vielleicht noch eine Lähmung eines Hirnnerven.

Bald wird es auch klar, daß nicht nur die weiche Hirnhaut, sondern auch die des Rückenmarks mitbefallen ist. Die Wirbelsäule wird starr und schmerzt, Orthotonus und Opisthotonus stellen sich ein und eine deutliche Hyperästhesie der Haut macht sich überall, so auch an den Beinen, bemerkbar. Jede Bewegung oder jeder Versuch, den Kranken zu bewegen, um ihn nur im Bett zurecht zu legen oder ihn umzubetten, erzeugt die heftigsten Schmerzensäußerungen, ebenso das Kneifen der Haut. Die Entleerung der Blase ist meistens gestört, die des Stuhls angehalten. Die Gefahr des Aufliegens ist groß und die Abmagerung des Kranken in ganz kurzer Zeit erstaunlich und schrecklich. Es kann für den Beobachter gar keinem Zweifel unterliegen, daß die Gehirnkrankheit einen höchst bedeutenden Einfluß auf die Ernährung und den ganzen Stoffwechsel ausübt. Das Fieber kann es nicht machen, denn es dauert in anderen Krankheiten länger und ist schwerer als bei der Meningitis und trotzdem kommt es zu keiner solchen Einbuße von Fett und namentlich auch von Eiweißstoffen wie hier. Schon demnach ist der Allgemeineindruck der Kranken ein sehr schwerer und die Gesichtszüge verraten die Krankheit mitunter auf den ersten Blick. Das Beklopfen des Schädels und der Wirbelsäule, um die Diagnosen zu stellen oder zu erhärten, das wird natürlich keinem Menschen einfallen, aber zufällig notwendig werdende Vorkommnisse lehren, daß beides sehr schmerzhaft ist.

Die Diagnose wird durch die Lumbalpunktion erhärtet, der Liquor ist zellenreich, enthält Eiweiß, steht unter hohem Druck. Man ist zur Lumbalpunktion berechtigt, falls man eine Einspritzung von Serum in den Duralsack beabsichtigt. Im Liquor gelingt es auch zuweilen, die Weichselbaum'schen Diplokokken nachzuweisen, manchmal auch im Blut, denn ein Teil der Fälle verläuft nach Art einer Sepsis mit Verbreitung des Giftes im Blut. Dann sieht man auch an der Haut das Aufsprießen von roten oder blutigen Flecken. Ich habe das zuerst im Krieg und da öfters gesehen. Eine Endokarditis ist mir aber dabei nie vorgekommen.

Die Vorhersage ist schwer genug, aber immer noch besser als bei jeder anderen Form von Meningitis, abgesehen von der serösen. Ein nicht ganz unbeträchtlicher Teil der Kranken kommt mit dem Leben davon, der größte Teil freilich stirbt daran. Und auch, wer am Leben bleibt, hat nicht immer Vorteil davon.

Macht man die Sektion, so findet man an der Basis im Arachnoidealsack eine Menge Eiter angehäuft, in den Furchen und Zisternen, von grüngelber Farbe, sulziger Beschaffenheit. Auch die Konvexität kann mit einer Haube von Eiter bedeckt sein, die Ventrikel sind mit eitrigem Exsudat gefüllt. Am Rückenmark ist der Eiter an der Hinterfläche hinuntergelaufen oder hat sich hier aus den Gefäßen der Pia gebildet. Kurz, über den Hintersträngen ziehen sich zwei Eiterstreifen von oben bis unten oder zusammengeflossen nur ein einziger. Auch hier ist die Entzündung bis in das Mark vorgedrungen. Was aber für das spätere Leben, falls der Kranke überhaupt durchkommt, von der allergrößten Bedeutung werden kann, das ist die Anhäufung des Eiters gerade um das Chiasma nervosum opticorum. Leider stellt sich während der Genesung der Grundkrankheit oft genug an dieser Stelle der lebhaftesten Entzündung eine Schrumpfung des Bindegewebes ein, der die Sehnerven erliegen. Die Folge ist Atrophie beider Sehnerven und demnach beiderseitige Blindheit, gegen die es kein Mittel gibt. Andere Male wirft sich die Krankheit auf das Ohr und doppelseitige Taubheit bleibt zurück und wenn das im Kindesalter etwa vor dem dritten Jahr geschieht, dann verlernen die tauben Kinder das Sprechen auch wieder und werden taubstumm. Nach der größeren Epidemie in Oberfranken waren in den sechziger Jahren viele Jahre die Taubstummenanstalten vorwiegend mit solchen Opfern der epidemischen Genickstarre bevölkert.

Es soll aber alles ganz über Erwarten gut gegangen sein, keine Störung von Auge und Ohr ist zurückgeblieben und dennoch kann man erst nach einem halben Jahr sorglos für die Zukunft sein. In einem Teil der Fälle bleiben psychische Erscheinungen zurück oder entwickeln sich allmählich, wie vor vielen Jahren ein Assistent im Juliusspital (ich habe ihn selbst noch gesehen) an einer Meningitis erkrankte und zeitlebens als Schwachsinniger von der Stiftung verpflegt werden mußte. Oder auch dieses Gespenst droht nicht — aber nach etwa einem halben Jahr fängt der Rekonvaleszent an und — erbricht. So ziemlich das Schlimmste, was er zu dieser Zeit tun kann. Denn wenn keine Magenverstimmung vorliegt, wenn alles dafür spricht, es sei ein kephalisches Erbrechen, nüchtern, frühmorgens ohne Diätfehler, ohne langes Übelsein, blitzgeschwind, dann kann man den Armen für verloren ansehen. Dann handelt es sich um eine Verwachsung und einen Verschluß des Foramen Magendi, dann beginnt sich der sekundäre Hydrops der Ventrikel auszubilden, dann ist mit der Zunahme des Hydrocephalus internus das Schicksal des Kranken besiegelt. Es kommt wieder rasendes Kopfweh, wieder Erbrechen, Zuckungen, Hirndruck, Stauungspapille und unter Zuckungen erlischt das Leben nach qualvollem Krankenlager etwa im Verlauf eines Jahres, oft viel früher.

Die Therapie hat schon viel bei dieser schrecklichen Krankheit versucht, etwas ausschlaggebend Wirksames hat sich aber noch nicht gefunden. Man legt den Kranken selbstverständlich ins Bett und macht möglichst wenig an ihm, denn alles erregt die stärksten Schmerzen und trägt auch offenbar zur Verschlechterung der Krankheit bei. Andererseits werden heiße Vollbäder sehr empfohlen. Eine Eisblase bekommt der Kranke auf den Kopf. Man kann den Schädel auch kahl rasieren und eine Salbe von Jodoform 1 : 5 Fett, täglich ein Gramm darauf verreiben lassen. Als innerliches Desinfiziens kommt das Urotropin oder das Argentum colloidale in Betracht. Letzteres auch in 10% Salbe täglich in Päckchen von 3 g innigst zu verreiben auf der gut gereinigten Haut, wie man es bei einem Syphilitischen mit der grauen Salbe macht. Wenn sich Hirndruckserscheinungen melden, so ist die Lumbalpunktion angezeigt und so oft sie dies tun, wieder. So gelingt es mitunter, der augenblicklichen Lebensbedrohung zu begegnen und schließlich doch noch das Leben zu retten. Man muß daran festhalten, daß die epidemische Genickstarre schließlich doch eine Infektionskrankheit darstellt, deren Ablauf eigentlich nach einer bestimmten Frist zu gewärtigen ist. Es kommt nun darauf an, ob der befallene Organismus Zeit gewinnt, genügend Antikörper zu bilden oder ob die Krankheit vorher schon mit ihm fertig geworden ist. Dem Organismus kann man zu Hilfe kommen, indem man ihm Antikörper von außen beibringt, als das Antimeningokokkenserum, das man am besten intradural einspritzt. Auch dieses Verfahren muß nach Umständen wiederholt und mehrmals wiederholt werden. Es scheint, daß man so doch manches schwer bedrohte Leben rettet. Es ist ein schreckliches Krankheitsbild, das der epidemischen Meningitis, ein Glück, daß sie doch im ganzen selten genannt werden kann.

Die tuberkulöse Meningitis.

Diese Art der Meningitis wird und wird nur durch den Bacillus Kochi hervorgerufen, wie man jetzt allgemein annimmt. Das ganz spezifische Erzeugnis dieses Bazillus ist der miliare Tuberkel, jenes wohlbekannte Gebilde mit dem Kranz epitheloider Zellen, den Riesenzellen, der Neigung zur käsigen Umwandlung, von der Mitte ausgehend, wenn dazu Zeit genug bleibt. Im Anfang handelt es sich um mikroskopische Knötchen. Nach und nach werden sie fürs bloße Auge erkennbar, immer noch klein genug, dann hirsegroß. Noch größer werden sie selten bei der akuten Miliartuberkulose, weil der Tod ganz gewöhnlich schon früher eintritt. Die miliare Tuberkulose entsteht durch die Verbreitung des Bacillus Kochi auf dem Blutweg. Das kann nur zu der Zeit geschehen, wo der infizierte Organismus noch nicht jene Antikörper gebildet hat oder noch keine genügende Menge davon, die er im Kampf gegen das Gift der Tuberkulose allmählich bildet und in den Kampf gegen sie einsetzt. Daher ist die Miliartuberkulose allermeist eine Krankheit der Kinderjahre. Aber auch die Menge der Bazillen und ihre Giftigkeit spielen bei dieser Sachlage eine gewisse Rolle. Es ist vielleicht möglich, daß sich die miliare Tuberkulose zu allererst in der Pia von Gehirn und Rückenmark festsetzt und der übrige Körper vollkommen gesund ist. Häufig wird das aber kaum sein und gewöhnlich ist die tuberkulöse Meningitis eine Teilerscheinung der allgemeinen miliaren Tuberkulose; oder von früher her ist ein kleines Magazin mit Tuberkulose infiziert, z. B. als eine verkäste Lymphdrüse liegen geblieben und eines Tages wird das Gift lebendig, gerät ins Blut und die Miliartuberkulose fängt an. Manchmal dann zuerst an der Meningen.

Die Phthisis pulmonum ist dem Säuglingsalter fremd, der „hitzige Wasserkopf“ häufig. Das ist auch das Alter, in dem die Ansteckung mit Tuberkulose entschieden eine Rolle spielt, eine sehr wichtige Rolle, während ich in den späteren Jahren auf die Ansteckungsfähigkeit der Tuberkulose nicht viel gebe.

Bei der Sektion findet man entlang der Gefäße, der kleinen und kleinsten Arterien, eine Aussaat von hirsekorngroßen grauen Knötchen, auch an den

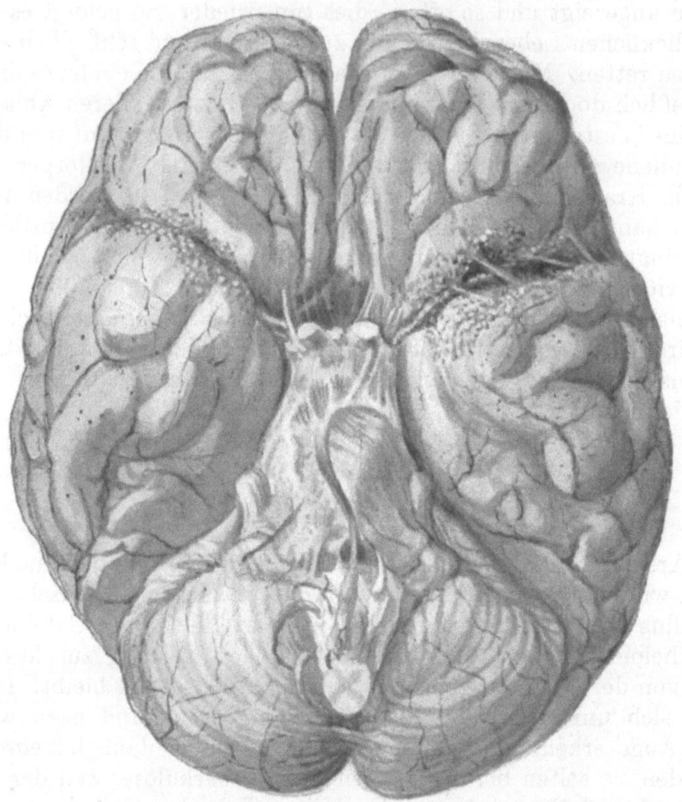

Abb. 40. Tuberkulöse Meningitis. Zahlreiche Tuberkel den Gefäßen folgend in der Gegend der A. fossae Sylvii. Sulziges Oedem über dem Chiasma. (Aus Herxheimer.)

Plexus chorioidei in den Ventrikeln. Darüber das Exsudat einer sulzigen mit Eiter untermengten Flüssigkeit, daneben Hyperämie und Fortleitung, auch entlang der Gefäßscheiden bis ins Mark hinein. Auch an der weichen Haut des Rückenmarks können sich die gleichen Veränderungen finden.

Die Krankheit geht langsam und allmählich an. Seit einiger Zeit, so heißt es, und niemand kann eine bestimmte Frist benennen, ist das Kind anders als früher. Es ist verdrießlicher geworden, spielt nicht mehr wie vordem. Der Appetit muß auch geringer geworden sein. Es mag nicht mehr alles und tut nicht mehr so danach wie ehemals. Zeitweilig kommt auch wieder etwas

Ernsteres, das Kind erbricht, die Nächte werden unruhiger. Und wird die Temperatur gemessen, so findet sich eine leichtere oder deutlichere Steigerung, objektiv aber sonst nichts. Aber in dem Kind steckt etwas, darüber ist sich die Mutter klar. Die Milz ist jetzt ein wenig geschwollen, aber sonst wieder nichts. Da, jetzt in rascherem Zuge, wird das Kind kränker. Es bekommt Kopfweh, wenn es noch nicht darüber klagen kann, so faßt es sich doch öfters an den Kopf. Erbrechen meldet sich öfter, Fieber ist deutlich und nun kommen auch Krämpfe. „Gefreisch", tröstet man sich und ähnlich genug der Eklampsie kann es wirklich aussehen, tage- und wochenlang und darüber. Aber jetzt fängt der Nacken auch noch an, starr zu werden und der dringende Verdacht: „Genickstarre" oder „hitziger Wasserkopf" läßt sich nicht mehr unterdrücken. Jetzt fehlen nur noch Lähmungen von Gehirnnerven zur sicheren Diagnose und eines Tages schielt das Kind und es hat früher nie geschielt, so versichert die Mutter. Das Kind wird benommen, bewußtlos, Stuhl und Urin läßt es schon lang willenlos ins Bett gehen, wenn es vorher auch schon rein gewöhnt war. Das Kernig'sche Symptom ist positiv, die Genickstarre ausgesprochen geworden, die Temperatur geht weiter in die Höhe, die Hirndruckserscheinungen auch, in voller Zahl. Es kommen jetzt noch Krämpfe und unter allgemeiner Erschöpfung erliegt die ganze Hoffnung der Eltern, ohne daß der Arzt etwas hätte machen können. Die Diagnose Meningitis braucht nicht nochmals besprochen zu werden, es handelt sich nur um die Differentialdiagnose gegenüber der eitrigen Form.

Das wichtigste, was für die Tuberkulose spricht, ist der allmähliche Beginn. Daß vor dem eigentlichen Ausbruch der Krankheit schon Übelbefinden dagewesen, das sich immer mehr gesteigert hat, ist in dieser Hinsicht ein ungemein für Tuberkulose sprechender Umstand. Wahrscheinlich handelt es sich dabei eher um die Miliartuberkulose im allgemeinen als um die Meningen und was man zuerst beobachten konnte, kann ganz ruhig unter dem Namen akute Miliartuberkulose gehen. Die Frist, zu der die Gehirnentzündung dazukommt, kündigt sich, wie berichtet wird, manchmal durch einen gellenden, durchdringenden Schrei mitten in der Nacht an. Ich habe diesen „Cri hydroencephalique" nie vernommen. Genug, es ist wahrscheinlich, daß die eigentliche Entzündung der Hirnhaut auch bei der Tuberkulose fast gerade so schnell angeht wie die einfache eitrige. Ich meine sogar, daß es nicht gleichgültig ist, ob eine Miliartuberkulose auf eine Infektion von außen her sich allmählich entwickelt oder ob sie daher kommt, daß ein altes Depot, in dem seit lange die Bazillen schliefen, geöffnet wird und der ganze Inhalt mit einem Mal der Blutbahn überantwortet zu den Meningen gelangt. Im Kindesalter ist, wie gesagt, die Infektion leichter imstand, den ganzen Körper zu ergreifen, im vorgerückteren Leben weniger. Erkrankt aber einer im Alter an Miliartuberkulose, dann ist es fast gewiß die Entladung eines alten eingesessenen Vorrats von Tuberkelbazillen. Und dann kann die ganze Entwicklung überhaupt eine viel stürmischere sein, ganz wie bei den rein eitrigen Formen. So erinnere ich mich einer 65jährigen Frau, die ganz ohne alle Vorboten, mitten in voller Gesundheit erkrankte und zwar mit Erbrechen. Jeder glaubte an einen Diätfehler, zudem hatte die Kranke tags zuvor Froschschenkel gegessen, was sie überhaupt gern tat, aber sonst allemal vertragen hatte. Die Sache ging aber weiter, eine Meningitis entwickelte sich, wurde auch diagnostiziert und nach 2 oder 3 Wochen trat der Tod ein. Die Sektion ergab eine Meningitis tuberculosa und die Ursache war in einer alten wahrscheinlich von der Jugend her verkästen Drüse zu suchen.

Entscheidend ist natürlich die Anwesenheit von Chorioidealtuberkeln am Augenhintergrund, allein sie sind nicht immer da und auch für den Geübten nicht immer leicht von einer frischen Chorioiditis disseminata zu unterscheiden. Es sind im Anfang rundliche Herde ohne scharfe Begrenzung, grauweiß, später gelbweiß oder gelbrot von Farbe. Sie liegen deutlich unter der Retina, die Netzhautgefäße ziehen darüber hinweg und sind bisweilen von den Knötchen zur Seite gedrängt. Wenn die Pigmentwucherung bei der Chorioiditis eingetreten ist, so ist die Unterscheidung leichter.

Mit der gestellten Diagnose ist auch die Vorhersage für die Meningitis getroffen und der Tod mit großer Sicherheit zu erwarten. Freilich werden immer wieder Heilungen als Seltenheiten berichtet und ich habe selbst einen solchen Fall als Assistent auf meiner Abteilung beobachtet. Es war eine Frau in den dreißiger Jahren mit einer Spitzenerkrankung. Sie bekam eine Meningitis, kam aber nach wochenlanger Krankheit davon, bekam aber nach etwa einem halben Jahre nochmals eine, der sie erlag. Die Sektion ergab frische Miliartuberkulose der Meninx, daneben aber auch bindegewebige kleine Knötchen, die Rindfleisch für geheilte Tuberkel erklärte.

Da wir kein Spezifikum gegen die Tuberkulose besitzen, so wird die Behandlung geführt wie bei einer anderen Meningitis auch.

Die Pachymeningitis interna haemorrhagica.

Eine in Anfällen auftretende Krankheit an der Innenfläche der Dura mater. Bald einseitig, bald fast über die ganze Dura oben und unten verbreitet, am meisten unter den Scheitelbeinen entwickelt, tritt die Krankheit auf unter allen Umständen, die zur Atrophie des Gehirns führen. So bei der Atrophia senilis, der Paralysis progressiva, vornehmlich bei Säufern. Aber auch die hämorrhagischen Diathesen, die Hämophilie, die schweren Anämien der Reihe nach, der Skorbut, die Purpura führen dazu. Anatomisch handelt es sich um die Bildung einer zarten, rosaroten oder graurötlichen Membran an der Innenfläche der Dura mater. Die Membran ist rötlich gesprenkelt, auch von größeren Blutherden durchsetzt. Damit kann die Sache ihr Bewenden haben, meistens aber bleibt es nicht bei der Bildung einer einzigen derartigen Membran, sondern ihre Anwesenheit übt einen Reiz auf die Dura aus und eine neue Membran bildet sich, eine dritte und weitere und so entsteht ein geschichteter Körper, flächenartig, aber immerhin bisweilen von der Dicke einer Faust oder mehr: das Hämatom der Dura mater. Immer läßt sich die Schichtung auf dem Durchschnitt erkennen, das ganze ist von Blutungen durchsetzt und die Frage, ob die Blutung, ob eine Entzündung das Primäre darstellt und die Blutung sich nur nachträglich hinzugesellt, ist noch zweifelhaft. Der rasche Eintritt der Erscheinungen spricht für die Blutung als das Maßgebende, auch der Zusammenhang mit den sog. hämorrhagischen Diathesen. Andererseits nehmen die einfachen Blutungen, wie sie auf ein Trauma zu folgen pflegen, nicht den gleichen, sich über viele Monate hinziehenden Verlauf, mit den vielen Rezidiven. Eine besondere Disposition der krank gewordenen Dura und ihre Neigung zu einer freilich besonders angelegten Entzündungsform wird man auch nicht in Abrede stellen können.

Ganz ähnlich einer Blutung verläuft auch die erste Attacke, so daß eine diagnostische Abtrennung von einer Gehirnhämorrhagie nicht möglich ist. Ein epileptischer Insult kann die Erscheinungen auch eröffnen. Meistens beginnen Zuckungen an einzelnen Muskeln und Muskelgruppen und verbreiten sich dann über ein größeres Gebiet auch auf die andere Seite des

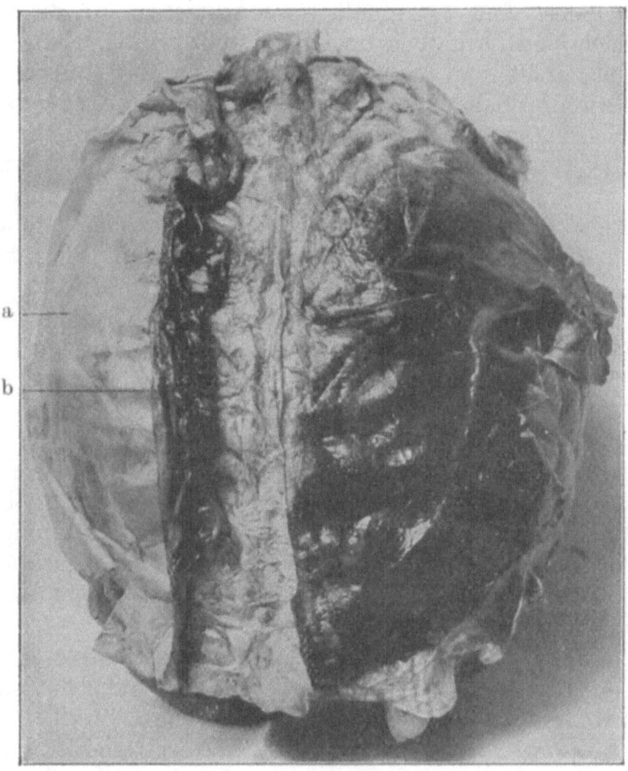

Abb. 41. Pachymeningitis haemorrhagica interna. Bei a die Dura, bei b das zurückgetretene frisch gebildete Häutchen. Letzteres bedeckt auf der andern Seite noch die Dura. (Aus Herxheimer.)

Körpers. Ein Bild gerade wie ein Schlaganfall ist eigentlich seltener; die Kranken werden bewußtlos und haben, wenn sie erwachen, eine halbseitige Lähmung. Nichts Besonderes bei einem alten Mann, erst recht nicht bei einem Säufer! In den gelähmten Teilen kann es zucken, die Lähmung geht aber oft überraschend wieder zurück und noch überraschender: sie kommt wieder und geht wieder zurück. Dazwischen kann ja wohl auch eine bleibende Störung, eine Parese oder Paralyse bleiben, aber im ganzen ist der Wechsel von Schlimm und Gut in einzelnen Anfällen auftretend bezeichnend für die Pachymeningitis. Auf der Seite, wo das Hämatom sitzt, da ist die Pupille erweitert. Ich erinnere mich noch recht gut, wie schon v. Michel das größte

Gewicht bei der Diagnose auf die Ungleichheit der Pupillen legte. „Sind die Pupillen ungleich groß? ja? dann ist es eine Pachymeningitis.“

Natürlich muß vorher schon die Frage bejaht sein, ob eine der Krankheiten oder Veränderungen überhaupt vorliegt, die erfahrungsgemäß zum Ausbruch der Pachymeningitis Veranlassung geben. Die Ursache für die Pachymeningitis ist oft unheilbar, aber doch nicht immer. Ein Skorbut kann wieder heilen und dann hat es vielleicht mit einem einzigen Anfall der Krankheit sein Bewenden und die ganze Geschichte bleibt dann zeitlebens unaufgeklärt. Sonst sind das anfallsweise Auftreten und die weitgehenden Besserungen nach jedem Anfall ein ungemein wichtiges diagnostisches Merkmal. Einen Aufschluß erhält man ferner mitunter durch die Lumbalpunktion oder durch die Punktion des Schädels. Im ganzen ist die letztere zuverlässiger als die erstere, weil eine blutige oder rote Beschaffenheit des Liquor eher zu erwarten steht, wenn das Hämatom direkt von der Kanüle getroffen wird, weil das Hämatom nicht immer mit dem Subarachnoidealraum in hinreichend freier Verbindung steht. Immerhin soll auch da der Liquor eine gelbliche Färbung angenommen haben, weil offenbar aus dem Hämatom Blutfarbstoff durch Diapethese in die Subarachnoidealflüssigkeit übergetreten ist.

Die Vorhersage ist in der Jugend und bei einem Grundleiden, das selbst heilbar ist, nicht so ungünstig. Heilungsfälle kommen vor, ohne daß ein bleibender Schaden, eine Lähmung oder eine Schädigung des Intellektus zurückbliebe. Sonst muß, namentlich in vorgerückteren Jahren und wenn die Anfälle sich wiederholen und zeigen, daß das Hämatom die Neigung trägt zu fortschreitendem Verhalten, die Prognose als ungünstig bezeichnet werden. Es gibt mit der Bildung von Neomembranen eben keine Ruhe, bis durch Erhöhung des intrazerebralen Drucks, mit allen seinen Erscheinungen, dem Erbrechen, der Stauungspapille, dem eingezogenen Leib schließlich das Ende herankommt, oft mit Auftreten von Cheyne-Stokes'schem Atmen, verlangsamtem, dann raschem und aussetzendem Puls.

Die Behandlung ist ziemlich machtlos gegenüber dieser Krankheit. Ja, man legt, wenn man sie erkannt hat, eine Eisblase auf den Kopf, denn der Krankheitsherd liegt da so oberflächlich, daß man wirklich hoffen kann, ihn mit der Kälte zu erreichen. Man hat Blutegel angesetzt und eine allgemeine Blutentleerung auch vorgenommen. Die Styptika, das Ergotin z. B. anzuwenden, hat wirklich wenig Sinn. Die Hauptsache wird bleiben, der Grundlage zu Leibe zu gehen, wo dies möglich ist. Das gilt hauptsächlich vom Potatorium.

Hemicrania,

der halbseitige Kopfschmerz, die Migräne tritt in einzelnen Anfällen auf, ganz besonders bei neuropathisch veranlagten Personen und die unmittelbare Vererbung ist ungemein häufig. Die Krankheit befällt Frauen öfter als Männer, tritt zumal am häufigsten gegen Ende der zwanziger oder im Verlauf der dreißiger Jahre auf, ist aber im Kindesalter auch keine Seltenheit. Es scheint, daß starke Gemütsbewegungen und Aufregungen aller Art einen Einfluß auf die Entstehung der Krankheit ausüben können. In einzelnen Fällen scheinen auch anatomisch nachweisbare Veränderungen da und dort,

Schwellungen in der Nase, adenoide Vegetationen, auch Veränderungen in der sexuellen Sphäre, besonders bei Frauen, eine Rolle zu spielen. Wohlgemerkt auch bei der richtigen, echten Hemikranie. Ich vermag es nicht, alle Fälle, wo das Kopfweh zufällig einseitig auftritt, hierher zu rechnen, schließe z. B. auch alle Fälle von Trigeminusneuralgie aus, die auch gelegentlich in die ganze Hälfte des Kopfes ausstrahlend übergreifen können. Das ist keine Migräne, wenngleich auch dieses wohl umschriebene Krankheitsbild, wie wir gleich sehen werden, ebenfalls ungewöhnliche Züge darbieten kann.

Gähnen, Kopfdruck, Verstimmung, Übelsein gehen mitunter dem Anfall voran. Dann beginnen die heftigen Kopfschmerzen sofort, die ganze eine Hälfte des Kopfes befallend oder an einer kleinen Stelle anfangend und sich rasch über den Scheitel hin verbreitend. Erbrechen kommt dabei oft vor und der Zustand des Kranken in der Tat ein sehr beklagenswerter. Augenstörungen sind häufig, entweder anscheinend ernsterer Natur (Hemianopsie) oder mehr harmloser und dann gewöhnlich um so bezeichnender für die Krankheit in Form des Flimmerskotoms. Es entsteht vor dem Auge ein heller Fleck, der sich verbreitert und eine Zickzackform annimmt wie der Grundriß einer Festung nach altem System.

Dabei besteht Überempfindlichkeit aller Sinne, jedes Geräusch tut weh, jede Helligkeit wird von den Kranken gescheut, sie schließen sich in ein dunkles Zimmer ein und warten drinnen solang, bis der Anfall vorüber ist, worauf sich wieder Verlangen nach Speise einzustellen pflegt und vollkommenes Wohlbefinden eintritt, bis nach einer, oft regelmäßigen Frist, ein neuer Anfall die Kranken heimsucht. Die gewöhnliche Dauer eines Anfalls mag 12 bis 24 Stunden betragen, kürzere und längere Formen kommen aber auch oft vor. Zugleich mit dem Anfall verlaufen auch Erscheinungen, die nur auf eine Störung des Sympathikus bezogen werden können. Starke Absonderung von Speichel und von Schweiß, halbseitige Röte oder Blässe des Gesichtes, auf einer Seite stärker, ungleiche Pupillen, die auf der blassen Seite eng, auf der roten weiter, weisen darauf hin, daß vielleicht der ganze Anfall nichts anderes ist als eine Adiaemorrhysis vasoparalytica oder auch eine Hyperdiämorrhysis durch Spasmus der Gefäße. Man spricht auch je nach der Art der Begleiterscheinungen, ob Blässe oder Röte der Gesichtshälfte vorliegt, von Hemicrania angiospastica oder angioparalytica. Und man hat sogar in der Therapie auf diese Anschauungen Rücksicht genommen und ist in seinen Maßnahmen davon ausgegangen, hat heiße oder kalte Umschläge angewendet und hie und da einen Erfolg davon gesehen. Im ganzen befriedigt aber diese Deutung keineswegs und gilt besonders nicht für alle Fälle. Dazu treten die Sympathikuserscheinungen nicht konstant genug auf. Es geht uns überhaupt auch eine andere Erklärung für die Hemikranie ab, denn in anderen Fällen fehlt wieder anderes. Und so ist es sicherlich nichts weiter als eine Hypothese, für die noch kein Beweis gegeben werden kann, wenn ich meine, es könne sich um eine Veränderung an den Drüsen mit innerer Sekretion handeln. Solche können dann sowohl auf dem Wege des Sympathikus, als auch unmittelbar, toxisch wenn man will, die Kopfschmerzen, das Erbrechen usw. auslösen.

Ein Mittel, die Hemikranie zu heilen, kennen wir nicht, und wenn wir tausend Mittel haben, um sie zu lindern, so zeigt schon diese Zahl, daß eben keines zuverlässig ist. Ja, mit Morphium kann man dem Anfall Herr werden, aber da ist die Gefahr für den Kranken ein Morphinist zu werden bei der langen Zeit, die es oft bis zum Lebensende oder bis zum Beginn des Greisenalters braucht, zu groß. Der Lebensgenuß und auch die Leistungsfähigkeit im Beruf wird außerdem gewöhnlich nicht in erheblichem Maße durch die Krankheit beeinträchtigt und so muß sie eben, so unangenehm sie auch sein mag, in den Kauf genommen werden, zumal da sie das Leben in keiner Weise abzukürzen vermag.

Das wissen die Kranken, gewitzigt durch jahrelange Dauer des Leidens, gewöhnlich selber und wenn sie nicht ein Mittel ausfindig gemacht haben, das ihnen hilft, und die Schmerzen vertreibt oder lindert, so halten sie eben den ganzen Anfall aus, schließen sich in ein dunkles Zimmer ein, wollen nichts hören, nichts sehen, „es ist noch allemal vorübergegangen". Möglich, daß einmal eines der vielen empfohlenen Mittel wirklich hilft. Welches kann man nie vorher wissen. Antifebrin, Antipirin, Antineurin; alles was mit Anti zusammengesetzt ist, Aspirin, Phenazetin, Chinin und eine Unzahl von Geheimmitteln, alles hat der Kranke schon versucht, wenn er unsere Hilfe in Anspruch nimmt, selber ohne eine Hoffnung oder mit einer Spur davon, jetzt werde ihm geholfen werden. Man macht also einen Versuch mit einem dem Kranken neuen Mittel, sagen wir mit Migränin (1,1 g) (kein schlechtes Mittel), man regelt den Stuhl, man gibt Eisen oder Arsenik bei einem blutarmen Mädchen, kurz, tut was die Blutbeschaffenheit verbessern, die Kräfte heben kann, verordnet auch einen Landaufenthalt, im Gebirg, an der See und hat dann doch hie und da wenigstens den Eindruck, dem Kranken etwas genützt zu haben. Einbilden kann man sich aber auf solche Einzelerfolge nichts, denn selber kann man nichts dafür.

Die Diagnose ist in einem alten Fall, wo sie der Kranke schon lang selber kennt, einfach, doch soll man immer sein Urteil erst nach sorgfältiger Allgemeinuntersuchung abgeben, denn unter der Maske Hemikranie kann doch noch mancherlei verborgen sein. In frischen Fällen liegt sogar ein Irrtum in der Diagnose recht nah. Manche andere Hirnkrankheiten, die zu Kopfschmerzen führen, beginnen mit halbseitiger Ausbreitung der Schmerzen, namentlich aber ist diese Lokalisation am häufigsten anzutreffen, zugleich auch noch mit Erbrechen zusammen, bei der Urämie. Es darf nicht vorkommen, es kommt aber doch vor, daß ein Nephritiker jahrelang mit Phenazetin oder was weiß ich sonst noch behandelt wird, der Eiweiß, Zylinder und am Augenhintergrund eine Retinitis albuminurica aufweist.

Funktionelle Nervenleiden.

Hysterie wollen wir es nicht heißen, um die Psychiater und Neurologen von Fach nicht zu kränken, denn von fachärztlicher Seite wird die Hysterie jetzt viel enger gefaßt und man spricht von Hysterie, von hysterischem Charakter, von hysterischer Reaktion, nur wenn dabei ein Zweck, wenn auch kein bewußter, für den Kranken damit verbunden ist.

So viel ist aber jedenfalls sicher: das, was dem Diagnostiker auf allen Gebieten der inneren Medizin, namentlich auch auf dem Gebiet der Gehirnkrankheiten am meisten zu schaffen macht, das ist die Hysterie im weiteren

Sinn, in dem einer funktionellen, einer anatomischen Unterlage also entbehrenden, Nervenstörung, die zwar an und für sich keine Lebensgefahr bedeutet, auch keine Verkürzung des Lebens herbeiführt, sonst aber alle nur möglichen Erscheinungen gestörten Nervenlebens mit sich bringen kann. So darf man sagen, daß ohne Ausnahme bei jeder Diagnose, und bei jeder Nervendiagnose erst recht, wohl überlegt werden muß, ob nicht die Hysterie (wieder im weitesten Sinn gebraucht) ihr Spiel treibt.

Es kann nun nicht in meiner Absicht liegen, einen Artikel über die Hysterie zu schreiben oder auch nur meine Meinung über diese Krankheit zu äußern. Es muß genügen, gewisse Erfahrungstatsachen hier festzulegen, deren Beachtung von Wert sein kann bei der alltäglichen Differentialdiagnose, ob wirkliche Gehirnkrankheit, ob Hysterie vorliegen mag. Man ist davon abgekommen, daß es hysterische Stigmata gibt, deren Auftreten für diese Krankheit bezeichnend und beweisend sein sollen. Allein es gibt doch Züge im Krankheitsbild, wo Hysterie mitspielt oder die sie allein verschuldet, die man kennen muß, um sich auf den wahrscheinlich richtigen Weg leiten zu lassen.

Auf dem Gebiet der Motilität können Lähmungserscheinungen auf allen Gebieten vorkommen. Sehr oft ist die Möglichkeit, eine Bewegung willkürlich auszuführen, vollständig verloren gegangen; Paralysen oder anscheinende Paralysen sind viel häufiger als Paresen. Es kommt wohl vor, daß sich die Lähmung allmählich einstellt und von Tag zu Tag, in der Regel rasch zunimmt, häufiger ist aber der plötzliche Eintritt der Lähmung mit einem Schlag und da fragt es sich noch, ob irgendein Affekt damit im Spiel gewesen ist. Schreck, Angst. Lähmungen, kurz Bewegungsstörungen, die durch eine psychische Erregung irgendeiner Art hervorgerufen wurden, sind wohl allemal (der kurze Ausdruck sei uns erlaubt!) hysterischer Natur. Die Ausbreitung der Lähmung hat mit der anatomischen Anordnung der Teile keinen Zusammenhang. Es ist nicht ein Kehlkopfmuskel gelähmt, sondern der Funktion nach sind es die Spanner der Stimmbänder oder die Schließer der Glottis, nicht einer-, sondern beiderseits, die Kranken können nicht mehr mit lauter Stimme sprechen, sie sind nicht heiser, sie husten auch nicht, was sonst bei Krankheiten des Kehlkopfs gewöhnlich ist, aber sie können nicht reden. Es gehört zu den Seltenheiten, daß eine hysterische Lähmung überhaupt sich auf eine anatomische Bahn beschränkt, es ist die Funktion, die gelähmt wird, nicht die Bahn wird unterbrochen. So ist die für Gehirnleiden typische Hemiplegie: Lähmung von Arm, Bein, unterem Fazialis, Zunge bei Hysterie nur als Ausnahme zu beobachten, obwohl eine Hysterica das auch machen kann, namentlich, wenn ihr ein solcher Fall je zu Gesicht gekommen, aber wenn eine hysterische Hemiplegie vorliegt, dann kann man bei aufmerksamer Untersuchung gewöhnlich doch etwas dabei entdecken, was mit der Regel nicht stimmen will. So z. B. ist auch der obere Ast des Fazialis mitergriffen und gelähmt, oder die zu erwartende Abmagerung der gelähmten Teile bleibt aus, oder im anscheinend der Willkürherrschaft vollkommen entzogenen Gliede kann doch noch irgendeine Bewegung und zwar eine recht verwickelte Bewegung ausgeführt werden. In solchen Kleinigkeiten zeigt sich der Unterschied gegenüber einer anatomisch herbeigeführten Lähmung oft ganz überraschend deutlich. Auch bei der letzteren kommt es vor, daß die Lähmung nicht vollkommen in allen Teilen ausgesprochen ist. So ist der Kranke noch imstande, den Arm im Schultergelenk, das Bein im Hüftgelenk zu bewegen, es macht ihm Mühe, das sieht man deutlich, aber es geht doch. Solche Aussparungen sehen bei der Hysterie anders aus. So ist es vielleicht der Daumen an der gelähmten oberen Extremität allein noch, der seinen Dienst versieht. Wie soll es kommen, daß der allein von einer weitverbreiteten Lähmung verschont geblieben sein soll? Oder solche gelegentliche, dem Kranken unbewußte Beobachtungen, daß manche sonst unmögliche Bewegung doch geht, besser geht als man hätte vermuten sollen oder endlich die ganze Geschichte, die, wie man hört, auf einmal bei einem Schreck, Ärger oder ähnlichem gekommen war, geht auf einmal wieder ganz und gar weg und die vollständigste Genesung tritt mit einem Schlage ein. Das sind die Fälle von Wunderheilung, die recht wohl durch die Macht der Persönlichkeit des Arztes oder Kurpfuschers, sonst aber gerade so gut durch einen Zufall, wieder einen Affekt, hervorgebracht werden können — beweisend für funktionelle Schädigung. Andere Male ist die Willkür über Muskeln oder Muskelgruppen keineswegs gehemmt, nur ganz bestimmte Verrichtungen gehen nicht, und zwar, das ist das Entscheidende, solche, die weder einen großen Kraftaufwand noch besondere Geschicklichkeit zum Gelingen erfordern. Wieder andere Male gesellen sich dazu Muskellähmungen, auch noch solche von Augenmuskeln. Und zwar passen diese durchaus nicht zu dem Bild, das man sich von der Lokalisation eines Herdes im Gehirn hätte machen sollen oder sie würden eine Ausdehnung desselben ergeben, die mit dem ganzen Verlauf in Widerspruch gerieten. Oder die Lähmung der Augenmuskeln betrifft beide Augen in dem Sinn, daß die Blickwendung nach der einen Seite nicht möglich ist, sonst aber alles, was man von den Augen verlangt. Und so tausend andere Möglichkeiten, von denen hier nur die wenigen Arten genügen sollen. Also zusammenfassend: Entstehung und Heilung einer Lähmung durch Affekt, Bereich der Lähmung nach Funktion, nicht nach anatomischer Anordnung, wozu noch die Unmöglichkeit sich gesellt, anatomisch die Ursache für die Störung zu lokalisieren.

Ferner mit der Sensibilität verhält es sich im ganzen nicht anders. Auch hier der Eintritt der Störung und ihr Vergehen oft durch Affekt. Die Verbreitung einer Anästhesie gehorcht durchaus nicht der Verteilung sensibler Nerven, nicht das Gebiet eines Ulnaris, eines Radialis ist unempfindlich, sondern eine Hand, ein Arm, eine Seite. Und hier ist es das Schönste, daß die Anästhesie am Kopf nicht haltmacht, wo doch ein ganz neuer Nerv, der Trigeminus, für die Empfindung sorgt. Genau mit der Mittellinie abschneidend begrenzt sich die Unempfindlichkeit für eine Seite des Körpers, der Extremitäten des Rumpfes, des Kopfes und zwar sehr oft absolut und in allen Qualitäten für Druck, für Wärme und Kälte und auch für Schmerz. Tiefe Nadelstiche werden nicht mehr wahrgenommen, es ist aber ganz verfehlt, aus der Schmerzlosigkeit, die man ja leicht feststellen kann, auf den „realen Charakter des Leidens" einen Schluß zu ziehen. Das geht nicht einmal bei einem geriebenen und entschlossenen Simulanten, geschweige denn bei einer Hysterika. Die Hysterika empfindet wirklich nichts oder sie kann sich nicht bewegen, weil sie nicht die Bewegung wollen kann. Von Simulation ist also bei der Hysterie gar keine Rede, obwohl sie sich in manchen Fällen noch hinzugesellen mag. Sonst wäre man mit der Diagnose früher fertig, denn es ist im allgemeinen nicht ein Zehntel so schwer, einen Simulanten als wie eine Hysterika zu entlarven.

Im höchsten Grade verdächtig auf Hysterie ist es schon, wenn die Anästhesie zugleich auch die Sinnesnerven, gar die höheren, mitbefällt. Geschmacksstörung auf der befallenen Seite, Anosmie ebenda oder Taubheit und einseitige Blindheit, für die auch der Augenspiegel keine Aufklärung gibt, sind im höchsten Grade verdächtig auf Hysterie. Und wenn jetzt noch dazu die günstige, die heilende Wirkung des Affektes sich hinzugesellt, so begegnet die Diagnose keinem Zweifel mehr. Die gleiche Rolle spielt die Suggestion. Wieder ist es die Macht der Persönlichkeit, mit der der Arzt eingreifen und helfen kann. Oder irgendein Zauber, das Auflegen eines Metallstückes, blank oder in Tücher gewickelt, vertreibt mit einem Schlag die ganze Anästhesie, da, wo sie war; aber jetzt ist sie da, wo sie vorher nicht war, auf der anderen Körperseite. Dieser „Transfert" gehört auch mit zu den Mitteln, die zur Diagnose helfen können. An Kleinigkeiten braucht man aber nicht festzuhalten, ob auf der zweiten Seite nach dem Transfert die Ausbreitung der Anästhesie gerade soweit reicht, auch alle Empfindungsqualitäten befallen hat, das alles kann uns vollständig gleichgültig sein. Solche Extratouren muß man der Hysterie jederzeit zugestehen, sie darf alles machen, das ist ihr Recht und daran gerade, daran erkennt man sie am besten.

Ähnlich verhält es sich mit den Schmerzen, über die bei den funktionellen Störungen so oft geklagt wird. Überall die Unstimmigkeit mit dem anatomischen Verlauf der sensiblen Bahnen, die Abhängigkeit von Affekt, Stimmung, Laune. Dabei tuen Schmerzen bei der Hysterie und nur hervorgebracht durch Hysterie gerade so weh wie andere Schmerzen auch. Das heißt, das Gefühl der Unlust ist in beiden Fällen gleichgroß.

Mit der Hyperästhesie der Sinne ist es eine eigene Sache, da braucht es keiner Hysterie, auch eine ganz normale Frau ist, was Geschmack, Geruch anlangt, dem Manne bei weitem überlegen, auch dabei in dem Bezeugen von Lust und Widerwillen entschiedener. Unsereiner kann auch bei ganz gesunden und scharfen Sinnen sich eben keinen Begriff davon machen, was eine Frau riecht, welche Verdünnungen sie noch schmeckt. „Sie riecht es einem Blatt Papier an, ob am nächsten Tag ein Stück Käse hineingewickelt werden wird." Und erst eine Hysterika! Gerüche und weniger Geschmäcke, deren Wahrnehmung unlustbetonte Gefühle hervorrufen, werden auf Entfernungen und mit einer Sicherheit wahrgenommen, die nur ein Schweißhund aus edelstem Stamme beurteilen könnte.

Auch auf dem Gebiet der Motilität treten Reizerscheinungen, Krämpfe der verschiedensten Art hervor. An allen Orten, in jeder Art. Das eine Mal wechselnd, das andere Mal mit großer Hartnäckigkeit unverändert. Von großer Bedeutung sind die Anfälle, die einem epileptischen aufs Haar gleichen können und wegen der unsicheren Diagnose oft auch hysteroepileptische genannt werden. Manchmal sind sie freilich auf den ersten Blick nicht zu verkennen. Das maßlose übertreibende Gebahren, das Theatralische, was die Krämpfe angenommen haben, verraten die Hysterie. Ein richtiger Epileptiker fällt so, wie er fallen muß, die Hysterika fällt aber wie sie fallen will. Sie zieht sich keine Verletzung zu und wenn sie sich hin- und herwirft mit großen Attituden, ganz entsetzlichen Krämpfen unter die Betten hinunterschnalzt und wieder hervor, sie kommt dabei nicht zu Schaden, ihre Kleider tuen es auch nicht, sie entblößt sich nicht, sie ist mit einem Wort zwar bewußtlos, aber nicht ganz so bewußtlos wie ein richtiger Epileptiker.

In den meisten Fällen wird die richtige Diagnose nach der einen wie nach der anderen Seite schon zu stellen sein. Namentlich im Anfangsstadium vieler organischer Nerven- und Gehirnleiden zur Zeit, zu welcher die Erscheinungen, die dem Leiden später zukommen, noch nicht entwickelt sind — und alles auf der Welt braucht eben seine Zeit —, da ist ein Irrtum nach beiden Seiten oft kaum zu vermeiden. Und nach beiden Seiten hin ist das von Bedeutung für den Kranken, für seine Umgebung und für den Arzt selber. Keiner wird solche Vorkommnisse ganz in seiner Erinnerung vermissen, wenn er einmal auf ein längeres Leben zurückblicken kann.

Es war vor vielen Jahren, da wurde ich im Konsilium zu einem 82jährigen Fräulein gerufen, das über furchtbare Schmerzen im rechten Bein klagte. Hier war auch vor 12 Wochen ein sehr schmerzhafter Herpes gewesen, von dem noch Spuren zu sehen waren. Die augenblicklichen Schmerzen wurden als enorm angegeben, vergingen aber bei psychischer Ablenkung vollkommen, ebenso auch die gewaltige Hauthyperästhesie. An der Wirbelsäule war eine Stelle beim Klopfen schmerzhaft, aber dann waren es auch wieder andere. Meine Diagnose lautete: Abgelaufene Neuritis und Hysterie. Die Kranke sollte aufstehen und mit den Narkotizis allmählich aufhören. Die Diagnose gründete sich auf die Ablenkbarkeit und das vollständige Verschwinden der starken Schmerzen dabei und sie war falsch. Denn nach einiger Zeit, nach der die Unglückliche vor Schmerz getobt und fortgerast hatte, trat der Tod ein und die Sektion ergab einen Tumor der Wirbelsäule.

Ein andermal war es ein 50jähriger Mann. Schon früh nervös, jetzt mehr. Vor 8 Tagen Aufstoßen, Müdigkeit, Schwäche. Vor ein paar Tagen Erbrechen. (Diätfehler?). Kopfdruck, Hemiparese links, Anästhesie und Analgesie links. L. Fazialis paretisch linksseitige Hemianopsie. Augenhintergrund normal. Kniephänomen L. abgeschwächt. Bewußtsein klar. Verläßt auf Zureden das Bett und kann mühsam ein paar Schritte gehen. Die „Macht der Persönlichkeit" schien auch hier wieder einmal gewirkt zu haben. Diagnose: Hysterie, Ordination: Aufstehen und faradischer Strom. Eine zweite Blamage! Die Sache wurde nicht besser, sondern schlimmer, der Kranke suchte auf meinen Rat später das Krankenhaus auf, wo die Trepanation gemacht, der gefundene Tumor cerebri aber nicht entfernt werden konnte. Mittlerweile hatte sich eine Stauungspapille entwickelt. Ja, wenn die halt früher dagewesen wäre!

An die Möglichkeit, daß im Anfang ein Hirntumor, eine Paralyse oder Ähnliches ganz nach dem Bild einer funktionellen Nervenkrankheit verlaufen kann, muß man immer denken. Ebenso daran, daß es auch eine Enzephalitis sein könnte, gerade eine in den späteren Stadien. daß ferner auf den Versuch, den Kranken psychisch zu beeinflussen, durch die Macht der Persönlichkeit ein Wunder zu wirken, zwar viel, aber nicht alles gegeben werden darf, ferner, daß man sich seine Leute erst ansehen soll, darauf, ob man Hysterie überhaupt vor sich hat oder nicht, statt auf kleine Züge bei der Untersuchung allein schon das größte Gewicht zu legen.

Ja, es ist wahr, früher galt die Hysterie als unerhörte Ausnahme beim männlichen Geschlecht. Höchstens als Ausnahme und bei zarten weibischen, effeminierten Naturen kam sie allenfalls vor und im Kriege haben wir darin umlernen müssen, denn da war die Hysterie, die richtige Hysteria virilis weiß Gott keine Seltenheit und man mußte sich in die neue Diagnose erst hineinarbeiten und hineinleben.

Ars longa vita brevis.

Hier ist meines Erachtens der Ort, wo Keinem bedauerliche Irrtümer erspart bleiben. Hier liegt das Gebiet, auf dem sich der Meister wie ein Künstler mit sicherm Blick zurecht findet, kraft seiner Anlage mehr noch als seines Wissens. Wer hier den künstlerischen Blick hat und ihn bewährt, dem allein möchte ich die Palme unter den Neurologen zuerkennen.

Sachregister.